国家食品安全风险评估中心组织编写

Determination Technology of Chemicals in China Total Diet Study

中国总膳食研究化学检测技术

李敬光　张　磊　吕　冰　陈达炜　周　爽　主编

吴永宁　赵云峰　邵　兵　主审

U0230567

科学出版社

北　京

内 容 简 介

总膳食研究是反映一个国家和地区食品整体状况的膳食暴露评估方法，世界卫生组织极力推荐成员国开展总膳食研究。在世界卫生组织鼓励下，我国于1990年首次开展了中国总膳食研究，迄今共完成6次总膳食研究。总膳食研究的膳食类型多样，对检测技术要求高，为推动中国总膳食研究中化学检测技术的传承和发展，国家食品安全风险评估中心组织编写了《中国总膳食研究化学检测技术》。本书系统性总结了中国总膳食研究中相关化学物质检验方法的研究建立，提出了完整的检验方法操作程序，概述性介绍了有关总膳食研究中相关检测技术的进展，提炼总结了检验方法应用的关键注意事项及总膳食样品检测中的质量控制和质量保证措施，旨在为从事膳食暴露研究的相关工作人员提供可靠的化学物质检测技术指导。

本书具有很强的实用性和指导性，可作为食品安全相关学科的学生、研究人员，以及从事食品安全检测的专业人员的参考用书，并有助于促进和推广中国总膳食研究，对相关研究提供重要的技术借鉴。

图书在版编目（CIP）数据

中国总膳食研究化学检测技术/李敬光等主编 . —北京：科学出版社，2023.3

ISBN 978-7-03-071806-8

Ⅰ. ①中… Ⅱ. ①李… Ⅲ. ①膳食营养-化学分析-研究-中国 Ⅳ. ① R151.4

中国版本图书馆 CIP 数据核字（2022）第 042207 号

责任编辑：罗 静 薛 丽 / 责任校对：严 娜
责任印制：吴兆东 / 封面设计：无极书装

科 学 出 版 社 出版

北京东黄城根北街 16 号
邮政编码：100717
http://www.sciencep.com

北京中科印刷有限公司 印刷

科学出版社发行 各地新华书店经销

*

2023 年 3 月第 一 版 开本：787×1092 1/16
2023 年 3 月第一次印刷 印张：33 1/4
字数：806 000

定价：298.00 元
（如有印装质量问题，我社负责调换）

编委会名单

主　编　李敬光　张　磊　吕　冰　陈达炜　周　爽

副主编　邱楠楠　王雨昕　苗宏健　方从容　赵　馨

编　委　李敬光　国家食品安全风险评估中心

　　　　张　磊　国家食品安全风险评估中心

　　　　吕　冰　国家食品安全风险评估中心

　　　　陈达炜　国家食品安全风险评估中心

　　　　周　爽　国家食品安全风险评估中心

　　　　邱楠楠　国家食品安全风险评估中心

　　　　王雨昕　国家食品安全风险评估中心

　　　　苗宏健　国家食品安全风险评估中心

　　　　张　烁　国家食品安全风险评估中心

　　　　鲍　彦　国家食品安全风险评估中心

　　　　尚晓虹　国家食品安全风险评估中心

　　　　赵　馨　国家食品安全风险评估中心

　　　　马　兰　国家食品安全风险评估中心

　　　　方从容　国家食品安全风险评估中心

　　　　裴紫薇　国家食品安全风险评估中心

　　　　韦　昱　国家食品安全风险评估中心

　　　　辛少鲲　国家食品安全风险评估中心

　　　　周萍萍　国家食品安全风险评估中心

　　　　王紫菲　国家食品安全风险评估中心

　　　　刘　卿　国家食品安全风险评估中心

　　　　高　洁　国家食品安全风险评估中心

　　　　杨　欣　国家食品安全风险评估中心

　　　　赵晓雪　国家食品安全风险评估中心

　　　　丁　颢　国家食品安全风险评估中心

苗　虹　浙江清华长三角研究院
杨　杰　广州市花都区疾病预防控制中心
傅武胜　福建省疾病预防控制中心
闻　胜　湖北省疾病预防控制中心
刘　潇　湖北省疾病预防控制中心
黄飞飞　苏州市疾病预防控制中心
刘印平　河北省疾病预防控制中心
施致雄　首都医科大学
刘嘉颖　中国农业大学
柳　鑫　武汉轻工大学
李少华　武夷学院
赵孔祥　天津海关动植物与食品检测中心
刘志斌　南昌市检验检测中心
张　晶　北京市疾病预防控制中心
姚　凯　北京市疾病预防控制中心
尹　杰　北京市疾病预防控制中心
吴平谷　浙江省疾病预防控制中心
徐小民　浙江省疾病预防控制中心
胡争艳　浙江省疾病预防控制中心
王立媛　浙江省疾病预防控制中心
朱　峰　江苏省疾病预防控制中心
吉文亮　江苏省疾病预防控制中心
张　峰　中国检验检疫科学研究院
凌　云　中国检验检疫科学研究院
姚桂红　中国检验检疫科学研究院
高丽荣　中国科学院生态环境研究中心
刘国瑞　中国科学院生态环境研究中心
李　萃　中国科学院生态环境研究中心
王　瑞　首都医科大学附属北京儿童医院北京市儿科研究所
主　审　吴永宁　赵云峰　邵　兵

序

总膳食研究（total diet study，TDS）是世界卫生组织大力推荐的一种反映一个国家或地区人群化学污染物和营养素整体膳食暴露的方法。与其他膳食暴露评估方法相比，具有经济、高效的特点。我国在世界卫生组织鼓励下，由中国预防医学科学院营养与食品卫生研究所牵头，于1990年开展了首次中国总膳食研究，被世界卫生组织誉为发展中国家开展总膳食研究的范例。随后，中国疾病预防控制中心营养与食品安全所和国家食品安全风险评估中心相继坚持中国总膳食研究，至2021年，共开展了6次总膳食研究。这些结果不仅为食品中化学污染物在中国人群中的暴露趋势分析提供了可比性的数据，而且给化学污染物在各类食品中限量标准的制定提供了重要的科学依据。中国总膳食研究的结果和方法多次在国际学术会议上被展示，受到了会议组织方和参会者的高度评价。

总膳食研究涉及的步骤繁多，包括膳食调查、食物聚类、烹调、样品制作、样品检测，与一般的食品样品检测技术相比，技术要求高，所用的分析方法检出限或定量限通常需要提高10倍，甚至100倍，并往往需要采用多组分、高通量、高精度以及非靶向筛查的检测技术。为确保总膳食研究结果的可靠性，中国总膳食研究的食物样品由总膳食研究的组织单位，如国家食品安全风险评估中心的实验室统一检测。近年来，随着新污染物的出现和分析技术的快速发展，以及各地方实验室检测水平的提高，中国总膳食研究的部分检测项目由国家食品安全风险评估中心指派给少数有资质的地方实验室用统一的方法进行检测，并由国家食品安全风险评估中心进行严格的数据审核。

无论是中国预防医学科学院营养与食品卫生研究所、中国疾病预防控制中心营养与食品安全所，还是国家食品安全风险评估中心，在组织开展中国总膳食研究中，高度重视总膳食研究中化学物质检测技术的发展、验证和评价，所使用的检测方法在形成完整系统的检验方法操作程序的同时，不断参加国际实验室比对考核，以评价检测结果的国际可比性。经过近30年的努力，在我国食品安全重大科技专项、国家科技支撑计划，特别是"十三五"国家重点研发计划食品安全关键技术专项"食品污染物暴露组解析和总膳食研究"的支持下，中国总膳食研究的检测指标大幅度增加，检验方法快速发展。在最近的第六次总膳食研究中，开展了二噁英及其类似物、新型溴系阻燃剂、全氟烷基化合物及其替代物，以及包括新兴毒素的真菌毒素、农药残留和兽药残留高通量筛查与靶向检测等近千个化合物的检测，进而获得了污染物膳食暴露量，为国家食品安全风险评估项目和国家食品安全标准的限量制定提供了有力支持。

为推动中国总膳食研究中相关检验技术的传承和发展，由国家食品安全风险评估中心组织，对中国总膳食研究建立和使用的检测技术进行了系统性总结与完善。《中国总膳食研究化学检测技术》一书包括了中国总膳食研究长期积累的检测技术成果，不仅总结了总膳食样品化学物质检测的具体技术实践，还概述性介绍了有关总膳食研究中相关检测技术的进展，提炼总结了检测方法应用的关键注意事项及总膳食样品检测中的质量控制和质量保证措施，旨在为从事膳食暴露研究的相关科技人员提供可靠的化学物质检测技术指导。

该书实用性强，可作为食品安全相关学科的学生、研究人员，以及从事食品安全检测的专业人员的参考用书，并有助于促进和推广中国总膳食研究，进一步提高人群化学污染物膳食暴露评估的准确性和有效性。

国家食品安全风险评估中心研究员、总顾问

中国工程院院士

2022 年 8 月 28 日

前　　言

总膳食研究（total diet study，TDS），又称为"市场菜篮子研究"（market basket study），用以评估一个国家或地区居民食物中化学污染物暴露量和营养素的摄入量，以及这些物质的摄入可能对健康造成的风险，是国际公认的最经济、有效、可靠的膳食暴露评估方法。世界卫生组织（WHO）一直致力于推荐各成员国开展总膳食研究，并与欧洲食品安全局（EFSA）和联合国粮食及农业组织（FAO）联合发布了总膳食研究的指导文件。联合国环境规划署（UNEP）、FAO、WHO 的全球环境监测系统/食品污染监测和评估计划（GEMS/Food）将总膳食研究列为重要内容，作为国际上食品危险性评估的重要依据。

在中国工程院院士、国家食品安全风险评估中心总顾问陈君石研究员领导下，我国于 1990 年首次组织全国 12 个省（区、市）成功开展了中国总膳食研究（China total diet study，CTDS），此后于 1992 年、2000 年、2007 年分别进行了第二次、第三次、第四次总膳食研究。2009 年的第五次总膳食研究将参加的省份扩大至 20 个省（区、市），2016 年启动的第六次中国总膳食研究则将参加的省份扩展至 24 个省（区、市）。中国总膳食研究在实施中不断发展，所涉及的目标物质随着食品安全风险评估的需求不断增加。1990 年的第一次中国总膳食研究检测项目涵盖十一大类 96 项，包括热量，蛋白质（含氨基酸），脂肪（含脂肪酸），胆固醇，膳食纤维，营养元素（包括常量、微量元素和维生素）以及重金属（铅、镉、汞），有机氯农药和有机磷农药，黄曲霉毒素 B1、M1 和放射性核素等。在随后的研究中，检测的化学物质范围进一步扩展，依次增加了碘、二噁英及其类似物、多种真菌毒素、全氟烷基化合物、溴代阻燃剂、氯丙醇和氯丙醇酯、氨基甲酸乙酯、丙烯酰胺、邻苯二甲酸酯、双酚类化合物、氯化石蜡、多氯萘、反式脂肪酸、谷氨酸钠、高氯酸盐、多环芳烃及杂环胺等新污染物和热点污染物。

在中国总膳食研究发展的过程中，得到了科技部等有关政府部门的大力支持，特别是在"十三五"国家重点研发计划食品安全关键技术研发重大专项"食品污染物暴露组解析和总膳食研究"（2017YFC1600500）项目的重点支持下，中国总膳食研究的检测方法得到了快速发展。总膳食研究所分析的样品是按照当地饮食习惯进行烹调加工的，其样品基质更为复杂，而且总膳食研究需要获得尽可能精确的污染物含量水平，所以用于总膳食研究的分析方法需要更高的灵敏度和更加精准的检测能力。为此，国家食品安全风险评估中心技术总师吴永宁研究员领导团队，针对总膳食研究的技术需要，研究建立了一系列高灵敏度、高通量、精准的检测方法，并组织参加了二噁英、多氯联苯、多溴二苯醚、全氟烷基化合物、氯丙醇及氯丙醇酯等一系列超痕量分析技术的国际比对考核，使中国痕量和超痕量有机污染物检测技术得到了国际上的高度认可，为中国总膳食研究奠定了可靠的技术基础和质量保证，有力保障了我国膳食暴露数据库的准确性和可靠性。

随着总膳食研究工作的推广和应用，相关污染物检测能力的提升和膳食暴露评估也已经成为各地食品安全风险评估机构的重要任务。为支持和指导地方开展以膳食暴露为目标的评估工作，国家食品安全风险评估中心组织编写了《中国总膳食研究化学检测技术》。本书共分为 26 章，第 1 章概述性介绍中国总膳食研究的发展历程以及不同发展阶段相关检验技术的研究和发展。第 2 章至第 26 章为各类目标化合物的检测，其中，第 2 章至第 8 章为环境有机化合物，包括二噁英及其类似物、全氟烷基化合物、溴系阻燃剂、短链氯化石蜡、多氯萘、双酚类化合物、邻苯二甲酸酯类化合物；第 9 章至第 16 章为加工过程中产生的化合物和添加物，包括丙烯酰胺、氯丙醇、氯丙醇酯及缩水甘油酯、脂肪酸和反式脂肪酸、氨基甲酸乙酯、呋喃类化合物、多环芳烃、杂环胺、谷氨酸盐；第 17 章为农药残留；第 18 章为兽药残留；第 19 章为真菌毒素；第 20 章至 26 章为元素类和无机盐类物质，包括多种元素、甲基汞、有机锡、高氯酸盐、硝酸盐及亚硝酸盐。本书中介绍了目前中国总膳食研究中所涉及的污染物检测技术进展，详细介绍了中国总膳食研究样品中各类污染物和添加物的检测操作程序，梳理分析了在检测方法研制中相关参数的优化和验证，以及主要关键点和注意事项，展示了相应的实际样品图谱以及相关项目的质量控制方法。

本书的编写人员均是多年从事总膳食研究中样品检测技术研发和实际检测工作的一线科研工作者，在复杂基质食品样品中痕量化学物质检测方面具备扎实的理论基础和丰富的实际工作经验。因此，本书内容从满足实际工作需要出发，全面而细致地介绍了复杂基质食品样品中各类目标物质的检测流程和关键技术细节以及相关质控原则和要求，具有非常强的实用性。本书可作为从事食品安全风险评估和检测的专业人员、研究人员的重要参考读物。希望本书的出版能够从分析技术方面促进总膳食研究在我国的推广，提高暴露评估的准确性和有效性，进而助力我国食品安全风险评估能力的提升。

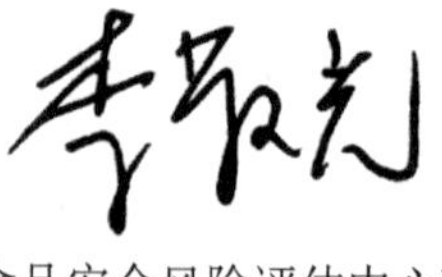

国家食品安全风险评估中心研究员

2022 年 8 月 20 日

目 录

第1章 中国总膳食研究的进展 ·········· 1

1.1 中国总膳食研究及其发展历程 ·········· 1

1.2 中国总膳食研究的化学检测技术发展 ·········· 4

1.3 总膳食研究分析检测技术要求 ·········· 7

参考文献 ·········· 9

第2章 二噁英及其类似物的测定 ·········· 11

2.1 概述 ·········· 11

2.2 食品中二噁英及其类似物分析方法进展 ·········· 14

2.3 总膳食样品中二噁英及其类似物的测定标准操作程序 ·········· 23

2.4 关键仪器参数优化确认 ·········· 43

参考文献 ·········· 45

第3章 全氟烷基化合物的测定 ·········· 48

3.1 概述 ·········· 48

3.2 食品中全氟烷基化合物分析方法进展 ·········· 49

3.3 总膳食样品中全氟烷基化合物的测定标准操作程序 ·········· 51

3.4 方法性能验证和评价 ·········· 57

参考文献 ·········· 63

第4章 溴系阻燃剂的测定 ·········· 67

4.1 概述 ·········· 67

4.2 食品中BFRs分析方法的进展 ·········· 70

4.3 总膳食样品中BFRs的测定标准操作程序 ·········· 71

4.4 方法性能验证和评价 ·········· 76

4.5 质量控制措施及结果 ·········· 86

4.6 操作关键点和注意事项 ·········· 86

参考文献 ·········· 87

第5章 短链氯化石蜡的测定 ·········· 88

5.1 概述 ·········· 88

5.2 食品中氯化石蜡分析方法进展 ·········· 91

5.3 总膳食样品中短链氯化石蜡的测定标准操作程序 ·········· 96

5.4 方法性能验证和评价 ·········· 101

参考文献 ·········· 103

第6章 多氯萘的测定 ·········· 107

6.1 概述 ·········· 107

    6.2　多氯萘分析方法进展 ……………………………………………………………… 110

    6.3　母乳样品中多氯萘测定标准操作程序 ………………………………………… 111

    6.4　关键参数的优化和验证 ………………………………………………………… 121

    6.5　检测的主要注意事项 …………………………………………………………… 121

    参考文献 ……………………………………………………………………………… 121

第 7 章　双酚类化合物的测定 ……………………………………………………… 123

    7.1　概述 ……………………………………………………………………………… 123

    7.2　食品中 BPs 分析方法进展 …………………………………………………… 124

    7.3　总膳食样品中 BPs 测定的标准操作程序 …………………………………… 126

    7.4　方法性能的验证与评价 ………………………………………………………… 132

    7.5　质量保证措施 …………………………………………………………………… 136

    参考文献 ……………………………………………………………………………… 136

第 8 章　邻苯二甲酸酯类化合物的测定 …………………………………………… 140

    8.1　概述 ……………………………………………………………………………… 140

    8.2　食品中 PAEs 分析方法进展 ………………………………………………… 141

    8.3　总膳食样品中 PAEs 检测方法的标准操作规程 …………………………… 142

    8.4　方法性能的验证与评价 ………………………………………………………… 147

    8.5　操作关键点和注意事项 ………………………………………………………… 153

    参考文献 ……………………………………………………………………………… 153

第 9 章　丙烯酰胺的测定 …………………………………………………………… 159

    9.1　概述 ……………………………………………………………………………… 159

    9.2　食品中丙烯酰胺分析方法进展 ………………………………………………… 166

    9.3　总膳食样品中丙烯酰胺测定的标准操作方法 ………………………………… 167

    9.4　方法性能的验证与评价 ………………………………………………………… 170

    9.5　质量保证措施 …………………………………………………………………… 174

    参考文献 ……………………………………………………………………………… 183

第 10 章　游离氯丙醇、氯丙醇脂肪酸酯和缩水甘油脂肪酸酯的测定 ………… 185

    10.1　概述 …………………………………………………………………………… 185

    10.2　研究进展 ……………………………………………………………………… 186

    10.3　膳食样品中游离氯丙醇的测定标准操作方法 ……………………………… 188

    10.4　膳食样品中氯丙醇酯和缩水甘油酯的测定标准操作程序 ………………… 196

    参考文献 ……………………………………………………………………………… 206

第 11 章　脂肪酸和反式脂肪酸的测定 …………………………………………… 208

    11.1　概述 …………………………………………………………………………… 208

    11.2　食品中脂肪酸和反式脂肪酸分析方法进展 ………………………………… 210

    11.3　总膳食样品中顺式脂肪酸和反式脂肪酸标准操作程序 …………………… 212

    11.4　方法验证与评价 ……………………………………………………………… 222

    11.5　操作关键点和注意事项 ……………………………………………………… 230

11.6　质量保证与控制 ……………………………………………………………231

　　参考文献 …………………………………………………………………………231

第 12 章　氨基甲酸乙酯的测定 …………………………………………………………248

12.1　概述 ……………………………………………………………………………248

12.2　食品中氨基甲酸乙酯分析方法进展 …………………………………………249

12.3　总膳食样品中氨基甲酸乙酯检测方法操作规程 ……………………………251

12.4　方法性能参数评价和验证 ……………………………………………………254

　　参考文献 …………………………………………………………………………256

第 13 章　呋喃类化合物的测定 …………………………………………………………259

13.1　概述 ……………………………………………………………………………259

13.2　食品中呋喃分析方法进展 ……………………………………………………260

13.3　总膳食样品中呋喃类化合物的测定标准操作程序 …………………………264

13.4　方法性能的验证与评价 ………………………………………………………272

　　参考文献 …………………………………………………………………………277

第 14 章　多环芳烃的测定 ………………………………………………………………279

14.1　概述 ……………………………………………………………………………279

14.2　食品中多环芳烃分析方法进展 ………………………………………………283

14.3　总膳食样品中 16 种 EU-PAHs 的测定标准操作方法 ………………………287

14.4　方法性能的验证与评价 ………………………………………………………297

　　参考文献 …………………………………………………………………………304

第 15 章　杂环胺的测定 …………………………………………………………………306

15.1　概述 ……………………………………………………………………………306

15.2　杂环胺分析方法进展 …………………………………………………………309

15.3　膳食样品中杂环胺的测定标准操作程序 ……………………………………311

15.4　方法性能验证和评价 …………………………………………………………316

　　参考文献 …………………………………………………………………………325

第 16 章　谷氨酸盐的测定 ………………………………………………………………327

16.1　概述 ……………………………………………………………………………327

16.2　食品中 L-MSG 分析方法进展 …………………………………………………328

16.3　总膳食样品中谷氨酸钠的测定标准操作规程 ………………………………328

16.4　方法性能的验证与评价 ………………………………………………………331

16.5　操作关键点和注意事项 ………………………………………………………338

　　参考文献 …………………………………………………………………………338

第 17 章　农药多残留的测定 ……………………………………………………………341

17.1　概述 ……………………………………………………………………………341

17.2　食品中农药多残留前处理方法进展 …………………………………………342

17.3　食品中农药多残留分析方法研究进展 ………………………………………343

17.4　总膳食样品中 77 种农药多残留的测定标准操作程序 ………………………348

17.5 总膳食样品中氟虫腈及其代谢物的测定标准操作程序 ·················356
17.6 总膳食样品中有机氯农药的测定标准操作程序 ·······················360
参考文献 ···364

第18章 兽药多残留的测定 ···368
18.1 概述 ···368
18.2 膳食中兽药多残留分析的前处理技术研究进展 ·······················370
18.3 膳食中兽药多残留分析方法研究进展 ·································373
18.4 总膳食样品中兽药多残留的测定标准操作方法 ·······················375
参考文献 ···384

第19章 真菌毒素的测定 ···388
19.1 概述 ···388
19.2 真菌毒素检测方法进展 ···389
19.3 膳食样品中真菌毒素多组分测定（同位素稀释-液相色谱-串联质谱法）·····392
19.4 方法验证与评价 ···400
19.5 操作关键点及注意事项 ···428
19.6 质量控制与质量保证 ···429
参考文献 ···431

第20章 多元素的测定 ···436
20.1 概述 ···436
20.2 多元素测定方法的进展 ···436
20.3 膳食样品中多元素测定的电感耦合等离子体质谱法标准操作程序 ·········438
20.4 方法性能验证和评价 ···443
20.5 操作关键点和注意事项 ···445
20.6 质量保证措施 ···445
20.7 参加国内外考核比对 ···448
参考文献 ···449

第21章 甲基汞的测定 ···450
21.1 概述 ···450
21.2 甲基汞分析方法进展 ···450
21.3 膳食样品中甲基汞测定的 LC-ICP-MS 标准操作程序 ···················451
21.4 方法验证与评价 ···453
21.5 操作关键点和注意事项 ···456
21.6 质量保证措施 ···456
21.7 比对考核结果 ···457
参考文献 ···457

第22章 无机砷的测定 ···459
22.1 概述 ···459
22.2 食品中无机砷检测方法进展 ···459

22.3 总膳食样品中无机砷测定的液相色谱-电感耦合等离子体质谱法
标准操作程序 ·· 460

22.4 方法验证与评价 ······································· 462

22.5 操作关键点和注意事项 ································· 465

22.6 质量保证措施 ··· 466

22.7 比对考核结果 ··· 466

参考文献 ··· 467

第 23 章　有机锡的测定 ······································· 468

23.1 概述 ··· 468

23.2 食品中有机锡分析方法进展 ··························· 468

23.3 总膳食样品中 8 种有机锡的测定标准操作程序 ········· 472

23.4 方法性能的验证与评价 ······························· 477

23.5 操作关键点和注意事项 ······························· 478

参考文献 ··· 479

第 24 章　碘的测定 ··· 485

24.1 概述 ··· 485

24.2 碘测定方法的进展 ··································· 485

24.3 总膳食样品中碘测定 ICP-MS 标准操作程序 ·········· 487

24.4 方法学验证与评价 ··································· 490

24.5 操作关键点和注意事项 ······························· 495

参考文献 ··· 496

第 25 章　硝酸盐与亚硝酸盐的测定 ··························· 497

25.1 概述 ··· 497

25.2 食品中硝酸盐与亚硝酸盐分析方法进展 ··············· 497

25.3 总膳食样品中硝酸盐与亚硝酸盐的测定标准操作程序 ··· 498

25.4 方法性能的验证与评价 ······························· 501

25.5 操作关键点和注意事项 ······························· 504

参考文献 ··· 505

第 26 章　高氯酸盐的测定 ····································· 507

26.1 概述 ··· 507

26.2 食品中高氯酸盐分析方法进展 ························· 507

26.3 总膳食中高氯酸盐的测定标准操作程序 ··············· 511

26.4 方法性能的验证与评价 ······························· 513

26.5 质量保证措施 ··· 515

参考文献 ··· 517

第1章 中国总膳食研究的进展

1.1 中国总膳食研究及其发展历程

总膳食研究（total diet study，TDS）是国际公认的最经济有效、最可靠的用以评估某个国家或地区不同人群组膳食中化学危害物的暴露量和营养素的摄入量，以及这些物质的摄入可能对健康造成的风险的方法，世界卫生组织（World Health Organization，WHO）一直致力于推荐各成员国开展总膳食研究。

在世界卫生组织的推荐和鼓励下，中国的总膳食研究最早于1988年在北京市试点后，自1990年起，经过近3年的时间组织全国12个省（区、市）成功地开展了第一次"中国总膳食研究"[1,2]。

第一次中国总膳食研究将中国分成4个大区或"菜篮子"（北方一区，北方二区，南方一区，南方二区），每个大区3个省份，覆盖我国总人口的47.2%。采用最简单的混合食物样品法，将食物分成12类，共计48个混合食物样品。根据膳食调查数据在全国36个调查点的144个采样点采集食物样品，然后将各调查点采集的食物样品按类取样，按比例混合成162种食物并分别进行烹调制备。第一次中国TDS只针对成年男子标准人这一个模式膳食组。实验室测定项目十一大项96项，包括热量，蛋白质（含氨基酸），脂肪（含脂肪酸），胆固醇，膳食纤维，营养元素（包括常量、微量元素和维生素），重金属（铅、镉、汞），有机氯和有机磷农药，黄曲霉毒素B1、M1和放射性核素等。从营养与食品卫生两个方面全面地评价当时中国膳食的安全性和营养价值。结果表明：我国人民代表性的膳食是安全的和合乎营养要求的。

在首次成功地开展了中国总膳食研究的基础上，为了观察化学污染物和营养素摄入量的变化趋势，于1992～1993年在相同地区进行了第二次中国总膳食研究，并增加了不同年龄组和不同季节的研究。第二次中国总膳食研究按照第一次中国总膳食研究的调查方法和步骤在原调查点取样，按照各省份的膳食组成分别烹调、制备成12类膳食样品，然后按照大区（北方一区，北方二区，南方一区，南方二区）混合成4个"菜篮子"的食物样品，并测定其中化学污染物和营养素的含量，最后计算出成年男子每人每日化学污染物的摄入量。为了进一步了解不同年龄组以及不同季节对于总膳食暴露量的影响，分别在4个大区的代表省（市）（河北、陕西、湖北三省和上海市）开展了不同年龄组的总膳食研究，同时在河北和陕西两省开展了春、秋两季相同膳食样品对比研究。两组研究方法和步骤完全相同，即在相同的调查点分别于春季（4月）和秋季（9月）进行成年男子的总膳食研究。针对不同年龄组的总膳食研究划定了2～7岁、8～12岁、20～50岁男性和20～50岁女性4个组，按照各年龄组的膳食组成，分别按照同样的步骤进行采样、烹调、混样和实验室分析。第二次总膳食研究测定的化学污染物包括重金属和其他有害元素 5 项，农药残留 17 项；本次是总膳食研究首次测定铝，而且是目前唯一一次测定了氟。

通过前两次总膳食研究，基本建立了适合中国的总膳食研究方法，探索出了适合开展总膳食研究的季节以及分组特征，同时全面评估了中国人膳食的营养状况，包括三大营养素、微量元素、部分维生素和脂肪酸；同时评估了我国人群重金属元素，有机氯、有机磷农药的膳食暴露量，还开展了 4 个年龄组 6 种放射性核素及元素氟的摄入量评估，全面了解和评价了我国居民的膳食安全性和营养价值。此研究结果可作为长期监测中国膳食质量的重要基础数据和制定食品生产计划的参考资料，也可作为制定食品中污染物允许摄入量标准和推荐每日营养素供给量的依据。

2000 年开展了第三次中国总膳食研究。第三次中国总膳食研究最大的变化是在采用大区混合食物样品法的同时，保留了单个食物样品，一方面便于尝试开展单个食物样品法来得到更具体的分性别年龄组、分省份的精细的膳食暴露评估数据；另一方面也为开展污染样品的溯源技术做了有益的尝试。单个食物样品法，即在将食物样品按类别混合的同时，分别保留所有 12 个省（区、市）的单个食物样品，共计 662 个。这样既可用混合食物样品的结果与前两次的结果进行比较，又可在必要时检测个别样品。实践证明，保留单个样品是十分有用的。可以用于污染溯源，即在任何混合样品中发现高水平的某种污染物时，通过溯源可找到特定省份的特定样品。同时，在需要对某种成分进行仔细测定时，可以对 662 个单个样品全部测定，以得到 12 个省（区、市）的分布结果。2000 年中国总膳食研究所进行的实验室检测项目，在第二次中国总膳食研究的基础上扩展至一些新兴的和当时关注比较高的有机污染物，如多氯联苯、丙烯酰胺、有机锡、氯丙醇等。

2000 年正值中国开始建立国家层面的食品安全污染物监测体系之际，当时已经完成的三次中国总膳食研究成为这一体系的重要组成部分。当时中国总膳食研究方法主要以混合样品法为主，正在向单个样品法过渡，所得到的结果为化学污染物趋势分析、确定高污染物以及优先监测项目提供了宝贵的数据支持，并且可以协助制定食品安全风险评估和风险管理的有效政策。

2007 年开展的第四次中国总膳食研究在基本保留了第三次总膳食研究方法的基础上，最大的进步就是取消了大区混样，将按 4 个大区混合食物样品得到的"菜篮子"样品改变为仅混合到省级水平，混合样品数量由原来的 48 个扩大到按省份混合的 144 个，而且仍然保留了每个单个样品，用以溯源或者留备单独测定时使用。这一进步，一方面可以得到全国水平的污染物含量以及暴露量数据，同时也可以得到每一个参加省份的省级数据；另一方面也可以结合业已开展的国家污染物监测网的工作来进一步提升食品安全的监测能力和水平。同时在检测技术飞速提高的过程中，中国总膳食研究的检测项目也得到了进一步的扩展，加入了多种真菌毒素、全氟烷基化合物、溴代阻燃剂、碘、兽药残留等项目，并且逐步深化开展了单个样品法，并首先在重金属和营养元素的测定中使用了单个样品法，单个样品法的开展，可以进一步精细地评估化学污染物的人群暴露分布以及高端暴露，对于评估重点污染物的膳食暴露情况，评价公共卫生政策的施行都将起到更积极的作用，使得中国总膳食研究的方法日趋完善。

随着我国国力的不断增强以及人民对于食品安全关注度的不断提升，第五次中国总膳食研究在保留中国特色的混合食物样品法和单个食物样品法的基础上，又有了进一步的飞跃发展。第五次中国总膳食研究于 2009～2013 年开展，参加的省份从原先的 12 个扩展到了 20 个，时间频度也确定为每五年完成一次。样品采样点也在原来每省（区、市）3 个采样点的基础上，发展为 5000 万人口以下的省（区、市），每省（区、市）3 个采样点；5000 万人口以上的省（区、市），每省（区、市）6 个采样点。20 个省（区、市）跨年度分别开展，样品完成后汇总到国家级的实验室统一完成样品的检测、数据分析、数据汇总以及检测结果成书出版等工作。检测项目在第四次中国总膳食研究的基础上增加了反式脂肪酸，同时将真菌毒素扩展到 38 种[1-4]。

　　随后的第六次中国总膳食研究于 2016～2019 年持续开展，参加的省份进一步扩大到 24 个，覆盖我国近 90% 人口，在进一步完善现场采样工作的同时，持续增加了可分析化学物的种类，增加了双酚类化合物、氨基甲酸乙酯、多环芳烃、呋喃、杂环胺、短链氯化石蜡、多氯萘、高氯酸盐、谷氨酸盐等项目；农药残留及兽药残留进一步扩大了检测范围。随着化学分析技术的逐渐发展，第六次中国总膳食研究进一步优化检测方法，提升方法前处理效率，提高灵敏度，优化部分检测项目。随着总膳食检测技术的不断发展，我国已成为全世界总膳食研究检测项目最多、最全面的国家。表 1-1 展示了中国总膳食研究历年来的发展趋势。

表 1-1　中国总膳食研究的发展演变

中国总膳食研究	开展年份	区域划分及包含省（区、市）	食物种类	检测项目
第一次	1990	北方一区：黑龙江省、辽宁省、河北省；北方二区：河南省、陕西省、宁夏回族自治区；南方一区：江西省、福建省、上海市；南方二区：湖北省、四川省、广西壮族自治区	13 类：谷类及其制品；豆类及其制品；薯类及其制品；肉类及其制品；蛋类及其制品；水产及其制品；乳及乳制品；蔬菜类及其制品；水果类及其制品；糖及糖制品；饮料及水；酒类；调味品类	十一大项，包括热量，蛋白质（含氨基酸），脂肪（含脂肪酸），营养元素，重金属（铅、镉、汞），有机氯和有机磷农药，黄曲霉毒素 B1、M1 和放射性核素
第二次	1992～1993			增加了稀土元素、铝
第三次	2000			增加了新型有机污染物，如二噁英、多氯联苯、丙烯酰胺、有机锡、氯丙醇等
第四次	2007			增加了包括兽药残留、全氟烷基化合物、溴代阻燃剂、碘、真菌毒素等项目；农药残留扩大检测范围
第五次	2009～2013	增加北方一区：吉林省、北京市；北方二区：青海省、内蒙古自治区；南方一区：江苏省、浙江省；南方二区：湖南省、广东省		增加了反式脂肪酸，真菌毒素扩展到 38 种
第六次	2016～2019	增加北方一区：山西省；北方二区：甘肃省；南方一区：山东省；南方二区：贵州省		增加了双酚类化合物、氨基甲酸乙酯、多环芳烃、呋喃、杂环胺、短链氯化石蜡、多氯萘、高氯酸盐、谷氨酸盐等项目；农药残留及兽药残留进一步扩大检测范围

总膳食研究对食品安全风险评估及标准制修订具有重要意义，成为污染物标准修订选定污染物-食品种类的科学依据，为我国食品污染物、真菌毒素限量等重要基础标准的制定和一系列重要污染物暴露评估提供了重要科学依据。中国总膳食研究的项目包括重金属及其形态（铅、镉、总汞、甲基汞、总砷、无机砷等）、持久性有机污染物（二噁英及其类似物、全氟烷基化合物等）、热点污染物（氯丙醇、丙烯酰胺、邻苯二甲酸酯等）、农药残留、真菌毒素等当前食品安全重点关注的污染物，提供我国居民直接入口（即食状态）下重点化学物质污染状况，结合食物消费量数据全面评价我国居民化学污染物的膳食暴露情况，可获得营养素的膳食摄入量，并获得我国人群膳食化学污染物和营养素摄入量的变化趋势，对我国居民的膳食安全和营养状况进行全面和系统的评价；此外，通过母乳及血液等人体生物样品中持久性有机污染物的监测与机体负荷研究，评价了婴儿膳食安全性以及膳食暴露与机体负荷健康风险。总膳食研究结果是我国食品安全优先评估项目的重要数据基础，在碘、铅、镉、二噁英、邻苯二甲酸酯、无机砷等评估及持久性有机污染物（persistent organic pollutants，POPs）履约成效评估中发挥了重要作用[5]。

1.2　中国总膳食研究的化学检测技术发展

随着中国总膳食研究的持续开展，为满足风险评估及标准制定等工作的需要，总膳食各检测项目的化学检测技术也在不断改进。

多元素分析作为从第一次中国总膳食研究开始就在持续开展的检测项目，中国总膳食研究针对元素的测定方法，随着分析技术的发展而不断更新提升。从最初只能进行单元素分析的原子吸收光谱法、原子荧光光谱法，发展到目前的电感耦合等离子体质谱法，提高了灵敏度，降低了检出限，不仅可以更准确地测量超痕量元素，而且可以同时测定几十种元素，包括营养元素、污染元素，以及稀土元素，大幅度提高了检测效率。从测定元素总量发展到某些元素形态的测定，如采用液相色谱-电感耦合等离子体质谱联用技术测定甲基汞和无机砷形态[6,7]。

农药残留检测方法也随着分析技术的发展有了很大程度的改进，主要体现在农药残留检测的数目和仪器检测的灵敏度等方面。以前总膳食研究中的农药残留检测分析方法主要是采用单一类别农药的靶向检测分析，如有机氯类农药、有机磷类农药、拟除虫菊酯类农药、氨基甲酸酯类农药等。然而，随着高毒农药在中国市场的禁限用和一些新型农药种类的不断加入，中国农药的使用品种在很大程度上发生了改变。因此，在第六次中国总膳食研究中，农药残留检测分析采用了高分辨质谱非靶向筛查和靶向定量分析的检测模式。首先，采用超高效液相色谱-高分辨质谱（UHPLC-HRMS）非靶向筛查的方式发现膳食样品中存在的潜在农药，然后，针对筛查到的常检出农药采用UHPLC-HRMS的全扫描（full scan）采集模式，以目标分析物的精确母离子为定量离子，以保留时间和高分辨质谱采集的二级质谱碎片离子作为定性确证，采用外标法定量分析。针对热点典型农药，如10种新烟碱类农药和4种氟虫腈及其代谢物采用UHPLC-HRMS的靶向单一离子监测（tSIM）模式，以目标分析物的精确母离子为定量离子，以保留时间和高分辨质谱采集的二级质谱碎片离子作为定性确证，采用内标法定量分析[8]。

第四次、第五次中国总膳食研究中兽药残留检测主要是采用单一类别兽药的靶向检测分析,如磺胺类、四环素类、喹诺酮类、硝基呋喃类等。不同类别兽药残留检测的样品前处理技术往往会有所区别,这大大增加了样品检测的烦琐程度并导致检测种类的下降。因此,在第六次中国总膳食研究中,兽药残留检测分析采用了一套通用型的样品前处理技术(低温冷冻诱导乙腈-水提取液的两相分层技术),并结合高分辨质谱非靶向筛查和靶向定量分析的检测模式。采用 UHPLC-HRMS 非靶向筛查的方式发现膳食样品中存在的潜在兽药,然后,针对筛查到的常检出兽药,采用 UHPLC-HRMS 的全扫描采集模式,以目标分析物的精确母离子为定量离子,以保留时间和高分辨质谱采集的二级质谱碎片离子作为定性确证,外标法定量分析。针对较为痕量的兽药残留分析,则采用 UHPLC-HRMS 的靶向单一离子监测模式,以目标分析物的精确母离子为定量离子,以保留时间和高分辨质谱采集的二级质谱碎片离子作为定性确证,采用内标法定量分析[9]。

中国总膳食研究中真菌毒素的分析采用同位素稀释液相色谱-串联质谱法(LC-MS/MS)。LC-MS/MS 配合同位素内标试剂的使用,可实现对样品提取、净化、仪器测定全过程的回收率校正,实现精准定量检测。同时,由于仪器检测方法的改进,部分真菌毒素如 T-2 和 HT-2 灵敏度的提高导致方法检出限的显著降低,能够获得更为真实的毒素摄入量水平。第六次中国总膳食研究剔除了 5 种检出率和污染水平均很低,且无明确健康指导值的次要毒素,同时参考 FAO/WHO 食品添加剂联合专家委员会(JECFA)及欧洲食品安全局(EFSA)评估报告,增加了 5 种链格孢霉毒素和 5 种新兴镰刀菌毒素,共检测了 43 种真菌毒素。测定结果显示,这两类毒素检出较为普遍,链格孢霉毒素在 61.8% 的样品中检出,新兴镰刀菌毒素在 61.1% 的样品中检出,其污染和健康风险值得继续关注[10]。

二噁英及其类似物作为从第三次中国总膳食研究开始就已经开展检测的重点持久性有机污染物,也在逐次的总膳食研究中逐渐优化其检测范围及检测方法。第三次中国总膳食研究仅对 4 个大区混样中动物源性食品中二噁英及其类似物的含量进行了测定,从第四次中国总膳食研究开始,将检测范围扩大到参加总膳食研究的全部省(区、市)。在检测方法方面,为进一步提高方法的灵敏度,优化了进样模式,从第六次中国总膳食研究开始,采用大体积进样的方法以满足更高灵敏度的检测需要。因二噁英检测流程复杂、耗时较长,且随着总膳食研究的发展,所需检测的样本量也大幅度增加,为进一步提高检测效率,扩大样本通量,从第四次中国总膳食研究开始,选择加速溶剂萃取仪进行样品提取,且从第六次中国总膳食研究开始,使用全自动快速蒸发仪替代普通旋转蒸发装置,通过不断优化前处理装置,满足总膳食中二噁英及其类似物检测的需要[11,12]。

从第四次中国总膳食研究开始涉及全氟烷基化合物,当时仅可检测动物性膳食中的 19 种全氟烷基化合物,并未涉及植物性膳食;第五次中国总膳食研究优化了相关检测方法,采用碱消解的提取方法,进一步简化了前处理的操作流程,同时扩大了方法的适用范围,提升了仪器检测的灵敏度,新方法可检测动物性和植物性膳食中的 35 种全氟烷基化合物及其支链异构体和 15 种全氟前体化合物,检测限可达 10 pg/g,可以满足我国相关的检测需求;近年来随着国际上和我国对部分全氟烷基化合物的禁用,各类全氟烷基化合物替代物被应用于生产中,因此在第六次中国总膳食研究中又新添加了 4 种替代物,可为我国正确评估全氟化合物（PFASs）暴露对人体的健康效应提供新的科学依据[13]。

对于总膳食中溴代阻燃剂（BFR）的检测，在第四次中国总膳食研究中，仅开展了四溴双酚 A（TBBPA）和六溴环十二烷（HBCDD）两种 BFRs 的测定，采用索氏提取结合凝胶渗透色谱（GPC）除脂方式进行膳食样的前处理，在仪器分析部分采用液相色谱-串联质谱法进行测定。在第五次中国总膳食研究中，将十溴二苯醚、十溴二苯乙烷等新型 BFRs 也纳入了检测，但因为十溴二苯醚等新纳入的 BFRs 具有半挥发性，需在气相色谱-质谱仪上进行分析，因此在第五次中国总膳食研究中我们改进了样本前处理方法。先采用加速溶剂萃取仪进行样品提取，然后采用 GPC 除脂，随后采用固相萃取技术进行 TBBPA/HBCDD 和其他 BFRs 的分离。研究中发现在 LC-Si 固相萃取柱上，但若上样时有 BFRs 溶解在正己烷中，TBBPA/HBCDD 因极性较强吸附在填料中，而其他半挥发性 BFRs 因极性较弱直接流出萃取柱，待弱极性 BFRs 全部洗脱后，可再用强极性的丙酮洗脱 TBBPA/HBCDD。该方法巧妙地分离了强、弱两类 BFRs，实现了多种 BFRs 的同时前处理，随后采用不同的仪器分析技术进行含量测定，大大节省了样本量及工作量。第六次中国总膳食研究的样本前处理方法与第五次相同，但仪器分析方法进行了改进。在第五次中国总膳食研究中，采用气相色谱-负化学电离源质谱法（GC-NCI-MS）对十溴二苯乙烷、十溴二苯醚等弱极性 BFRs 进行分析。但 GC-NCI-MS 作为单四极杆质谱技术，具有灵敏度低、选择性差等缺点。在第六次中国总膳食研究中，引进了最新型的气相色谱-大气压化学电离源-串联质谱法（GC-APCI-MS/MS），该技术在半挥发性 BFRs 的分析方面展示出良好的应用前景。APCI 作为一种软电离技术，易得到丰富的分子离子，在高溴代半挥发性有机化合物的检测方面具有显著的优势，且配合串联质谱使用，选择性方面也得到了保证。第六次中国总膳食研究引入 GC-APCI-MS/MS 进行半挥发性 BFRs 的检测，无论是灵敏度还是选择性均得到了很大的提高[14,15]。

从第五次中国总膳食研究开始，开展了总膳食中邻苯二甲酸酯类物质的检测，在 12 类食品基质中，对国家人口和计划生育委员会在 2011 年 6 月《食品中可能违法添加的非食用物质和易滥用的食品添加剂名单（第六批）》中提及的 16 种 PAEs 进行了含量检测和暴露评估研究。第六次中国总膳食研究中，在延续第五次中国总膳食研究中 PAEs 检测工作的同时，将 PAEs 的检测范围扩大到了 17 种，增加了邻苯二甲酸二异壬酯（DINP）。同时为满足总膳食样品中低含量检测需求，提高方法灵敏度，针对 12 类总膳食食品基质进行了样品前处理的分类和优化，将 12 类食品基质按照影响因素划分为两类。对于饮料和水、酒类、水果类、糖类 4 类食品基质，采用将样品混匀后，甲苯直接萃取的方法进行样品前处理；对于乳类、谷类、豆类、薯类、蛋类、蔬菜类、水产类和肉类等复杂食品基质，乙腈萃取后，以 PSA/Silica 柱净化的方式进行样品前处理[16]。

其他多种污染物如氯丙醇、氯丙醇酯、丙烯酰胺等也随着分析仪器的逐渐更新，分析方法的进一步优化，其检测方法也更为灵敏。随着这些化学检测技术的逐步发展，现在中国总膳食研究已形成一套针对性强、灵敏度高，具有系统性和指导性的分析检测技术体系，对总膳食研究的持续开展及逐步拓广具有重要意义。

1.3　总膳食研究分析检测技术要求

1.3.1　检测方法的确定

总膳食样品分析涉及的样品种类包括谷类、豆类、薯类、肉类、蛋类、水产、乳类、蔬菜类、水果类、糖类、饮料及水与酒类等十二大类样品。其中谷类、豆类、薯类、肉类、蛋类、水产及蔬菜类等食品基质都经过烹调加工，基质构成较为复杂。

随着总膳食研究工作的逐年开展，对总膳食检测方法的开发和改进工作也不断展开。在进行样品分析前，需进行大量前期调研工作，结合前期总膳食研究检测分析方法的积累及国际上前沿的检测方法的跟进，对初步确定的检测方法进行优化及方法学评价，确保方法的准确性和适用性。根据目标分析物的性质及不同食品基质对目标分析物的影响，针对性地优化前处理方法及仪器分析方法。考察方法的线性范围、精密度、准确度，确定方法的检出限及定量限。最终确定的总膳食研究中目标分析物的检测方法，应具有科学性、准确性、先进性及前沿性，并最终形成完整的方法标准操作程序（standard operation procedure，SOP），满足总膳食研究工作的需求。

1.3.2　质量控制

在建立确定的检测方法后，针对不同的目标分析物，我们在样品分析过程中采取一系列质控措施，以保证样品分析的可靠性。

1. 样品均一性

总膳食样品为冷冻储存状态，并且部分目标分析物在样品中的分布是不均匀的，因此在分析过程中取样的代表性非常重要，往往影响含量的测定结果。为保证测定结果的准确性，测定前应解冻完全，均质后进行取样。称取样品前应充分解冻、混匀，保证样品均一性。

2. 过程控制

部分目标分析物具有广泛存在性，因此应避免实验过程中目标分析物的引入。邻苯二甲酸酯类物质应避免实验过程中与塑料制品尤其是聚氯乙烯（polyvinyl chloride，PVC）制品接触，主要措施包括：实验室地板、实验台等应避免使用 PVC 塑料材质进行涂布；实验过程中使用手套应为不含 PVC 成分的丁腈手套；实验用仪器应为玻璃制品，避免使用任何塑料制耗材等。双酚 A（BPA）、双酚 F（BPF）和双酚 S（BPS）等物质在塑料制品中可能存在潜在污染，实验之前应考察实验所需器皿以及试剂中目标物的本底含量，使用 LC-MS 级试剂作流动相和提取溶液可降低本底干扰。PFASs 等物质在液相系统中存在各种聚四氟乙烯材料的管路和密封圈可能对实验结果进行干扰，除更换相关管路外，同时需要在液相泵和进样阀之间加两根串联的预柱，以分开仪器污染峰与样品峰，对样品进行准确定量。

3. 标准品

应使用有证标准物质（certified reference material，CRM）或标准溶液，注意其质量问题，必要时可对标准品纯度进行确认和校正；避免交叉污染和弄错标准品；标准曲线的浓度需准确。所有标准品应注意保存条件，妥善保存。实际应用中，如对标准品进行校准，需参考相关标准规定，如针对黄曲霉毒素，需采用吸光光度法，见《食品安全国家标准 食品中黄曲霉毒素 B 族和 G 族的测定》（GB 5009.22—2016）。内标法定量时，同位素内标使用前需经过验证，保证对目标化合物无干扰。

4. 空白分析

每批次样品须包含一个实验室空白样品，即除了不添加任何样外，其他处理过程与实际样品完全一致，用于测量整个分析过程的本底背景水平，日常工作中应绘制空白结果的质量控制图，以评价实验室可能污染状况。此外，实际样品中目标物测量过程中也应扣除实验室空白，当实验室空白中含量大于实际样品含量的 60% 时，应考察本批次污染可能，需在排除可能污染后重新分析，如果确实无法消除的，则按未检出处理。同时，针对不同目标分析物的检测方法特性，考虑进行溶剂空白、固相萃取（SPE）柱空白、仪器空白等不同分析过程中的空白样品，以保证分析方法的可靠性。

5. 质控样品及质控图

《检测和校准实验室能力认可准则》（ISO/IEC 17025—2005）中对"检测和校准结果质量的保证"进行规定，实验室应有质量控制程序以监控检测和校准的有效性……这种监控应有计划并加以评审，可包括（但不限于）下列内容：①定期使用有证标准物质；②参加实验室间的比对或能力验证计划。但目前食品中有证标准物质极为稀少且含量水平也相对较高，所以日常工作中也可选择均匀性和稳定性良好的质控参考物质（reference material，RM）作为替代。为使数据可比可信，每批次样品须包含一个质控参考物质，所选质控样品的基质应与待分析样品基质相同或相似，含量水平也应相当。通过质控样品的测定值和标称值的比较，做出质控图，以此判断检测方法的定值能力 [17]。

6. 能力验证

能力验证是评价实验室检测能力和水平的有效手段，是衡量检测结果可靠性和可比性的常用方法，有助于提高检测实验室的可信度。国际比对考核是有效的实验室质量保证与控制手段，经常参加高水平国际比对考核，有助于及时发现分析测定中存在的问题，提高实验室分析质量和能力，并缩小与国际先进实验室间的技术水平差距。总膳食研究中部分检测项目通过定期参加国际比对考核以保证检测方法的可靠性。如二噁英检测 2005 ～ 2020 年连续参加由挪威公共卫生研究所组织的食品中二噁英含量测定国际比对考核（其是目前涉及食品中二噁英含量测定的权威国际实验室间比对实验研究之一），考核结果优异 [17]。真菌毒素多次参加联合国粮食及农业组织-得克萨斯农工大学（FAO-Texas A&M）举办的玉米粉中黄曲霉毒素国际比对考核，均取得满意结果。

1.3.3　分析结果的表述

对除农药、兽药外的化学污染物、营养素及食品添加剂等化学物检测结果进行处理时，如果有 ≤ 60% 的检测结果实测值低于方法的检出限（LOD），那么所有低于检出限的实测值均赋予其 1/2 LOD 值后方可用于评估；如果检测结果中有 > 60% 实测值低于 LOD 时，对所有低于 LOD 的结果，得出两个估计值，0 和 LOD 值。对于农药残留及兽药残留，所有低于检出限的结果均以 0 计算。

总膳食检测方法的发展，是总膳食研究工作大量基础数据的产生与应用的重要基础保障，对中国总膳食研究工作的顺利开展具有重要意义。

参 考 文 献

[1] 吴永宁, 李筱薇. 第四次全国总膳食研究. 北京: 化学工业出版社, 2015.

[2] 吴永宁, 赵云峰, 李敬光. 第五次全国总膳食研究. 北京: 科学出版社, 2018.

[3] 李筱薇, 吴永宁, 陈君石. 中国总膳食研究二十年的发展与演变. 中华流行病学杂志, 2011, 32(5): 456-459.

[4] 吴永宁. 中国总膳食研究三十年之演变. 中国食品卫生杂志, 2019, 31(5): 403-406.

[5] 吴永宁, 刘沛, 孙金芳, 等. 膳食暴露评估技术与中国总膳食研究. 北京: 化学工业出版社, 2019.

[6] 李筱薇, 刘卿, 刘丽萍, 等. 应用中国总膳食研究评估中国人膳食铅暴露分布状况. 卫生研究, 2012, 41(3): 379-384.

[7] Zhao X, Ma L, Qu P, et al. Total mercury and methylmercury in Chinese riceand dietary exposure assessment. Food Addit Contam B, 2020, 13(2): 148-153.

[8] Li S, Chen D, Lv B, et al. One-step cold-induced aqueous two-phase system for the simultaneous determination of fipronil and its metabolites in dietary samples by liquid chromatography-high resolution mass spectrometry and the application in Total Diet Study. Food Chemistry, 2020, 309: 125748.

[9] Li S, Chen D, Lv B, et al. Enhanced sensitivity and effective cleanup strategy for analysis of neonicotinoids in complex dietary samples and the application in the Total Diet Study. Journal of Agricultural and Food Chemistry, 2019, 67: 2732-2740.

[10] Sun D L, Qiu N N, Zhou S, et al. Development of sensitive and reliable UPLC-MS/MS methods for food analysis of emerging mycotoxins in China Total Diet Study. Toxins, 2019, 11: 166.

[11] Zhang L, Li J, Liu X, et al. Dietary intake of PCDD/Fs and dioxin-like PCBs from the Chinese total diet study in 2007. Chemosphere, 2013, 90(5): 1625-1630.

[12] Zhang L, Yin S, Wang X, et al. Assessment of dietary intake of polychlorinated dibenzo-p-dioxins and dibenzofurans and dioxin-like polychlorinated biphenyls from the Chinese Total Diet Study in 2011. Chemosphere, 2013, 137: 178-184.

[13] Wang Y, Liu J, Li J, et al. Dietary exposure of Chinese adults to perfluoroalkyl acids via animal-origin foods: Chinese Total Diet Study (2005-2007 and 2011-2013). J Agric Food Chem, 2019, 67(21): 6048-6055.

[14] Shi Z X, Zhang L, Zhao Y F, et al. Dietary exposure assessment of Chinese population to tetrabromobisphenol-A, hexabromocyclododecane and decabrominated diphenyl ether: results of the 5th

Chinese Total Diet Study. Environmental Pollution, 2017, 229: 539-547.

[15] Shi Z, Zhang L, Li J, et al. Novel brominated flame retardants in food composites and human milk from the Chinese Total Diet Study in 2011: concentrations and a dietary exposure assessment. Environment International, 2016, 96: 82-90.

[16] Yang X, Chen D L, Lv B, et al. Dietary exposure of the Chinese population to phthalate esters by a Total Diet Study. Food Control, 2018, 89: 314-321.

[17] 张磊, 李敬光, 赵云峰, 等. 食品中二噁英类化合物国际比对结果分析及其在质量控制中的应用. 卫生研究, 2013, 42: 486-490.

（吕　冰　李敬光　赵云峰）

第 2 章　二噁英及其类似物的测定

2.1　概　　述

二噁英类物质包括多氯代二苯并二噁英、多氯代二苯并呋喃（polychlorinated dibenzo-*p*-dioxins，polychlorinated dibenzofurans，PCDD/Fs）和二噁英样多氯联苯（dioxin like polychlorinated biphenyls，dl-PCBs），是典型持久性有机污染物（POPs），在环境中普遍存在。二噁英类物质强毒性，具有生殖毒性、神经发育毒性、免疫毒性、内分泌干扰及致癌性等，大剂量暴露或长期低剂量暴露都可对人体产生严重健康威胁[1~3]。因其强脂溶性，食物链富集、膳食摄入，尤其是动物性食品，是普通（非职业暴露）人群二噁英类物质暴露的主要来源，可占人体全部暴露量的 90% 以上[4]。世界卫生组织（WHO）和联合国粮食及农业组织/世界卫生组织食品添加剂联合专家委员会（Joint FAO/WHO Expert Committee on Food Additives，JECFA）分别在 2000 年和 2001 年制定了二噁英及其类似物的每日耐受摄入量（tolerable daily intake，TDI）和暂定每月耐受摄入量（provisional tolerable monthly intake，PTMI）[4]。2001 年欧盟发布食品中 PCDD/Fs 的限量标准，2006 年进一步扩展到 dl-PCBs，对食品中二噁英及其类似物进行限量管理[5]。

2.1.1　理化性质及污染来源

二噁英类物质为高稳定性含氯有机化合物，对热稳定，难以生物代谢，含氯原子越多越难以降解，具有半挥发性，可通过大气环境长距离传输。难溶于水，正辛醇/水分配系数（log K_{ow}）5.6 ～ 8.2，易于透过细胞磷脂膜并在生物脂肪组织中蓄积。在环境中半衰期为 10 ～ 12 年，人体中半衰期为 5 ～ 10 年（成人）[1]。

PCDDs 和 PCDFs 是两组由两个苯环组成的三环平面芳香化合物，具有相似的结构和特性，而 PCBs 则为双环结构（图 2-1）。PCDD/Fs 中最多可有 8 个氯原子，而 PCBs 中最多可以有 10 个氯原子。根据氯原子取代数目及位置的不同，PCDDs 共有 75 种同类物，PCDFs 有 135 种同类物，PCBs 则有 209 种同类物。当 2,6,2′,6′ 位（邻位）未被氯原

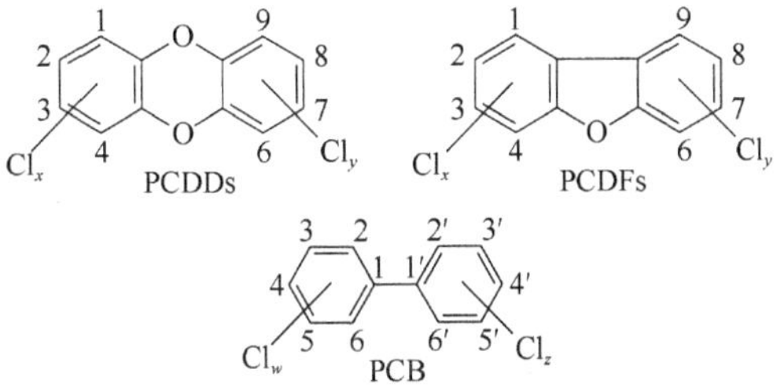

图 2-1　PCDD/Fs 和 PCBs 化学结构式（0 ≤ *x*、*y* ≤ 4；0 ≤ *w*、*z* ≤ 5）[1]

子取代时，PCBs 表现为平面结构，反之则为非平面结构，两种构型之间毒性存在极大差别。共平面或非邻位共平面 PCBs 因表现出类似 PCDDs 的毒性作用，而被称为二噁英样PCBs（dl-PCBs）[1]。

PCDD/Fs 不是人类有目的生产的化学品，而是在如农药或 PCBs 合成及燃烧过程中产生的，后者被认为是 PCDD/Fs 的主要来源。绝大多数热反应过程只要涉及含氯有机或无机化合物都会导致 PCDD/Fs 的生成。此外，来自于垃圾（特别是城市生活垃圾、医疗垃圾和有害垃圾）焚烧炉、钢铁及有色金属冶炼、化石燃料冶炼、家庭燃煤或木柴燃烧等的排放物中都检出 PCDD/Fs。而我国相关研究显示，我国二噁英类排放主要来源于金属冶炼，占总排放量的 46.5%，其次为发电和供热、废弃物焚烧，这三者合计占总排放量的 81%。而 PCBs 则属于人工合成精细化工产品，自 1881 年首次合成至 20 世纪 80 年代全球禁止生产，曾经大规模工业生产和使用，主要用作热载体、绝缘油和润滑油等，在其生产和使用过程中因排放及泄漏而进入环境造成污染。此外，也有研究显示，燃烧等热过程也会有 dl-PCBs 生成 [2,3,6,7]。

2.1.2　健康危害及评价

动物实验表明，暴露于 PCDDs、PCDFs 和 PCBs 会导致多种健康危害甚至死亡。急性毒性研究表明，2,3,7,8 位取代的 PCDD/Fs 的急性毒性因物种不同而存在较大差异：豚鼠经口 2,3,7,8-四氯代二苯并二噁英（2,3,7,8-TCDD）半数致死剂量为 0.6 µg/kg bw，而仓鼠则在 5000 µg/kg bw 以上。2,3,7,8-TCDD 暴露可诱导多种实验动物发生多种肿瘤以及神经发育毒性，但其实验暴露剂量远高于普通人群实际环境暴露剂量 [1,4]。当前有关二噁英类物质毒性通路比较明确的是，2,3,7,8 位取代的 PCDD/Fs（7 种 PCDD 同类物和 10种 PCDF 同类物）以及 12 种二噁英样 PCBs 可以与芳香烃受体（AhR）高效结合，进而介导一系列毒性效应，致畸效应、免疫抑制、致癌作用、氧化压力等都可通过此毒性作用机制加以解释 [8,9]。此外，二噁英类物质也可通过非 AhR 介导，如作为雌激素受体或甲状腺激素受体等的激动剂或拮抗剂或直接调控受体基因表达而产生毒性效应，进而引发各种疾病。针对二噁英类物质暴露与疾病的关系，大量人群流行病研究得以开展，机体暴露与糖尿病尤其是 2 型糖尿病等慢性代谢性疾病的发病关系，以及母体暴露对子代健康的影响等是当前研究热点 [10]。

PCDD/Fs 和 PCBs 的毒理学特性与其各自的化学结构，即氯原子的取代个数和位置息息相关。二噁英及其类似物的绝大部分毒性都是通过与 AhR 结合表现出来的。在理论上的 419 种同类物中，有 17 种 2,3,7,8 位取代的 PCDD/Fs 和 4 种非邻位取代 PCBs、8 种单邻位取代 PCBs 能够与 AhR 结合产生毒性效应，这 29 种化合物称为二噁英及其类似物。1998 年和 2005 年世界卫生组织对二噁英及其类似物进行了两次评估，提出了用于评价二噁英及其类似物毒性大小的毒性当量因子（TEF）体系（分别称为 WHO-TEF-1998和 WHO-TEF-2005），其中 2,3,7,8-TCDD 毒性最强，TEF 值为 1[8,9]。实际测定中，每一种分析物的测定浓度乘以相应的 TEF 值，然后加和，就可以转化为毒性当量（TEQ）值，即表示需要多少 2,3,7,8-TCDD 才可以产生等量的毒性效应。

2.1.3　食品中污染状况

二噁英类物质可以通过食物链富集，因此膳食摄入是一般人群摄入二噁英物质的主要途径。二噁英类物质具有强脂溶性，摄食动物性食品而导致的二噁英类物质摄入在膳食暴露中具突出地位。食品尤其是动物性食品中二噁英类物质污染水平以及膳食暴露水平受到社会的强烈关注，为此，国内外相继开展了一系列针对各种食品基质（主要是动物性食品）中二噁英类物质污染状况及居民经由膳食摄入二噁英类物质的研究工作，为正确了解二噁英类物质环境污染状况、人体暴露来源及相关政策法规的制定提供了重要科学依据。

鉴于技术和历史原因，西方发达国家较早地开展了食品中二噁英类物质的检测工作。综合来自比利时、加拿大、日本、美国、德国、法国、英国等数据显示，截至 20 世纪末多种食品中二噁英类物质的污染水平呈下降趋势，但少数国家可能是饲料污染导致某些食物种类中二噁英类物质的下降趋势变缓甚至逆转[10~26]。总体而言，鱼类中二噁英含量最高，蛋类、肉类和乳制品次之，动物性食品中污染水平远高于植物性食品，此外，脂肪及油（植物油）中也检出较高含量的二噁英。1999 年比利时发生震惊世界的二噁英污染事件，此后，食品中二噁英污染问题引起了整个国际社会的广泛关注，相继开展了一系列研究，并开始对食品中二噁英污染情况进行监测。

2.1.4　管理

20 世纪 90 年代初，有关环境持久性化学物质对于生态系统及人类健康的负面影响日益引起人们的关注。1995 年 5 月联合国环境规划署（United Nations Environment Programme，UNEP）理事会对持久性有机污染物（POPs）给出了定义，并通过了关于POPs 的 18/32 号决议，强调减少或消除包括 PCDDs、PCDFs 和 PCBs 在内的 12 种典型POPs 的必要性。1997 年 2 月 UNEP 决定邀请有关国际组织，召开政府间谈判会议，制定具有法律约束力的国际文书。经过筹备，2001 年 5 月 22 ~ 23 日 UNEP 在瑞典斯德哥尔摩主持召开了外交全权代表大会，会议通过了《关于持久性有机污染物的斯德哥尔摩公约》（以下简称《斯德哥尔摩公约》）并供开放签署，旨在通过全球努力淘汰或消除POPs 污染[27]。该公约已于 2004 年 5 月 17 日在国际上生效。二噁英类化合物是首批列入 POPs 名录的化学品之一。我国于 2001 年 5 月 23 日签署该公约，2004 年 6 月 25 日，全国人大常委会批准该公约，并于当年 11 月 11 日正式生效。

基于动物实验获得观察到有害作用的最低剂量（LOAEL），WHO 确立了人类 1 ~ 4 pg TEQ/kg 体重的 TDI[28]。考虑到二噁英及其类似物的持久性和蓄积性，JECFA 设立了二噁英及其类似物长期慢性暴露的 PTMI 为 70 pg TEQ/kg 体重[4]。鉴于其潜在的健康危害，欧盟开展了风险评估，包括监测数据收集、分析以及限量标准制定工作。目前，欧盟是唯一一个基于自有数据独立制定食品中二噁英类化合物最高限量值的我国主要贸易对象，其他如韩国等多与欧盟限量值相同或相似。此外，欧盟要求对食品中 PCDD/Fs 与dl-PCBs 相关的人类和动物健康风险做进一步评估，2018 年 6 月欧洲食品安全局（EFSA）

发布了最新的风险评估报告，根据一项长期队列研究（欧洲 133 名男性血中二噁英及其类似物对 10 年后精子质量影响）的结果，认为当前健康指导值过高，需要调整下降约 85.7% 才能达到健康保护目的，此外，根据欧洲食品污染现状及实验室研究结果，认为某些 PCBs 组分的 TEF 过高，需要对其进行再评估[10]。

2.2   食品中二噁英及其类似物分析方法进展

食品中 PCDD/Fs 和 dl-PCBs 含量通常较低（fg/g ～ pg/g 水平），分析难度较大，需要经过较为复杂的提取、净化、分离等前处理后才能进行定量分析。

2.2.1   样品采集

对于要检测 PCDD/Fs 和 dl-PCBs 的样品，应注意安全操作和避免过程中的污染。PCDD/Fs 对紫外线不稳定，会发生光解，尤其在溶液中低氯代化合物光解作用更为迅速。故样品应避光、低温保存。样品的取样量依样品类型、污染水平、潜在干扰物质与方法的检出限而定，一般样品量 1 ～ 50 g，必要时可增加到 100 ～ 1000 g[29]。

2.2.2   提取

提取的作用是去除大部分样品基质而将目标化合物转移到适当的溶剂中。一般认为 PCDD/Fs 和 dl-PCBs 等亲脂性有机化合物主要存在于样品中的脂肪部分。因此，样品的提取方法都是以从样品中分离脂肪的技术为基础。当分析结果以脂肪计时，还需要测定提取液中的脂肪量。

不同类型样品在提取前需要进行不同的脱水干燥处理。肉类和鱼类选取可食部与无水硫酸钠一起研磨或把样品打成匀浆后与无水硫酸钠充分混合后提取。蔬菜、水果等含有大量水分的植物性样品，可在干燥箱（40 ～ 50℃）内脱水处理，样品切碎后与粗海砂或无水硫酸钠混合研磨搅拌后加入丙酮振摇，然后用二氯甲烷和正己烷进行液液萃取。奶样可以用无水硫酸钠干燥后提取，也可以与草酸钠和乙醇或甲醇混合后再进行液液萃取[29]。此外，冷冻干燥技术因操作简单、适用范围广而得到广泛应用。《食品安全国家标准 食品中二噁英及其类似物毒性当量的测定》（GB 5009.205—2013）规定对食品样品采用冷冻干燥处理[30]。

综合文献报道，PCDD/Fs 和 dl-PCBs 分析中曾经使用的提取方法包括液液萃取、索氏提取、溶剂振荡提取、超声提取、基质固相分散提取、加速溶剂提取、超临界流体提取、微波辅助提取等[3,29]。但一些提取方法因提取效率不高、设备通用性差、操作烦琐等，并不能满足多数食品中 PCDD/Fs 和 dl-PCBs 的准确定量分析。《食品安全国家标准 食品中二噁英及其类似物毒性当量的测定》（GB 5009.205—2013）规定了针对所有食品种类的索氏提取和加速溶剂提取两种方法，以及适用于液体乳样品的液液萃取方法[30]。

A. 液液萃取：对于液体样品如液体奶的提取，很长时间以来通常采用液液萃取。液液萃取装置相对简单，但也有不少缺点，如易出现乳化现象、需要大量溶剂及烦琐的手动操作等。

B. 索氏提取：利用溶剂回流和虹吸原理，使溶剂反复循环浸泡固体样品，使固体样品每一次都能被纯的溶剂所提取，最终将目标物收集在加热的烧瓶中。在整个提取过程（18～24 h）中经过几十次（3～4 次/h）纯净溶剂的浸泡提取。整个系统处在大气压下，而且蒸馏出的溶剂被冷凝器冷却，因此提取溶液的温度常低于溶剂沸点。在这一温度水平下，缺少因加温产生的高提取效率优势，所以需要很长时间才能达到符合要求的回收水平。

C. 加速溶剂提取：又称加压液体提取，是在较高温度（最高可达 200℃）和压力（约 10.3 MPa）下用有机溶剂提取固体样品中目标化合物的自动化方法。较高的温度能极大地减弱由范德瓦耳斯力、氢键、目标物分子和样品基质活性位置的偶极吸引所引起的相互作用力。这加速了解析动力学过程，减少了解析过程中所需要的活化能，降低了溶剂的黏度，减小了溶剂进入样品基质的阻力，增加了溶剂向样品基质的扩散。降低了溶剂和样品之间的表面张力，使溶剂更好地浸润样品基质，有利于目标物与溶剂的接触。同时高压使溶剂在温度高于其沸点时仍能保持液体状态，而液体的溶解能力远大于气体的溶解能力，也进一步提高了提取效率。该方法的优点是有机溶剂用量少、快速、基质影响小、回收率高和重现性好。但需要注意的是避免添加无水硫酸钠以防堵塞管路，潮湿样品需预先以冻干机除水，不能用乙醚作为提取剂。

D. 基质固相分散提取：将样品与脂肪保留剂（如硫酸硅胶、弗罗里硅土、氧化铝等）以及其他分散剂（无水硫酸钠、硅藻土等）混合后装入层析柱，溶后用溶剂冲洗柱子对 PCDD/Fs 和 PCBs 进行提取，可以选择性地把目标化合物提取到提取液中，而脂肪和其他一些干扰物则被吸附在柱子上。此种方法也可与加速溶剂提取方法相结合，即将合适的吸附剂与样品相混合或将不同功用的吸附剂分层装入萃取池中，选择适当的溶剂进行提取。

E. 超临界流体提取：是利用超临界流体如 CO_2 的溶解能力与其密度的关系，即利用压力和温度对超临界流体溶解能力的影响而进行的。在超临界状态下，将超临界流体与待提取的样品接触，根据样品的类型、目标物的沸点和相对分子质量等选择操作条件，使其选择性地把目标化合物提取出来。提取过程简要介绍如下：将适量样品与无水硫酸钠或硝酸盐硅胶等混合后放入提取室开始提取，提取物被装入捕集阱中的吸附剂（弗罗里硅土、氧化铝、硅胶、活性炭等）所吸附，提取结束后用合适溶剂把目标物从捕集阱中洗脱出来。

2.2.3　净化

提取液中含有大量有机物，而 PCDD/Fs 和 dl-PCBs 一般都以超痕量存在。净化的目的就是除去提取物中的干扰组分，将各类化合物收集在不同流分中以进行分析。食品中二噁英及其类似物测定中需要根据样品类型选择适当的净化分离方法。通常，提取液中含有脂肪等大分子物质，会对气相色谱仪的进样口和柱头产生影响，同时还会污染质谱系统提高背景噪声，从而影响分析结果，因此有效去除脂肪等大分子物质非常关键。此外，提取液中还含有一些其他氯代化合物，也会对测定产生影响，而且 PCBs 会干扰样品中浓度更低的 PCDD/Fs 的测定，因此需要有效的净化手段。

1. 去除脂肪

去除脂肪主要采用两类方法：破坏性方法和非破坏性方法。

破坏性方法主要有浓硫酸法和皂化法。①浓硫酸法，将浓硫酸分散到去活硅胶上，通常制备为44%（m/m）硫酸硅胶，与提取液混合后振摇，或将浓硫酸直接和提取液混合后振摇。60～70℃加热可提高除脂效率。这种方法可以快速、有效地去除大量脂肪，同时除去一些不耐酸的干扰物如艾氏剂、狄氏剂等，但在除去大量脂肪时会发生碳化，而碳粒可能吸附目标化合物而降低回收率。根据作者工作经验，在脂肪量不超过5 g的情况下，应用浓硫酸去除脂肪时的回收率是可以接受的。②皂化法，在含有20% KOH的乙醇溶液中，70℃加热30 min，脂肪可以皂化去除，但PCBs会发生部分分解。破坏性方法无法应用于蜂蜡等耐酸碱干扰物的去除，当样品中可能含有这些干扰物时，需要采用凝胶渗透色谱法对提取液进行处理[2,29,31]。

凝胶渗透色谱法是最常用的经典的非破坏性去除脂肪方法，是根据目标化合物的分子与共提取出的脂肪分子在空间尺寸上的大小差异而将两者分开。凝胶渗透色谱对于分离小分子物质如PCDD/Fs、PCBs和油脂具有很好的效果。PCDD/Fs和dl-PCBs净化中常用填料为Bio-beads S-X3（200～400目），以环己烷：乙酸乙酯/二氯甲烷（1∶1）作为洗脱溶剂，油脂等大分子物质首先流出，随后是小分子物质，该方法适用于净化脂肪含量较高的食品样品[31]。但传统的玻璃柱净化时存在耗费时间较长、稳定性差等问题，目前已经有相当多的自动化凝胶渗透色谱设备解决了这些问题。

2. 除硫

最常用的方法是将$AgNO_3$溶液分散到硅胶中制成净化柱来净化提取液，其中的硫元素可反应生成AgS达到除硫目的。此外，也可在萃取液中加入铜粉，振荡使之形成CuS达到除硫目的[30,31]。根据作者工作经验，常见食品样品中基本不会含有硫化物，所以实际工作中可把除硫步骤省略。

3. 其他干扰物

提取液去除脂肪后，还需要使用硅胶、氧化铝、弗罗里硅土、活性炭等装填的色谱柱，以不同极性的洗脱液洗脱不同的流分[29,31,32]。

《食品安全国家标准　食品中二噁英及其类似物毒性当量的测定》（GB 5009.205—2013）中规定样品经除脂处理后，要先经过酸碱复合硅胶柱处理。硅胶对不同极性化合物的吸附能力不同，一般情况下极性较大的物质易被吸附，而极性较小的物质不易被吸附。分散在硅胶中的浓硫酸和强碱则对不耐酸碱的干扰物做进一步的破坏。

氧化铝柱可以实现PCDD/Fs与其他低极性的化合物，如氯代苯、三联苯、多氯代二苯醚和多氯联苯等干扰物的分离。这些干扰物首先用2%的二氯甲烷/正己烷溶液从氧化铝柱上洗脱下来，再用50%的二氯甲烷/正己烷溶液将保留在柱上的PCDD/Fs洗脱下来。这种方法还可以去除样品中的多氯代-2-苯氧基苯酚（PCDDs的一种前体），以避免其在色谱系统中因高温而闭环形成PCDD进而干扰测定。需要注意的是，氧化铝的分离能力受其含水量的影响，当进行PCDD/Fs和PCBs的净化时必须使用不含水的氧化铝，因此使用之前需要进行高温烘烤以除去其中的水分，并尽快使用，以防吸水后失效。

弗罗里硅土作为一种高效吸附剂也被用于食品中二噁英及其类似物的分离净化。《食品安全国家标准　食品中二噁英及其类似物毒性当量的测定》（GB 5009.205—2013）中规定其作为提取液经复合硅胶柱和碱性氧化铝柱处理后 PCDD/Fs 组分进一步净化的备选方法。先用正己烷溶液淋洗弗罗里硅土柱，再用二氯甲烷把保留在柱上的 PCDD/Fs 洗脱下来。弗罗里硅土的分离能力也受含水量的影响，当其含水量为 1% 时效果最佳，但当含水量超过 3% 时则失去分离能力。

活性炭被广泛用于二噁英及其类似物的分离净化。活性炭可以显著保留具有平面、多环结构的芳香族化合物，如 PCDD/Fs、非邻位取代 PCBs、多氯萘等。这种保留特性是由于芳香系统对共平面的紧密适应，而且电负性取代基团（氯、溴原子及硝基）能够增强这种保留能力。在净化过程中，提取液中平面化合物被吸附在活性炭上，非平面结构化合物首先被洗脱下来，然后用甲苯反向冲洗活性炭柱把平面化合物洗脱下来。就《食品安全国家标准　食品中二噁英及其类似物毒性当量的测定》（GB 5009.205—2013）中规定的 17 种 PCDD/Fs 而言，2,3,7,8-TCDF 最先被洗脱下来，OCDD 和 OCDF 是相对较难洗脱的。活性炭柱可以和其他净化柱组合使用，这对处理复杂的食品样品十分适用。

4. 样品自动净化技术

当前市场上有不少成熟的可实现自动化的净化分离系统，其本质上仍然采用前述净化柱净化的原理，由商品化的酸碱复合硅胶柱、碱性氧化铝柱和活性炭柱串联组成整个净化分离系统。样品提取液加到系统后计算机按预先设定程序控制多个电磁阀和泵对柱系统进行连续洗脱，整个净化系统自动运行，通过调整程序，可实现 PCDD/Fs 和 dl-PCBs 被收集在不同的组分中，经浓缩后直接进样分析。该系统所使用的各种净化色谱柱均为一次性使用的商品化柱，克服了手工装填柱可能发生的污染和重复性较差等问题。对于脂肪含量较大的食品样品可选择加装大容量酸化硅胶柱来增强去除脂肪能力。但根据本书作者工作经验，推荐使用酸化硅胶或凝胶渗透色谱预先去除脂肪后再以自动净化设备进行处理，可实现理想的净化分离目的。

2.2.4　仪器分析技术

当样品提取完成，并且除去干扰成分后，就可以将目标化合物进行分析检测。由于二噁英及其类似物具有半挥发性，气相色谱连用技术可用于分离不同的同系物并进行定性和定量。

1. 进样技术

不分流进样技术是二噁英和 PCBs 痕量分析中最常用的进样技术。该技术准确、简单、可靠。通常情况下，进样量为 2 μL，进样口温度在 250 ～ 300℃ [29]。此外，大体积进样技术也越来越受到人们的欢迎，通过增加进样量（最高可达 200 μL）可以获得灵敏度的极大提升，从而有效提高低含量样品的检出能力 [33]。按照具体技术上的不同，大体积进样技术主要包括 3 类：柱上进样技术、环路进样技术、程序升温进样技术。其中程序升温进样技术在食品中二噁英及其类似物分析中相对成熟。程序升温进样技术的基本原理是进样口保持在较低温度，进样后，分流阀打开，此时分流比比较大，在载气吹扫下，大部分溶剂汽化并由分流口排出，高沸点的待测物则被定量冷捕集，吸附在衬管或填充材料上，待溶剂挥发完全后，分流阀调小或关闭，进样器以急速升温的方式，使被吸附的待测物瞬间脱附气化，并被载气转移到色谱柱中进行分离。程序升温气化（PTV）进样器的衬管不但可以作为汽化室，还可以作为预柱，保留一些难挥发的污染物，避免对色谱柱造成污染。衬管中常加入石英棉、苯甲基聚硅氧烷等填充材料，来增加与样品的接触面积，增强保留能力。程序升温进样技术相对于简单的分流/不分流进样，需要优化很多参数，此外，较大的进样量，也对样品净化分离提出了较高的要求，否则极容易干扰后续测定导致难以获得数据。

2. 气相色谱（GC）分离技术

1）传统的气相色谱分离技术

在二噁英分析领域，不同极性色谱柱都有所应用。非极性色谱柱如 DB-5ms 是最常用的色谱柱，被多个标准方法所选用，可以实现 17 种 2,3,7,8 位取代的 PCDD/Fs 彼此之间分开，但并不能实现与其他 PCDD/Fs 的完全分离。但食品和血液等样品中一般只含有 2,3,7,8 位取代的 PCDD/Fs，不存在与其他异构体分离的问题，所以在此类样品中 DB-5 等非极性色谱柱完全可以满足分析要求。极性柱如 Rtx-2330 其分离效能有所提高，但也仍不能将 2,3,7,8-TCDF、1,2,3,7,8-PeCDF、1,2,3,4,7,8-HxCDF 与其他化合物完全分离，其在环境样品基质如飞灰、大气、沉积物、生物样品等中有所应用。极性柱的主要缺点是在不断升温时非键合相的不稳定性，其最大可承受温度为 275℃，高于此温度时会出现严重的柱流失，此外，其分析时间也相对较长。只有用中等极性柱如 DB-225 等，才能把 2,3,7,8-TCDF 与其他 PCDD/Fs 完全分开，所以一些标准方法如美国环境保护署方法 1613 中提出应用 DB-225 对 2,3,7,8-TCDF 作确证 [3,31]。

2）二维气相色谱（GC×GC）

与传统气相色谱和高分辨气相色谱不同的是，全二维气相色谱是由两根不同极性、不同长度的气相色谱柱通过一个环形调制器以串联方式连接成的气相色谱柱系统，其中调制器具有捕集、聚焦和再传输的作用。第一根色谱柱分离后的样品经过环形调制器时被迅速冷却聚焦，然后被脉冲式热气迅速气化，进入第二根色谱柱快速分离，经由质谱检测器进行全二维谱图的准确构建，实现复杂组分的分析。因此它具有比传统气相色谱分辨率更高、峰容量大、灵敏度好的优点 [29]。

3. 质谱检测技术

质谱检测器既能准确定量，也能提供必要的结构信息用于定性。目前，多种气相色谱-质谱（GC-MS）联用技术包括气相色谱-磁式高分辨质谱（GC-HRMS）、气相色谱-三重四极杆质谱（GC-MS/MS）、气相色谱-离子阱质谱、气相色谱-飞行时间质谱及二维气相色谱-质谱联用等都已经用于食品中二噁英及其类似物的测定中，但并不是所有的

GC-MS 都能满足食品中二噁英及其类似物的准确定量测定需要。二噁英及其类似物的分析难度主要来自上文所提及的庞杂的同类物及其他含氯化合物的干扰，以及其在食品样品中极低的存在水平，以 2,3,7,8-TCDD 为例，其含量通常为 fg/g 级别，即 10^{-15}，因此在食品中二噁英及其类似物测定时检测器既要高分辨率又要高灵敏度。根据欧盟有关食品中二噁英及其类似物最高限量规定及相关法规要求进行计算，GC-MS 应能对 0.01 ng/mL 2,3,7,8-TCDD 进行准确定量，才能在适当取样量下，满足欧盟限量判定的灵敏度要求。就现有技术而言，气相色谱-磁式高分辨质谱和气相色谱-三重四极杆质谱能够满足此要求，这两种技术也是欧盟食品中二噁英及其类似物最高限量标准所配套的两种确证性检测技术，即其检测数据可用于合规与否的判定[34]。此外，鉴于复杂的前处理步骤和极低含量水平，食品中二噁英及其类似物测定必须应用同位素稀释技术。

1）气相色谱-磁式高分辨质谱方法

质谱属于通用型检测器，在测定 PCDD/Fs 和 PCBs 时，除了其他氯代化合物的干扰外，基质中其他物质也会造成干扰。因此，质谱的灵敏度不是由标准溶液的信噪比决定的，而是由样品基质条件下的信噪比决定的。低分辨质谱在理论上可以达到检测要求的灵敏度，但食品中复杂的基质和其他 PCBs 及其他氯代化合物的干扰，使得用低分辨质谱分析时的灵敏度和其他技术指标都难以达到分析要求，如 TCDD 的 M^+ 的 m/z 为 319.8936，而干扰物二氯二苯基二氯乙烯醚的 M+4 离子的 m/z 为 319.9321，将它们区分开需要 9000 以上的分辨率。一般低分辨率质谱的分辨率最佳状态也仅在 2000 左右，无法胜任。双聚焦磁式扇形高分辨质谱仪的分辨率可以达到 10 000 以上，通过对质量数的精确分析提高选择性，降低化学噪声，提高了信噪比，所以被认为是食品样品中二噁英及其类似物测定的金标准[29,30]。

即使样品净化得较彻底，并在气相色谱上完成分离后，也不能排除基质干扰存在的可能。因此质谱分辨率的最低限应设在 10 000（峰谷的 10%）。在这种分辨率下，可以满足 4～8 个取代基的同类物中 0.03～0.05 Da（分子质量单位）的分辨能力。同时，单位时间内测定的离子数目是有限的，因为要得到准确的定量结果，每个色谱峰上至少要分布 10 个采样点，只有这样才能得到对称的呈高斯分布的峰形。因此，要将选择的离子分散在几个扫描时间段内。在每个扫描时间段内，应限定化合物的数目（即特定离子的数目）。目标化合物和内标都要设定定量离子（离子簇中响应最高的峰）和定性离子（基于同位素的相对丰度比）。因此，每组同类物都要设定 4 个监测离子，最多可以检测 3～4 个化合物。为了克服这些局限性，根据保留时间可以将化合物分在几个时间窗口内。而色谱法面临的问题就是在色谱中将化合物无重叠地分成不同的时间组，以避免遗漏掉某化合物的分析。因此，选择离子检测（SIM）模式的主要缺点就是要根据色谱参数的改变（如切柱头或更换色谱柱时）随时调整时间窗口的设定。另外，为了保证质量数的准确性，每次分析前，都要考察参考质量数是否准确，如果偏差超过 ±0.15 Da 就需进行质量数校正，常用参考物为全氟煤油（PFK）或全氟三丁胺（FC43）[29,30]。

2）串联质谱方法

串联质谱（MS/MS）技术是另一种可供选择的二噁英及其类似物分析的技术方案。

在离子源里形成的离子被第一个质量分析器分离，某些特定离子作为母离子进行碰撞裂解，再由第二个质量分析器检测子离子。通常 GC-MS 使用 SIM 模式，对每一组氯取代数的化合物仅监测 2～3 个离子，而 MS/MS 可在二级质谱得到子离子的全谱图，获得更多的定性信息，此外，理论上 MS/MS 在检测定量离子前就排除了大部分干扰，提高了选择性，进而提高了灵敏度。按实现方式的不同，MS/MS 技术主要有两种：空间串联和时间串联。空间串联质谱将质量分析器前后排列起来，离子顺序经过两个分析器，典型代表为三重四极杆质谱。时间串联则不存在空间上的前后，只存在时间上的先后顺序，典型代表为离子阱质谱[29]。

离子阱质谱在理论上能够达到检测需要，美国食品药品监督管理局（FDA）曾开发了用于食品中二噁英测定的离子阱质谱方法，对高污染样品检测结果与 HRMS 具有可比性，但对低污染样品的检测能力较差。早期三重四极杆质谱受技术限制其灵敏度较低，难以满足食品中二噁英测定需要。但随着质谱技术的进步，某些串联质谱仪的灵敏度已能满足基于欧盟最高限量标准规定下的日常监管需要，因此，2014 年 6 月 2 日，欧盟颁布食品领域检测法规，规定气相色谱-质谱/质谱法可作为二噁英检测的确认方法（EU No 589/2014），用于判定食品中二噁英及其类似物含量是否满足最高限量（ML）标准规定[35]。在随后几年中，应用质谱/质谱法测定食品中二噁英并评价其与 HRMS 一致性一直是一个热点话题。作者实验室开展了串接质谱法测定食品中二噁英的研究工作。根据欧盟法规（EU 2017/644）规定，对于二噁英类化合物的 GC-MS/MS 方法，必须监测至少两个特定的母离子，且每个母离子应有一个对应的子离子[34]。因此，使用 1000 ng/mL 的二噁英标准溶液在 EI 模式下进行母离子全扫描，发现分子离子的响应值最高，所以选择两个响应最高的分子离子作为目标化合物的母离子，再将该母离子进行二级质谱扫描，采集二级质谱的全扫描图，得到离子碎片信息，具体见表 2-1。该方法灵敏度较高，在取样量 50 g、绝对回收率 50%、上机试液定容至 20 μL 时，2,3,7,8-TCDD 的定量限为 0.008 ng/kg，可满足各类食品中二噁英含量在 1/5 ML 及以上水平时的准确测定，但对更低含量水平的测定结果与 HRMS 结果不具可比性。所以在实际应用中有必要限定 MS/MS 在食品中二噁英分析应用的范围，对此，欧盟法规（EU 2017/644）中规定"确认方法都可用于对筛查方法结果的确认"，而当"结果用于其他目的，如确定食品监测中的低背景水平、跟踪时间趋势、对人群进行暴露评估，以及建立数据库以用于限量水平制定及再评估"，则应采用 GC-HRMS 方法。

表 2-1　2,3,7,8 位取代 PCDD/Fs 的监测离子对（ m/z ）

化合物	前级离子	产物离子	前级离子	产物离子
2,3,7,8-TCDD	319.9	256.9	321.9	258.9
2,3,7,8-TCDF	303.9	240.9	305.9	242.9
1,2,3,7,8-PeCDD	355.9	292.9	353.9	290.9
1,2,3,7,8-PeCDF	339.9	276.9	337.9	274.9
2,3,4,7,8-PeCDF	339.9	276.9	337.9	274.9

续表

化合物	前级离子	产物离子	前级离子	产物离子
1,2,3,4,7,8-HxCDD	389.8	326.9	391.8	328.8
1,2,3,6,7,8-HxCDD	389.8	326.9	391.8	328.8
1,2,3,7,8,9-HxCDD	389.8	326.9	391.8	328.8
1,2,3,4,7,8-HxCDF	373.8	310.9	375.8	312.9
1,2,3,6,7,8-HxCDF	373.8	310.9	375.8	312.9
2,3,4,6,7,8-HxCDF	373.8	310.9	375.8	312.9
1,2,3,7,8,9-HxCDF	373.8	310.9	375.8	312.9
1,2,3,4,6,7,8-HpCDD	423.8	360.8	425.8	362.8
1,2,3,4,6,7,8-HpCDF	407.8	344.8	409.8	346.8
1,2,3,4,7,8,9-HpCDF	407.8	344.8	409.8	346.8
OCDD	457.7	394.8	459.7	396.8
OCDF	441.7	378.8	443.7	380.8
^{13}C-2,3,7,8-TCDD	331.9	267.9	333.9	269.9
^{13}C-2,3,7,8-TCDF	315.9	251.9	317.9	253.9
^{13}C-1,2,3,7,8-PeCDD	367.9	303.9	365.9	301.9
^{13}C-1,2,3,7,8-PeCDF	351.9	287.9	349.9	285.9
^{13}C-2,3,4,7,8-PeCDF	351.9	287.9	349.9	285.9
^{13}C-1,2,3,4,7,8-HxCDD	401.8	337.9	403.8	339.8
^{13}C-1,2,3,6,7,8-HxCDD	401.8	337.9	403.8	339.8
^{13}C-1,2,3,4,7,8-HxCDF	385.8	321.9	387.8	323.9
^{13}C-1,2,3,6,7,8-HxCDF	385.8	321.9	387.8	323.9
^{13}C-2,3,4,6,7,8-HxCDF	385.8	321.9	387.8	323.9
^{13}C-1,2,3,7,8,9-HxCDF	385.8	321.9	387.8	323.9
^{13}C-1,2,3,4,6,7,8-HpCDD	435.8	371.8	437.8	373.8
^{13}C-1,2,3,4,6,7,8-HpCDF	419.8	355.8	421.8	357.8
^{13}C-1,2,3,4,7,8,9-HpCDF	419.8	355.8	421.8	357.8
^{13}C-OCDD	469.7	405.8	471.7	407.8
^{13}C-1,2,3,4-TCDD	331.9	267.9	333.9	269.9
^{13}C-1,2,3,7,8,9-HxCDD	401.8	337.9	403.8	339.8

4. 同位素稀释技术

同位素稀释技术的应用进一步增强了 MS 定量分析的准确性。该技术是利用在样品中加入与目标物一一对应的稳定同位素标记的定量内标（如 $^{13}C_{12}$-2,3,7,8-TCDD），内标的特性同目标物（如 $^{12}C_{12}$-2,3,7,8-TCDD）几乎完全相同。内标和目标物因分子量方面的微小差距，可以用已知量的目标物和内标来校正，并由此计算出相对响应因子（RRF），进而进行定量。

2.2.5　生物分析技术

二噁英及其类似物的测定还可以通过各种生物方法进行，如免疫测定、酶标法 [芳烃羟化酶（AHH）、乙氧基试卤灵 O-脱乙基酶（EROD）]、聚合酶链式反应（PCR）、细胞方法。免疫测定方法适用于环境样品的分析，但灵敏度较差，不适用于污染物水平相对较低的食品样品。细胞方法则更适用于食品样品的分析。欧盟法规（EU 2017/644）规定生物分析技术可作为筛查方法用于提示食品样品是否超过最高限量水平。

最常用的方法为化学激活萤光素酶基因报告法（chemical activated luciferase gene expression，CALUX），该方法使用经基因修饰的真核细胞，并在至少含一种二噁英反应元件（DRE）的启动子控制下进行基因修饰使其含有萤光素酶基因。当这些细胞暴露于二噁英时，二噁英可以很容易穿过细胞的磷脂膜进入细胞内并结合到胞质 Ah 受体上。二噁英-Ah 受体复合物接着转移进入细胞核结合到 DREs 上，诱导萤光素酶基因表达，合成萤火虫萤光素酶蛋白。在添加底物后（ATP 和萤光素），即可测量光发射，光强度和二噁英浓度相关。第一个 CALUX 实验是 Aarts 小组 1993 年报道的。现在，至少有两种商品化体系，分别使用大鼠细胞（DR-CALUX®，BDS）和小鼠细胞（CALUX®，XDS）。

在 29 种目标 PCDD/Fs 及 dl-PCBs 中，TCDD 在 CALUX 检测中是信号最强的，其余 PCDD/Fs 的相对效价（REP）接近于 1998 年 WHO-TEFs，但 dl-PCBs 则有较大不同，除了 PCB126，其他 dl-PCBs 的 REP 要明显低于对应的 TEF。2005 年再评估后的 WHO-TEFs 中，dl-PCBs 的 TEFs 与对应 REP 则有较好的一致性。

食品中会存在很多配体，如苯并芘、噻苯咪唑、胆红素和姜黄素等都可以和芳香烃受体（AhR）结合引发化学激活的萤光素酶基因表达（CALUX）测试中萤光素酶的合成。但这些配体会在用酸性硅胶净化时消除掉，不会干扰最终测定。

两种方法可以用作细胞分析，即定量方法和定性方法。在定量方法中，未知提取物与 2,3,7,8-TCDD 标准曲线一同分析，其结果用 TEQ（或者 2,3,7,8-TCDD 当量）来表达，标准曲线的第一个点（0.1 pg 2,3,7,8-TCDD/mL 培养基）可认为是"方法"检测限（LOD），其响应与溶剂 [二甲基亚砜（DMSO）] 响应有统计学上的差异。当分析样品时，由于过程空白的背景噪声和基质效应，LOD 会稍微偏高，但依然可获得足够检出食品中最大允许浓度的检出限。在定性方法中，未知样品与含量水平接近最大限量的参考样品一起分析，根据响应不同来判断水平高低。

在定量方法中，HRMS 和 CALUX 的结果通常会显示出差异，部分原因归于每一个 PCDD/Fs 和 dl-PCBs 的 WHO-TEF 值与其对应的 CALUX REP 值的差异。此外，HRMS 结果计算过程会考虑到分析物的回收率，但细胞测试中无法进行基于内标的分析物损失校正。这些差异导致很难严格确认或者质疑经生物分析方法筛查的不合格样品，对此欧盟法规（EU 2017/644）规定不合格样品须以确证性方法（GC-HRMS 或 GC-MS/MS）进行确认。

2.3　总膳食样品中二噁英及其类似物的测定标准操作程序

2.3.1　总则

本标准操作程序基于《食品安全国家标准　食品中二噁英及其类似物毒性当量的测定》（GB 5009.205—2013）并结合本实验室在长期工作中的研究成果和经验编制而成。在总膳食研究中为获得更准确的膳食暴露评估结果，保证样品中各组分获得较高检出，试样分析过程要严格遵照本标准操作程序进行，以获取理想回收率。此外，在分析仪器灵敏度符合要求的前提下，试样先采用不分流模式进样，如果多数组分未检出，则需要采用溶剂蒸发大体积模式进样。

2.3.2　试剂与材料

1. 试剂和药品

正己烷（C_6H_{14}）；甲苯（C_7H_8）；二氯甲烷（CH_2Cl_2）；壬烷（C_9H_{20}）；乙酸乙酯（$CH_3COOCH_2CH_3$）；无水硫酸钠（Na_2SO_4，优级纯）；浓硫酸（H_2SO_4，优级纯）；硅藻土（加速溶剂萃取用）；硅胶（Silica gel 60，0.063 ~ 0.100 mm，Merk KGaA，德国）。

本方法所用有机溶剂均为农残级，要求浓缩 10 000 倍后不得检出 PCDD/Fs 和 dl-PCBs。在每个批次启用前均须进行空白检查，若存在本底污染，则弃用。

2. 材料

一次性玻璃制巴斯德滴管；100 mL 玻璃培养皿；250 mL 磨口平底茄形瓶（重量低于 90 g，旋转蒸发仪用）；500 mL 陶瓷研钵；瓶口分配器（规格 50 mL）；微量注射器（量程 10 μL 和 100 μL）。

所有非一次性玻璃器皿使用前都用洗瓶机清洗，晾干后分别以 10 mL 1∶1（V/V）正己烷∶二氯甲烷溶液、正己烷各润洗一次。

3. 标准溶液

A. PCDD/Fs 标准溶液：同位素标记定量内标溶液（EPA1613-LCS），具体见表 2-2；同位素标记回收内标溶液（EPA1613-ISS），具体见表 2-3；PCDD/Fs 校正标准溶液（EPA1613CVS），具体见表 2-4；灵敏度检查溶液，EPA1613CVS 系列中 CS1 进样 2 μL 时，2,3,7,8-TCDD 的峰高应大约 $3×10^3$。

表 2-2　PCDD/Fs 和 dl-PCBs 的同位素标记定量内标溶液

同位素标记的化合物		浓度/(μg/L)	同位素标记的化合物		浓度/(μg/L)
PCDDs	^{13}C-2,3,7,8-TCDD	100	PCBs	^{13}C-PCB 77	100
	^{13}C-1,2,3,7,8-PeCDD	100		^{13}C-PCB 81	100
	^{13}C-1,2,3,4,7,8-HxCDD	100		^{13}C-PCB 105	100
	^{13}C-1,2,3,6,7,8-HxCDD	100		^{13}C-PCB 114	100
	^{13}C-1,2,3,4,6,7,8-HpCDD	100		^{13}C-PCB 118	100
	^{13}C-OCDD	200		^{13}C-PCB 123	100
PCDFs	^{13}C-2,3,7,8-TCDF	100		^{13}C-PCB 126	100
	^{13}C-1,2,3,7,8-PeCDF	100		^{13}C-PCB 156	100
	^{13}C-2,3,4,7,8-PeCDF	100		^{13}C-PCB 157	100
	^{13}C-1,2,3,4,7,8-HxCDF	100		^{13}C-PCB 167	100
	^{13}C-1,2,3,6,7,8-HxCDF	100		^{13}C-PCB 169	100
	^{13}C-1,2,3,7,8,9-HxCDF	100		^{13}C-PCB 189	100
	^{13}C-2,3,4,6,7,8-HxCDF	100			
	^{13}C-1,2,3,4,6,7,8-HpCDF	100			
	^{13}C-1,2,3,4,7,8,9-HpCDF	100			

表 2-3　PCDD/Fs 和 PCBs 的同位素标记回收内标溶液

同位素标记的化合物		浓度/(μg/L)	同位素标记的化合物		浓度/(μg/L)
PCDD/Fs	^{13}C-1,2,3,4-TCDD	200	PCBs	^{13}C-PCB 70	100
	^{13}C-1,2,3,7,8,9-HxCDD	200		^{13}C-PCB 111	100
				^{13}C-PCB 170	100

表 2-4　PCDD/Fs 校正标准溶液（EPA1613CVS）

化合物	浓度/(μg/L)				
	CSL	CS0.5	CS1	CS2	CS3
2,3,7,8-TCDD	0.1	0.25	0.5	2	10
2,3,7,8-TCDF	0.1	0.25	0.5	2	10
1,2,3,7,8-PeCDD	0.5	1.25	2.5	10	50
1,2,3,7,8-PeCDF	0.5	1.25	2.5	10	50
2,3,4,7,8-PeCDF	0.5	1.25	2.5	10	50
1,2,3,4,7,8-HxCDD	0.5	1.25	2.5	10	50
1,2,3,6,7,8-HxCDD	0.5	1.25	2.5	10	50
1,2,3,7,8,9-HxCDD	0.5	1.25	2.5	10	50
1,2,3,4,7,8-HxCDF	0.5	1.25	2.5	10	50
1,2,3,6,7,8-HxCDF	0.5	1.25	2.5	10	50
1,2,3,7,8,9-HxCDF	0.5	1.25	2.5	10	50

天然 PCDD/Fs（位于第 1 列，跨多行）

续表

化合物		浓度/（μg/L）				
		CSL	CS0.5	CS1	CS2	CS3
天然 PCDD/Fs	2,3,4,6,7,8-HxCDF	0.5	1.25	2.5	10	50
	1,2,3,4,6,7,8-HpCDD	0.5	1.25	2.5	10	50
	1,2,3,4,6,7,8-HpCDF	0.5	1.25	2.5	10	50
	1,2,3,4,7,8,9-HpCDF	0.5	1.25	2.5	10	50
	OCDD	1.0	2.5	5.0	20	100
	OCDF	1.0	2.5	5.0	20	100
同位素 PCDD/Fs	$^{13}C_{12}$-2,3,7,8-TCDD	100	100	100	100	100
	$^{13}C_{12}$-2,3,7,8-TCDF	100	100	100	100	100
	$^{13}C_{12}$-1,2,3,7,8-PeCDD	100	100	100	100	100
	$^{13}C_{12}$-PeCDF	100	100	100	100	100
	$^{13}C_{12}$-2,3,4,7,8-PeCDF	100	100	100	100	100
	$^{13}C_{12}$-1,2,3,4,7,8-HxCDD	100	100	100	100	100
	$^{13}C_{12}$-1,2,3,6,7,8-HxCDD	100	100	100	100	100
	$^{13}C_{12}$-1,2,3,4,7,8-HxCDF	100	100	100	100	100
	$^{13}C_{12}$-1,2,3,6,7,8-HxCDF	100	100	100	100	100
	$^{13}C_{12}$-1,2,3,7,8,9-HxCDF	100	100	100	100	100
	$^{13}C_{12}$-1,2,3,4,6,7,8-HpCDD	100	100	100	100	100
	$^{13}C_{12}$-1,2,3,4,6,7,8-HpCDF	100	100	100	100	100
	$^{13}C_{12}$-1,2,3,4,7,8,9-HpCDF	100	100	100	100	100
	$^{13}C_{12}$-OCDD	200	200	200	200	200
标记的回收率内标	$^{13}C_{12}$-1,2,3,4-TCDD	100	100	100	100	100
	$^{13}C_{12}$-1,2,3,7,8,9-HxCDD	100	100	100	100	100

　　B. dl-PCBs 标准溶液：同位素标记定量内标溶液（P48-W-ES），具体见表 2-2；同位素标记回收率内标溶液（P48-RS），具体见表 2-3；dl-PCBs 校正标准溶液（P48-W-CVS），具体见表 2-5。

表 2-5　dl-PCBs 校正标准溶液（P48-W-CVS）

化合物		浓度/（μg/L）				
		CS1	CS2	CS3	CS4	CS5
天然的 PCBs	PCB 77	0.1	0.5	2	10	40
	PCB 81	0.1	0.5	2	10	40
	PCB 105	0.1	0.5	2	10	40
	PCB 114	0.1	0.5	2	10	40
	PCB 118	0.5	2.5	10	50	200

续表

化合物		浓度/(μg/L)				
		CS1	CS2	CS3	CS4	CS5
天然的 PCBs	PCB 123	0.1	0.5	2	10	40
	PCB 126	0.1	0.5	2	10	40
	PCB 156	0.1	0.5	2	10	40
	PCB 157	0.1	0.5	2	10	40
	PCB 167	0.1	0.5	2	10	40
	PCB 169	0.1	0.5	2	10	40
	PCB 189	0.1	0.5	2	10	40
标记的 PCBs	^{13}C-PCB 77	10	10	10	10	10
	^{13}C-PCB 81	10	10	10	10	10
	^{13}C-PCB 105	10	10	10	10	10
	^{13}C-PCB 114	10	10	10	10	10
	^{13}C-PCB 118	10	10	10	10	10
	^{13}C-PCB 123	10	10	10	10	10
	^{13}C-PCB 126	10	10	10	10	10
	^{13}C-PCB 156	10	10	10	10	10
	^{13}C-PCB 157	10	10	10	10	10
	^{13}C-PCB 167	10	10	10	10	10
	^{13}C-PCB 169	10	10	10	10	10
	^{13}C-PCB 189	10	10	10	10	10
标记的回收率内标	^{13}C-PCB 70	10	10	10	10	10
	^{13}C-PCB 111	10	10	10	10	10
	^{13}C-PCB 170	10	10	10	10	10

4. 样品净化用吸附剂

A. 活性硅胶：使用前，取适量硅胶装入玻璃柱中，最大装填量以硅胶最上端距离玻璃柱最上端不少于 15 cm 为宜，先后用与玻璃柱等体积的甲醇、二氯甲烷淋洗，晾干后置于马弗炉中在 600℃之上烘烤 10 h，冷却后，保存在带螺帽密封的玻璃瓶中。

B. 酸化硅胶（44%，质量分数）：称取 112 g 活性硅胶置于 250 mL 具塞磨口旋转烧瓶中，缓慢加入 88 g 浓硫酸，塞上玻璃塞后，用手用力振摇，中间要小心打开瓶塞放气，当没有大的结块后用封口膜固定玻璃塞，放置于摇床上，以最大频率振摇 6～8 h，最终所制备的酸化硅胶可自由流动且于耳边振摇时有沙沙声，即表示制备完成。置干燥器内，可保存 3 周。

2.3.3　仪器和设备

气相色谱-高分辨质谱仪（HRGC-HRMS，DFS，Thermo Scientific，德国），配有分流/不分流进样口和溶剂蒸发大体积进样口，色谱柱为 DB-5MSUI（60 m×0.25 mm×0.25 μm）；全自动净化装置（JF602，北京普立泰科仪器有限公司），配备商品化酸碱复合硅胶柱、氧化铝柱和碳柱（全部商品化柱放置于玻璃干燥器中储存）；冻干机（Coolsafe 95-15，Labogene，丹麦）；减压旋转蒸发器（R-210，BÜCHI，瑞士），配隔膜真空泵和真空控制装置（压力最低可到 50 mbar）以及循环冷凝水装置；溶剂蒸发器（Rocket，Genevac Ltd，英国）；氮气浓缩器，带加热模块；超声波清洗器；振荡器；天平：感量为 0.1 g 和 0.1 mg；马弗炉；加速溶剂萃取仪（ASE350，Thermo Scientific，美国）；洗瓶机（G7883，Miele，德国）；匀浆机。

2.3.4　试样制备及净化

1. 样品采集与保存

干燥固体样品如奶粉等，置于棕色干燥器中。液体和具有一定含水量的固体、半固体样品，如鱼、肉、蛋、液体奶等样品，运输至实验室后储存于−40℃冰箱，使用时室温下解冻，混匀后，取适量样品（取样量：鱼、肉、蛋等不低于 25 g；液体乳不低于 40 g；植物性食品样品不低于 50 g；奶粉不低于 15 g），准确称重（精确到 0.001 g）后置于洁净玻璃培养皿中，以铝箔纸盖于其上，小心放入−40℃冰箱，冷冻 12 h 后，用冻干机使其干燥，放入密封袋中于棕色干燥器中保存。油脂类样品可置于−40℃冰箱中长期保存，使用时在室温下解冻，准确称取 5.000 g 样品，直接用正己烷溶解后进行净化分离。

2. 试样提取

根据样品量选择合适的萃取池（通常采用 66 mL 萃取池），先旋紧一头盖子后，放入醋酸纤维素滤膜并用专用工具压实。取一洁净陶瓷研钵，加入少量硅藻土后，再加入前述干燥样品研磨均匀，再加入适量硅藻土后轻轻搅拌，注意此时禁止用力研磨，需保持硅藻土的颗粒感。搅拌均匀后小心转移至萃取池中，所装填量以距离萃取池口约 1 cm 为佳（每个样品所对应硅藻土用量取决于所应用的萃取池的体积和所称取的该样品研磨后的体积，故难以给出一个固定数值，需灵活掌握）。用 10 μL 微量注射器向填充好样品的萃取池中添加 10 μL 同位素标记的 PCDD/Fs 定量内标溶液（EPA1613-LCS）和 10 μL 同位素标记的 dl-PCBs 定量内标溶液（P48-W-ES），旋紧萃取池盖子后放萃取仪上，以正己烷：二氯甲烷（1∶1，V/V）为溶剂进行提取。每个样品需溶剂约 160 mL。参考条件为：温度 150℃，压力 10.3 MPa（1500 psi），循环 2 次，静态时间 7 min。

为尽可能控制实验室本底，应注意如下事项：①萃取仪编制提取序列时，应首先编制一个空萃取池提取，以用高温溶剂冲洗整个系统；②高含量样品如鱼、肉、蛋、乳等，应避免与低含量样品如植物性样品等编制在同一个序列内提取，以防低含量样品被污染；③提取完成后，将萃取池包括盖子拆解后置于超声波清洗器中以热水（60℃）并添加洗洁精后超声 40 min，以自来水清洗干净后，再以去离子水超声 20 min，于烘箱中 60 ~ 80℃烘干，恢复至室温后，萃取池包括盖子置于洁净的 1000 mL 烧杯中，先后以正己烷：二氯甲烷（1：1，*V/V*）混合溶液、正己烷超声 20 min，晾干后组装待用。

3. 提取液浓缩及脂肪称重

A. 打开减压旋转蒸发仪，将冷凝水预冷至 4 ~ 6℃，水浴锅预热至 60℃。

B. 将茄形瓶连接于旋转蒸发仪，检查气密性，以可稳定保持于 50 mbar 以下为合格。

C. 在实验开始前，预先将 100 mL 正己烷：二氯甲烷（1：1，*V/V*）作为提取溶剂浓缩，以清洗整个旋转蒸发仪系统。

D. 将提取液转移至一预先准确称重的茄形瓶（精确至 0.001 g）中，连接到旋转蒸发仪上后，将茄形瓶降至水浴锅中，缓慢抽真空。调节真空度，使浓缩在约 15 min 内完成。可见残余清亮油状液体，进一步将真空度降至 60 mbar 以下，保持 10 min，可认为残余液体中无其他有机溶剂和水存在。将茄形瓶从水浴锅中移开，停止旋转。缓慢并小心地向旋转蒸发仪中放气，确保打开阀门时不要太快，以免样品冲出茄形瓶。用约 10 mL 正己烷洗涤接口，用烧杯收集废液（本实验过程中，只要用到旋转蒸发仪，样品与样品间都要用约 10 mL 正己烷洗涤接口，下同）。

在正确的浓缩速度下，流入废液收集瓶中的溶剂流量应保持稳定，溶剂不能有暴沸或可见的沸腾现象发生。如果浓缩过快，可能会使样品损失。

E. 将茄形瓶上盖一铝箔，置避光处过夜后，准确称重（精确至 0.001 g），两次称重结果的差值为试样的脂肪量。

4. 试样净化

1）预除脂

茄形瓶中加入 150 mL 正己烷，超声使残渣溶解，加入适量 44% 硫酸硅胶（硫酸硅胶使用量按 1 g 脂肪需 20 g 硅胶估算），轻轻摇匀后，置于旋转蒸发仪上，水浴锅设置为 60℃，常压下，旋转加热 15 min。静置 5 min，将上层液体转移至一洁净茄形瓶中，以 50 mL 正己烷清洗残渣两次，合并清洗液。如果酸化硅胶的颜色较深，则应重复上述过程，直至酸化硅胶为浅黄色。经酸化硅胶处理后的提取液，以旋转蒸发仪（水浴锅温度 50℃）浓缩至约 5 mL，置于避光处保存，待进一步以全自动样品净化系统进行处理。

2）全自动样品净化系统自动净化分离

全自动样品净化系统的自动净化分离原理与传统的柱色谱方法相同，该系统使用三根一次性商业化净化柱，依次为多层硅胶柱、碱性氧化铝柱和活性炭柱。整个净化过程通过计算机按设定程序控制往复泵和阀门进行。

按仪器使用说明要求，将各净化柱按顺序连接在全自动样品净化系统上，按程序配好各洗脱溶液并连接好管路，设定计算机洗脱程序（表 2-6，图 2-2），将除脂后的提取液转移到全自动样品净化系统的进样试管（约 10 mL）中。按照洗脱流程图顺序洗脱，对样品进行净化、分离，以洁净茄形瓶分别收集 PCDDs/Fs 和 DL-PCBs 组分。

表 2-6　全自动样品净化系统洗脱程序

步骤	洗脱液	体积/mL	流速/(mL/min)	阀门位置[a]	目的	目标化合物
1	正己烷	20	10	01122006	润湿多层硅胶柱并检漏	—
2	正己烷	10	10	01222006	冲洗管路	—
3	正己烷	12	10	01212006	润湿氧化铝柱	—
4	正己烷	20	10	01221226	润湿活性炭柱	—
5	正己烷	100	10	01122006	活化多层硅胶柱	—
6	甲苯	12	10	05222006	更换溶剂为甲苯	—
7	甲苯	40	10	05221226	预冲洗活性炭柱	—
8	乙酸乙酯：甲苯（50：50，V/V）	12	10	04222006	更换溶剂为乙酸乙酯：甲苯（50：50，V/V）	—
9	乙酸乙酯：甲苯（50：50，V/V）	10	10	04221226	预冲洗活性炭柱	—
10	二氯甲烷/正己烷（50：50，V/V）	12	10	03222006	更换溶剂为二氯甲烷：正己烷（50：50，V/V）	—
11	二氯甲烷：正己烷（50：50，V/V）	20	10	03221226	预冲洗活性炭柱	—
12	正己烷	12	10	01222006	更换溶剂为正己烷	—
13	正己烷	30	10	01221226	活化活性炭柱	—
14	—	14	5	06112006	加入样品提取液	—
15	正己烷	150	10	01112006	淋洗多层硅胶柱	—
16	二氯甲烷：正己烷（20：80，V/V）	12	12	02222006	更换溶剂为二氯甲烷：正己烷（20：80，V/V）	—
17	二氯甲烷：正己烷（20：80，V/V）	40	10	02212002	淋洗氧化铝柱	收集 PCBs
18	二氯甲烷：正己烷（50：50，V/V）	12	10	03222002	更换溶剂为二氯甲烷：正己烷（50：50，V/V）	收集 PCBs
19	二氯甲烷：正己烷（50：50，V/V）	80	10	03211222	淋洗氧化铝柱和活性炭柱	收集 PCBs
20	二氯甲烷	12	10	06222006	更换溶剂为二氯甲烷	—
21	二氯甲烷	80	10	06212002	淋洗氧化铝柱	—
22	乙酸乙酯：甲苯（50：50，V/V）	12	10	04222002	更换溶剂为乙酸乙酯：甲苯（50：50，V/V）	收集 PCBs
23	乙酸乙酯：甲苯（50：50，V/V）	5	10	04221226	淋洗活性炭柱	—
24	正己烷	12	10	01222006	更换溶剂为正己烷	—
25	正己烷	10	10	01221226	淋洗活性炭柱	—
26	甲苯	12	10	05222006	更换溶剂为甲苯	—
27	甲苯	90	5	05221111	反向淋洗活性炭柱	收集 PCDD/Fs

注：a 表示阀门及位置，解释见图 2-2；—表示无洗脱液

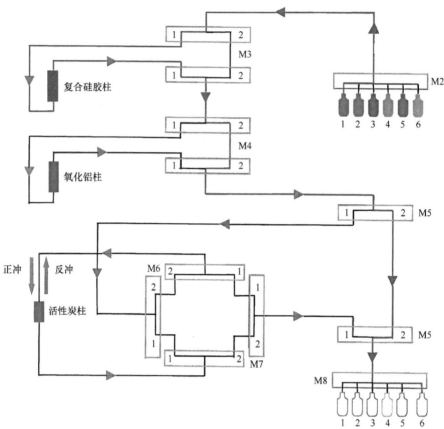

图 2-2　全自动样品净化系统示意图

以表 2-6 中步骤 1 为例，M1～M8 为表 2-6 中 8 个阀门，其中 M1 为空置位

因进样试管至净化柱间有较大死体积，进样试管中加入 10 mL 试样，待进样时试样快吸取干时，迅速加入 10 mL 正己烷，以便获得较高回收率；全自动净化系统使用柱塞泵，使用时间较长时可能会出现流速不准的情况，导致样品回收率异常，此时应对全自动样品净化系统流速进行校正。

结束后将各净化柱取下，分别使用正己烷：二氯甲烷（50：50，V/V）混合溶液、正己烷清洗整个系统（清洗程序 1 和清洗程序 2），具体方法见表 2-7 和表 2-8。此外，如果全自动样品净化系统间隔较长时间未使用，则应在用正己烷冲洗（清洗程序 2）整个系统后才能正常使用。

表 2-7　清洗程序 1

步骤	洗脱液（V/V）	体积/mL	流速/(mL/min)	阀门位置
1	二氯甲烷：正己烷（50：50）	40	10	06222006
2	二氯甲烷：正己烷（50：50）	35	10	03222006
3	二氯甲烷：正己烷（50：50）	45	10	03111116
4	二氯甲烷：正己烷（50：50）	40	10	03221226
5	二氯甲烷：正己烷（50：50）	40	10	03222001
6	二氯甲烷：正己烷（50：50）	35	10	03222002

表 2-8 清洗程序 2

步骤	洗脱液	体积/mL	流速/(mL/min)	阀门位置
1	正己烷	40	10	06222006
2	正己烷	35	10	01222006
3	正己烷	45	10	01111116
4	正己烷	40	10	01221226
5	正己烷	40	10	01222001
6	正己烷	35	10	01222002

5. 试液浓缩

本操作程序提供两种技术组合供选择:方法 1,先用旋转蒸发浓缩,再吹氮浓缩定容;方法 2,先用溶剂蒸发器浓缩,再吹氮浓缩定容。浓缩过程应按 2.3.4 中规定对旋转蒸发仪进行清洗。

1)方法 1

PCDD/Fs 组分浓缩:该组分约 90 mL,主要为甲苯,所以需要较高的温度和真空进行。具体操作如下:温度设置为 60℃,压力设置为 100 ~ 150 mbar,10 ~ 15 min 内浓缩至约 1 mL(避免浓缩至干,否则会导致回收率下降)后,再加入 50 mL 正己烷,200 mbar 下浓缩至约 1 mL,重复 1 次后,将剩余试液转移至一洁净 GC 进样小瓶,原茄形瓶用 0.5 mL 正己烷清洗两次后合并至进样小瓶。将进样小瓶置于吹氮浓缩仪上,在 45℃下(避免水浴加热),以微弱氮气流(以液面微微震荡为佳,否则会导致回收率下降)浓缩至小于 200 μL 后,转移至预先加入 20 μL 壬烷的玻璃内插管中(该内插管以 100 μL 微量注射器加入 20 μL 壬烷后,用黑色记号笔标记液面),原进样小瓶以约 100 μL 正己烷清洗两次,合并至玻璃内插管中,在 45℃下(避免水浴加热),以微弱氮气流(要求同上)浓缩至约 20 μL(作标记处),加入 5 μL 同位素标记的 PCDD/Fs 回收率内标(EPA1613-ISS)(浓度见表 2-3),加盖后混匀,置-40℃冰箱保存,待测。

dl-PCBs 组分浓缩:该组分约 200 mL,为二氯甲烷、正己烷和乙酸乙酯混合液,因不同溶剂性质差异较大,浓缩过程中需调节压力,使试样在合适的时间内浓缩完毕,同时也要避免暴沸。温度设置为 45 ~ 50℃,压力设置为 810 mbar,10 min 后,视情况将压力降低至 400 ~ 500 mbar,15 min 后,视情况将压力降低至 300 mbar 左右,浓缩至约 1 mL(避免浓缩至干,否则会导致回收率严重下降)后,将剩余试液转移至一洁净 GC 进样小瓶,原茄形瓶用 0.5 mL 正己烷清洗两次后合并至进样小瓶。整个旋转蒸发浓缩过程约需 30 min。随后,将进样小瓶置于吹氮浓缩仪上,在 45℃下(避免水浴加热),以微弱氮气流(以液面微微震荡为佳,否则会导致回收率严重下降)浓缩至小于 200 μL 后,转移至预先加入 40 μL 壬烷的玻璃内插管中(该内插管以 100 μL 微量注射器加入 40 μL 壬烷后,用黑色记号笔标记液面),原进样小瓶以约 100 μL 正己烷清洗两次,合并至玻璃内插管中,在 45℃下(避免水浴加热),以微弱氮气流(要求同上)浓缩至约 40 μL(作标记处),加入 10 μL 同位素标记的 dl-PCBs 回收内标(P48-RS)(表 2-3),加盖后混匀,置-40℃冰箱保存,待测。

2）方法 2

PCDD/Fs 组分浓缩：将全回收进样小瓶安装于定量浓缩套装上，将含 PCDD/Fs 的组分转移至浓缩瓶中，并用 10 mL 甲苯清洗茄形瓶两次，用电子天平（精度 0.1 g）将浓缩瓶配平后放置于溶剂蒸发器中，温度设置为 45℃，运行约 25 min 后，观察浓缩瓶中液面，剩余约 0.5 mL 时，取出浓缩瓶，将进样小瓶小心取下，置于吹氮浓缩仪上，浓缩至约 20 μL，加入 5 μL 同位素标记的 PCDD/Fs 回收内标（EPA1613-ISS）（表 2-3），加盖后混匀，置 -40℃ 冰箱保存，待测。

dl-PCBs 组分浓缩：该组分无法用溶剂蒸发器直接浓缩，需先用旋转蒸发仪将低沸点二氯甲烷和乙酸乙酯去除后才可以用溶剂蒸发器浓缩。用电子天平（精度 0.1 g）将浓缩瓶配平后放置于溶剂蒸发器中，温度设置为室温，观察浓缩瓶中液面，至剩余约 0.5 mL 时，取出浓缩瓶，将进样小瓶小心取下，置于吹氮浓缩仪上，浓缩至约 40 μL，加入 10 μL 同位素标记的 dl-PCBs 回收内标（P48-RS）（表 2-3），加盖后混匀，置 -40℃ 冰箱保存，待测。

2.3.5　仪器分析

每批次样品开始测定前，必须对仪器灵敏度进行检查，只有灵敏度足够时才能开展后续测定工作（具体见 2.3.6 中规定）。

1. PCDD/Fs 测定

1）色谱条件

色谱柱为 DB-5MSUI（柱长 60 m、内径 0.25 mm、液膜厚度 0.25 μm）。

（1）不分流进样模式

进样体积：2 μL；进样口温度：280℃；传输线温度：310℃；载气：高纯氦气，恒流模式，0.8 mL/min。

升温程序：初始温度 120℃，保持 1 min；以 70℃/min 升至 220℃，保持 15 min；以 2℃/min 升至 250℃，再以 1℃/min 升至 260℃，再以 20℃/min 升至 310℃，保持 5 min。

（2）大体积进样模式

不分流模式检出率较低时，采用本模式，以提高检出率，获得更准确的膳食暴露估计结果。

进样体积：10 ～ 15 μL；程序升温溶剂蒸发进样模式，采用玻璃制大体积衬管（2.75 mm×120 mm，填充硅烷化石英棉）。

进样口升温程序：初始温度 50℃，进样后，以 3.5℃/s 升至 90℃，保持 0.7 min，为溶剂蒸发过程；再以 14.5℃/s 升至 310℃，保持 1 min，为目标物转移过程；再以 2℃/s 升至 330℃，保持 10 min，为进样口清洁过程。其余参数同传统的不分流进样模式。

2）质谱参数

离子源温度：280℃；电离模式：EI；电子轰击能量：45 eV；灯丝电流：0.75 mA；参考气：

全氟三丁胺（FC43）；参考气注入量：1 μL；参考气温度：100℃。倍增器增益：2E6。分辨率：> 10 000。

要求如下：选择接近 m/z 304（TCDF）的一个参考气离子碎片，如 313.9833 的信号，调整质谱至分辨率为约 1000，进行自动调谐 3～5 次，使仪器响应稳定，即两次之间响应变化小于 5%，此时信号强度应在 1E6～2E6，随后继续调整质谱（减小入口狭缝和出口狭缝）至分辨率 > 10 000，此时该碎片离子的响应不得小于分辨率为 1000 时其响应的 6%。

PCDD/Fs 监测离子和时间窗口，见表 2-9。

表 2-9　PCDD/Fs 监测离子和时间窗口

时间窗口	m/z 精确质量数	m/z 类型	元素组成	化合物
1	303.9016	M	$C_{12}H_4^{35}Cl_4O$	TCDF
	305.8987	M+2	$C_{12}H_4^{35}Cl_4^{37}ClO$	TCDF
	313.9834	锁定离子	C_6NF_{12}	FC43
	315.9419	M	$^{13}C_{12}H_4^{35}Cl_4O$	TCDF[a]
	317.9389	M+2	$^{13}C_{12}H_4^{35}Cl_4^{37}ClO$	TCDF[b]
	319.8965	M	$C_{12}H_4^{35}Cl_4O_2$	TCDD
	321.8936	M+2	$C_{12}H_4^{35}Cl_3^{37}ClO_2$	TCDD
	331.9368	M	$^{13}C_{12}H_4^{35}Cl_4O_2$	TCDD[a]
	333.9339	M+2	$^{13}C_{12}H_4^{35}Cl_4^{37}ClO_2$	TCDD[a]
	363.9802	校正离子	C_7NF_{14}	FC43
2	313.9834	锁定离子	C_6NF_{12}	FC43
	339.8597	M+2	$C_{12}H_3^{35}Cl_4^{37}ClO$	PeCDF
	341.8567	M+4	$C_{12}H_3^{35}Cl_3^{37}Cl_2O$	PeCDF
	351.9000	M+2	$^{13}C_{12}H_3^{35}Cl_4^{37}ClO$	PeCDF
	353.8970	M+4	$^{13}C_{12}H_3^{35}Cl_3^{37}Cl_2O$	PeCDF[a]
	355.8546	M+2	$C_{12}H_3^{35}Cl_4^{37}ClO_2$	PeCDD
	357.8516	M+4	$C_{12}H_3^{35}Cl_3^{37}Cl_2O_2$	PeCDD
	363.9802	校正离子	C_7NF_{14}	FC43
	367.8949	M+2	$^{13}C_{12}H_3^{35}Cl_4^{37}ClO_2$	PeCDD[a]
	369.8919	M+4	$^{13}C_{12}H_3^{35}Cl_3^{37}Cl_2O_2$	PeCDD[a]
3	363.9802	锁定离子	C_7NF_{14}	FC43
	373.8208	M+2	$C_{12}H_2^{35}Cl_5^{37}ClO_2$	HxCDF
	375.8178	M+4	$C_{12}H_2^{35}Cl_4^{37}Cl_2O$	HxCDF
	383.8639	M	$^{13}C_{12}H_2^{35}Cl_6O$	HxCDF[a]
	385.8610	M+2	$^{13}C_{12}H_2^{35}Cl_5^{37}ClO$	HxCDF[a]
	389.8157	M+2	$C_{12}H_2^{35}Cl_5^{37}ClO_2$	HxCDD
	391.8127	M+4	$C_{12}H_3^{35}Cl_4^{37}Cl_2O_2$	HxCDD

时间窗口	m/z 精确质量数	m/z 类型	元素组成	化合物
3	401.8559	M+2	$^{13}C_{12}H_2{}^{35}Cl_5{}^{37}ClO$	HxCDD[a]
	403.8520	M+4	$^{13}C_{12}H_2{}^{35}Cl_4{}^{37}Cl_2O_2$	HxCDD[a]
	413.9770	校正离子	C_8NF_{16}	FC43
4	407.7848	M+2	$C_{12}H{}^{35}Cl_6{}^{37}ClO$	HpCDF
	409.7789	M+4	$C_{12}H{}^{35}Cl_5{}^{37}Cl_2O$	HpCDF
	413.9770	锁定离子	C_8NF_{16}	FC43
	417.8253	M	$^{13}C_{12}H{}^{35}Cl_7O$	HpCDF[a]
	419.8220	M+2	$^{13}C_{12}H{}^{35}Cl_6{}^{37}ClO$	HpCDF[a]
	423.7766	M+2	$C_{12}H{}^{35}Cl_6{}^{37}ClO_2$	HpCDD
	425.7738	M+4	$C_{12}H{}^{35}Cl_5{}^{37}Cl_2O_2$	HpCDD
	435.8169	M+2	$^{13}C_{12}H{}^{35}Cl_6{}^{37}ClO_2$	HpCDD[a]
	437.8140	M+4	$^{13}C_{12}H{}^{35}Cl_5{}^{37}Cl_2O_2$	HpCDD[a]
	463.9738	校正离子	C_9NF_{18}	FC43
5	413.9770	锁定离子	C_8NF_{16}	FC43
	441.7428	M+2	$C_{12}H{}^{35}Cl_7{}^{37}ClO$	OCDF
	443.7399	M+4	$C_{12}{}^{35}Cl_6{}^{37}Cl_2O$	OCDF
	457.7377	M+2	$C_{12}{}^{35}Cl_7{}^{37}ClO_2$	OCDD
	459.7348	M+4	$C_{12}{}^{35}Cl_6{}^{37}Cl_2O_2$	OCDD
	463.9738	校正离子	C_9NF_{18}	FC43
	469.7779	M+2	$^{13}C_{12}{}^{35}Cl_7{}^{37}ClO_2$	OCDD[a]
	471.7750	M+4	$^{13}C_{12}{}^{35}Cl_6{}^{37}Cl_2O_2$	OCDD[a]

注: a 表示稳定同位素标记内标化合物

3)同位素稀释校正(曲线绘制)

为方便应用 DFS 自带 Quandesk 软件进行计算,校正标准溶液中各化合物浓度按照样品前处理过程添加的定量内标量(即 10 μL EPA1613-LCS 和 5 μL EPA1613-ISS 中稳定同位素内标化合物的量,以 pg 表示)进行折算。

(1)有对应定量内标化合物的 PCDD/Fs

在给定的条件下,分别进样校正标准溶液,由 PCDD/Fs 第一和第二个精确质量数离子的响应峰面积,按式(2-1)计算各化合物相对于其标记化合物的相对响应因子(RRF)。

$$RRF = \frac{\left(A_{1_n} + A_{2_n}\right) \times c_1}{\left(A_{1_1} + A_{2_1}\right) \times c_n} \tag{2-1}$$

式中,A_{1_n} 表示 PCDD/Fs 的第一个质量数离子的峰面积;A_{2_n} 表示 PCDD/Fs 的第二个质量数离子的峰面积;c_1 表示折算后校正标准中目标化合物的量,单位为皮克(pg);A_{1_1} 表示标记化合物的第一个质量数离子的峰面积;A_{2_1} 表示标记化合物的第二个质量数离子的峰面积；c_n 表示折算后校正标准中定量内标化合物的量，单位为皮克（pg）。

在测试的浓度范围内，如果各化合物的 RRF 结果稳定（变异系数小于 20%），则采用 RRF 的均值进行计算；否则，采用 5 个浓度校正标准溶液的校正曲线进行定量。

（2）没有对应定量内标的 PCDD/Fs

1,2,3,7,8,9-HxCDD 和 OCDF 没有一一对应同位素标记定量内标，需要分别用 ^{13}C-1,2,3,6,7,8-HxCDD 和 ^{13}C-OCDD 计算响应因子（RF），用于定量计算。RF 按式（2-2）计算。

$$RF = \frac{\left(A_{1_s} + A_{2_s}\right) \times c_{is}}{\left(A_{1_{is}} + A_{2_{is}}\right) \times c_s} \tag{2-2}$$

式中，A_{1_s} 表示 1,2,3,7,8,9-HxCDD 或 OCDF 的第一个质量数离子的峰面积；A_{2_s} 表示 1,2,3,7,8,9-HxCDD 或 OCDF 的第二个质量数离子的峰面积；c_{is} 表示折算后校正标准中 ^{13}C-1,2,3,6,7,8-HxCDD 或 ^{13}C-OCDD 的量，单位为皮克（pg）；$A_{1_{is}}$ 表示 ^{13}C-1,2,3,6,7,8-HxCDD 或 ^{13}C-OCDD 的第一个质量数离子的峰面积；$A_{2_{is}}$ 表示 ^{13}C-1,2,3,6,7,8-HxCDD 或 ^{13}C-OCDD 的第二个质量数离子的峰面积；c_s 表示折算后校正标准中 1,2,3,7,8,9-HxCDD 或 OCDF 的浓度，单位为皮克（pg）。

测试的校正标准的浓度范围内，如果各化合物的 RF 保持恒定[相对标准偏差（RSD）小于 35%]，则可采用浓度点的 RF 均值，否则需要采用多个浓度的校正曲线。

（3）定量内标

按式（2-3）计算同位素标记定量内标 RF，用于计算该内标的回收率。

$$RF = \frac{\left(A_{1_s} + A_{2_s}\right) \times c_{is}}{\left(A_{1_{is}} + A_{2_{is}}\right) \times c_s} \tag{2-3}$$

式中，A_{1_s} 表示定量内标的第一个质量数离子的峰面积；A_{2_s} 表示定量内标的第二个质量数离子的峰面积；c_{is} 表示折算后校正标准中回收率内标的量，单位为皮克（pg）；$A_{1_{is}}$ 表示回收率内标的第一个质量数离子的峰面积；$A_{2_{is}}$ 表示回收率内标的第二个质量数离子的峰面积；c_s 表示折算后校正标准中定量内标的量，单位为皮克（pg）。

测试的校正标准的浓度范围内，如果各化合物的 RF 保持恒定（RSD 小于 35%），则可采用浓度点的 RF 均值，否则需要采用多个浓度的校正曲线。

4）同位素稀释定量

在样品提取前，定量添加 $^{13}C_{12}$ 标记的定量内标，以校正 PCDD/Fs 的回收率。根据测定的相对响应和样品取样量与 $^{13}C_{12}$ 标记定量内标加入量，按式（2-4）计算样品中目标化合物的浓度。

$$c_{ex} = \frac{m_s - m_b}{m} \tag{2-4}$$

式中，c_{ex} 表示样品中 PCDD/Fs 的浓度，单位为皮克每克（pg/g）；m_s 表示样品上机液中 PCDD/Fs 的量，单位为皮克（pg）；m_b 表示实验室空白上机液中 PCDD/Fs 的量，单位为皮克（pg）；m 表示样品取样量，单位为克（g）。

上机液中 PCDD/Fs 的量按式（2-5）计算。

$$m_s \text{或} m_b = \frac{\left(A_{1_n} + A_{2_n}\right) \times m_1}{\left(A_{1_l} + A_{2_l}\right) \times \text{RRF}} \tag{2-5}$$

式中，A_{1_n} 表示 PCDD/Fs 的第一个质量数离子的峰面积；A_{2_n} 表示 PCDD/Fs 的第二个质量数离子的峰面积；m_1 表示样品提取前加入的 $^{13}C_{12}$ 标记定量内标量，单位为皮克（pg）；A_{1_l} 表示 $^{13}C_{12}$ 标记定量内标的第一个质量数离子的峰面积；A_{2_l} 表示 $^{13}C_{12}$ 标记定量内标的第二个质量数离子的峰面积；RRF 表示相对响应因子，见式（2-1）。

样品中 1,2,3,7,8,9-HxCDD 和 OCDF 分别以 $^{13}C_{12}$-1,2,3,6,7,8-HxCDD 和 $^{13}C_{12}$-OCDD 为定量内标，按式（2-4）和式（2-6）计算。

上机液中 PCDD/Fs 的量按式（2-6）计算。

$$m_s \text{或} m_b = \frac{\left(A_{1_n} + A_{2_n}\right) \times m_1}{\left(A_{1_l} + A_{2_l}\right) \times \text{RF}} \tag{2-6}$$

式中，RF 表示响应因子，见式（2-2），其他同式（2-5）。

5）同位素标记内标化合物回收率

（1）^{13}C 标记定量内标的量

样品提取液中 ^{13}C 标记定量内标的量按式（2-7）计算。

$$c_{ex} = \frac{\left(A_{1_s} + A_{2_s}\right) \times c_{is}}{\left(A_{1_{is}} + A_{2_{is}}\right) \times \text{RF}} \tag{2-7}$$

式中，c_{ex} 表示提取液中 $^{13}C_{12}$ 标记定量内标的量，单位为皮克（pg）；A_{1_s} 表示 $^{13}C_{12}$ 标记定量内标及 ^{37}Cl-净化标准的第一个质量数离子的峰面积；A_{2_s} 表示 $^{13}C_{12}$ 标记定量内标及 ^{37}Cl-净化标准的第二个质量数离子的峰面积；c_{is} 表示折算的回收率内标的量，单位为皮克（pg）；$A_{1_{is}}$ 表示回收率内标的第一个质量数离子的峰面积；$A_{2_{is}}$ 表示回收率内标的第二个质量数离子的峰面积；RF 表示响应因子，见式（2-3）。

（2）$^{13}C_{12}$ 定量内标的回收率

按式（2-8）计算 $^{13}C_{12}$ 定量内标的回收率（%）。

$$X_2 = \frac{c_1}{c_2} \times 100\% \tag{2-8}$$

式中，X_2 表示回收率，%；c_1 表示式（2-7）中测得的样品中同位素标记定量内标的量，单位为皮克（pg）；c_2 表示样品中实际添加的同位素标记定量内标的量，单位为皮克（pg）。

2. dl-PCBs 测定

1）色谱条件

色谱柱为 DB-5MSUI（柱长 60 m、内径 0.25 mm、液膜厚度 0.25 μm）；进样口温度：

290℃；传输线温度：290℃。

升温程序：初始温度：110℃，保持 1 min；以 15℃/min 升至 180℃，保持 1 min；再以 3℃/min 升至 300℃，保持 32 min。

进样体积：1 μL，不分流进样模式。

载气：高纯氦气，恒流模式，1.0 mL/min。

2）质谱参数

离子源温度：280℃；电离模式：EI；电子轰击能量：45 eV；灯丝电流：0.75 mA；参考气：全氟三丁胺（FC43）；参考气注入量：1 μL；参考气温度：100℃。倍增器增益：2E6。

分辨率：＞ 10 000。

dl-PCBs 监测离子和时间窗口，见表 2-10。

表 2-10 dl-PCBs 监测离子和时间窗口

时间窗口	m/z 精确质量数	m/z 类型	元素组成	化合物
	255.9613	M	$C_{12}H_7{}^{35}Cl_3$	Cl-3 PCB
	257.9584	M+2	$C_{12}H_7{}^{35}Cl_2{}^{37}Cl$	Cl-3 PCB
	263.9865	锁定离子	C_5NF_{10}	FC43
	268.0016	M	${}^{13}C_{12}H_7{}^{35}Cl_3$	${}^{13}C_{12}Cl$-3 PCB
	269.9986	M+2	${}^{13}C_{12}H_7{}^{35}Cl_2{}^{37}Cl$	${}^{13}C_{12}Cl$-3 PCB
	289.9224	M	$C_{12}H_6{}^{35}Cl_4$	Cl-4 PCB
	291.9194	M+2	$C_{12}H_6{}^{35}Cl_3{}^{37}Cl$	Cl-4 PCB
1	301.9626	M	${}^{13}C_{12}H_6{}^{35}Cl_4$	${}^{13}C_{12}Cl$-4 PCB
	303.9597	M+2	${}^{13}C_{12}H_6{}^{35}Cl_3{}^{37}Cl$	${}^{13}C_{12}Cl$-4 PCB
	313.9834	校正离子	C_6NF_{12}	FC43
	325.8804	M+2	$C_{12}H_5{}^{35}Cl_4{}^{37}Cl$	Cl-5 PCB
	327.8775	M+4	$C_{12}H_5{}^{35}Cl_3{}^{37}Cl_2$	Cl-5 PCB
	337.9207	M+2	${}^{13}C_{12}H_5{}^{35}Cl_4{}^{37}Cl$	${}^{13}C_{12}Cl$-5 PCB
	339.9178	M+4	${}^{13}C_{12}H_5{}^{35}Cl_3{}^{37}Cl_2$	${}^{13}C_{12}Cl$-5 PCB
	289.9224	M	$C_{12}H_6{}^{35}Cl_4$	Cl-4 PCB
	291.9194	M+2	$C_{12}H_6{}^{35}Cl_3{}^{37}Cl$	Cl-4 PCB
	301.9626	M	${}^{13}C_{12}H_6{}^{35}Cl_4$	${}^{13}C_{12}Cl$-4 PCB
	303.9597	M+2	${}^{13}C_{12}H_6{}^{35}Cl_3{}^{37}Cl$	${}^{13}C_{12}Cl$-4 PCB
	313.9834	锁定离子	C_6NF_{12}	FC43
2	325.8804	M+2	$C_{12}H_5{}^{35}Cl_4{}^{37}Cl$	Cl-5 PCB
	327.8775	M+4	$C_{12}H_5{}^{35}Cl_3{}^{37}Cl_2$	Cl-5 PCB
	337.9207	M+2	${}^{13}C_{12}H_5{}^{35}Cl_4{}^{37}Cl$	${}^{13}C_{12}Cl$-5 PCB
	339.9178	M+4	${}^{13}C_{12}H_5{}^{35}Cl_3{}^{37}Cl_2$	${}^{13}C_{12}Cl$-5 PCB
	359.8415	M+2	${}^{13}C_{12}H_4{}^{35}Cl_5{}^{37}Cl$	Cl-6 PCB
	361.8385	M+4	${}^{13}C_{12}H_4{}^{35}Cl_4{}^{37}Cl_2$	Cl-6 PCB

续表

时间窗口	m/z 精确质量数	m/z 类型	元素组成	化合物
2	371.8817	M+2	$^{13}C_{12}H_4{}^{35}Cl_5{}^{37}Cl$	$^{13}C_{12}Cl$-6 PCB
	373.8788	M+4	$^{13}C_{12}H_4{}^{35}Cl_4{}^{37}Cl_2$	$^{13}C_{12}Cl$-6 PCB
	375.9802	校正离子	C_8NF_{14}	FC43
3	313.9834	锁定离子	C_6NF_{12}	FC43
	325.8804	M+2	$C_{12}H_5{}^{35}Cl_4{}^{37}Cl$	Cl-5 PCB
	327.8775	M+4	$C_{12}H_5{}^{35}Cl_3{}^{37}Cl_2$	Cl-5 PCB
	337.9207	M+2	$^{13}C_{12}H_5{}^{35}Cl_4{}^{37}Cl$	$^{13}C_{12}Cl$-5 PCB
	339.9178	M+4	$^{13}C_{12}H_5{}^{35}Cl_3{}^{37}Cl_2$	$^{13}C_{12}Cl$-5 PCB
	359.8415	M+2	$^{13}C_{12}H_4{}^{35}Cl_5{}^{37}Cl$	Cl-6 PCB
	361.8385	M+4	$^{13}C_{12}H_4{}^{35}Cl_4{}^{37}Cl_2$	Cl-6 PCB
	371.8817	M+2	$^{13}C_{12}H_4{}^{35}Cl_5{}^{37}Cl$	$^{13}C_{12}Cl$-6 PCB
	373.8788	M+4	$^{13}C_{12}H_4{}^{35}Cl_4{}^{37}Cl_2$	$^{13}C_{12}Cl$-6 PCB
	393.8025	M+2	$C_{12}H_3{}^{35}Cl_6{}^{37}Cl$	Cl-7 PCB
	395.7995	M+4	$C_{12}H_3{}^{35}Cl_5{}^{37}Cl_2$	Cl-7 PCB
	405.8428	M+2	$^{13}C_{12}H_3{}^{35}Cl_6{}^{37}Cl$	$^{13}C_{12}Cl$-7 PCB
	407.8398	M+4	$^{13}C_{12}H_3{}^{35}Cl_5{}^{37}Cl_2$	$^{13}C_{12}Cl$-7 PCB
	413.9770	校正离子	C_8NF_{16}	FC43
4	313.9834	锁定离子	C_6NF_{12}	FC43
	359.8415	M+2	$^{13}C_{12}H_4{}^{35}Cl_5{}^{37}Cl$	Cl-6 PCB
	361.8385	M+4	$^{13}C_{12}H_4{}^{35}Cl_4{}^{37}Cl_2$	Cl-6 PCB
	371.8817	M+2	$^{13}C_{12}H_4{}^{35}Cl_5{}^{37}Cl$	$^{13}C_{12}Cl$-6 PCB
	373.8788	M+4	$^{13}C_{12}H_4{}^{35}Cl_4{}^{37}Cl_2$	$^{13}C_{12}Cl$-6 PCB
	393.8025	M+2	$C_{12}H_3{}^{35}Cl_6{}^{37}Cl$	Cl-7 PCB
	395.7995	M+4	$C_{12}H_3{}^{35}Cl_5{}^{37}Cl_2$	Cl-7 PCB
	405.8428	M+2	$^{13}C_{12}H_3{}^{35}Cl_6{}^{37}Cl$	$^{13}C_{12}Cl$-7 PCB
	407.8398	M+4	$^{13}C_{12}H_3{}^{35}Cl_5{}^{37}Cl_2$	$^{13}C_{12}Cl$-7 PCB
	413.9770	校正离子	C_8NF_{16}	FC43
5	313.9834	锁定离子	C_6NF_{12}	FC43
	393.8025	M+2	$C_{12}H_3{}^{35}Cl_6{}^{37}Cl$	Cl-7 PCB
	395.7995	M+4	$C_{12}H_3{}^{35}Cl_5{}^{37}Cl_2$	Cl-7 PCB
	405.8428	M+2	$^{13}C_{12}H_3{}^{35}Cl_6{}^{37}Cl$	$^{13}C_{12}Cl$-7 PCB
	407.8398	M+4	$^{13}C_{12}H_3{}^{35}Cl_5{}^{37}Cl_2$	$^{13}C_{12}Cl$-7 PCB
	413.9770	校正离子	C_8NF_{16}	FC43

3）同位素稀释校正（曲线绘制）

为方便应用 DFS 自带 Quandesk 软件进行计算，校正标准溶液中各化合物浓度按照样品前处理过程中添加的定量内标量（即 10 μL P48-W-ES 和 10 μL P48-RS 中稳定同位素内标化合物的量，以 pg 表示）进行折算。

在给定的条件下，分别进样校正标准溶液，由 dl-PCB 的第一和第二个精确质量数离子的响应峰面积，按式（2-9）计算各化合物相对于其标记化合物的 RRF。

$$RRF = \frac{\left(A_{1_n} + A_{2_n}\right) \times c_1}{\left(A_{1_l} + A_{2_l}\right) \times c_n} \qquad (2\text{-}9)$$

式中，A_{1_n} 表示 dl-PCBs 的第一个质量数离子的峰面积；A_{2_n} 表示 dl-PCBs 的第二个质量数离子的峰面积；c_1 表示折算后校正标准中目标化合物的量，单位为皮克（pg）；A_{1_l} 表示标记化合物的第一个质量数离子的峰面积；A_{2_l} 表示标记化合物的第二个质量数离子的峰面积；c_n 表示折算后校正标准中定量内标化合物的量，单位为皮克（pg）。

按式（2-10）计算同位素标记定量内标 RF，用于计算该内标的回收率。

$$RF = \frac{\left(A_{1_s} + A_{2_s}\right) \times c_{is}}{\left(A_{1_{is}} + A_{2_{is}}\right) \times c_s} \qquad (2\text{-}10)$$

式中，A_{1_s} 表示定量内标的第一个质量数离子的峰面积；A_{2_s} 表示定量内标的第二个质量数离子的峰面积；c_{is} 表示折算后校正标准中回收率内标的量，单位为皮克（pg）；$A_{1_{is}}$ 表示回收率内标的第一个质量数离子的峰面积；$A_{2_{is}}$ 表示回收率内标的第二个质量数离子的峰面积；c_s 表示折算后校正标准中定量内标的量，单位为皮克（pg）。

在测试的浓度范围内，如果各化合物的 RRF 结果稳定（变异系数小于 20%），则采用 RRF 的均值进行计算；否则，采用 5 个浓度校正标准溶液的校正曲线进行定量。

4）同位素稀释定量

在样品提取前，定量添加 $^{13}C_{12}$ 标记的定量内标，以校正 dl-PCBs 的回收率。根据测定的相对响应和样品取样量与 $^{13}C_{12}$ 标记定量内标的加入量，按式（2-11）计算样品中目标化合物的浓度。

$$C_{ex} = \frac{m_s - m_b}{m} \qquad (2\text{-}11)$$

式中，C_{ex} 表示样品中 dl-PCBs 的浓度，单位为皮克每克（pg/g）；m_s 表示样品上机液中 dl-PCBs 的量，单位为皮克（pg）；m_b 表示实验室空白上机液中 dl-PCBs 的量，单位为皮克（pg）；m 表示样品取样量，单位为克（g）。

上机液中 dl-PCBs 的量按式（2-12）计算

$$m_s 或 m_b = \frac{\left(A_{1_n} + A_{2_n}\right) \times m_1}{\left(A_{1_l} + A_{2_l}\right) \times RRF} \qquad (2\text{-}12)$$

式中，A_{1_n} 表示 dl-PCBs 的第一个质量数离子的峰面积；A_{2_n} 表示 dl-PCBs 的第二个质量数离子的峰面积；m_1 表示样品提取前加入的 $^{13}C_{12}$ 标记定量内标量，单位为皮克（pg）；A_{1_l} 表示 $^{13}C_{12}$ 标记定量内标的第一个质量数离子的峰面积；A_{2_l} 表示 $^{13}C_{12}$ 标记定量内标的第二个质量数离子的峰面积；RRF 表示相对响应因子。

5）同位素标记内标化合物回收率

（1）^{13}C 标记定量内标的量

样品提取液中 ^{13}C 标记定量内标的量按式（2-13）计算。

$$c_{ex} = \frac{\left(A_{1_s} + A_{2_s}\right) \times c_{is}}{\left(A_{1_{is}} + A_{2_{is}}\right) \times RF} \quad (2\text{-}13)$$

式中，c_{ex} 表示提取液中 ^{13}C$_{12}$ 标记定量内标的量，单位为皮克（pg）；A_{1_s} 表示 ^{13}C$_{12}$ 标记定量内标及 ^{37}Cl-净化标准的第一个质量数离子的峰面积；A_{2_s} 表示 ^{13}C$_{12}$ 标记定量内标及 ^{37}Cl-净化标准的第二个质量数离子的峰面积；c_{is} 表示折算的回收率内标的量，单位为皮克（pg）；$A_{1_{is}}$ 表示回收率内标的第一个质量数离子的峰面积；$A_{2_{is}}$ 表示回收率内标的第二个质量数离子的峰面积；RF 表示响应因子，见式（2-10）。

（2）^{13}C$_{12}$ 定量内标的回收率

按式（2-14）计算 ^{13}C$_{12}$ 定量内标的回收率（%）。

$$X_2 = \frac{c_1}{c_2} \times 100\% \quad (2\text{-}14)$$

式中，X_2 表示回收率（%）；c_1 表示式（2-13）中测得的样品中同位素标记定量内标的量，单位为皮克（pg）；c_2 表示样品中实际添加的同位素标记定量内标的量，单位为皮克（pg）。

2.3.6 质量控制

1. 灵敏度及时间窗口检查

为保证获得有效数据，每批次分析前必须对高分辨质谱的灵敏度进行检查。在 PCDD/Fs 分析条件下，选择 EPA1613CS1 溶液（2,3,7,8-TCDD 浓度 0.5 pg/μL）进样 2 μL 时，2,3,7,8-TCDD 的响应强度不得低于 3×10^3，如达不到该响应，则需要对仪器进行调整，只有达到此响应才能用于食品中 PCDD/Fs 和 dl-PCBs 的测定。此外，每批次分析测试前，还应用合适的标准溶液（EPA1613CVS 和 P48-W-CVS）进样，检查时间窗口，只有各时间窗口内各目标物峰形正常才能继续测样。

2. 实验室空白

每批次样品须包含一个实验室空白样品，即除了不添加任何样品外，其他处理过程与实际样品完全一致，用于测量整个分析过程的本底背景水平，日常工作中应绘制空白结果的质量控制图，以评价实验室可能污染状况。此外，实际样品中目标物测量过程中也应扣除实验室空白，当实验室空白中含量大于样品测定含量的 60% 时，应考察本批次污染可能，需在排除可能污染后重新分析，如果确实无法消除的，则按未检出处理。

3. 质控样品

ISO/IEC 17025—2005 中规定"检测和校准结果质量的保证……实验室应有质量控制程序以监控检测和校准的有效性……这种监控应有计划并加以评审, 可包括 (但不限于) 下列内容: ①定期使用有证标准物质 (certified reference material, CRM); ②参加实验室间的比对或能力验证计划"[36]。但目前食品中有证标准物质极为稀少且含量水平也相对较高, 所以日常工作中也可选择均匀性和稳定性良好的质控参考物质 (reference material, RM) 作为替代。为使数据可比可信, 每批次样品须包含一个质控样品, 所选质控样品的基质应与待分析样品基质相同或相似, 含量水平也应相当。表 2-11 所列为目前可获得食品中二噁英分析的常用质控样品信息。

表 2-11　食品中二噁英及其类似物分析中常用质控样品

编号	名称	类别	生产商
BCR-607	Natural Milk Powder	CRM	Institute for Reference Materials and Measurement
GBW10109	乳粉中二噁英、多氯联苯成分分析标准物质	CRM	国家食品安全风险评估中心
GBW10132	牛肉粉中二噁英、多氯联苯成分分析标准物质	CRM	国家食品安全风险评估中心
GBW (E) 100741	鱼肉粉中二噁英及二噁英类多氯联苯成分分析标准物质	CRM	湖北省疾病预防控制中心/国家食品安全风险评估中心
WMF-01	Freeze-Dried Fish Tissue for Organic Contaminant Analysis	RM	Wellington Laboratories Inc.
WMF-02	Freeze-Dried Fish Tissue for Organic Contaminant Analysis	RM	Wellington Laboratories Inc.
WMF-03	Freeze-Dried Fish Tissue for Organic Contaminant Analysis	RM	Wellington Laboratories Inc.

4. 实验室间比对考核

能力验证是评价实验室检测能力和水平的有效手段, 是衡量检测结果可靠性和可比性的常用方法, 有助于提高检测实验室的可信度。国际比对考核是有效的实验室质量保证与控制手段, 经常参加高水平国际比对考核, 有助于及时发现分析测定中存在的问题, 提高实验室分析质量和能力, 并缩小与国际先进实验室间的技术水平差距[37]。由挪威公共卫生研究所组织的食品中二噁英含量测定国际比对考核是目前涉及食品中二噁英含量测定的权威国际实验室间比对实验研究之一, 该研究的一个重要特色是以自然污染水平的食品样品作为考核样品, 作者所在实验室 2005 ~ 2020 年连续参加比对考核, 结果优秀, 具体见图 2-3。为提高数据质量、增强可比性和可信性, 应鼓励有条件的实验室更多地参与国际比对考核, 提高我国实验室检测能力并增强测定结果的可靠性。

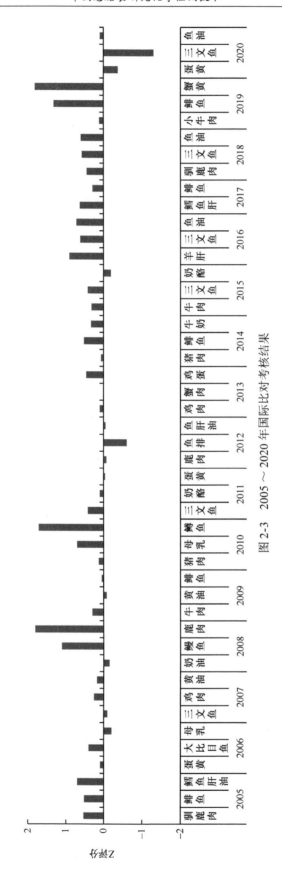

图 2-3 2005～2020 年国际比对考核结果

5. 回收率和检出限

食品中二噁英及其类似物测定中采用双内标体系，可以评价每个实际样品的定量内标回收好坏。定量内标回收率类似绝对回收的概念，而非通常意义上内标校正后的相对回收。美国环境保护署方法 1613 及 1668a 中对各同位素标记的定量内标的回收率规定了极为宽泛的可接受范围（17% ～ 185%），但食品样品中二噁英及其类似物含量通常处于较低水平，作者在实际工作中发现回收率在 30% 左右时，准确定量是存在较大风险的，当回收率接近或大于 50% 时则有较大把握准确定量。

DFS 的定量软件 Quandesk 可给出每个样品每个组分的实时检出限，但这个数据会受到算法的影响，有时会使我们难以直观判断对样品的灵敏度是否在我们所要求的灵敏度水平上，为此，应对高端估计结果（UB）和低端估计结果（LB）间的偏差进行控制，通常，动物性样品中 UB 和 LB 偏差不应超过 20%，植物性食品不做规定，但应努力去控制这一偏差，只有这样，我们才能获得尽可能准确的膳食暴露估计数据。

2.3.7　数据报告

按照 WHO 规定的二噁英及其类似物的毒性当量因子和式（2-15）～式（2-20）计算样品中的二噁英类化合物的毒性当量（TEQ）。

$$TEQ = TEF_i \times c_i \tag{2-15}$$

$$TEQ_{PCDDs} = \sum TEF_{iPCDDs} \times c_{iPCDDs} \tag{2-16}$$

$$TEQ_{PCDFs} = \sum TEF_{iPCDFs} \times c_{iPCDFs} \tag{2-17}$$

$$TEQ_{PCDD/Fs} = TEQ_{PCDDs} + TEQ_{PCDFs} \tag{2-18}$$

$$TEQ_{dl\text{-}PCBs} = \sum TEF_{idl\text{-}PCBs} \times c_{idl\text{-}PCBs} \tag{2-19}$$

$$TEQ_{(PCDD/Fs+dl\text{-}PCBs)} = TEQ_{PCDD/Fs} + TEQ_{dl\text{-}PCBs} \tag{2-20}$$

式中，TEQ 表示食品中 PCDD/Fs 或 dl-PCBs 中同类物的二噁英毒性当量（以 TEQ 计），单位为皮克毒性当量每克（pg TEQ/g）；TEF_i 表示 PCDD/Fs 或 dl-PCBs 中同类物的毒性当量因子；c_i 表示食品中 PCDD/Fs 或 dl-PCBs 中同类物的浓度，单位为皮克每克（pg/g）；其余下标为特定 PCDD/Fs 或 dl-PCBs 的组合。

2.4　关键仪器参数优化确认

2.4.1　色谱分辨率核查

根据确定的色谱条件，使用 CS3WT 标准溶液进行色谱分辨率核查。检查 2,3,7,8-TCDD 与其他四氯代二苯并二噁英（m/z=319.8965）的分离情况，如色谱图（图 2-4）所示，要求 $x/y < 25\%$。

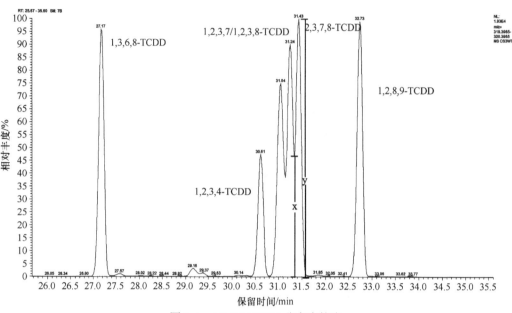

图 2-4　　2,3,7,8-TCDD 分离度核查

2.4.2　PTV 关键参数优化

　　溶剂蒸发过程是程序升温蒸发大体积进样的关键步骤，测定结果主要受到蒸发温度和蒸发时间双重影响。由于此二者之间存在交互作用，采用全因子设计来选择最优组合，考察不同时间（0.2～0.8 min）和不同温度（80～130℃）组合时不同化合物相对响应的变化情况，最高响应为 100，结果见图 2-5。此外，需要注意的是，PTV 进样口容易受到多种因素的干扰和影响，所以在更换新衬管后，都应核查溶剂蒸发过程原有参数是否合适，如有必要则应作相应调整。

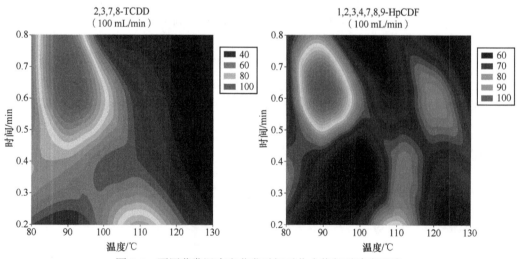

图 2-5　　不同蒸发温度和蒸发时间对化合物相对响应影响

2.4.3　注意事项

1. 实验室本底控制

食品中二噁英含量极低，为保证结果的可信、可比和可用，应随时对分析实验室的本底污染情况进行监测，如以每批次空白实验结果绘制质量控制图等。此外，食品中二噁英分析实验室应独立运行，不应与其他分析测试项目混用实验区域及设备。

2. 实验操作的关键控制点

为保证获得有效的测定结果，分析测定开始前应考虑如下方面对最终测定质量的影响：脂肪去除是否彻底、溶液浓缩速度是否合适、全自动净化系统流速是否正常、商品化净化柱尤其是氧化铝柱保存条件是否妥当、仪器灵敏度是否足够等。

3. 实验操作人员安全防护

鉴于二噁英及其类似物的极高毒性，实验室安全防护应予以足够的重视。实验操作应在通风良好的通风橱内开展，操作人员应配备一次性乳胶或丁腈手套、装有活性炭过滤的较高防护级别（如 KN95）的口罩，在操作暴露样品或标准样品时还应当佩戴眼镜或面罩等保护设备。

参 考 文 献

[1] Yolanda P. Food Contaminants and Residues Analysis. Amsterdam: Elsevier, 2008.

[2] 吴永宁. 食品污染监测与控制技术——理论与实践. 北京: 化学工业出版社, 2009.

[3] 吴永宁, 江桂斌. 重要有机污染物痕量与超痕量检测技术. 北京: 化学工业出版社, 2006.

[4] Joint FAO/WHO Expert Committee on Food Additives(JECFA). Evaluation of certain food additives and contaminants (Fifty-seventh report of the Joint FAO/WHO Expert Committee on Food Additives). WHO Technical Report Series, 2001, 909: 139-146.

[5] EU Commission. Commission Regulation (EU) No 1259/2011 amending Regulation (EC) No 1881/2006 as regards maximum levels for dioxins, dioxin-like PCBs and non dioxin-like PCBs in foodstuffs. 2011.

[6] 郑明辉, 孙阳昭, 刘文彬. 中国二噁英类持久性有机污染物排放清单研究. 北京: 中国环境科学出版社, 2008.

[7] Wu J, Dong S, Liu G, et al. Cooking process: a new source of unintentionally produced dioxins? Journal of Agricultural and Food Chemistry, 2011, 59(10): 5444-5449.

[8] van den Berg M, Birnbaum L, Bosveld A T, et al. Toxic equivalency factors (TEFs) for PCBs, PCDDs, PCDFs for humans and wildlife. Environment Health Perspectives, 1998, 106(12): 775-792.

[9] van den Berg M, Birnbaum L S, Denison M, et al. The 2005 World Health Organization reevaluation of human and mammalian toxic equivalency factors for dioxins and dioxin-like compounds. Toxicological Sciences, 2006, 93(2): 223-241.

[10] EFSA Panel on Contaminants in the Food Chain (CONTAM). Risk for animal and human health related to the presence of dioxins and dioxin-like PCBs in feed and food. EFSA Journal, 2018, 16: 5333.

[11] Food and Environmental Hygiene Department(FEHD). The First Hong Kong Total Diet Study Report No.

1: The First Hong Kong Total Diet Study: Dioxins and Dioxin-like Polychlorinated Biphenyls (PCBs). Centre for Food Safety, Food and Environmental Hygiene Department (FEHD). The Government of the Hong Kong Special Administrative Region, 2011.

[12] Nakatani T, Yamamoto A, Ogaki S. A Survey of dietary intake of polychlorinated dibenzo-p-dioxins, polychlorinated dibenzofurans, and dioxin-like coplanar polychlorinated biphenyls from food during 2000-2002 in Osaka city, Japan. Arch Environ Contam Toxicol, 2011, 60: 543-555.

[13] Schettgen T, Gube M, Alt A, et al. Pilot study on the exposure of the German general population to non-dioxin-like and dioxin-like PCBs. International Journal of Hygiene and Environmental Health, 2011, 214(4): 319-325.

[14] Törnkvist A, Glynn A, Aune M, et al. PCDD/F, PCB, PBDE, HBCD and chlorinated pesticides in a Swedish market basket from 2005-Levels and dietary intake estimations. Chemosphere, 2011, 83(2): 193-199.

[15] EFSA. Update of the monitoring of levels of dioxins and PCBs in food and feed. EFSA Journal, 2012, 10(7): 82.

[16] Godliauskienė R, Petraitis J, Jarmalaitė I, et al. Analysis of dioxins, furans and DL-PCBs in food and feed samples from Lithuania and estimation of human intake. Food and Chemical Toxicology, 2012, 50(11): 4169-4174.

[17] Perelló G, Gómez-Catalán J, Castell V, et al. Assessment of the temporal trend of the dietary exposure to PCDD/Fs and PCBs in Catalonia, Spain: health risks. Food and Chemical Toxicology, 2012, 50(2): 399-408.

[18] Sirot V, Tard A, Venisseau A, et al. Dietary exposure to polychlorinated dibenzo-p-dioxins, polychlorinated dibenzofurans and polychlorinated biphenyls of the French population: results of the second French Total Diet Study. Chemosphere, 2012, 88(4): 492-500.

[19] Miller A, Hedman J E, Nyberg E, et al. Temporal trends in dioxins (polychlorinated dibenzo-p-dioxin and dibenzofurans) and dioxin-like polychlorinated biphenyls in Baltic herring (*Clupea harengus*). Marine Pollution Bulletin, 2013, 73(1): 220-230.

[20] Rauscher-Gabernig E, Mischek D, Moche W, et al. Dietary intake of dioxins, furans and dioxin-like PCBs in Austria. Food Additives & Contaminants: Part A, 2013, 30(10): 1770-1779.

[21] Ryan J J, Cao X L, Dabeka R. Dioxins, furans and non-ortho-PCBs in Canadian total diet foods 1992-1999 and 1985-1988. Food Additives & Contaminants: Part A, 2013, 30(3): 491-505.

[22] Zhang L, Li J, Liu X, et al. Dietary intake of PCDD/Fs and dioxin-like PCBs from the Chinese total diet study in 2007. Chemosphere, 2013, 90(5): 1625-1630.

[23] Zhang L, Li J, Zhao Y, et al. Polybrominated diphenyl ethers (PBDEs) and indicator polychlorinated biphenyls (PCBs) in foods from China: levels, dietary intake, and risk assessment. Journal of Agricultural and Food Chemistry, 2013, 61(26): 6544-6551.

[24] Ghimpeţeanu O M, Militaru M, Scippo M L. Dioxins and polychlorinated biphenyls contamination in poultry liver related to food safety: a review. Food Control, 2014, 38: 47-53.

[25] Husain A, Gevao B, Dashti B, et al. Screening for PCDD/Fs and dl-PCBs in local and imported food and feed products available across the State of Kuwait and assessment of dietary intake. Ecotoxicology and Environmental Safety, 2014, 100: 27-31.

[26] Malisch R, Kotz A. Dioxins and PCBs in feed and food: review from European perspective. Science of the Total Environment, 2014, 491-492: 2-10.

[27] Secretariat of the Stockholm Convention. Stockholm Convention on persistent organic pollutants (POPs). http://chm.pops.int/Default.aspx.

[28] WHO. Assessment of the health risk of dioxins: re-evaluation of the Tolerable Daily Intake (TDI). Geneva, 1998: 25-29.

[29] Yolanda P. 食品污染物与残留分析. 吴永宁, 苗虹, 李敬光, 译. 北京: 中国轻工业出版社, 2017.

[30] 中华人民共和国卫生部. GB 5009.205—2013 食品安全国家标准　食品中二噁英及其类似物毒性当量的测定. 北京: 中国标准出版社, 2014.

[31] U.S. Environmental Protection Agency(USEPA). Method 1613 tetra- through octa-chlorinated dioxins and furans by isotope dilution HRGC/HRMS. 1994.

[32] U.S. Environmental Protection Agency(USEPA). Method 1668, Revision A. chlorinated biphenyl congeners in water, soil, sediment, biosolids, and tissue by HRGC/HRMS. 2003.

[33] 汤凤梅, 倪余文, 张海军, 等. 大体积进样技术在环境分析中的应用. 色谱, 2010, 28: 442-448.

[34] EU Commission. Commission Regulation (EU)2017/644. laying down methods of sampling and analysis for the control of levels of dioxins, dioxin-likePCBs and non-dioxin-like PCBs in certain foodstuffs and repealing Regulation (EU) No 589/2014. 2017.

[35] EU Commission. Commission Regulation (EU) No 589/2014. laying down methods of sampling and analysis for the control of levels of dioxins, dioxin-like PCBs and non-dioxin-like PCBs in certain foodstuffs and repealing Regulation (EU) No 252/2012. 2014.

[36] International Organization for Standardization (ISO). ISO/IEC 17025: 2005 General requirements for the competence of testing and calibration laboratories. 2005.

[37] 张磊, 李敬光, 赵云峰, 等. 食品中二噁英类化合物国际比对结果分析及其在质量控制中的应用. 卫生研究, 2013, 42: 486-490.

（张　磊　吕　冰　刘　潇　柳　鑫　高丽荣　闻　胜　李敬光）

第3章 全氟烷基化合物的测定

3.1 概 述

全氟烷基化合物（perfluoroalkyl substances，PFASs）是指氢原子被氟原子全部取代的一种碳氢化合物，20世纪40年代由美国3M公司率先研制成功[1]。根据生产方式的不同，工业产品中会含有不同比例的支链和直链PFASs。由于PFASs卓越的表面活性，被广泛应用于工业和生活用品中，如消防泡沫、半导体工业清洁和表面处理液、纺织品和皮革的整理剂、纸张表面处理剂、不粘锅涂层和食品包装材料等，其中应用最广泛的是8个碳的全氟辛酸（perfluorooctanoic acid，PFOA）和全氟辛烷磺酸（perfluorooctanesulfonate，PFOS）[2]，其化学结构式详见图3-1。PFOA和PFOS已经在世界范围内的环境、生物体和人体中检出[3~5]，且其具有多脏器毒性，包括肝脏毒性、神经毒性、心血管毒性、免疫毒性、胚胎发育与生殖毒性、内分泌干扰等[6~8]，PFOA和PFOS在人体内的半衰期分别为8年和5.4年[9]。

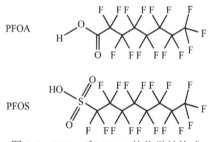

图3-1 PFOA和PFOS的化学结构式

PFOS及其盐和全氟辛基磺酰氟作为严重危害人类健康与自然环境的新持久性有机污染物早在2009年已经被增列入《斯德哥尔摩公约》[10]。PFOA及其盐类和相关化合物在2019年也被增列入《斯德哥尔摩公约》，全氟己烷磺酸（PFHxS）及其盐类和相关化合物也已经通过了附件D和附件E的审查，在未来也有可能会增列入《斯德哥尔摩公约》中。我国自2014年3月26日起，禁止PFOS除特定豁免和可接受用途以外的生产、流通、使用和进口。基于以上PFASs现在和未来的禁用现状，各种PFASs的替代物被应用于工业生产中，应用最广泛的为全氟调聚磺酸（PFASs前体化合物）、多氟氯代醚基磺酸（Cl-PFESA）和六氟环氧丙烷二聚体铵盐（GenX）等，主要应用于泡沫灭火剂、电镀业的雾气抑制剂和氟聚树脂制造中，由于缺乏对这些替代物的环境行为及生态毒理效应的研究数据，这些替代物是否对人体和环境真正安全还尚未得知。

目前国际上对PFASs的健康指导值还没有统一，国内也尚未提出。德国联邦风险评估研究所、欧洲食品安全局等机构对PFOS和PFOA的慢性暴露提出每日可耐受量（tolerable daily intake，TDI）或每周可耐受量（tolerable weekly intake，TWI）。由于这些物质对人体健康影响的不确定性，不同机构提出的数值有所不同。德国联邦风险评估研究所及德国卫生部饮用水委员会提出的 PFOS 和 PFOA 的 TDI 均为 100 ng/kg bw[11]，英国食品、化妆品及环境中化学品毒性委员会提出的 PFOS 与 PFOA 的 TDI 分别为 300 ng/kg bw 和 3000 ng/kg bw[12]。美国公共卫生服务部毒物和疾病登记署（Agency for Toxic Substances and Disease Registry，ATSDR）在 2008 年提出 PFOA、PFOS、PFHxS 和全氟壬酸（PFNA）的最低风险水平（minimal risk level，MRL）分别为 3 ng/(kg bw·d)、2 ng/(kg bw·d)、2 ng/(kg bw·d)、3 ng/(kg bw·d)[13]。

欧洲食品安全局在 2008 年提出的 PFOS 和 PFOA 的 TDI 分别为 150 ng/kg bw 和 1500 ng/kg bw[14]，2018 年 3 月，欧洲食品安全局在人群血清胆固醇水平升高、儿童接种疫苗后抗体反应下降、血清谷丙转氨酶水平增高的流行病学数据的支持下，将 PFOA 和 PFOS 的 TDI 改为 TWI，分别为 6 ng/kg bw 和 13 ng/kg bw[15]。2020 年，欧洲食品安全局又提出了联合暴露的健康指导值，PFOA、PFNA、PFHxS 和 PFOS 的每周联合耐受量为 4.4 ng/kg bw[16]。

3.2　食品中全氟烷基化合物分析方法进展

食品基质复杂，而 PFASs 含量较低，为了保证分析的准确性，对分析方法的要求更高。常用的方法主要有液液萃取法、离子对萃取法、碱消解法，以及新兴的 QuEChERS（Quick, Easy, Cheap, Effective, Rugged, Safe）法等。

液液萃取法是经典的样品前处理技术，目前，液液萃取多用于固体和半固体样品（如土壤、食品等）、生物组织样品等中的 PFASs 的提取。常用的有机萃取剂多为甲基叔丁基醚、丙酮、乙腈和甲醇等极性较强的溶剂。Tittlemier 等[17] 采用甲醇对食品中的 PFASs 进行萃取，采取多次离心去杂质后上机测定，8 种 PFASs 的回收率均高于 80%，检测限范围为 0.5 ~ 6 ng/g。但是极性高的溶剂往往会将样品中的油分、色素等干扰组分溶出从而干扰测定，因此在萃取步骤后需要 SPE 小柱进行进一步净化。Fromme 等[18] 在用甲醇对食品进行超声萃取后，利用 Oasis WAX SPE 小柱对提取液净化，检测限为 0.05 ~ 0.2 ng/g。Powley 等[19] 使用 EnviCarb 活性炭小柱和冰醋酸对经过甲醇或乙腈提取的提取液进行净化，也取得了很好的效果。Gulkowska 等[20] 采用离子对萃取法分析了海产品中的 PFASs，Zhang 等[21] 也采用该方法分析了我国肉类、动物肝脏、鸡蛋等食品中的 PFASs。Shi 等[22] 采用 0.01 mol/L 的氢氧化钠-甲醇溶液（碱消化法）振荡萃取鱼粉中的 PFASs。近年来，由于在线固相萃取（SPE）方法的成熟，部分研究也采用了在线 SPE 来净化膳食样品。Pérez 等[23] 使用 Turbulent Flow 在线 SPE 系统与三重四极杆质谱串接，测定了谷类、鱼类、果汁、牛奶、食用油和肉类中的 PFASs 及其前体化合物，使用 C_{18} 和 Cyclone 柱对样品进行净化，检测限为 5 ~ 613 pg/g ww（湿重）。

QuEChERS 法是近年来国际上最新发展起来的一种用于农产品检测的快速样品前处理方法，该方法回收率高、分析速度快、溶剂使用量少且操作简便。郭萌萌等[24] 开发了水产品中 18 种 PFASs 和 5 种前体化合物的 QuEChERS 检测方法，目标化合物经 2% 甲酸乙腈提取后，使用 100 mg C_{18}（十八烷基键合硅胶吸附剂）和 40 mg GCB（石墨化碳黑）进行净化，检测限在 6 ～ 20 pg/g ww。食品安全国家标准 [25] 也在 2016 年发表了动物源性食品中全氟辛烷磺酸和全氟辛酸的测定方法，动物性食品经盐酸乙腈提取后，使用 100 mg PSA（N-丙基乙二胺）、40 mg C_{18} 和 20 mg GCB 进行净化，检测限 PFOA 为 2 pg/g ww，PFOS 为 20 pg/g ww，均可以满足食品中痕量 PFASs 的测定。

　　总膳食研究（TDS）是研究和估计某一人群通过烹调加工的、可食状态的代表性膳食（包括饮水）摄入的各种膳食化学成分（污染物、营养素）的方法。总膳食研究旨在衡量一个国家不同性别/年龄组每种化学品是否对健康构成风险，是十分必要的。我国从第四次中国总膳食研究起，开展全氟烷基化合物的膳食暴露分析，目前已完成我国居民近十年间全氟烷基化合物的膳食暴露评估分析及其对健康效应的影响，所涉及的污染物不仅包括全氟烷基化合物，也包含其同分异构体和部分常用的替代物。在国际上，美国 [26]、加拿大 [17,27]、澳大利亚 [28]、荷兰 [29]、法国 [30] 等国家也开展了全氟烷基化合物的总膳食或类似总膳食的相关研究，但各国均未进行典型异构体和替代物的测定，各国开展的总膳食中全氟烷基化合物的评估情况和相关方法详见表 3-1。

表 3-1　不同国家开展的总膳食中全氟烷基化合物的评估情况

国家	采样年份	膳食类别	化合物	分析方法	评估方法
美国	2009	肉制品、鱼、乳制品、蔬菜类食品、鸡蛋	11 种全氟烷基化合物	甲醇提取 SPE 净化 LC-MS/MS	PFOS: 250 ng/(kg bw·d) PFOA: 333 ng/(kg bw·d)
加拿大	1998	肉类、鱼类、蛋类、快餐食品和预制食品、水果、蔬菜、谷物、饮料	6 种全氟烷基化合物和 3 种前体化合物	甲醇提取 SPE 净化 LC-MS/MS	PFOS: 100 ng/(kg bw·d) PFOA: 100 ng/(kg bw·d)
澳大利亚	2016	烤豆、罐装番茄、果干、冷冻和外卖餐、婴儿食品和配方食品、果酱、果汁、肉制品、牛奶、坚果、包装蔬菜、花生酱、休闲食品、糖、自来水、番茄酱、谷物产品、酵母提取物	PFOA、PFOS	甲醇提取 LC-MS/MS	PFOS: 150 ng/(kg bw·d)
荷兰	2009	鱼、甲壳类、黄油、奶酪、牛奶、蛋类、猪肉、牛肉、鸡/家禽、烘焙食品、蔬菜/水果、面粉、植物油	14 种全氟烷基化合物		PFOS: 150 ng/(kg bw·d) PFOA: 1500 ng/(kg bw·d)
法国	2007 ～ 2009	面包和干面包产品、谷物早餐、羊角面包类糕点、甜咸饼干、糕点和蛋糕、牛奶、超新鲜乳制品、奶酪、鸡蛋及蛋制品、黄油、肉、家禽和野味、内脏、熟食肉、鱼、甲壳类和软体动物、蔬菜（土豆除外）、土豆和土豆制品、巧克力、水、三明治和小吃、混合菜、乳制品甜点、调味料	16 种全氟烷基化合物	甲醇提取 SPE 净化 LC-MS/MS	PFOS: 150 ng/(kg bw·d) PFOA: 1500 ng/(kg bw·d)

目前，国际上开展总膳食中全氟烷基化合物评估的国家还较少，大部分国家均采用甲醇提取和 SPE 净化的方式进行前处理，LC-MS/MS 进行分析测定，但均未涉及异构体和替代物的测定和评估。随着科学家对全氟烷基化合物毒理学相关研究的深入，国际上对 PFOA 和 PFOS 的每周耐受量和 PFOA、PFNS、PFHxS、PFOS 的每周联合耐受量都有了最新的推荐值。因此，对我国普通人群或高暴露人群开展膳食样品中全氟烷基化合物、典型异构体与替代物的监测和评估是十分必要的。本研究建立了一种准确、可靠、灵敏的测定膳食中全氟烷基化合物、典型异构体和替代物的检测方法，适合各类膳食基质，可检测 21 种全氟烷基化合物及其典型异构体和 3 种替代物，该方法已经成功应用于第五次和第六次中国总膳食研究，灵敏度满足检测需求，可应用于全氟烷基化合物、典型异构体和替代物的暴露评估分析。

3.3　总膳食样品中全氟烷基化合物的测定标准操作程序

3.3.1　适用范围

本标准操作程序规定了动物源性和植物源性食品中全氟烷基化合物、典型异构体和替代物含量的同位素稀释超高效液相色谱-串联质谱测定方法。

本标准操作程序适用于动物源性和植物源性食品中 21 种全氟烷基化合物及其典型异构体和 3 种替代物含量的测定。

3.3.2　原理

试样中的全氟烷基化合物、典型异构体和替代物经氢氧化钠-甲醇溶液提取，通过固相萃取净化，用超高效液相色谱-串联质谱仪测定，采用内标法定量。

3.3.3　试剂与材料

甲醇（色谱级），甲酸（色谱级），氨水（分析纯），氢氧化钠（优级纯），Oasis WAX 固相萃取柱（填料数量 150 mg，固相萃取柱柱体积 6 mL，填料粒径 30 μm），实验用水为 Milli-Q 超纯水。

标准样品：PFAC-MXB、P1MHpS、P3MHpS、P4MHpS、P5MHpS、P6MHpS、NaDONA、9Cl-PF3ONS、11Cl-PF3OUdS；同位素内标：MPFAC-C-ES；标准曲线：PFC-CVS-C；均购买于加拿大威灵顿实验室，纯度均大于 98%，详见表 3-2 和表 3-3。

表 3-2　全氟烷基化合物、异构体、替代物的标准样品和同位素内标信息

商品名	标准样品	浓度/(μg/mL)	商品名	标准样品	浓度/(μg/mL)
PFAC-MXB	PFHxA	2.00	PFAC-MXB	PFDA	2.00
	PFHpA	2.00		PFUdA	2.00
	PFOA	2.00		PFDoA	2.00
	PFNA	2.00		PFTrDA	2.00

续表

商品名	标准样品	浓度/(μg/mL)	商品名	标准样品	浓度/(μg/mL)
PFAC-MXB	PFTeDA	2.00	11Cl-PF3OUdS	8:2 F53B	50.00
	PFBS	2.00	NaDONA	ADONA	50.00
	PFHxS	2.00	MPFAC-C-ES	$^{13}C_5$-PFHxA	2.00
	PFOS	2.00		$^{13}C_4$-PFHpA	2.00
P1MHpS	1m-PFOS	1.00		$^{13}C_8$-PFOA	2.00
P3MHpS	3m-PFOS	1.00		$^{13}C_9$-PFNA	2.00
	3m-PFOA	1.90		$^{13}C_6$-PFDA	2.00
P4MHpS	4m-PFOS	1.00		$^{13}C_7$-PFUdA	2.00
	4m-PFOA	2.20		$^{13}C_2$-PFDoA	2.00
P5MHpS	5m-PFOS	1.00		$^{13}C_2$-PFTeDA	2.00
	5m-PFOA	1.96		$^{13}C_3$-PFBS	2.00
P6MHpS	iso-PFOS	1.00		$^{13}C_3$-PFHxS	2.00
	iso-PFOA	3.10		$^{13}C_8$-PFOS	2.00
9Cl-PF3ONS	6:2 F53B	50.00			

表 3-3　全氟烷基化合物的标准曲线浓度范围（ng/mL）

化合物	CS1	CS2	CS3	CS4	CS5
PFHxA	2.00	10.00	50.0	200	1000
PFHpA	2.00	10.00	50.0	200	1000
PFOA	2.00	10.00	50.0	200	1000
PFNA	2.00	10.00	50.0	200	1000
PFDA	2.00	10.00	50.0	200	1000
PFUdA	2.00	10.00	50.0	200	1000
PFDoA	2.00	10.00	50.0	200	1000
PFTrDA	2.00	10.00	50.0	200	1000
PFTeDA	2.00	10.00	50.0	200	1000
PFBS	2.00	10.00	50.0	200	1000
PFHxS	2.00	10.00	50.0	200	1000
PFOS	2.00	10.00	50.0	200	1000
$^{13}C_5$-PFHxA	50	50	50	50	50
$^{13}C_4$-PFHpA	50	50	50	50	50
$^{13}C_8$-PFOA	50	50	50	50	50
$^{13}C_9$-PFNA	50	50	50	50	50
$^{13}C_6$-PFDA	50	50	50	50	50
$^{13}C_7$-PFUdA	50	50	50	50	50
$^{13}C_2$-PFDoA	50	50	50	50	50

续表

化合物	CS1	CS2	CS3	CS4	CS5
$^{13}C_2$-PFTeDA	50	50	50	50	50
$^{13}C_3$-PFBS	50	50	50	50	50
$^{13}C_3$-PFHxS	50	50	50	50	50
$^{13}C_8$-PFOS	50	50	50	50	50

注：CS1 ～ CS5 表示 5 个浓度点

3.3.4　仪器与设备

超高效液相色谱-串联三重四极杆质谱联用仪（ACQUITY UPLC-TQS，美国 Waters 公司）、超声振荡器、试管翻转混合器、冷冻高速离心机、水浴氮吹仪。

3.3.5　分析步骤

1. 样品制备

将样品提前放置于 4℃冰箱进行解冻，取样前先放置于室温一段时间并进行充分混匀，取 1.00 g（湿重）肉类、蛋类、水产类、谷类、豆类、薯类、水果类和蔬菜类膳食或 2 mL 乳类样品置于 50 mL 离心管中，加入 20 ng/mL 内标工作液 10 μL 混合均匀后，放置于 4℃冰箱过夜储存。第二天将样品放置于−20℃冰箱冷冻储存 6 h 后，放置于冷冻干燥机去除样品中的水分（乳类样品不需要冷冻干燥）。

2. 提取和净化

取出干燥好的样品，加入 10 mL 50 mmol/L 氢氧化钠-甲醇溶液超声提取 30 min 后，旋转摇床提取 16 h。0℃下 9500 r/min 离心 15 min 后取出上清液，氮吹至近干（小于 500 μL），加入 8 mL 水（Milli-Q 超纯水）混合均匀后，在 0℃下 9500 r/min 离心 15 min，取全部上清液至活化过的 WAX 固相萃取柱（6 mL 9% 氨水甲醇、6 mL 甲醇和 6 mL 水依次活化），2 mL 2% 甲酸水溶液、2 mL 2% 甲酸甲醇/水（1∶1）和 2 mL 甲醇依次淋洗，3 mL 9% 氨水甲醇溶液洗脱，洗脱液氮吹至干，用 0.2 mL 甲醇/水溶液（1∶1）溶解残渣，15 300 r/min、0℃条件下离心 15 min 后取上清液上机测定。

向乳类样品中加入 6 mL 乙腈超声提取 20 min，0℃条件下 9500 r/min 离心 10 min，收集上清液于另一支 15 mL 聚丙烯离心管中。残渣中再加入 6 mL 乙腈，重复该提取过程。合并两次提取液，氮吹至近干（小于 500 μL），加入 8 mL 水混合均匀后，在 0℃下 9500 r/min 离心 15 min，取全部上清液至活化过的 WAX 固相萃取柱净化，后续操作过程同上述膳食样品类型并上机测定。

3. 测定

1）液相方法

色谱柱选用 ACQUITY UPLC HSS PFP（内径 2.1 mm×柱长 150 mm×粒径 1.8 μm）；

流动相 A：甲醇，流动相 B：甲酸铵水溶液（pH=4），梯度淋洗，梯度洗脱程序见表 3-4；流速：0.2 mL/min；柱温：40℃；进样量：10 μL。

表 3-4　梯度洗脱程序

	时间/min	%A	%B	梯度变化模式
1	0.00	40.0	60.0	线性变化
2	2.00	60.0	40.0	线性变化
3	8.00	60.0	40.0	线性变化
4	10.00	75.0	25.0	线性变化
5	15.00	100.0	0.0	线性变化
6	20.00	100.0	0.0	线性变化
7	20.10	40.0	60.0	线性变化
8	25.00	40.0	60.0	线性变化

2）质谱方法

电喷雾负离子模式，多反应模式监测，内标法定量；毛细管电压：0.95 kV；离子源温度：120℃；脱溶剂气温度：400℃；脱溶剂气气量：800 L/h；碰撞气气量：0.30 mL/min；监测离子详见表 3-5。3m+4m-PFOS 包括 3 m-PFOS 和 4 m-PFOS，两种同分异构体合并定量，其余目标化合物均单独定量。

表 3-5　目标化合物的质谱采集参数

化合物	母离子（m/z）	子离子（m/z）	锥孔电压/V	碰撞能量/eV
PFHxA	313	269*	15	10
	313	119	15	17
PFHpA	363	319*	15	9
	363	169	15	15
4m-PFOA	413	119	15	25
5m-PFOA	413	219	15	15
iso-PFOA	413	369	15	12
n-PFOA	413	369	15	12
PFNA	463	419*	13	13
	463	219	13	14
PFDA	513	469*	15	13
	513	269	15	15
PFUdA	563	519*	13	10
	563	269	13	17
PFDoA	613	569*	15	12
	613	319	15	17

化合物	母离子（m/z）	子离子（m/z）	锥孔电压/V	碰撞能量/eV
PFTrDA	663	619*	16	14
	663	169	16	22
PFTeDA	713	669*	17	15
	713	319	16	20
PFBS	299	80*	50	35
	299	99	50	35
PFHxS	399	80*	50	35
	399	99	50	35
1m-PFOS	499	419	40	25
3m+4m-PFOS	499	80	50	55
5m-PFOS	499	80	50	55
iso-PFOS	499	80	50	55
n-PFOS	499	80	50	55
	499	99	50	55
6:2F53B	531	351*	50	24
	531	83	50	24
8:2F53B	631	451*	50	24
	631	83	50	24
ADONA	377	251*	15	10
	377	85	15	12

＊表示定量离子

4. 结果计算

1）标准曲线溶液的配制

准确移取适量 PFC-CVS-C 标准曲线溶液、典型异构体标准溶液（P1MHpS、P3MHpS、P4MHpS、P5MHpS 和 P6MHpS）和替代物标准溶液（9Cl-PF3ONS、11Cl-PF3OUdS 和 NaDONA），配制标准系列溶液，浓度详见表 3-6，标准系列溶液中内标的浓度为 1 ng/mL。用标准峰面积与内标峰面积的比值对浓度进行线性回归，表明在给定的浓度范围内全氟烷基化合物、典型异构体和替代物呈线性关系，回归方程 y 为标准峰面积与内标峰面积的比值，x 为浓度（ng/mL）。

表 3-6　全氟烷基化合物、异构体和替代物的标准曲线浓度范围（ng/mL）

化合物	S1	S2	S3	S4	S5
PFHxA	0.04	0.2	1	4	20
PFHpA	0.04	0.2	1	4	20
4m-PFOA	0.11	0.22	1.1	2.2	11

化合物	S1	S2	S3	S4	S5
5m-PFOA	0.098	0.196	0.98	1.96	9.8
iso-PFOA	0.155	0.31	1.55	3.1	15.5
n-PFOA	0.04	0.2	1	4	20
PFNA	0.04	0.2	1	4	20
PFDA	0.04	0.2	1	4	20
PFUdA	0.04	0.2	1	4	20
PFDoA	0.04	0.2	1	4	20
PFTrDA	0.04	0.2	1	4	20
PFTeDA	0.04	0.2	1	4	20
PFBS	0.04	0.2	1	4	20
PFHxS	0.04	0.2	1	4	20
1m-PFOS	0.05	0.1	0.5	1	5
3m+4m-PFOS	0.1	0.2	1	2	10
5m-PFOS	0.05	0.1	0.5	1	5
iso-PFOS	0.05	0.1	0.5	1	5
n-PFOS	0.04	0.2	1	4	20

注：S1 ～ S5 表示定量标准曲线的 5 个浓度点

2）试样溶液的测定

将试样溶液注入液相色谱-质谱联用仪中，得到某一特定监测离子的峰面积，根据标准曲线计算得到试样溶液中全氟烷基化合物、典型异构体和替代物的含量（ng/mL）。

3）分析结果的表述

试样中全氟烷基化合物、典型异构体和替代物的含量按式（3-1）计算。

$$X=(C-C_0)\times V/m \qquad (3\text{-}1)$$

式中，X 表示试样中全氟烷基化合物、异构体和替代物的含量（ng/g）；C 表示用标准曲线计算得出的试样溶液中全氟烷基化合物、异构体和替代物的浓度（ng/mL）；C_0 表示用标准曲线计算得出的空白溶液中全氟烷基化合物、异构体和替代物的浓度（ng/mL）；V 表示试样最终定容体积（mL）；m 表示试样的质量（g）；结果保留三位有效数字。

3.3.6　方法检出限

当取样量为 1 g（肉类、蛋类、水产类、谷类、豆类、薯类、水果类和蔬菜类膳食）或 2 mL（乳类），上机试样溶液的体积为 0.2 mL 时，本方法的检测限详见表 3-7。

表 3-7　全氟烷基化合物、典型异构体和替代物的检出限（ng/g）

化合物	乳类	肉类	蛋类	水产类	谷类	豆类	薯类	蔬菜类	水果类
PFHxA	0.003	0.003	0.001	0.001	0.010	0.005	0.006	0.005	0.005
PFHpA	0.003	0.002	0.001	0.001	0.001	0.015	0.005	0.005	0.001
4 m-PFOA	0.012	0.006	0.001	0.002	0.001	0.005	0.001	0.006	0.002
5 m-PFOA	0.012	0.006	0.001	0.002	0.001	0.005	0.001	0.006	0.002
iso-PFOA	0.012	0.006	0.001	0.002	0.001	0.005	0.001	0.006	0.002
n-PFOA	0.012	0.006	0.001	0.002	0.001	0.005	0.001	0.006	0.002
PFNA	0.005	0.002	0.001	0.001	0.001	0.015	0.002	0.003	0.001
PFDA	0.001	0.002	0.001	0.001	0.005	0.005	0.002	0.006	0.002
PFUdA	0.001	0.002	0.001	0.001	0.001	0.005	0.002	0.004	0.002
PFDoA	0.010	0.003	0.001	0.002	0.004	0.015	0.004	0.005	0.002
PFTrDA	0.010	0.003	0.001	0.002	0.004	0.005	0.004	0.005	0.005
PFTeDA	0.010	0.003	0.001	0.002	0.007	0.015	0.008	0.016	0.008
PFBS	0.001	0.003	0.001	0.002	0.001	0.010	0.001	0.010	0.001
PFHxS	0.001	0.003	0.001	0.002	0.005	0.010	0.002	0.006	0.005
1m-PFOS	0.002	0.005	0.002	0.004	0.001	0.005	0.002	0.015	0.002
3m+4m-PFOS	0.002	0.005	0.002	0.004	0.001	0.005	0.002	0.015	0.002
5m-PFOS	0.002	0.005	0.002	0.004	0.001	0.005	0.002	0.015	0.002
iso-PFOS	0.002	0.005	0.002	0.004	0.001	0.005	0.002	0.015	0.002
n-PFOS	0.002	0.005	0.002	0.004	0.001	0.005	0.002	0.015	0.002
ADONA	0.012	0.006	0.001	0.002	0.001	0.005	0.001	0.006	0.002
6:2F53B	0.002	0.005	0.002	0.004	0.001	0.005	0.002	0.015	0.002
8:2F53B	0.002	0.005	0.002	0.004	0.001	0.005	0.002	0.015	0.002

3.4　方法性能验证和评价

3.4.1　标准品的选择

　　直链标准品选用加拿大威灵顿实验室（Wellington Laboratories）提供的 PFAC-MXB标准溶液，标准溶液中包含本方法列出的所有直链化合物。支链标准品选用加拿大威灵顿实验室提供的 P1MHpS、P3MHpS、P4MHpS、P5MHpS、P6MHpS 标准溶液，其中 P1MHpS 包含 1m-PFOS，PFOA 无 1 位取代的异构体，P3MHpS 包含 3m-PFOA 和3m-PFOS，P4MHpS 包含 4m-PFOA 和 4m-PFOS，P5MHpS 包含 5m-PFOA 和 5m-PFOS，P6MHpS 包含 iso-PFOS 和 iso-PFOA，可满足支链 PFOA 和 PFOS 的检测。同位素内标选用加拿大威灵顿实验室提供的 MPFAC-C-ES 标准溶液，除支链化合物和 PFTrDA 外，其余 PFASs 均可满足使用一一对应的同位素内标进行定量。对于 PFASs 替代物，6:2F53B、8:2F53B、ADONA 分别选用加拿大威灵顿实验室提供的 9Cl-PF3ONS、11Cl-PF3OUdS

和 NaDONA 标准溶液，由于无一一对应的同位素内标，因此采用 MPFAC-C-ES 同位素标准溶液中的 $^{13}C_8$-PFOA 和 $^{13}C_8$-PFOS 进行定量。标准曲线采用加拿大威灵顿实验室提供的 PFC-CVS-C 标准系列溶液，按照不同的使用需求，将 PFC-CVS-C 标准系列溶液、支链化合物和替代物配制成定量用的标准系列溶液，PFC-CVS-C 标准系列溶液中的同位素内标和 MPFAC-C-ES 同位素标准溶液中的内标一致。

3.4.2 降低或去除溶剂和分析仪器中的本底水平

分别选择不同试剂品牌的甲醇、乙腈、甲酸和氨水，采用浓缩（浓缩倍数大于 50）的方式来考察试剂中的本底水平。结果表明，Fisher 品牌的甲醇和乙腈（HPLC 级别）、Fisher 品牌的甲酸（LC/MS 级别）、ACROS ORGANICS 公司的氨水（NH_3 的质量分数为 28% ~ 30%）中均无 PFASs 本底，但不同批号间略有差异。因此，在开展实验前需确定试剂中有无 PFASs 本底。

分析仪器中的 PFASs 本底主要来源于流动泵中所使用的含氟零件，因此需要将仪器中可更换的含氟零件都替换成聚丙烯材质，这样可以降低分析仪器中的 PFASs 本底水平。为了进一步降低分析仪器中的 PFASs 对样品中 PFASs 的干扰，尝试在流动泵和进样阀之间加一根色谱柱，从而将分析仪器的污染峰和样品峰分开。本研究共选用 3 种方案，方案一：加一根 Van-Guard TM 预柱；方案二：加一根 BEH C_{18} 色谱柱（内径 2.1 mm×柱长 50 mm×粒径 1.7 μm）；方案三：加两根串联的 Van-Guard TM 预柱。方案一可将仪器污染峰的出峰时间延后一个峰宽；方案二可将仪器污染峰延后 5 倍的峰宽，但是系统压力明显增高；方案三可将仪器污染峰与样品峰完全分离，且不会显著增加系统压力；因此最终选用方案三，保证了分析定量的准确性。

3.4.3 样品提取方法的优化

分别采用甲醇和 50 mmol/L 氢氧化钠-甲醇溶液对水产类、肉类和蛋类样品进行加标回收实验，考察提取溶剂的提取效率。结果表明，50 mmol/L 氢氧化钠-甲醇溶液在三种基质中的提取效率均优于甲醇，因此进一步考察碱浓度对三种基质提取效率的影响。分别采用 10 mmol/L、50 mmol/L、100 mmol/L 氢氧化钠-甲醇溶液对水产类、肉类和蛋类样品进行加标回收实验（未列出的化合物为分析方法确定后再额外添加检测的目标化合物），不同碱浓度对三种动物性样品基质的提取回收率影响详见表 3-8 ~ 表 3-10。对于大部分直链化合物，50 mmol/L 氢氧化钠-甲醇溶液在三种基质中的提取效率均最接近于 100%。而对于支链化合物，水产样品中 3m+4m-PFOS 和 5m-PFOS 使用 10 mmol/L 氢氧化钠-甲醇溶液的提取回收率均大于 150%，5m-PFOA 使用 100 mmol/L 氢氧化钠-甲醇溶液的提取回收率也大于 150%；肉类样品中大部分化合物 50 mmol/L 和 100 mmol/L 氢氧化钠-甲醇溶液的提取回收率高于 10 mmol/L 氢氧化钠-甲醇溶液；蛋类样品中 5m-PFOA、3m+4m-PFOS 和 5m-PFOS 使用 10 mmol/L 和 100 mmol/L 氢氧化钠-甲醇溶液的提取回收率均大于 150%，且 iso-PFOS 使用 10 mmol/L 氢氧化钠-甲醇溶液的提取回收率也大于 150%；因此选用 50 mmol/L 氢氧化钠-甲醇溶液作为水产类、肉类和蛋类样品的提取溶剂。

应用上述条件，对谷类、豆类、薯类、水果类和蔬菜类样品进行加标回收实验（加标水平：0.5 ~ 1.55ng/g，$n=6$），各目标化合物的回收率均接近于 100%，标准偏差（RSD）< 15%。

表 3-8　不同碱浓度对水产样品中目标化合物提取回收率的影响（$n=6$）

化合物	加标浓度/（ng/g）	10 mmol/L/%	RSD/%	50 mmol/L/%	RSD/%	100 mmol/L/%	RSD/%
4m-PFOA	1.1	119.67	19.63	124.12	3.75	121.03	9.66
5m-PFOA	0.98	139.52	19.32	103.24	3.90	167.40	7.80
iso-PFOA	1.55	93.99	16.37	116.56	4.12	124.54	4.03
n-PFOA	0.5	106.44	26.53	109.39	7.38	116.16	4.86
PFNA	0.5	107.26	25.92	107.13	2.39	118.35	2.53
PFDA	0.5	104.89	22.01	104.56	6.62	113.81	2.47
PFUdA	0.5	100.10	24.23	110.34	6.32	105.36	4.49
PFDoA	0.5	101.09	21.85	94.56	18.47	101.45	4.77
PFHxS	0.5	106.81	19.24	102.03	3.67	113.79	1.74
1m-PFOS	0.5	96.54	17.71	99.21	8.60	73.27	6.53
3m+4m-PFOS	1	162.72	19.25	125.36	3.59	87.42	14.15
5m-PFOS	0.5	165.91	24.25	111.29	4.91	108.39	16.31
iso-PFOS	0.5	136.46	19.51	139.45	6.72	87.05	12.80
n-PFOS	0.5	120.96	26.43	92.23	11.37	95.36	10.83

表 3-9　不同碱浓度对肉类样品中目标化合物提取回收率的影响（$n=6$）

化合物	加标浓度/（ng/g）	10 mmol/L/%	RSD/%	50 mmol/L/%	RSD/%	100 mmol/L/%	RSD/%
4m-PFOA	1.1	78.29	3.40	84.15	4.75	123.76	3.48
5m-PFOA	0.98	97.14	2.62	84.22	5.53	89.56	11.33
iso-PFOA	1.55	73.39	3.37	84.32	6.31	124.08	2.03
n-PFOA	0.5	91.84	3.06	92.86	4.44	117.10	4.44
PFNA	0.5	92.08	2.73	100.86	2.56	126.12	2.29
PFDA	0.5	95.36	11.17	102.21	3.39	113.30	1.43
PFUdA	0.5	89.52	3.90	101.97	13.12	111.79	4.30
PFDoA	0.5	88.79	2.04	91.95	8.39	111.24	7.29
PFHxS	0.5	93.31	2.82	83.65	2.56	115.28	1.69
1m-PFOS	0.5	77.01	6.25	133.52	8.90	112.25	5.59
3m+4m-PFOS	1	99.51	5.43	91.35	9.77	112.45	14.75
5m-PFOS	0.5	108.37	4.71	90.26	10.72	115.19	13.50
iso-PFOS	0.5	94.69	4.32	97.84	17.46	104.16	11.39
n-PFOS	0.5	93.39	4.09	95.98	2.58	118.41	2.08

表 3-10　　不同碱浓度对蛋类样品中目标化合物提取回收率的影响（ n=6 ）

化合物	加标浓度/(ng/g)	10 mmol/L/%	RSD/%	50 mmol/L/%	RSD/%	100 mmol/L/%	RSD/%
4m-PFOA	1.1	140.84	3.39	145.60	3.41	119.83	3.60
5m-PFOA	0.98	164.49	5.32	123.51	5.76	167.71	3.52
iso-PFOA	1.55	138.47	4.37	127.20	6.03	117.55	2.79
L-PFOA	0.5	126.21	18.28	113.31	16.79	118.42	16.69
PFNA	0.5	130.33	3.37	103.01	4.96	114.96	2.57
PFDA	0.5	126.87	3.59	101.37	3.32	112.06	6.61
PFUdA	0.5	120.53	4.52	103.95	3.92	107.98	5.02
PFDoA	0.5	116.14	5.26	101.86	17.45	105.48	27.42
PFHxS	0.5	129.14	1.90	103.46	5.73	113.93	1.26
1m-PFOS	0.5	101.09	4.11	86.05	11.00	110.00	6.49
3m+4m-PFOS	1	192.70	4.44	123.56	3.59	152.70	7.01
5m-PFOS	0.5	222.78	5.20	108.55	5.31	161.18	4.40
iso-PFOS	0.5	175.22	6.01	125.71	10.20	141.26	5.27
L-PFOS	0.5	134.69	4.34	101.22	8.12	115.13	3.50

3.4.4　色谱柱的选择

　　较多研究均采用 C_{18} 色谱柱对全氟烷基化合物进行分离，但针对其同分异构体，需要采用含有五氟苯基或全氟辛基基团的色谱柱才能获得较好的分离效果。本研究在此基础上，选用了含有五氟苯基基团的 ACQUITY UPLC® HSS PFP 色谱柱，比较了 1.8 μm×2.1 mm×150 mm（A 柱）和 1.8 μm×2.1 mm×100 mm（B 柱）的分离效果。如图 3-2 所示，PFOA 各同分异构体在 A 柱与 B 柱上均能达到基线分离的效果；而对于

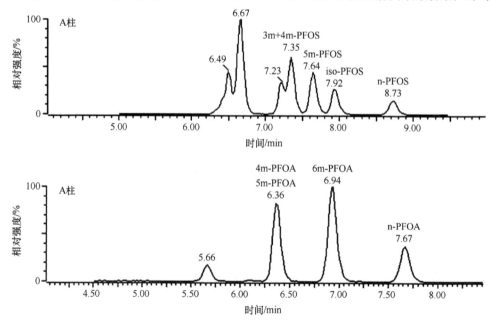

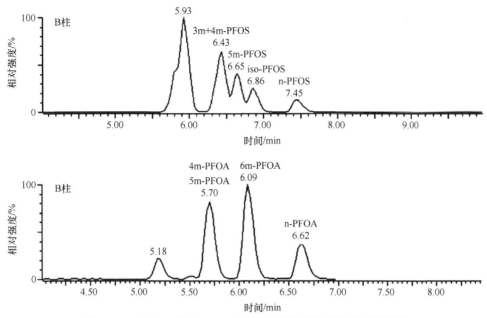

图 3-2 A 柱与 B 柱对 PFOA 和 PFOS 同分异构体的分离效果图

PFOS 各同分异构体,3m+4m-PFOS、5m-PFOS 和 iso-PFOS 只在 A 柱上获得了基线分离的效果,因此采用 A 柱作为色谱分析柱。其他全氟烷基化合物和替代物也在此色谱柱上获得了较好的分析效果,所有目标化合物的色谱图详见附图 3-1。

3.4.5 方法准确度和精密度评价

采用加标回收实验来评价分析方法的准确度,目标化合物的平均回收率范围应在 80% ～ 120%;RSD(n=6)用于评价分析方法的精密度,目标化合物的 RSD 应小于 15%。以空白基质(肉类、蛋类、水产类、乳类、谷类、豆类、薯类、蔬菜类和水果类膳食的空白样品)开展加标回收实验(n=6),按上述方法进行样品前处理和仪器分析,9 类膳食样品的加标浓度水平在 0.1 ～ 0.31 ng/g ww,肉类样品的平均回收率在 82.08% ～ 108.88%,RSD 在 1.74% ～ 13.10%;蛋类样品的平均回收率在 88.82% ～ 114.78%,RSD 在 1.25% ～ 15.14%;水产类样品的平均回收率在 82.85% ～ 109.47%,RSD 在 1.76% ～ 11.79%;乳类样品的平均回收率在 87.64% ～ 121.72%,RSD 在 1.73% ～ 5.29%;5 类植物性样品的平均回收率在 83.0% ～ 122.5%,RSD 在 2.15% ～ 15.00%,方法准确可靠。

3.4.6 方法应用评价

应用上述建立的分析方法,本实验室自 2013 年开始参加食品基质中全氟烷基化合物、典型异构体和替代物的国际考核比对项目,考核结果详见表 3-11。组织方包括:联合国环境规划署(UNEP)、澳大利亚国家计量院(National Measurement Institute,NMI)、荷兰瓦格宁根大学(Wageningen University & Research)。考核样品包括:鱼肉、虾肉、鸡蛋、西红柿(湿样)等,除一份鱼肉考核样品(NMI-2016)为添加样品外,其余考核样品

表 3-11 2010～2017 年国际实验室比对考核的食品和人体样品中典型 PFASs 的 Z 评分（含量）

考核比对项目	n-PFOA	total-PFOA	PFNA	PFDA	PFUnDA	PFDoA	PFHxS	n-PFOS	total-PFOS	ADONA
鱼肉/(μg/kg)										
UNEP-2013	—	—	—	—	—	—	—	-0.73（12.20）	—	—
UNEP-2016	—	—	—	—	—	—	—	0.05（7.90）	-0.08（8.40）	—
NMI-2016-天然样品	—	—	—	—	—	—	—	-0.3（17.64）	-0.3（19.64）	—
NMI-2016-添加样品	—	0.7（58.00）	—	—	—	—	—	0.3（41.06）	0.2（56.32）	—
NMI-2017	—	-0.5（9.37）	-0.7（8.71）	-0.1（1.65）	—	—	-0.5（5.41）	—	-0.1（4.61）	—
Wageningen-2017	—	—	0.38（2.53）	0.73（6.53）	-0.15（2.33）	—	—	0.37（12.84）	—	—
NMI-2018	—	-0.2（12.64）	—	0.46（4.80）	—	—	-0.68（5.90）	—	-0.41（2.99）	—
UNEP-2019	—	—	-0.61（0.03）	-0.12（0.79）	-0.6（0.40）	0.3（0.92）	—	0.07（8.41）	0.01（8.74）	—
NMI-2019	—	-0.91（4.04）	-0.89（1.96）	-1.05（2.01）	—	-1.13（2.72）	—	—	0.57（213.79）	1.21（33.64）
虾肉/(μg/kg)										
NMI-2018	—	-0.23（9.24）	—	0.31（7.16）	—	—	-0.68（5.90）	—	-0.35（24.20）	—
鸡蛋/(μg/kg)										
Wageningen-2017	-0.4（3.40）	—	-0.56（1.47）	-0.45（3.55）	-0.92（1.11）	—	-0.28（2.36）	-0.49（9.81）	—	—
西红柿/(μg/kg)										
NMI-2019	—	-1.14（3.31）	-1.36（0.72）	—	—	—	-1.25（7.74）	—	-1.09（2.06）	0.60（29.14）

注：一表示组织者未要求上报此化合物的浓度水平；UNEP：联合国环境规划署；NMI：澳大利亚国家计量院；Wageningen：荷兰瓦格宁根大学

均为天然样品。考核样品的 Z 评分绝对值均小于 2，考核结果优异，同时也证明了分析方法的准确性。

3.4.7　质量控制措施

1. 仪器本底水平

液相系统中存在各种聚四氟乙烯材料的管路和密封圈，除更换相关管路外，同时需要在液相泵和进样阀之间加两根串联的预柱，以分开仪器污染峰与样品峰，对样品进行准确定量。在进样之前，需要使用甲醇过夜冲洗液相系统，以降低系统污染水平。

2. 试剂空白

不同品牌试剂中全氟烷基化合物的本底水平均不同，特别是 PFOA、PFNA 和 PFDA 在试剂中存在一定的本底水平，因此在使用前需要将试剂浓缩 50 倍以上，进样测定其本底水平，选择不含有全氟烷基化合物的试剂进行前处理。

3. SPE 柱空白

不同批次的 SPE 柱中全氟烷基化合物的本底水平均不同，因此需要在甲醇活化步骤前采用氨水甲醇活化，去除 SPE 柱中全氟烷基化合物的污染。

4. 方法空白

在控制了试剂空白和 SPE 柱空白后，每批样品均需做两个方法空白，控制整个前处理过程中的本底水平。

参 考 文 献

[1] Miralles-Marco A, Harrad S. Perfluorooctane sulfonate: a review of human exposure, biomonitoring and the environmental forensics utility of its chirality and isomer distribution. Environ Int, 2015, 77: 148-159.

[2] 李敬光. 全氟有机化合物: 具有潜在健康风险的新型环境污染物. 中华预防医学杂志, 2015, 49: 467-469.

[3] Zhao Y G, Wong C K C, Wong M H. Environmental contamination, human exposure and body loadings of perfluorooctane sulfonate (PFOS), focusing on Asian countries. Chemosphere, 2012, 89: 355-368.

[4] Wu Y, Wang Y, Li J, et al. Perfluorinated compounds in seafood from coastal areas in China. Environ Int, 2012, 42: 67-71.

[5] Guo F, Zhong Y, Wang Y, et al. Perfluorinated compounds in human blood around Bohai Sea, China. Chemosphere, 2011, 85: 156-162.

[6] Steenland K, Fletcher T, Savitz D A. Epidemiologic evidence on the health effects of perfluorooctanoic acid (PFOA). Environ Health Persp, 2010, 118: 1100-1108.

[7] Darrow L A, Stein C R, Kyle S. Serum perfluorooctanoic acid and perfluorooctane sulfonate concentrations in relation to birth outcomes in the Mid-Ohio Valley, 2005-2010. Environ Health Persp, 2013, 121: 1207-1213.

[8] Joensen U N, Bossi R, Leffers H, et al. Do perfluoroalkyl compounds impair human semen quality? Environ Health Persp, 2009, 117: 923-927.

[9] Olsen G W, Burris J M, Ehresman D J, et al. Half-life of serum elimination of perfluorooctane sulfonate, perfluorohexanesulfonate, and perfluorooctanoate in retired fluorochemical production workers. Environ Health Persp, 2007, 115: 1298-1305.

[10] Stockholm Convention on Persistent Organic Pollutants (POPs). http://chm.pops.int/-Convention/ Media/Pressreleases/COP4Geneva9May2009/tabid/542/language/en-US/Default.aspx 2009 [2009-05-22].

[11] Roos P, Angerer J H, Wilhelm M, et al. Perfluorinated compounds (PFC) hit the headlines: meeting report on a satellite symposium of the annual meeting of the german society of toxicology. Archives of Toxicology, 2008, 82(1): 57-59.

[12] Fromme H, Tittlemier S A, Völkel W, et al. Perfluorinated compounds-exposure assessment for the general population in western countries. International Journal of Hygiene & Environmental Health, 2009, 212(3): 239-270.

[13] US Department of Health and Human Services, Agency for Toxic Substances and Disease Registry. Toxicological Profile for Perfluoroalkyls. 2018.

[14] EFSA. Perfluorooctane sulfonate (PFOS), perfluorooctanoic acid (PFOA) and their salts. The EFSA Journal, 2008, 6(7): 653.

[15] EFSA. Risk to human health related to the presence of perfluorooctane sulfonic acid and perfluorooctanoic acid in food. Efsa Journal, 2018, 16: 5194.

[16] EFSA. Risk to human health related to the presence of perfluoroalkyl substances in food. Efsa Journal, 2020, 18(9): 6223.

[17] Tittlemier S A, Pepper K, Seymour C, et al. Dietary exposure of Canadians to perfluorinated carboxylates and perfluorooctane sulfonate via consumption of meat, fish, fast foods, and food items prepared in their packaging. J Agr Food Chem, 2007, 55: 3203-3210.

[18] Fromme H, Schlummer M, Möller A, et al. Exposure of an adult population to perfluorinated substances using duplicate diet portions and biomonitoring data. Environ Sci Technol, 41(22): 7928-7933.

[19] Powley C R, George S W, Russell M H, et al. Polyfluorinated chemicals in a spatially and temporally integrated food web in the western arctic. Chemosphere, 2008, 70(4): 664-672.

[20] Gulkowska A, Jiang Q, So M K, et al. Persistent perfluorinated acids in seafood collected from two cities of china. Environ Sci Technol, 2006, 40(12): 3736-3741.

[21] Zhang T, Sun H W, Wu Q, et al. Perfluorochemicals in meat, eggs and indoor dust in China: assessment of sources and pathways of human exposure to perfluorochemicals. Environ Sci Technol, 2010, 44(9): 3572-3579.

[22] Shi Y, Pan Y, Yang R, et al. Occurrence of perfluorinated compounds in fish from qinghai-tibetan plateau. Environ Int, 2010, 36(1): 46-50.

[23] Pérez F, Llorca M, Köck-Schulmeyer M, et al. Assessment of perfluoroalkyl substances in food items at global scale. Environ Res, 2014, 135: 181-189.

[24] 郭萌萌, 吴海燕, 李兆新, 等. 超快速液相色谱-串联质谱法检测水产品中 23 种全氟烷基化合物. 分析化学, 2013, 41(9): 1322-1327.

[25] GB 5009.253—2016. 食品安全国家标准动物源性食品中全氟辛烷磺酸 (PFOS) 和全氟辛酸 (PFOA) 的测定. 中华人民共和国国家卫生和计划生育委员会, 2016.

[26] Schecter A, Colacino J, Haffner D, et al. Perfluorinated compounds, polychlorinated biphenyls, and organochlorine pesticide contamination in composite food samples from Dallas, Texas, USA. Environ Health Persp, 2010, 118(6): 796-802.

[27] Ostertag S K, Chan H M, Moisey J, et al. Historic dietary exposure to perfluorooctane sulfonate, perfluorinated carboxylates, and fluorotelomer unsaturated carboxylates from the consumption of store-bought and restaurant foods for the Canadian population. J Agric Food Chem, 2009, 57(18): 8534-8544.

[28] Food Standards Australia New Zealand. 24th Australian Total Diet Study. https://www.foodstandards. gov.au/publications/Documents/24th Total Diet Study_Phase2.pdf[2021-08-25].

[29] Noorlander C, van Leeuwen S, te Biesebeek J, et al. Levels of perfluorinated compounds in food and dietary intake of PFOS and PFOA in the Netherlands. J Agric Food Chem, 2011, 59(13): 7496-7505.

[30] Rivière G, Sirot V, Tard A, et al. Food risk assessment for perfluoroalkyl acids and brominated flame retardants in the French population: results from the second French total diet study. Sci Total Environ, 2014, 491-492: 176-183.

（王雨昕　刘嘉颖　闻　胜　张　磊）

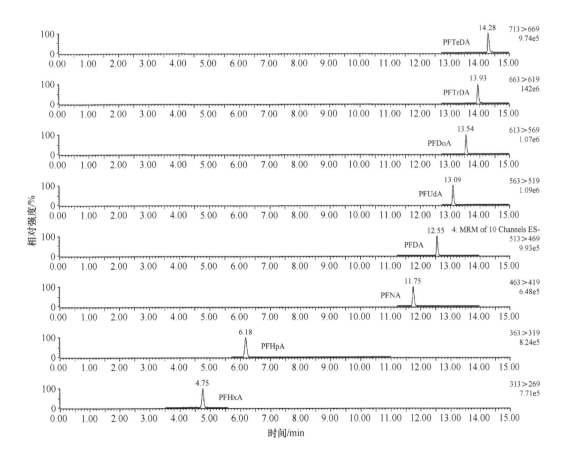

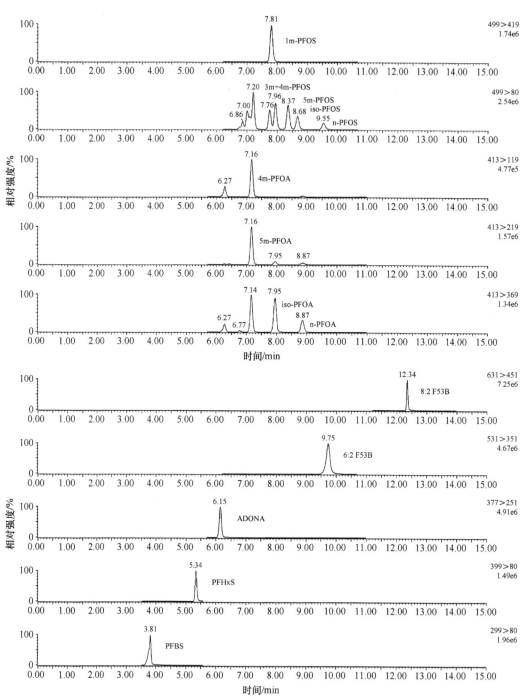

附图 3-1　全氟烷基化合物、典型异构体和替代物的色谱图

第4章 溴系阻燃剂的测定

4.1 概　　述

有机阻燃剂是添加于易燃材料中用以提高着火点并起到抑燃阻燃作用的功能性小分子有机助剂,广泛用于电子电气产品、纺织品、建筑材料、家具、儿童玩具等各类产品中,但有机阻燃剂长期大量应用带来的环境污染与人群健康危害也是环境与健康领域面临的主要挑战之一。

溴系阻燃剂(brominated flame retardants,BFRs)自 20 世纪 70 年代开始应用以来,因价格低廉且阻燃性能优越,一直是全球范围生产及应用最广泛的有机阻燃剂。2000 年之前,常用的 BFRs 有多溴二苯醚(polybrominated diphenyl ethers,PBDEs)、四溴双酚 A(tetrabromobisphenol A,TBBPA)和六溴环十二烷(hexabromocyclododecane,HBCDD),并称为传统溴系阻燃剂。其中,PBDEs 有 209 种同系物,商品化的 PBDEs 有五溴二苯醚、八溴二苯醚和十溴二苯醚三种,每种均是若干种同系物的混合物。TBBPA 含有两个酚羟基,常作为反应型阻燃剂使用,且进入生物体后比较容易代谢排出,因毒性相对较低而应用广泛。HBCDD 常用于建筑物保温材料,但由于生物蓄积性强、毒性大其应用受较大限制。2000 年之后,由于被发现具有环境持久性、生物蓄积性、远距离迁移传输能力及多种生态毒性和人群健康效应,五溴二苯醚、八溴二苯醚、十溴二苯醚及 HBCDD 等传统阻燃剂在 2009 ~ 2017 年陆续被列入《关于持久性有机污染物(POPs)的斯德哥尔摩公约》并在全球范围内被禁用或限用。作为替代品,以十溴二苯乙烷(decabromodiphenyl ethane,DBDPE)为代表的新型溴系阻燃剂(novel brominated flame retardants,NBFRs)陆续进入市场。至今为止已进入市场的传统与新型 BFRs 有 10 余种(表 4-1)。

表 4-1　常用 BFRs 一览表

序号	中文名称	英文名称	英文缩写	化学结构式	分子量	CAS 号
1	五溴二苯醚	pentabromodiphenyl ether	Penta-BDE		564.69	60348-60-9
2	八溴二苯醚	octabromodiphenyl ether	Octa-BDE		722.48	189084-67-1

续表

序号	中文名称	英文名称	英文缩写	化学结构式	分子量	CAS 号
3	十溴二苯醚	decabromodiphenyl ether	BDE-209		959.17	1163-19-5
4	五溴乙苯	2,3,4,5,6-pentabromoethylbenzene	PBEB		500.65	85-22-3
5	五溴甲苯	2,3,4,5,6-pentabromotoluene	PBT		486.62	87-83-2
6	六溴苯	hexabromobenzene	HBB		551.49	87-82-1
7	1,2-双（2,4,6-三溴苯氧基）乙烷	1,2-bis(2,4,6-tribromophenoxy) ethane	BTBPE		687.64	37853-59-1
8	十溴二苯乙烷	1,2-bis(pentabromophenyl) ethane	DBDPE		971.22	84852-53-9
9	四溴双酚 A	tetrabromobisphenol A	TBBPA		543.87	79-94-7
10	六溴环十二烷	hexabromocyclododecane	HBCDD		641.7	134237-50-6

　　目前针对膳食样本中 BFRs 的监测，已经囊括了多种新型及传统阻燃剂。PBDEs 曾经是应用最为广泛的 BFRs，因其阻燃性能优异且价格便宜，自 20 世纪 70 年代开始便在全球各地得到普遍推广。PBDEs 的分子式为 $C_{12}H_{(0\sim9)}Br_{(1\sim10)}O$，其中氢原子和溴原子数之和为 10，故可能存在的同系物多达 209 种。PBDEs 的相对分子质量为 249.0 ～ 959.2，

室温下为白色固体，难溶于水，易溶于有机溶剂。作为添加型阻燃剂和半挥发性化合物，PBDEs 在生产和使用过程中均不断挥发进入周围环境，并通过远距离传输、食物链富集放大等方式进入各类环境和生物基质。经过多年的应用，目前已在各类环境介质、食品和生物基质中检出 PBDEs，其已成为当前检出范围最广的环境污染物之一。多项流行病学研究提示 PBDEs 具有潜在的内分泌干扰效应和神经发育毒性，与此同时，毒理学研究也表明 PBDEs 暴露可能导致肝功能障碍、激素稳态失衡和神经系统损伤。PBDEs 的三种商品化产品五溴二苯醚、八溴二苯醚和十溴二苯醚均已被列入持久性有机污染物名单，但我国仅有五溴二苯醚和八溴二苯醚被完全禁用，十溴二苯醚（BDE-209）目前仍未出台禁/限用措施。因此仍需开展其污染水平及人群暴露监测。HBCDD 分子式为 $C_{12}H_{18}Br_6$，室温下为白色结晶，易溶于正己烷、甲醇和丙酮等有机溶剂。HBCDD 于 20 世纪 90 年代进入市场，其具有三种非对映异构体（α-HBCDD、β-HBCDD、γ-HBCDD），在工业产品中 γ-HBCDD 占比例最高，为 75% ～ 89%，α-HBCDD 占 10% ～ 13%，β-HBCDD 占 0.5% ～ 12%。但在生物体内三种异构体会互相转化，且各自的代谢速度有差异，导致生物体内 α-HBCDD 含量往往较高。HBCDD 同样为添加型阻燃剂，毒理学研究表明 HBCDD 生物蓄积性较强，且具有神经毒性和肝毒性。HBCDD 于 2017 年被列入持久性有机污染物名单，但由于其在建筑物保温材料阻燃方面的不可替代性，我国在 2022 年之前仍然允许其生产并应用于建筑物保温材料。从前两次中国总膳食研究结果看，我国的 HBCDD 膳食污染与人群暴露水平处在一个不断攀升的趋势，由于含 HBCDD 的产品仍在大量使用中，对 HBCDD 的污染监测与人群暴露风险评估仍需持续[1]。TBBPA 也于 20 世纪 90 年代进入市场，其分子式为 $C_{15}H_{12}Br_4O_2$，室温下为灰白色固体，难溶于水，易溶于正己烷、甲醇和丙酮等有机溶剂。TBBPA 的特殊之处在于其分子中含有两个酚羟基，酚羟基的存在使得 TBBPA 一方面常作为反应型阻燃剂使用，另一方面其进入生物体后较容易代谢排出。长期以来 TBBPA 通常被认为污染水平及生物效应均较低，因此其在进入市场后受到普遍欢迎，生产量和应用量在传统 BFRs 中均居首位。然而，现有毒理学研究结果依然发现 TBBPA 具有多种内分泌干扰效应，其长期大量使用所造成的环境生态风险和人群健康风险不容忽视。第四次和第五次中国总膳食研究结果显示，我国 TBBPA 的膳食污染与人群暴露水平在不断上升，由于针对 TBBPA 的生产与应用目前仍无任何限制措施，其膳食污染及人群暴露依然是学界关注的热点问题[1,2]。2000 年之后，随着传统溴系阻燃剂不断被禁用或限用，一系列 NBFRs 如五溴甲苯（pentabromotoluene，PBT）、五溴乙苯（pentabromoethylbenzene，PBEB）、六溴苯（hexabromobenzene，HBB）和 DBDPE 陆续进入市场，且产量和使用量不断增加。尤其是作为十溴二苯醚替代品的 DBDPE，由于含溴量高、阻燃效果好且价格低廉，近年来得到了迅速推广，我国第五次总膳食研究结果显示，其膳食污染水平与人群暴露水平均已接近或超过传统阻燃剂，成为我国最主要的 BFRs 之一[3]。现阶段关于 NBFRs 的污染监测、人群暴露与毒性效应的研究依然在起步阶段，但考虑到多数 NBFRs 性质稳定，通常难以通过物理、化学或生物学方法降解，其大量使用带来的膳食污染和人群暴露需纳入工作重点，因此有必要建立能同时处理和检测膳食中多种溴系阻燃剂的高灵敏度、高准确度的分析方法。

4.2　食品中 BFRs 分析方法的进展

由于脂溶性较强，BFRs 易于在动物性食品中富集，因此对于食品中 BFRs 的检测多针对动物性食品开展，第四、第五两次中国总膳食研究中，也主要开展了动物性食品中 BFRs 的测定。在样品前处理方面，由于动物性食品需测定脂肪含量并依据脂肪含量报告 BFRs 含量，因此样本的提取多采用基于二元混合溶剂的加速溶剂萃取（accelerated solvent extraction，ASE）法或索氏提取法，常用的混合溶剂有丙酮/正己烷和二氯甲烷/正己烷等，但研究显示，TBBPA 的提取需在混合溶剂中有一定量的丙酮。索氏提取法虽耗时间且溶剂使用量较大，但能保证较高的提取效率和回收率（绝对回收率一般大于 80%），而且操作简便，所需样品量少，ASE 法虽所需仪器较为昂贵，但具有提取快速且效率高的优点，近年来也得到普遍推广。在净化阶段，共提取出来的脂肪的去除是该阶段的主要难点，目前主流的脂肪去除方法为凝胶渗透色谱（gel permeation chromatography，GPC）法或酸化硅胶法，在去除大部分脂肪后还可以采用硫酸除脂法进一步净化，或者采用固相萃取法进一步净化。我国开展的第四次、第五次总膳食研究中，所采用的提取方法均为索氏提取法，后续的净化操作采用的是凝胶渗透色谱法结合硫酸除脂法去除脂肪类杂质，最后采用硅胶柱进一步净化，同时分离 TBBPA/HBCDD 和 PBDEs/NBFRs。近年来也有部分研究采用多种固相萃取柱联合使用的方法进行净化，如法国总膳食研究中，使用加速溶剂萃取法提取样品，随后采用 LC-Si 柱、Florisil 柱和 Charcoal-Celite 柱净化[4]。

在仪器分析方面，色谱-质谱联用技术是当前测定 BFRs 的主流技术。由于 PBDEs 和常用 NBFRs 均为半挥发性化合物，最常采用的是配备电子轰击电离源（EI 源）的 GC-EI-MS/MS 法和配备负化学源（NCI 源）的 GC-NCI-MS 法。由于灵敏度较低，GC-EI-MS/MS 已被证实不适于分析高溴代 BFRs（十溴二苯醚、十溴二苯乙烷等），GC-NCI-MS 虽在高溴代 BFRs 分析方面具有一定的优势，但 MS 相较于 MS/MS 选择性较差[5]。近年来兴起的气相色谱-大气压化学电离源-串联质谱（GC-APCI-MS/MS）法在半挥发性 BFRs 的分析方面展示出良好的应用前景，APCI 作为一种软电离技术，在高溴代阻燃剂的检测方面具有显著的优势，且配合串联质谱使用，选择性方面也得到了保证。GC-APCI-MS/MS 目前已成功用于多种环境和生物基质中 BFRs 的分析，展示出了比传统的 GC-EI-MS/MS 及 GC-NCI-MS 更好的灵敏度和选择性[6]。对于 TBBPA 和 HBCDD，由于 TBBPA 含有两个酚羟基极性较强，若采用 GC-MS 进行分析需要首先进行衍生化，有研究表明衍生化过程会造成样品中待测物的损失。对于 HBCDD，应用 GC-MS 法无法对其三种异构体进行有效分离，仅能获得 HBCDD 的总量，且 HBCDD 在高温下易分解损失。因此现阶段研究多采用高效液相色谱-电喷雾电离源-串联质谱（HPLC-ESI-MS/MS）法测定 TBBPA 和 HBCDD[5, 7]。

4.3　总膳食样品中 BFRs 的测定标准操作程序

4.3.1　适用范围

本程序规定了同时测定肉及肉制品、水产品、奶及奶制品、蛋及蛋制品等动物性食品中 8 种 PBDEs 同系物（BDE-28、BDE-47、BDE-99、BDE-100、BDE-153、BDE-154、BDE-183 和 BDE-209）、5 种 NBFRs（PBEB、PBT、HBB、BTBPE 和 DBDPE）、TBBPA 和 3 种 HBCDD 异构体（α-HBCDD、β-HBCDD、γ-HBCDD）的方法。

4.3.2　原理

膳食样品按总膳食标准操作规程制备。依据脂肪含量取适量样品（脂肪含量控制在 1 g 左右）于冷冻干燥机中-40℃下冻干。冻干样经研钵研磨成粉末后加入内标溶液（8 种 PBDEs 同系物的测定使用 ^{13}C 标记的同位素内标，BTBPE 和 DBDPE 的测定使用各自的 ^{13}C 标记同位素内标，PBEB 和 PBT 使用 ^{13}C-BDE-28 为内标，HBB 使用 ^{13}C-BDE-47 为内标，TBBPA 使用 ^{13}C 标记的同位素内标，α-HBCDD、β-HBCDD、γ-HBCDD 的测定使用各自的 ^{13}C 标记同位素内标），采用加速溶剂萃取仪进行样品提取，萃取液经过酸化硅胶净化除脂净化后，使用 LC-Si 柱分离样品中的半挥发组分（包括 PBDEs 和 NBFRs）和难挥发组分（包括 TBBPA 和 HBCDD 异构体），使用 GC-APCI-MS/MS 法测定 PBDEs 和 NBFRs，使用 HPLC-ESI-MS/MS 法测定 TBBPA 和 HBCDD 异构体，内标法定量。

4.3.3　试剂与材料

1. 试剂

正己烷（C_6H_{14}）：色谱纯；二氯甲烷（CH_2Cl_2）：色谱纯；丙酮（CH_3COCH_3）：色谱纯；甲醇（CH_3OH）：色谱纯；乙腈（CH_3CN）：色谱纯；硫酸（H_2SO_4）：含量 95% ~ 98%，优级纯；硅藻土；硅胶（粒径 0.063 ~ 0.100 mm）；无水硫酸钠（Na_2SO_4）：优级纯。

2. 试剂配制

活化硅胶：硅胶在使用前经 600℃烘烤 6 h 活化，恢复室温后取出置于干燥器中保存。

44% 酸化硅胶制备：称取活化硅胶 56 g，逐滴加入 44 g 硫酸，边加用玻璃棒搅拌，不断摇动硅胶使之与硫酸充分混匀，随后加盖密封并置于水平摇床摇荡过夜，密封保存。

无水硫酸钠：无水硫酸钠在使用前经 600℃烘烤 6 h，恢复室温后取出置于干燥器中保存。

玻璃净化柱：取干净的 50 mL 玻璃注射器，底部塞一小撮脱脂棉，由下到上依次倒入 5 g 无水硫酸钠、20 g 44% 酸化硅胶和 5 g 无水硫酸钠，轻震管壁使填料表面平整，加入适量正己烷活化。

正己烷：二氯甲烷（1:1，V/V）：取 100 mL 二氯甲烷，加入 100 mL 正己烷中，混匀待用。

甲醇：乙腈（1∶1，*V/V*）：取 100 mL 甲醇，加入 100 mL 乙腈中，混匀待用。

3. 标准品及溶液配制

PBDEs 和 NBFRs 混合标准溶液：包括 BDE-28、^{13}C-BDE-28、BDE-47、^{13}C-BDE-47、BDE-99、^{13}C-BDE-99、BDE-100、BDE-153、^{13}C-BDE-153、BDE-154、^{13}C-BDE-154、BDE-183、^{13}C-BDE-183、BDE-209、^{13}C-BDE-209、PBEB、PBT、HBB、BTBPE、^{13}C-BTBPE、DBDPE 和 ^{13}C-DBDPE。BDE-209、^{13}C-BDE-209、DBDPE 和 ^{13}C-BDE-DBDPE 浓度为 50 μg/L，其余化合物浓度均为 5 μg/L，溶剂为正己烷。

TBBPA 和 HBCDD 混合标准溶液：包括 TBBPA、^{13}C-TBBPA、α-HBCDD、β-HBCDD、γ-HBCDD、^{13}C-α-HBCDD、^{13}C-β-HBCDD 和 ^{13}C-γ-HBCDD。各化合物浓度均为 50 μg/L，溶剂为甲醇。

PBDEs 和 NBFRs 内标标准溶液：包括 ^{13}C-BDE-28、^{13}C-BDE-47、^{13}C-BDE-99、^{13}C-BDE-153、^{13}C-BDE-154、^{13}C-BDE-183、^{13}C-BDE-209、^{13}C-BTBPE 和 ^{13}C-BDE-DBDPE。^{13}C-BDE-209 和 ^{13}C-BDE-DBDPE 浓度为 50 μg/L，其余化合物浓度均为 5 μg/L，溶剂为正己烷。

TBBPA 和 HBCDD 内标标准溶液：包括 ^{13}C-TBBPA、^{13}C-α-HBCDD、^{13}C-β-HBCDD 和 ^{13}C-γ-HBCDD。各化合物浓度均为 50 μg/L，溶剂为甲醇。

4.3.4　仪器与设备

气相色谱-大气压化学电离源-串联质谱（GC-APCI-MS/MS）联用仪，由 7890B 型气相色谱仪（美国安捷伦公司）与 TQS 型三重四极杆串联质谱仪（美国 Waters 公司）组成，配备大气压化学电离源。

超高效液相色谱-电喷雾电离源-串联质谱联用仪（UPLC-ESI-MS/MS，美国 Waters 公司），由 ACQUITY 型超高效液相色谱仪与 TQS 型三重四极杆串联质谱仪组成。

组织匀浆机；冷冻干燥机；加速溶剂萃取仪；减压旋转蒸发仪；真空离心浓缩仪；氮吹浓缩仪；涡旋混合仪；有机滤膜孔径：0.45 μm、0.22 μm；分析天平：精确到 0.001 g；茄形瓶。

4.3.5　分析步骤

1. 样品制备

膳食样品按中国总膳食研究标准操作规程制备[8, 9]。本实验中，依据样品脂肪含量取适量样品（其中脂肪含量约 1 g），经-20℃冷冻过夜或-80℃冷冻 4 h 后放入冷冻干燥机冻干 48 h，置于干燥器中避光保存。

2. 样品提取

将冻干后的预处理样品 2～5 g（动物性食品样取约含 1 g 脂肪的样品，植物性食品样取 5 g）与一定量的硅藻土混匀后，将混合物装入萃取池中，萃取池顶部用适量硅藻土填满，加入定量内标各 50 μL。提取溶剂为正己烷和丙酮各约 100 mL。

提取条件：压力 10 MPa（1500 psi）；温度为 120℃；加热时间 6 min；稳定时间 7 min；清洗体积占萃取池体积的 100%；吹扫时间 100 s；静态循环次数 3 次。提取完成后将提取液转移至茄形瓶中，旋转蒸发至近干。如分析结果以脂肪含量计，则需要测定样品中的脂肪含量。测定脂肪含量时，先准确称取茄形瓶，将加速溶剂萃取后的提取液倒入茄形瓶，蒸发至干后准确称量茄形瓶，两次称量结果的差值为样品所含脂肪量。测定脂肪含量后加入 5 mL 正己烷溶解茄形瓶中的残渣。

3. 样品净化

1）杂质去除

提前将两支前述所制作的玻璃净化柱串联在一起，将测定完脂肪含量的提取液过 0.45 μm 滤膜后全部转移到玻璃净化柱中，收集洗脱相至干净茄形瓶；随用 100 mL 正己烷洗脱净化柱，收集洗脱液至同一茄形瓶；再用 150 mL 正己烷∶二氯甲烷（1∶1，V/V）洗脱净化柱，收集洗脱相至同一茄形瓶。洗脱液合并后旋转蒸发至干，加入 3 mL 正己烷复溶。

2）待测物分离与浓缩

将前述复溶后液体上样至 LC-Si 柱（预先用 5 mL 丙酮和 5 mL 正己烷分别活化），收集洗脱液至 15 mL 聚丙烯（PP）离心管 A，再用 6 mL 正己烷洗脱 PBDEs 和 NBFRs 至同一离心管（离心管 A），6 mL 丙酮洗脱 TBBPA 和 HBCDD 至离心管 B。将 A 管中的溶液离心浓缩至约 1 mL，转移至进样小瓶中，氮吹至干，再复溶于 100 μL 正己烷中，转移至内插管中，封盖待 GC-APCI-MS/MS 分析。B 管中溶液同样离心浓缩至约 1 mL，转移至进样小瓶氮吹至干，再复溶于 100 μL 甲醇中，转移至内插管中，封盖待 UPLC-ESI-MS/MS 分析。

4. 测定

1）仪器分析条件

在 GC-APCI-MS/MS 分析中，气相色谱柱为 Agilent HT-5MS（15 m×0.25 mm× 0.1 μm）（等效产品亦可）；进样口温度：275℃；色谱升温程序：100℃ 保持 1 min，以 30℃/min 速度升温至 310℃，保持 10 min；载气：高纯氦气（纯度＞99.999%）；柱流量：3 mL/min；进样器模式：不分流进样；进样量：1 μL；正离子化模式（APCI），采用干式电离法；辅助气：氮气，流量为 250 L/h；锥孔气：氮气，流量为 150 L/h；碰撞气：氩气；电晕针电流：3 μA，恒电流模式；锥孔电压：30 V；离子源温度：150℃；传输线温度：330℃；离子监测方式：多反应监测（MRM）模式（表 4-2）。各待测化合物均以相应的 ^{13}C 同位素取代物作为内标以定量目标化合物。由于未购买 ^{13}C-BDE-100，因此使用 ^{13}C-BDE-99 作为 BDE-100 的内标。此外，PBT、PBEB 和 HBB 尚无相应的商品化同位素内标，因此以 ^{13}C-BDE-28 作为 PBT 和 PBEB 的内标，^{13}C-BDE-47 作为 HBB 的内标。

表 4-2 **PBDEs 和 NBFRs 的监测离子、保留时间及碰撞能量**

待测物	保留时间/min	母离子（m/z）	子离子（m/z）	碰撞能量/eV
BDE-28	5.210	406	246	30
		406	139	30
BDE-47	5.900	486	326	30
		486	219	30
BDE-100	6.410	563	403	30
		563	297	30
BDE-99	6.550	563	403	30
		563	297	30
BDE-154	6.940	643	483	30
		643	375	30
BDE-153	7.130	643	483	30
		643	375	30
BDE-183	7.670	719	452	50
		719	402	50
BDE-209	10.49	959	799	30
		959	639	30
PBT	5.240	485	406	25
		487	406	25
HBB	5.750	549	470	30
		551	472	30
PBEB	5.370	500	485	25
		501	420	25
BTBPE	7.840	687	358	10
		687	279	10
DBDPE	11.57	971	468	30
		971	485	30

在 UPLC-MS/MS 分析中，色谱柱为 Waters BEH C_{18} 柱（2.1 mm×50 mm，1.7 μm）（等效产品亦可）；柱温：40℃；样品池温度：4℃；进样体积：10 μL；流动相流速：0.3 mL/min；流动相：A 液为甲醇：乙腈（1：1，V/V），B 液为超纯水，梯度洗脱程序：0 min 10%B，保持 1 min，3 min 80%B，保持 5 min，8.1 min 100%B，保持 3 min，12.1 min 10%B，保持 3 min；离子源：ESI 源，负离子化模式；毛细管电压：3.5 kV；锥孔电压：TBBPA 为 35 V，HBCDD 为 40 V；离子源温度：150℃；脱溶剂气温度：400℃；脱溶剂气：N_2，流量 800 L/h；碰撞能量：TBBPA 为 30 eV，HBCDD 为 60 eV；碰撞气：Ar，流量 0.2 mL/min；离子监测方式：多反应监测模式（表 4-3）。各待测化合物均以相应的 ^{13}C 同位素取代物作为内标以定量目标化合物。

表 4-3　TBBPA 和 HBCDD 的监测离子、保留时间及碰撞能量

待测物	保留时间/min	母离子（m/z）	子离子（m/z）	碰撞能量/eV
TBBPA	4.2	542.6	447.6	30
		542.6	419.8	30
^{13}C-TBBPA	4.2	554.6	459.6	30
		554.6	431.6	30
HBCDD		640.7	79.0	60
		640.7	81.0	60
^{13}C-HBCDD		652.7	79.0	60
		652.7	81.0	60

注：α-HBCDD、β-HBCDD、γ-HBCDD 的保留时间分别为 5.01 min、5.33 min、5.85 min

2）标准曲线制作

配制 5 个浓度的标准溶液以绘制标准曲线。气相标准溶液采用标准储备液和正己烷配制，标准液中 BDE-209 和 DBDPE 浓度范围为 10 ～ 1000 pg/μL，其余待测物浓度范围在 1 ～ 100 pg/μL。^{13}C-BDE-209 和 ^{13}C-DBDPE 的浓度均为 100 pg/μL，其他内标浓度均为 10 pg/μL。

液相标准液采用标准储备液和甲醇配制，标准液中 HBCDD 和 TBBPA 浓度 5 ～ 500 pg/μL，内标 ^{13}C-α-HBCDD、^{13}C-β-HBCDD、^{13}C-γ-HBCDD 和 ^{13}C-TBBPA 浓度均为 50 pg/μL。将标准系列溶液进行气相色谱-质谱和液相色谱-质谱测定，记录待测物和内标峰面积，计算待测物与对应内标的峰面积比，以各系列标准溶液的浓度为横坐标，待测物与对应内标的峰面积比为纵坐标绘制标准曲线。

3）空白实验

以 5 g 无水硫酸钠代替膳食样，按前述分析步骤进行提取、净化、检测，获得空白实验含量。

4）质量控制

为了保证分析结果的准确，要求每批样品处理过程中均至少做一个加标回收样品和一个空白样。为避免背景污染。实验中所用的茄形瓶、净化柱、离心管等装置均采用玻璃制品，且使用前均在超声清洗后再用正己烷和丙酮涮洗，然后马弗炉 400℃烘烤 4 h 以除去残留污染。进样时，每隔 10 个样品分别进一针标准品和甲醇，检查仪器的稳定性、污染和样品间的残留情况。

5. 结果计算

将试样溶液同标准系列一起进行气相色谱-质谱和液相色谱-质谱测定，根据测定液中待测物的含量计算试样中待测物的含量。以相对保留时间和监测离子的丰度比进行定性分析，采用内标法以相对响应因子（RRF）进行定量计算。具体测定方法如下。

将系列标准溶液注入色谱-质谱系统，记录待测物和内标的峰面积以及峰面积比，以

各系列标准溶液中待测物的质量（ng）为横坐标，待测物峰面积与对应同位素内标的峰面积比为纵坐标，绘制线性曲线。并按式（4-1）计算平均相对响应因子。

$$f = \frac{\sum \dfrac{m_i A_x}{m_x A_i}}{5} \tag{4-1}$$

式中，f 表示平均相对相应因子；m_i 表示标准溶液中内标物绝对质量（ng）；m_x 表示标准溶液中待测物绝对质量（ng）；A_x 表示待测物峰面积；A_i 表示内标物峰面积；计算结果保留三位有效数字。

按式（4-2）由内标法计算试样中各待测物的浓度。

$$C = \frac{m_i \times A_x}{f \times A_i \times m} \tag{4-2}$$

式中，C 表示试样中待测物的含量（ng/g 或 ng/mL）；m_i 表示试样中内标物的绝对质量（ng）；f 表示平均相对响应因子；A_x 表示待测物的峰面积；A_i 表示内标物峰面积；m 表示取样量（g 或 mL）；计算结果保留三位有效数字。

4.4　方法性能验证和评价

4.4.1　样品前处理方法优化

样品提取采用加速溶剂萃取法，该法稳定可靠且萃取效率高，已成为从膳食样品中提取有机污染物的经典方法[10]。由于加速溶剂萃取法针对的是固体物质，所以本研究中无论动物性食品还是植物性食品均需先冷冻干燥得到固体粉末后再提取。在对提取方法的优化过程中发现，加速溶剂萃取法的提取循环数和提取温度对该方法的回收率与精密度影响较小，因此主要对加速溶剂萃取法所用提取溶剂进行了优化。如图 4-1A～图 4-1C 所示，对于 PBDEs 和 NBFRs，以正己烷：二氯甲烷（1:1，V/V）、二氯甲烷：丙酮（1:1，V/V）和正己烷：丙酮（1:1，V/V）为提取溶剂均能获得良好的回收率。但以正己烷：二氯甲烷（1:1，V/V）和二氯甲烷：丙酮（1:1，V/V）作为提取溶剂则难以有效提取样品中的 TBBPA，因此最终选择正己烷：丙酮（1:1，V/V）为提取溶剂。

动物性食物样提取之后，共提取物中脂肪的去除是净化阶段的关键，而植物性食物样提取之后，色素类杂质的去除是关键。酸化硅胶净化能有效去除杂质，BFRs 大多数耐强酸，但需注意 TBBPA 由于极性较强，单纯采用正己烷无法完全洗脱，需采用正己烷-二氯甲烷混合液进一步洗脱。实验过程中对正己烷：二氯甲烷（1:1，V/V）混合液用量进行了优化。如图 4-1D 所示，150 mL 混合液洗脱可获得合格的回收率，200 mL 混合液洗脱则难以进一步提高回收率，且容易将杂质从酸化硅胶中冲出进入洗脱液，导致洗脱液污染。最终优化结果是先用 100 mL 正己烷洗脱大部分 PBDEs、NBFRs 和 HBCDD，然后用 150 mL 正己烷：二氯甲烷（1:1，V/V）混合液洗脱并合并包括 TBBPA 在内的所有待测物。

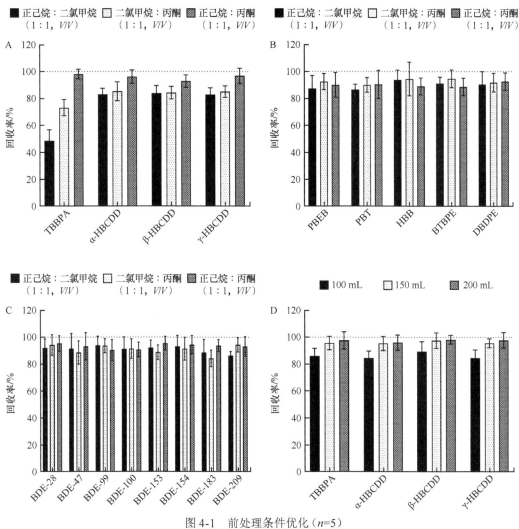

图 4-1 前处理条件优化（$n=5$）

（A）～（C）加速溶剂萃取法提取溶剂优化；（D）正己烷：二氯甲烷（1：1，V/V）洗脱体积优化

由于 TBBPA 和 HBCDD 需采用液相色谱-质谱法检测，而 PBDEs 和 NBFRs 采用气相色谱-质谱法检测，两类物质的分离是净化之后的技术关键。商品化的 LC-Si 固相萃取小柱能有效分离 TBBPA/HBCDD 和 PBDEs/NBFRs，在以正己烷为溶剂时，PBDEs/NBFRs 在 LC-Si 柱上无保留，直接随溶剂流出，但 TBBPA/HBCDD 由于极性较强被 LC-Si 吸附，在 PBDEs/NBFRs 被完全洗脱后，采用强极性的丙酮可洗脱 TBBPA 和 HBCDD。采用 LC-Si 柱分离 TBBPA/HBCDD 和 PBDEs/NBFRs 是本研究的创新点[5]。

4.4.2 色谱和质谱条件优化

1. TBBPA 和 HBCDD

TBBPA 与 HBCDD 之间很容易在 C$_{18}$ 色谱柱上分离，但 HBCDD 的异构体 α-HBCDD、β-HBCDD、γ-HBCDD 三者之间的物理、化学性质很接近，较难完全分离，在实验过程中发现采用 50 mm BEH C$_{18}$ 柱时，如果有机相单独用甲醇或乙腈，即使将梯度洗脱时间延长至 20 min，也难于对三者进行有效的分离。最后发现采用有机相为甲醇∶乙腈（1∶1，V/V）的混合溶液可以有效地在短时间内分离 α-HBCDD、β-HBCDD、γ-HBCDD，保留时间在 6 min 之内（图 4-2）。

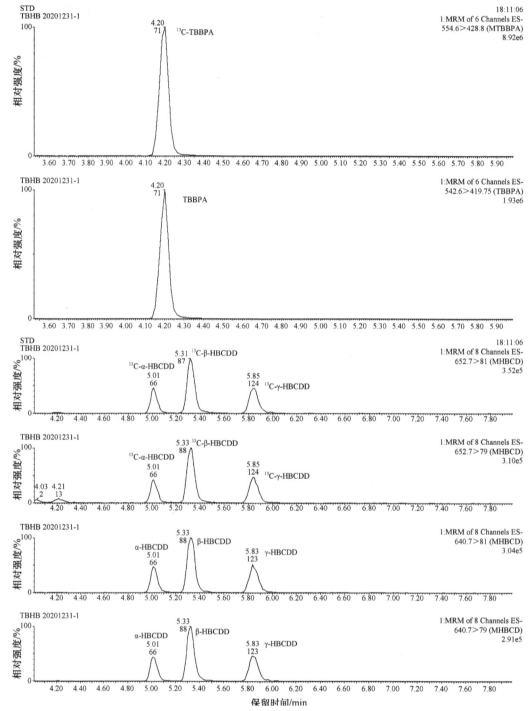

图 4-2　TBBPA 和 HBCDD 标准溶液色谱图（LC-MS/MS 谱图）

采用直接注射标准溶液的方式对质谱的各项参数进行优化。首先比较了大气压化学电离（APCI）和电喷雾电离（ESI）两种电离模式，发现 HBCDD 和 TBBPA 均在电喷雾电离的负离子化模式下响应最高。因此将 ESI（−）作为定性及定量分析时的电离模式。在 ESI（−）模式下对质谱的一系列参数进行了优化，毛细管电压和锥孔电压对分子离子的响应值影响较大，毛细管电压越高，HBCDD 和 TBBPA 的分子离子响应值越高，但毛细管电压过大会导致源内有较强的放电现象，因此选择的毛细管电压为适中的 3.5 kV。锥孔电压的大小对 HBCDD 和 TBBPA 的响应也有较大影响，HBCDD 和 TBBPA 的最佳锥孔电压分别是 40 V 和 35 V。

在 ESI（−）模式下对 HBCD 的一级质谱扫描中，HBCDD 分子离子 m/z 640.7（[M-H]$^-$）及分子离子的一系列同位素离子 m/z 638.7 和 m/z 642.7 响应较高。同时发现 m/z 676.7 响应也很高，此离子估计为 HBCDD 的分子离子与氯（Cl）的加和离子 [M-H+Cl]$^-$。部分文献将 [M-H+Cl]$^-$ 作为定量离子，但我们在实验过程中发现经过优化后的 m/z 640.7 的响应优于 m/z 676.7，而且在实际样品的测定过程中发现 m/z 676.7 的响应不太稳定。最终选择 m/z 640.7 作为母离子进行监测。在二级质谱中，HBCDD 经 Ar 碰撞后生成的子离子只有 m/z 80.6（Br$^-$）和 79.8（Br$^-$）。

在 ESI（−）模式下，TBBPA 的分子离子 m/z 542.6（[M-H]$^-$）及母离子的一系列同位素离子 m/z 540.6、m/z 544.6 等响应较高。在二级质谱中，发现 TBBPA 分子离子（m/z 542.6[M-H]$^-$）经碰撞能产生一系列子离子 m/z 447.6（[M-Br-OH]$^-$）、m/z 419.6（[M-Br-OH-CO]$^-$）、m/z 290.8（M-C$_6$H$_3$Br$_2$O），推测裂解方式为（图 4-3）。

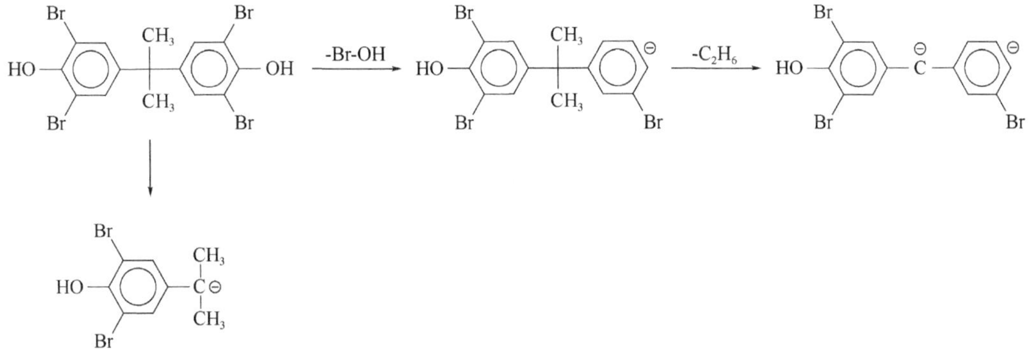

图 4-3　TBBPA 在串联质谱上的裂解反应示意图

其中丰度最大的子离子为 m/z 447.6 [M-Br-OH]$^-$，故将 542.6 → 447.6 选择为定量离子。

2. PBDEs 与 NBFRs

使用 GC 分析 PBDEs 和 NBFRs 时，为了缩短 BDE-209 和 DBDPE 这两个高溴代且容易热分解的待测物的保留时间以尽量降低分解损失，一般采用短色谱柱（< 15 m）和相对较高的载气速度。经检验在常用的 30 m 毛细管色谱柱上，BDE-209 和 DBDPE 因严重的热分解导致灵敏度极低，据此本研究中采用 15 m DB-5MS 柱并将载气流速设置为较高的 3 mL/min，将 BDE-209 和 DBDPE 的保留时间控制在 15 min 之内（图 4-4）。

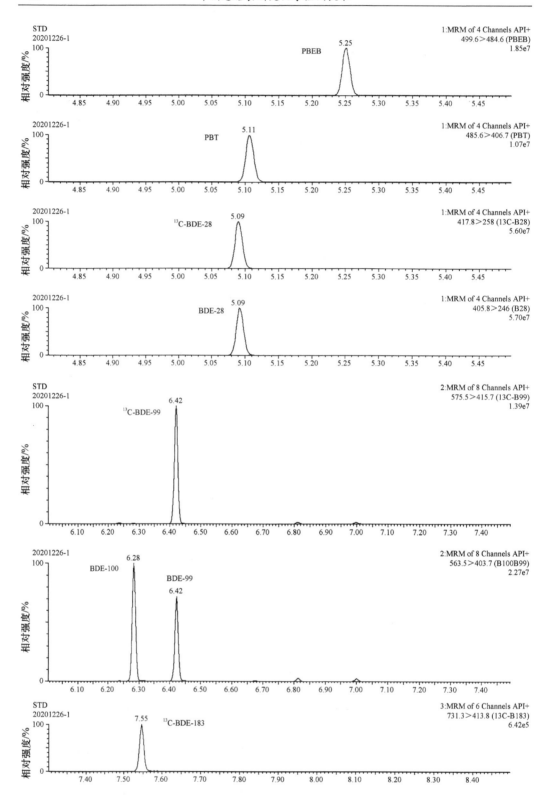

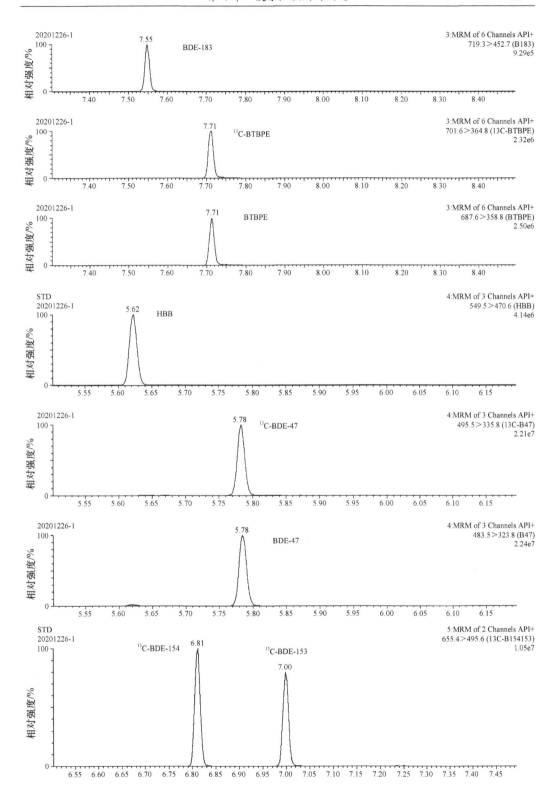

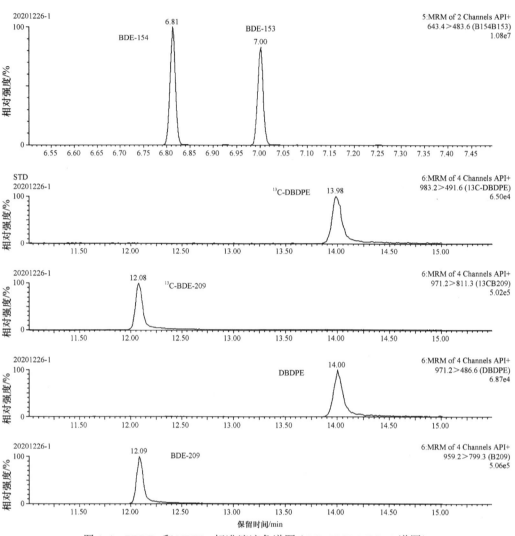

图 4-4　PBDEs 和 NBFRs 标准溶液色谱图（GC-APCI-MS/MS 谱图）

在 APCI-MS/MS 分析中，无论是本实验，还是以往文献都显示，在正离子化模式下 BFRs 灵敏度更高。因此本实验在正离子化模式下采用标准溶液进行方法优化。正离子化模式下电离反应可以通过两种途径发生，即电荷转移和质子转移。电荷转移模式下离子源所在真空腔中不添加额外的添加剂，离子源始终保持干燥，此时待测物一般电离为分子离子，称为干式电离模式。而在质子转移模式下，则在离子源室内放置支架，支架中的小瓶里装入改性剂（水、甲醇、甲酸等）。利用改性剂的挥发促进质子转移的发生，使分子质子化生成质子化分子离子 $[M+H]^+$。本实验首先评估了不同电荷转移机制以及不同改性剂对母离子强度和丰度的影响。对于 PBDEs，在电荷转移模式下可以观察到其生成大量 $M^{+\cdot}$ 或 $[M+n]^+$ 分子离子簇。而在质子转移模式下，以水作为改性剂时其生成的 $[M+H]^+$ 比例增加，生成 M^+ 的比例显著降低。NBFRs 在电荷转移模式下其生成 M^+ 的强度远高于质子转移机制下生成 $[M+H]^+$ 的强度。另外，电荷转移模式下分子离子的响应明显强于质子转移模式。此外，实验中发现 DBDPE 的分子离子 M^+ 强度明显高于其他离子。

为了获得大多数待测物的最佳灵敏度,选择电荷转移模式下的分子离子作为母离子。

确定母离子后研究了 5 ～ 60 eV 范围内不同碰撞能量下产生的子离子。对于 PBDEs,通常观察到 -Br$_2$ 和 -CBr$_3$O 的丢失,而对于一些高溴代的同系物,包括 BDE-183 和 BDE-209,则可以观察到 -Br$_4$ 的丢失。对于 BTBPE,可以观察到来自分子离子 M$^+$ 的 -C$_6$H$_2$Br$_3$O 或 -C$_6$H$_2$Br$_4$O 的丢失。对于 DBDPE,可以观察到来自分子离子 M$^+$ 的 -C$_8$H$_4$Br$_5$ 和 -C$_7$H$_2$Br$_5$ 的丢失。PBT 和 HBB 的结构为溴取代的苯环,仅显示出一个溴原子的丢失。由于支链碳链结构的存在,PBEB 则首先丢失甲基,再丢失一个溴原子。

电晕针电流对响应有较大影响,响应强度也随着电晕针电流的增加而增加(图 4-5),因此选择相对较高的 3 μA。碰撞气体流量从 0.1 mL/min 增加到 0.25 mL/min 时,大多数待测物的信号强度随之增强。但当流量增加至 0.5 mL/min 时,则观察到信号强度降低,因此碰撞气流量保持在 0.25 mL/min(图 4-6)。

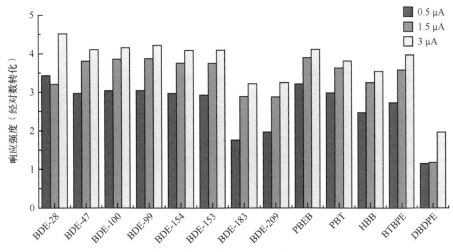

图 4-5　不同电晕针电流下待测物的信号强度

DBDPE 和 BDE-209 浓度 100 pg /μL,其他分析物浓度 10 pg/μL

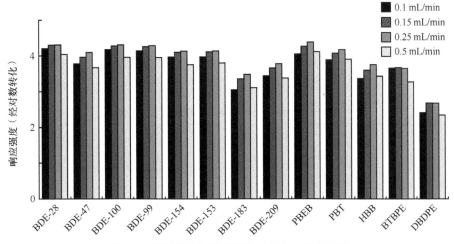

图 4-6　不同碰撞气流量下各待测物的信号强度

DBDPE 和 BDE-209 浓度 100 pg/μL,其他分析物浓度 10 pg/μL

3. 方法线性范围

标准溶液配制方法及标准曲线绘制方法如 4.3.3 所述，线性方程和相关系数见表 4-4，在标准曲线浓度范围内，呈良好线性相关。

表 4-4　线性方程和相关系数

待测物	线性方程	相关系数（r^2）
BDE-28	$y = 11.2712x + 0.1124$	0.9997
BDE-47	$y = 12.9205x + 0.1656$	0.9984
BDE-100	$y = 13.3984x + 0.1457$	0.9966
BDE-99	$y = 12.5896x + 0.1651$	0.9978
BDE-154	$y = 11.3515x + 0.1280$	0.9972
BDE-153	$y = 13.1440x + 0.0974$	0.9984
BDE-183	$y = 18.9909x + 0.2377$	0.9951
PBT	$y = 0.1907x - 0.01545$	0.9996
HBB	$y = 1.6176x - 0.0026$	0.9971
PBEB	$y = 0.3132x - 0.0261$	0.9976
BTBPE	$y = 26.6146x - 0.1759$	0.9978
BDE-209	$y = 57.7953x - 0.0272$	0.9962
DBDPE	$y = 14.5097x - 0.1646$	0.9991
TBBPA	$y = 1.171x - 0.4059$	0.9999
α-HBCDD	$y = 1.3399x + 0.0827$	0.9995
β-HBCDD	$y = 1.011x - 0.537$	0.9992
γ-HBCDD	$y = 0.6492x - 0.4874$	0.9997

4. 方法精密度与准确度

以牛奶样作为代表，在奶样干粉中分别加入低、高两个浓度水平的标准溶液，每个样品测定 6 个平行，计算回收率，结果见表 4-5。低、高两个加标浓度水平根据第四次和第五次中国总膳食研究的结果确定，能够基本涵盖绝大多数实际样品中待测物的含量。加标回收率在 81.0% ～ 107.2%，表明此方法能够准确定量食品中多种 BFRs 含量。

表 4-5　膳食样品中溴系阻燃剂回收实验结果

	低加标 [1]		高加标 [2]	
	平均回收率/%	RSD	平均回收率/%	RSD
BDE-28	105.8	10.8	94.1	6.0
PBT	103.3	10.1	91.8	6.4
PBEB	99.4	5.6	85.8	9.2
BDE-100	104.5	5.8	107.2	11.8
BDE-99	90.2	9.1	86.3	12.8

	低加标[1]		高加标[2]	
	平均回收率/%	RSD	平均回收率/%	RSD
BTBPE	81.0	2.4	91.7	5.2
BDE-183	105.8	7.8	97.3	9.0
BDE-47	81.9	5.9	97.2	4.8
HBB	99.0	14.9	94.4	8.9
BDE-154	86.7	13.3	90.0	5.9
BDE-153	106.3	3.0	85.8	9.2
BDE-209	106.7	11.5	97.9	1.9
DBDPE	103.0	10.8	98.6	13.0
TBBPA	103.9	3.5	98.9	1.4
α-HBCDD	106.7	9.2	99.3	6.7
β-HBCDD	101.8	5.8	93.8	3.5
γ-HBCDD	100.0	10.4	93.6	3.6

注:1 表示 BDE-28、BDE-47、BDE-100、BDE-99、BDE-154、BDE-153 和 BDE-183，以及 PBEB、HBB、PBT、BTBPE 加标 0.05 ng，BDE-209、DBDPE、TBBPA 和 HBCDD 加标 0.5 ng；2 表示 BDE-28、BDE-47、BDE-100、BDE-99、BDE-154、BDE-153 和 BDE-183，以及 PBEB、HBB、PBT、BTBPE 加标 0.5 ng，BDE-209、DBDPE、TBBPA 和 HBCDD 加标 5 ng

5. 检出限和定量限

以经检测无 BFRs 残留的某牛奶样为代表性基质，测定加标牛奶样的响应，以 3 倍基线噪声时待测物的浓度为方法检出限（$S/N=3$），以 10 倍基线噪声时的浓度为方法定量限（$S/N=10$），结果见表 4-6。

表 4-6　膳食样品中溴系阻燃剂方法检出限和定量限

	LOD/（pg/g lw）	LOD/（pg/mL）	LOQ/（pg/g lw）	LOQ/（pg/mL）
BDE-28	3.8	0.2	12.6	0.5
PBT	1.7	0.1	5.6	0.2
PBEB	2.5	0.1	8.3	0.3
BDE-100	2.7	0.1	9.0	0.4
BDE-99	2.7	0.1	9.0	0.4
BTBPE	4.1	0.2	13.5	0.5
BDE-183	1.6	0.1	5.4	0.2
BDE-47	1.8	0.1	5.8	0.2
HBB	1.5	0.1	5.1	0.2
BDE-154	2.0	0.1	6.5	0.3
BDE-153	1.5	0.1	5.1	0.2
BDE-209	56.8	2.3	189.3	7.6

	LOD/(pg/g lw)	LOD/(pg/mL)	LOQ/(pg/g lw)	LOQ/(pg/mL)
DBDPE	76.2	3.0	254.1	10.2
TBBPA	15.6	0.6	51.9	2.1
α-HBCDD	37.2	1.5	123.8	5.0
β-HBCDD	39.4	1.6	131.2	5.2
γ-HBCDD	87.0	3.5	289.9	11.6

注: lw 表示 lipid weight（脂重）

4.5　质量控制措施及结果

为避免背景污染，实验中所用的茄形瓶、净化柱、离心管等装置均采用玻璃制品，且使用前均在超声清洗后再用正己烷和丙酮涮洗，然后马弗炉 400℃烘烤 4 h 以除去残留污染。此外，每批样品处理过程中均至少做一个空白样。按照上述措施，空白样中基本未检出 BFRs 残留，证明本实验背景污染可控。为保证检测方法的准确性，本实验室多次参加挪威公共卫生研究所组织的食品中二噁英及相关化合物实验室间比对考核，参与了其中的食品中 HBCDD 考核测试，历年考核结果良好，证明本方法灵敏准确（部分结果见表 4-7）。

表 4-7　食品中二噁英及相关化合物实验室间比对考核结果

年份	检测基质	HBCDD 参考值/(pg/g)	本实验室检测结果/(pg/g)	Z 评分
2013	猪肉	2541	2551	<0.5
2014	鲱鱼肉	1700	1346	<1.5
2015	牛肉	103	138	<2
2016	三文鱼肉	1990	1812	<0.5
2017	鳕鱼肝	2950	3539	<1.0

注: 由挪威公共卫生研究所组织考核，Z 评分绝对值≤2 为考核合格

4.6　操作关键点和注意事项

A. 前处理过程中使用的硅藻土、硅胶和无水硫酸钠中均可能存在背景干扰，因此在使用前均应以 600℃烘烤 6 h。同时，实验中使用的玻璃器皿也需提前 400℃烘烤 6 h 以上，以尽量避免背景干扰。

B. 由于净化过程中使用的酸化硅胶净化柱负载量有限，对于脂肪含量较高的动物性食品样，应减少取样量，尽量将提取出的脂肪量控制在 2 g 以内。

C. 在测定脂肪含量时应使提取溶剂完全蒸发至干（旋转蒸发仪减压至 4000 Pa 以下至少 15 min），以免影响测定结果。

D. 酸化硅胶净化柱在装填过程中应尽量填实，建议每装入一层填料后轻磕玻璃注射器使之装填均匀，但不建议使用工具压实填料，以避免上样和洗脱过程中净化柱出现断层。

E. 在净化过程中，提取液必须先经 0.45 μm 滤膜过滤再上样至酸化硅胶柱，以避免上样后杂质堵塞柱床影响净化效果。同时，应将 2 支酸化硅胶净化柱串联在一起，上样后溶剂两次经 20 g 酸化硅胶柱净化，不应一次将提取液上样至 40 g 酸化硅胶柱，以免影响净化效果。

F. 由于正己烷：二氯甲烷混合液沸点较低，在旋转蒸发过程中应尽量控制水浴温度和真空度，以避免溶剂沸腾导致待测物损失。离心浓缩仪在使用过程中同样应根据机型选择合适的运行模式和温度，以避免溶剂（尤其是丙酮）沸腾导致的待测物损失。

G. 同位素内标有分解变质的风险，应按要求储存。若内标液存放时间过长，在使用前应提前对其进行确认，确认无分解变质后方可使用。

参 考 文 献

[1] Shi Z X, Zhang L, Zhao Y F, et al. Dietary exposure assessment of Chinese population to tetrabromobisphenol-A, hexabromocyclododecane and decabrominated diphenyl ether: results of the 5th Chinese Total Diet Study. Environ Pollut, 2017, 229: 539-547.

[2] Shi Z X, Wu Y N, Li J G, et al. Dietary exposure assessment of Chinese adults and nursing infants to tetrabromobisphenol-A and hexabromocyclododecanes: occurrence measurements in foods and human milk. Environ Sci Technol., 2009, 43, (12): 4314-4319.

[3] Shi Z X, Zhang L, Li J G, et al. Novel brominated flame retardants in food composites and human milk from the Chinese Total Diet Study in 2011: concentrations and a dietary exposure assessment. Environ Int, 2016, 96: 82-90.

[4] Rivière G, Jean J, Gorecki S, et al. Dietary exposure to perfluoroalkyl acids, brominated flame retardants and health risk assessment in the French infant total diet study. Food Chem Toxicol, 2019, 131: 110561.

[5] 李健, 王翼飞, 周显青, 等. 凝胶渗透色谱-固相萃取结合色谱-质谱法测定乳制品中 18 种溴系阻燃剂. 分析化学, 2016, 44(11): 1742-1747.

[6] Wang Y W, Sun Y M, Chen T, et al. Determination of polybrominated diphenyl ethers and novel brominated flame retardants in human serum by gas chromatography-atmospheric pressure chemical ionization-tandem mass spectrometry. J Chromatogr B, 2018, 1099: 64-72.

[7] Shi Z X, Zhang L, Zhao Y F, et al. A national survey of tetrabromobisphenol-A, hexabromocyclododecane and decabrominated diphenyl ether in human milk from China: occurrence and exposure assessment. Sci Total Environ, 2017, 599-600: 237-245.

[8] 吴永宁, 赵云峰, 李敬光. 第五次中国总膳食研究. 北京: 科学出版社, 2018.

[9] 吴永宁, 李筱薇. 第四次中国总膳食研究. 北京: 化学工业出版社, 2015.

[10] 食品污染物与残留分析. 吴永宁, 苗虹, 李敬光, 译. 北京: 中国轻工业出版社, 2017.

（施致雄　刘印平　黄飞飞　邵　兵）

第5章　短链氯化石蜡的测定

5.1　概　　述

氯化石蜡（chlorinated paraffins，CPs）是以石油化工的副产物为原料，在紫外光、可见光或高温的条件下通过氯取代反应生成的一类正构烷烃氯化衍生物。CPs 因具有挥发性低、阻燃、电绝缘性好、价格低廉的特点而被广泛用于塑料添加剂、阻燃剂、金属加工润滑剂、皮革加脂剂、密封剂或黏合剂配方等[1]。按照碳链长度 CPs 可被分为短链氯化石蜡（C$_{10\sim13}$，short chain chlorinated paraffins，SCCPs）、中链氯化石蜡（C$_{14\sim17}$，medium chain chlorinated paraffins，MCCPs）和长链氯化石蜡（C$_{18\sim30}$，long chain chlorinated paraffins，LCCPs）。SCCPs 化学性质稳定，具有长距离迁移和生物蓄积性，在大气、水体、底泥和生物群落甚至人类的食物与人体组织中均有检出。SCCPs 对水生生物的急性毒性较为明显，且具有潜在的致癌能力，因而引起了国际社会的广泛关注，于 2017 年 5 月被正式列入《关于持久性有机污染物的斯德哥尔摩公约》附件 A 受控名单。近些年，美国、日本、加拿大等国家和欧洲地区陆续停止了 SCCPs 的生产，但 MCCPs 和 LCCPs 的产量却有所增加[2]。氯化石蜡在生产、存储、运输和使用的过程中均会向周围环境释放，而膳食摄入是非职业人群暴露于 CPs 的主要途径。加拿大环境部指出居民膳食中的 SCCPs 和 MCCPs 分别贡献了其相应的人体总暴露量的 50% ～ 100% 与 71% ～ 100%[3]。Fridén 的研究表明，非职业成年人群 SCCPs 和 MCCPs 暴露量中的 85% 由膳食贡献，对幼儿来说，灰尘的贡献率有所上升，但主要的贡献仍来自于膳食摄入[4]。因此，建立并利用可靠的分析方法，准确测定膳食中 CPs 的污染水平和同类物分布特征，对估计 CPs 的人体负荷，评价 CPs 对人体的健康风险具有重要意义。

5.1.1　理化性质及污染来源

氯化石蜡的化学通式为 C$_n$H$_{2n+2-z}$Cl$_z$，含氯质量分数通常在 30% ～ 72%。由于 CPs 含有的碳原子和氯原子数目不同，以及氯原子的取代位置不同，再加之手性碳原子的存在，使得氯化石蜡的组成十分复杂，可能存在的位置异构体、对映异构体和非对映异构体可达上万种之多[5]。由于组成和结构的复杂性，CPs 的理化性质差别较大。CPs 的熔点随着碳链长度和氯取代数目的增加而增加，常温下含氯量为 40% 的 CPs 为无色或淡黄色液体，含氯量为 70% 且碳链长度大于 20 的 CPs 为白色粉末状固体，分子量在 320 ～ 1400[6]。但是，随着碳链长度和氯化度的增加，CPs 蒸汽压及亨利常数反而降低。随着碳链长度增加，CPs 的溶解度下降。低氯代的 CPs 溶解度会随着氯原子数增加而上升，但当氯原子数目超过 5 时，C$_{10}$-CPs 和 C$_{11}$-CPs 部分同系物组分的溶解度会随着氯原子数的增加而降低[7]。SCCPs 和 MCCPs 的正辛醇/水分配系数的对数（log Kow）分别为 4.71 ～ 6.93

与 5.47 ~ 8.21，表明 CPs 具有较高的脂溶性，在水生生物中具有较强的生物富集能力。Sijm 和 Sinnige[8] 研究了 log Kow 和 SCCPs 的碳、氯原子总个数（Ntot）之间的关系，发现 log Kow 随着 Ntot 增加而增加，当 Ntot 超过 23.1 后这种趋势则相反。Hilger 等 [9] 则发现氯取代率相同的 SCCPs 的 log Kow 和烷烃链长线性相关。Hilger 等通过已知的正辛醇/水分配系数的对数（log Kow）和亨利定律常数值根据片段常数法估算出 SCCPs 的正辛醇/空气分配系数的对数（log Koa）。根据这种方法估算出来的 SCCPs 的 log Koa 值介于 8.2 ~ 9.8，与五氯到七氯多氯联苯（PCB）的 log Koa 相似。

　　CPs 化学性质稳定。Atkinson 等 [10] 利用自由基反应模型理论，推出 CPs 的理论半衰期与碳链长度成反比，SCCPs 的理论大气半衰期在 1.2 ~ 1.8 d，MCCPs 在 0.85 ~ 1.1 d。然而，SCCPs 与 MCCPs 的实际大气半衰期分别为 0.81 ~ 10.5 d 和 1.2 ~ 15.7 d，符合 POPs 的定义范围。Thompson 和 Noble[11] 发现，在有氧条件下氯含量为 65% 的 $^{14}C_{10-13}$-SCCPs 在淡水和海洋沉积物中的半衰期分别为 1630 d 与 450 d，而厌氧条件下几乎没有变化。Tomy 等 [12] 发现在厌氧环境下，SCCPs 在湖泊沉积芯中的半衰期超过 50 年。

　　CPs 可能从生产、储存、运输、工业应用等过程进入环境。例如，CPs 在生产过程中会由于外溢、设备冲洗、雨水冲刷等原因释放到环境水体中。作为添加剂的 CPs 可能会由于废物废液不当处理、浸出、挥发等原因进入环境。而用于采矿、钻探、传输等行业的 CPs 可能在机械运转的过程中释放。此外，电子垃圾拆解和塑料再生等处置过程都可能发生 CPs 的释放 [13]。进入环境后的 CPs 可以通过地表径流，大气转运等过程在环境中进一步扩散。

5.1.2　健康危害及评价

　　从已有研究来看，CPs 的急性毒性较低，且 CPs 的毒性大致随碳链长度的增加而降低，但随着氯含量的增加而升高 [14]。相比哺乳动物，水生生物对于 CPs 的毒性更为敏感。Thompson 等开展了含氯量 58% 的 SCCPs 对大型蚤和糠虾的慢性毒性研究，发现暴露 96 h 它们的半数致死剂量分别为 18 μg/L 和 14 μg/L[15]。刘丽华等以斑马鱼胚胎和幼鱼作为模式生物，观察不同浓度水平的 SCCPs（C_{10}，含氯量为 50.2%）暴露不同时间后斑马鱼胚胎和幼鱼的体长、死亡率和畸形率情况，结果表明 SCCPs（C_{10}，含氯量为 50.2%）对斑马鱼具有显著的发育毒性，当前的环境浓度水平可能有一定程度的水生生态风险 [16]。

　　CPs 对哺乳动物作用的靶器官包括肝、肾和甲状腺，它可诱发动物体内肝酶的产生和甲状腺亢进，长期暴露可能导致这些器官的癌变。一项来自美国国家环境健康科学研究所的研究结果指出，有充足的证据表明含氯 60% 的 C_{12} SCCPs 会增加老鼠肝脏肿瘤、细支气管肺泡癌、卵泡膜细胞瘤、甲状腺瘤和单核细胞白血病的发生概率 [17]。CPs 还具有生殖毒性，有研究报道，对怀孕大鼠喂食 2000 mg/kg·d 的 SCCPs 会导致其产生无趾或短趾的后代 [18]。

　　除以上提及的 SCCPs 对模式动物的暴露研究以外，Geng 等 [19] 还研究了在环境浓度（< 100 μg/L）暴露剂量下 SCCPs 对人体肝癌细胞 HepG2 的影响，结果发现，细胞存活率随着暴露剂量的升高而降低，SCCPs 暴露改变了细胞内氧化还原的状态并引起了代谢

的紊乱，他们指出，SCCPs 的毒性效应可能主要在于扰乱能量的产生、蛋白质合成、脂肪酸代谢和氨的回收[19]。此外，目前有关 MCCPs 和 LCCPs 的毒性效应研究还十分有限，但相关研究也指出 MCCPs 对某些土壤生物，如蚯蚓，以及水生生物，如大型蚤、端足虫和虹鳟鱼，具有一定的毒性效应[20]。

5.1.3　食品中的污染状况

　　CPs 的人体暴露途径包括膳食摄入、呼吸摄入和皮肤接触，但现有的研究表明经膳食摄入是最主要的途径。因此，研究 CPs 的膳食暴露，对估计 CPs 的人体负荷，评价 CPs 对人体的健康风险具有重要意义。随着 SCCPs 被列入《斯德哥尔摩公约》受控名单，有关膳食中 CPs 的污染状况研究也越来越多。一项在欧洲国家开展的调查发现，来自丹麦和爱尔兰的黄油样品中 SCCPs 的浓度分别为 1.2 ng/g 和 2.7 ng/g[21]。王润华等调查了我国北京地区 12 个市售黄油中 SCCPs 和 MCCPs 的浓度，不同品牌的黄油样品中污染物含量差别较大，SCCPs 与 MCCPs 的浓度范围分别是 $134 \sim 1.11 \times 10^6$ ng/g 和未检出 $\sim 5.08 \times 10^6$ ng/g[22]。考虑到 SCCPs 和 MCCPs 在水生食物链中的营养级放大因子通常大于 1，食用海产品可能是膳食暴露的重要来源。Huang 等报道了我国渤海中几种常见食用鱼体内的 SCCPs 和 MCCPs 浓度，大菱鲆体内的 SCCPs 和 MCCPs 浓度最高，分别为 809 ng/g 和 1022 ng/g[23]。研究人员在德国南部几种市售三文鱼体内检测到 SCCPs 和 MCCPs 的浓度分别为 $0.97 \sim 170$ ng/g 与 $1.1 \sim 79$ ng/g，而且他们进一步分析发现，养殖三文鱼中 MCCPs 的占比高于 SCCPs，与目前欧洲氯化石蜡产业转向生产中链产品有关[24]。Harada 等对比了 1990 年前后和 2009 年前后中国北京，日本北海道、京都、冲绳和韩国首尔五个地区的膳食样品中 SCCPs 的浓度变化，结果发现只有北京地区膳食样品中 SCCPs 浓度从 1993 年的 $< 0.2 \sim 0.6$ ng/g 上升至 2009 年的 $8.5 \sim 28$ ng/g，SCCPs 的每日估计摄入量（estimated daily intake，EDI）从 1993 年的未检出 ~ 36 ng/kg 上升至 2009 年的 $390 \sim 1000$ ng/kg。日本北海道、京都、冲绳和韩国首尔地区膳食中 SCCPs 的人体外暴露一直处于较低的水平，且在十几年间未出现明显上升[25]。

　　除以上关于部分地区膳食样品中 SCCPs 和 MCCPs 的调查以外，近些年还有一些基于国家总膳食研究的 SCCPs 和 MCCPs 报道。总膳食研究又被称为"市场菜篮子研究"，是目前国际公认的评价一个国家或地区人群膳食污染物摄入量的通用方法[26]。这一方法可针对某一人群，收集通过烹调加工的、可食状态的代表性膳食样品，研究其中污染物的水平，且研究覆盖范围广。Iino 等分析了日本第一次"市场菜篮子研究"的 11 类膳食样品中 SCCPs 的污染水平，结果发现，谷类（2.5 ng/g）、种子和马铃薯（1.4 ng/g）、调料和饮料（2.4 ng/g）、脂肪（人造黄油、油类等，140 ng/g）、蘑菇和海藻（1.7 ng/g）、水果（1.5 ng/g）、鱼类（16 ng/g）、贝类（18 ng/g）、肉类（7 ng/g）、蛋类（2 ng/g）和牛奶（0.75 ng/g）中均检出了不同浓度的 SCCPs，脂肪类食物中 SCCPs 的含量最高，其次是贝类和鱼类食物[27]。我国从 1990 年开始中国总膳食调查，迄今为止已进行了六次。Huang 等和 Wang 等分别报道了第五次中国总膳食调查肉类、水产类、谷类和豆类膳食中 SCCPs 和 MCCPs 的污染水平[28,29]，结果发现，与日本第一次总膳食调查的结果相比，我国肉类、水产类、谷类和豆类样品中 SCCPs 人体外暴露水平高约两个数量级。虽然不同的研究可能存在检测及定量方法上的差异，但通过对比国内与国外的膳食研究结果，也能在一定程度上反映我国作为 CPs 的生产与使用大国，大量生产与使用 CPs 导致膳食污染形势严峻，迫切需要进行更多有关 SCCPs 和 MCCPs 膳食暴露的研究。

5.1.4　管理

目前关于 CPs 的管理与控制主要集中于 SCCPs，SCCPs 于 2006 年被提议列入《关于持久性有机污染物的斯德哥尔摩公约》违禁化学品候选物质名单。2008 年 10 月召开的《斯德哥尔摩公约》（以下简称《公约》）POPs 审查委员会第四次会议上，委员会对 SCCPs 进行了《公约》附件 E 关于其终点的危害评估审核。2012 年，《公约》的缔约国成员对于 SCCPs 具有持久性、生物累积性、远距离环境迁移潜力和毒性达成一致。在 2017 年 5 月召开的《关于持久性有机污染物的斯德哥尔摩公约》第 8 次缔约方大会上，SCCPs 被正式列入《关于持久性有机污染物的斯德哥尔摩公约》附件 A 受控名单[30]。

SCCPs 已经在欧盟 REACH 法规中被列入第一批高关注度物质。欧盟及其成员国已经禁止 SCCPs 生产、销售和使用。根据 REACH 附件 XVII 中的原有规定，金属加工液和皮革处理液中的 CPs 含量不得超过 1%。2012 年 10 月美国环保署把 SCCPs 列入有毒物质清单，目前北美国家已经禁止 SCCPs 的生产和销售，对 MCCPs 和 LCCPs 要求所有相关生产商和进口商提交其氯化石蜡产品的制造前通知。《加拿大环境保护法》2011 年已经对 SCCPs 发布禁令，正式禁止其生产和销售[31]。

我国作为全球最大的 CPs 生产和出口国家，所面临的环境污染形势十分严峻，随之引发的居民生态健康风险问题也较为突出。我国用于生产 CPs 的正构烷烃原料目前并没有严格区分碳链长度，而是以氯含量把 CPs 产品大致分为 CP-42、CP-52 和 CP-70 等。考虑到淘汰 SCCPs 的社会经济影响，以及对于 CPs 的分析方法及污染分布的研究进展有限，目前我国还未对 CPs 的生产排放、含量标准制定相应的法律法规。

5.2　食品中氯化石蜡分析方法进展

CPs 由上千种同系物、同分异构体组成，这导致了 CPs 在膳食样品中的准确定量分析，特别是在较低浓度水平时面临着极大的挑战，需要经过较为复杂的提取、净化、仪器分析等操作。

5.2.1　提取

由于物理化学性质相似，CPs 的提取方法和其他一些有机氯类化合物相似。对于固体类膳食样品，常用的提取方法有索式提取，常用的提取溶剂为正己烷、二氯甲烷、甲苯、二氯甲烷/正己烷或正己烷/丙酮的混合溶液。索氏提取的缺点是费时且需耗费大量的溶剂，因此正在逐渐被加速溶剂提取（accelerated solvent extraction，ASE）、超声辅助提取（ultrasonic assisted extraction，UAE）和微波辅助提取（microwave assisted extraction，MAE）等新技术取代。含水样品提取之前通常需要先干燥处理，包括空气干燥、烘箱干燥和冷冻干燥。对于液体样品如食用油等，萃取方法有液液萃取（liquid liquid extraction，LLE）法，固相萃取（solid phase extraction，SPE）法和固相微萃取（solid-phase microextraction，SPME）法。

5.2.2　净化

膳食样品中含有的脂肪会对 CPs 的分析产生干扰，常用凝胶渗透色谱法（gel permeation chromatography，GPC）去除样品中的脂肪降低基质的干扰。常用于 SCCPs 净化的 GPC 柱填料主要为苯乙烯-二乙烯基苯共聚物，洗脱溶剂包括二氯甲烷或正己烷/二氯甲烷混合溶剂。由于浓硫酸可以和脂肪分子发生反应，在提取样品后的溶剂中加入浓硫酸，也可以达到净化样品的目的。

柱层析色谱法根据分析物对吸附材料的亲和力和淋洗溶剂对分析物的洗脱作用，使分析物和其他物质分离。相比其他 POPs，由于 CPs 的 log Kow 范围很宽，不同同类物物化性质差别较大，这使得 CPs 的净化过程较为复杂。许多卤代有机污染物（如氯代芳烃、毒杀芬、部分 PCBs 同类物等）与 CPs 部分同类物具有相同的色谱保留时间范围和质谱特征离子，会对 CPs 的定量分析造成较大干扰，因此如何最大程度地去除 CPs 分析中存在的干扰化合物是 CPs 分析中一个重要步骤。CPs 的净化通常通过柱层析色谱法进行，常用的方法包括硅胶层析柱，氧化铝柱和弗罗里硅土柱等。其中弗罗里硅土的主要成分是具有强极性的硅酸镁，可以在淋洗过程中保留极性化合物。硅胶主要通过氢键与化合物结合，并根据不同化合物在硅胶上的吸附能力差异进行分离。硅胶层析柱分离 SCCPs 通常难以一步去除所有的干扰物，还需要后续进一步净化处理，如氧化铝层析柱。氧化铝的保留原理与弗罗里硅土相似，氧化铝本身为两性物质，因此可以根据目标物质的性质选择适当的酸性、碱性或中性氧化铝进行分离。氧化铝的保留机理主要是路易斯酸碱作用、极性作用和离子交换作用。中性氧化铝具有中性表面，偏向于保留富电子化合物；碱性氧化铝具有阴离子特性，并有阳离子交换功能；酸性氧化铝的路易斯酸特性被增强，对于富电子化合物有更好的保留性。尽管氧化铝已应用于 PCBs、二噁英等有机氯化合物的前处理过程，但有些研究者认为氧化铝不适于 SCCPs 的分离，因为 SCCPs 在吸附过程中可能发生脱氯化氢作用完全或部分降解 [32]。然而，也有研究表明，氧化铝可以用于分离沉积物和生物样品中的 SCCPs，并获得了较高的回收率，且并未发现降解现象 [33]。综上，GPC 净化和硅胶-弗罗里硅土柱净化法联用是在分析膳食样品中 CPs 时，有效消除基质和其他化合物干扰的较优选择。

5.2.3　仪器分析

1. 气相色谱-电子捕获检测器法

电子捕获检测器（electron capture detector，ECD）造价低廉，对氯代化合物的灵敏度高。Nilsson 等 [34] 采用 GC-ECD 对氯化石蜡进行检测。但 CPs 同类物和同分异构体总数众多，各组分无法完全分离。Xia 等 [35] 利用全二维气相色谱（GC×GC）-微电子捕获检测器（μECD）对鱼体中的 SCCPs 进行测定。与 1D-GC 相比，GC×GC 的分离能力和峰容量明显增加，实现了 SCCPs 链长不同和氯取代数不同的同类物的良好分离。该方法的检出限为 1.0 ~ 5.0 ng/mL，远低于 GC-ECD。但因 ECD 的选择性低于质谱，不适用于复杂样品中痕量 CPs 的准确定量分析。

2. 气相色谱-电子捕获负化学电离源-低分辨质谱法

气相色谱-电子捕获负化学电离源-低分辨质谱（GC-ECNI-LRMS）法是 CPs 分析最常用的检测方法。该方法利用甲烷作为反应气，在 ECNI 电离模式下，离子源产生的热电子被 CPs 捕获，生成 [M-Cl]⁻、[M-HCl]⁻、[M+Cl]⁻等特征碎片离子以及 [Cl₂]⁻和 [HCl₂]⁻等其他离子，通过对生成的特征碎片离子进行检测，从而对样品中的 CPs 进行定量分析。Reth 等 [36] 通过 GC-ECNI-LRMS 法对鱼中的 CPs 进行了检测。该方法离子能量 100 eV，离子源温度 200℃，四极杆温度 100℃，传输线温度 280℃。单离子监测（single ion monitoring，SIM）模式下以最高丰度离子碎片 [M-Cl]⁻为定量离子。首先对 7 个氯含量不同的 SCCPs 和 MCCPs 标准溶液进行分析，对其总响应因子和氯含量进行线性回归分析，可知二者有显著正相关关系，该线性方程可用于样品的定量。然后根据样品中 SCCPs 和 MCCPs 的色谱峰面积，换算成氯含量，带入此线性回归方程计算出样品中 SCCPs 和 MCCPs 的总响应因子，即可计算出 SCCPs 和 MCCPs 的浓度。但采用 GC-ECNI-LRMS 法分析 SCCPs 和 MCCPs，分子量相似且色谱保留时间相近的同类物容易产生相互干扰，影响其测定结果。

3. 气相色谱-高分辨质谱法

Gao 等 [37] 利用气相色谱-高分辨质谱（GC-HRMS）建立了同时分析 SCCPs 和 MCCPs 的方法。由于质谱的高分辨率，显著提高了仪器的选择性和灵敏度。通过特征离子的选取可明显降低 SCCPs 和 MCCPs 的相互干扰，提高了该方法的选择性和准确性。Gao 等 [38] 利用此方法研究了普通人群 CPs 的膳食暴露机制，对北京市场上的各类生鲜食材进行了采集、中式烹饪处理和分析，并用双份饭的方法对北京地区普通居民膳食暴露 SCCPs 的总量进行了估算。发现海鲜类和肉类的 SCCPs 含量高于蔬菜与谷物，烹饪后食物中的 SCCPs 含量低于烹饪前的生鲜食材，表明我国传统的饮食烹饪方式对于半挥发性有机污染物的膳食摄入评估具有重要影响。

4. 脱氯加氘气相色谱-质谱法

Gao 等 [39] 开发了在线脱氯加氘气相色谱-质谱法，该方法选用 LiAlD₄ 与 SCCPs 反应，在氯取代的位置将其还原成相应取代位置的氘代烷烃，之后通过 EI 源，检测 [M]⁺离子，由于氘和氢的质量数不同，因此可以给出 SCCPs 的氯取代信息。该方法分析 SCCPs 标准溶液总浓度的最大误差不超过 1.26，相对标准偏差为 10% 以内。Gao 等 [39] 采用该方法分析泥鳅和青蛙样品，可以检测到低氯代组分（Cl₁~₄），为更宽范围 SCCPs 的研究提供了方法基础。该方法要求在转化过程中保证所有的 SCCPs 尽可能完全转化成相应的烷烃，要求方法具有高的转化率。

5. 液相色谱-飞行时间质谱法

由于气相色谱适用于分析易气化或半挥发性化合物，因此沸点较高的中长链 CPs 无法得以检测。Li 等[40] 利用氯增强-超高效液相色谱-飞行时间质谱（UPLC-TOFMS）技术建立了 SCCPs、MCCPs 和 LCCPs 的同时分析方法，并用于鱼、肉、蛋、奶、水果及谷物等膳食样品中 SCCPs、MCCPs 和 LCCPs 浓度水平与同系物组分分布分析。该方法弥补了常见 GC 方法无法分析熔点较高较难气化的 LCCPs 组分的不足，方法灵敏度可低至 ng 级别。但目前对于同类物含量的测定是基于响应值，获得的同类物的特征与气相色谱不具有可比性。

6. 大气压化学电离-飞行时间质谱法

Bogda 等[41] 提出了大气压化学电离-飞行时间质谱（APCI-TOFMS）直接定量的分析方法，采用 CH_2Cl_2 作为氯增强溶剂在样品进入离子源前由蠕动泵加入，与氯增强辅助的质谱方法相同，该电离过程中主要产生 [M+Cl]⁻，可以有效降低其他碎片离子的干扰，质谱采用全扫描模式，一次性进样对所有包括 SCCPs、MCCPs 和 LCCPs 在内的全部组分进行定量，并利用此方法对鱼样进行了检测。虽然该方法由于没有经过液相色谱的分离，大大节省了样品分析时间，但需经过多步复杂的前处理过程降低基质对目标物质的干扰，且对于成分复杂和基质影响严重的膳食样品该方法较难对 CPs 进行准确定量。

7. 全二维气相色谱-电子捕获负化学电离源-飞行时间质谱法

目前，CPs 分析最广泛使用的方法是 GC-ECNI-MS。但是，一些 SCCPs 和 MCCPs 的同类物具有相同的色谱保留时间，并且，不同同类物之间由于存在质谱 m/z 重叠而发生定量的相互干扰，使得样品中 CPs 的浓度可能被高估。CPs 不同同类物之间的色谱分离的实现将提高膳食样品中 CPs 定量的准确性。全二维气相色谱（GC×GC）是一种新型的色谱技术，GC×GC 通过调制器将两根不同极性、不同分离机理且相互独立的色谱柱串联起来。在全二维气相色谱中，GC×GC 的正交分离是通过线性程序升温的方法和固定相极性的改变两者共同作用而实现的。GC×GC 的第一维色谱柱多采用非极性或弱极性柱，第二维色谱柱多为中等极性或极性柱。第一维色谱柱中因沸点相近而未分离的化合物再根据极性的差异进行第二维分离，检测器检测到的响应信号经数据采集软件处理后，得到三维色谱图。Xia 等[42] 通过对色谱和质谱条件的优化建立了 SCCPs 和 MCCPs 的全二维气相色谱-电子捕获负化学电离源-飞行时间质谱（GC×GC-ECNI-TOFMS）法。与 1D-GC 相比，GC×GC 显著提高了 CPs 同类物之间的色谱分离，CPs 同类物在全二维色谱图上呈瓦片状分布，GC×GC 实现了链长不同、氯原子数不同的 SCCPs 同类物的组间分离。同时，针对 ECNI 模式下 SCCPs 和 MCCPs 产生的主要碎片离子 [M-Cl]⁻进行检测，以同位素丰度最高的碎片离子作为该同类物的定量离子，次高为定性离子，检测同类物包括碳链长度 10 ～ 17 个碳原子（C_{10} ～ C_{17}）、氯取代数 5 ～ 10 个（Cl_5 ～ Cl_{10}）在内的总计 48 种同类物。

GC×GC 分析方法与其他方法相比有以下优点：① GC×GC 由色谱峰重叠引起的干扰更小，更容易对各组分定量；②组分通过 GC×GC 第二维色谱柱的速度很快，相同量的某一组分在 1D-GC 中需要几秒钟通过检测器，而在 GC×GC 中该组分被分割成几块碎片，每一碎片通过检测器的时间仅为 100 ms 左右，因此 GC×GC 的峰形更尖锐，灵敏度也更高；③可实现组分色谱峰的真正基线分离，有利于准确地定性和定量；④调制器的聚焦作用使信噪比大大提高，GC×GC 不仅显著改善了复杂样品的分离度，而且极大地提高了检测灵敏度和分析通量。因此，GC×GC-ECNI-TOFMS 方法是分析膳食样品中 SCCPs 与 MCCPs 质量浓度和同类物分布的一种较好的方法。该方法也已被成功应用于一些膳食样品，如肉类、水产类、谷类、豆类、鸡蛋、牛奶和蔬菜中 SCCPs 与 MCCPs 的测定 [22,23,28,29]。

5.2.4　定量

CPs 的工业产品是一类同类物众多的复杂混合物，受合成和分离条件限制，制备的标准品一般也是混合物。由于可购买到的商业标准品种类有限，工业混合品以及实验室通过烷烃氯化合成的 CPs 也被作为标准品使用。每一种同系物组分因碳链长度和氯含量不同等因素的影响，其响应因子不同，所以如果标准品与实际样品中 CPs 的组成比例不一致，定量结果也会产生较大偏差。Tomy 等 [43] 通过不同实验室之间测定 CPs 含量的比较发现，使用不同的标准品，定量结果会产生最大 940% 的偏差，而 Coelhan[44] 在使用 CPs 工业品混合物对 ECNI-MS 检测的鱼样中的 CPs 进行定量时，发现 CPs 的含量被高估。工业产品中的稳定剂、未知添加剂等可能使定量结果产生偏差。因此使用 ECNI-MS 定量选择的标准品应该与待测样品具有相似的氯含量和质谱结构，并尝试通过质谱谱图细致挑选与样品相似的标准品，但工作量巨大，且"相似"难以准确定义。针对以上问题，Reth 等发现了 SCCPs 和 MCCPs 的响应因子与氯含量之间存在线性关系 [36]，并应用 ECNI-LRMS 对多种氯含量不同的 SCCPs 和 MCCPs 标准品进行了分析，计算标准品的实际氯含量和响应因子，通过线性回归分析得到回归方程，然后测定样品中的氯含量，结合得到的方程，计算样品中 SCCPs 和 MCCPs 的浓度，该方法可以一定程度上减少标准品与实际样品中 CPs 组成与氯化度之间的不匹配问题。

Zeng 等 [45] 提出了一种计算方法来减少 SCCPs 和 MCCPs 同类物之间的相互定量干扰，该方法通过二元一次方程组计算 CPs 干扰组分来检测离子碎片的同位素丰度，将干扰组分的真实响应信号以未知量的方式通过方程组计算求解获得。该方法有效减少了 SCCPs 和 MCCPs 之间的相互定量干扰，提高了 LRMS 分析结果的准确性。但是，在该方法中，每个样品需要进样 4 次来实现 48 种 SCCPs 和 MCCPs 同系物的分析。多次进样会增大分析结果的误差，并且样品分析和数据处理时间的成本也相应增加。

Geiß 等 [46] 提出了一种多元线性回归定量计算方法对 SCCPs 总量进行定量，该方法利用 GC/ECNI-MS 对水中氯含量为 49% ～ 67% 的 SCCPs 总量进行定量，通过对 4 个碎片离子进行监测来确定 SCCPs 浓度。并通过模型计算得出碎片离子的响应值，该方法受标准物质的碳链长度和氯含量的影响较低。值得注意的是，在 ECNI 模式下，CPs 产生的碎片离子如 $[M-Cl]^-$、$[M-HCl]^-$、$[M+Cl]^-$、$[Cl_2]^-$ 和 $[HCl_2]^-$，其相对丰度受进样量和离子源温度等因素影响较大，如果条件改变，那么定量离子碎片组也需要改变，而该离子碎片的选择需要大量的标准参考物质和繁杂的实验进行筛选与确定。此外，该方法获得的是 SCCPs 的总浓度信息，无法满足不同同类物的定量分析需求。

Bogdal 等[47] 提出了利用 APCI-qTOF-HRMS 技术来对 CPs 直接定量的分析方法，该方法利用数学算法对样品中各个同系物组分的质谱信号响应值进行解卷积处理，并用外标法对 CPs 定量。这种方法下，即使环境样品中 CPs 同类物分布模式与标准品不同，也可以在环境样品中确定 CPs 的含量。与 ECNI 方法类似，不同 CPs 标准物的氯化度范围应该足够大，以包含不同的 CPs 同类物分布模式。该方法可作为筛查分析环境样品中短链、中链和长链氯化石蜡的良好手段。

5.3　总膳食样品中短链氯化石蜡的测定标准操作程序

5.3.1　适用范围

本标准操作程序基于本书作者长期工作中的研究成果和经验编制而成。在总膳食研究中为获得更准确的膳食暴露 CPs 评估结果，试样分析过程要严格遵照本标准操作程序进行，以获取理想的回收率。此外，在分析仪器灵敏度符合要求的前提下，试样先采用不分流模式进样，如果多数组分未检出，则需要采用溶剂蒸发大体积模式进样。

5.3.2　试剂和材料

1. 试剂及吸附剂

正己烷（色谱纯）；二氯甲烷（色谱纯）；填料 Bio-Beads S-X3（38 ～ 75 μm）；硅胶（63 ～ 100 目）；98% 浓硫酸（优级纯）；无水硫酸钠（优级纯）；弗罗里硅土（60 ～ 100 目）。

凝胶渗透色谱柱填料 Bio-Beads S-X3 使用前用二氯甲烷∶正己烷（1∶1，V/V）混合溶液溶胀过夜。层析柱所用硅胶在 550℃下烘烤 6 h 制成活化硅胶。在 100 g 活化硅胶中均匀混入 23.3 mL 98% 浓硫酸制成酸性硅胶（质量分数 30%）。无水硫酸钠使用前 660℃烘烤 6.5 h。弗罗里硅土在 550℃下烘烤 12 h，并在使用前于 140℃烘制过夜。

2. 标准品

三种 SCCPs 混合标准品（100 ng/μL，氯含量分别为 51.5%、55.5% 和 63.0%，溶解于环己烷）；三种 MCCPs 混合标准品（100 ng/μL，氯含量分别为 42.0%、52.0% 和 57.0%，溶解于环己烷）；$^{13}C_{10}$-反式氯丹（$^{13}C_{10}$-trans-chlordane，100 ng/μL，溶解于壬烷）；ε-六氯环己烷（ε-HCH，10 ng/μL，溶解于环己烷）。

5.3.3　仪器与设备

1. 样品前处理设备

冻干机（Coolsafe 95-15，LaboGene，林格，丹麦）；加速溶剂萃取仪（ASE350，Thermo Scientific，美国）；旋转蒸发器（Heidolph，德国）配隔膜真空泵和真空控制装置（压力最低可到 50 mbar）以及循环冷凝水装置；氮气浓缩器（Organomation，美国）带加热模块；

超声波清洗器；振荡器；天平（感量为 0.1g 和 0.1 mg）；马弗炉；洗瓶机（G7883，Miele，德国）。

2. 分析设备

全二维气相色谱-飞行时间质谱（GC×GC-TOFMS）分析系统由 Agilent 7890 气相色谱仪（Agilent Technologies，圣克拉拉，美国）和热调制器 ZX2004（Zoex，休斯敦，美国）连接飞行时间质谱仪（Tofwerk，图恩，瑞士）组成。配有分流/不分流进样口和溶剂蒸发大体积进样口。

5.3.4　分析步骤

1. 样品制备

采集的膳食样品用避光材料如铝箔、棕色玻璃瓶等包装，置冷冻箱中运输到实验室。干燥固体样品如奶粉等，置于棕色干燥器中保存。具有一定含水量的固体、半固体样品，如鱼、肉、蛋、液体奶等样品运输至实验室后储存于-40℃冰箱，使用时在室温下解冻，混匀后准确称重（精确到 0.001 g）样品（取样量：鱼、肉、蛋等不低于 25 g；液体乳不低于 40 g；植物性食品样品不低于 50 g；奶粉不低于 15 g）置于洁净玻璃培养皿中，以铝箔纸盖于其上，放入-40℃冰箱冷冻 12 h 后用冻干机冻干，再放置于保干器中保存。

2. 提取

样品进行冷冻干燥后，取适量置研钵中研磨成粉状，然后称取 4 g 加入适量硅藻土混匀，再转移至预先清洗好的萃取池中。在萃取池中加入 2.5 ng $^{13}C_{10}$-反式氯丹作为净化内标，静置一段时间后，通过加速溶剂萃取仪对膳食样品进行萃取。本实验对提取溶剂和提取温度等参数进行了优化，最终选择正己烷：二氯甲烷（1/1，*V/V*）作为萃取溶剂，萃取温度 150℃，系统压力 $1.03×10^4$ kPa（1500 psi），加热时间 7 min，静态萃取时间 10 min，循环 3 次，冲洗体积 70%，吹扫时间 120 s。提取液置于旋转蒸发器上浓缩至 1 mL 左右后，依次采用凝胶渗透色谱柱和多层复合硅胶柱进行净化。

3. 净化

GPC 层析柱规格为 60 cm×25 mm，填充 30 g 用正己烷：二氯甲烷（1:1，*V/V*）溶胀好的 Bio-Beads S-X3 填料（Bio-Rad，里士满，美国）。凝胶柱放置时，溶剂不得流空。将浓缩后的 1 mL 样品加入 GPC 层析柱后，用 70 mL 正己烷：二氯甲烷（1:1，*V/V*）淋洗柱子，弃去淋洗液。再用 130 mL 正己烷：二氯甲烷（1:1，*V/V*）混合溶剂洗脱目标化合物并收集洗脱液，旋转蒸发至约 1 mL。

复合硅胶柱从下到上依次由 3 g 弗罗里硅土，2 g 活化硅胶，5 g 酸性硅胶（30%，*W/W*）和 4 g 无水硫酸钠组成。复合硅胶柱在使用前先用 50 mL 正己烷进行活化。将浓缩后的凝胶渗透柱洗脱液加入复合硅胶柱中，用 40 mL 正己烷淋洗柱子，弃去流出液。再用 100 mL 正己烷：二氯甲烷（1:1，*V/V*）混合溶剂洗脱目标化合物，收集洗脱液并旋转蒸发至 1 mL 左右，氮吹至近干。最后加入 2.5 ng ε-HCH 作为进样内标，并用环己烷定容至 50 μL，涡旋混匀以待分析。

4. 测定

1）测定条件

利用 GC×GC-TOFMS 分析膳食样品中的 SCCPs（$C_{10\sim13}Cl_{5\sim10}$）和 MCCPs（$C_{14\sim17}$ $Cl_{5\sim10}$）。非极性 DB-5MS（30 m×0.25 mm×0.25 μm）（Agilent Technologies，圣克拉拉，美国）为第一根色谱柱，中等极性 BPX-50（1 m×0.10 mm×0.10 μm）（SGE，奥斯汀，美国）为第二根色谱柱。进样口温度 280℃；进样模式为不分流进样；进样量 1 μL；载气（氦气）流速 1.0 mL/min；柱温箱升温程序为，初始温度 140℃，保持 2 min，以 20℃/min 的速率升至 210℃，再以 1.5℃/min 的速率升至 310℃，保持 5 min；调制周期 8 s；热喷温度 350℃；热喷持续时间 300 ms。

离子源使用电子捕获负化学电离（ECNI）模式；发射电流 0.1 mA；电离能 125 eV；反应气（甲烷气）流速 0.2 mL/min；离子源温度 200℃；传输线温度 280℃。数据采集质量范围 50～650 Da；采集频率 100 Hz；溶剂延迟时间 8 min。所得数据用软件 GC Image R2.5（Zoex，美国）进行处理。

2）测定

SCCPs（$C_{10\sim13}Cl_{5\sim10}$）和 MCCPs（$C_{14\sim17}Cl_{5\sim10}$）同类物在 GC×GC 中的色谱峰呈现为结构化的平行色谱峰组，总共包含 12 组不同的色谱峰，如图 5-1 所示。通过提取离子色谱图和精确质量数确证，证实每组色谱峰由具有相同碳原子数和氯原子总数（C+Cl）的 CPs 组成。以第 Ⅳ 组色谱峰为例，其提取离子色谱图如图 5-1B 所示，经 [M-Cl]⁻ 的精确质量数 m/z 确认，Ⅳ 组色谱峰由 CPs 同系物 $C_{10}H_{14}Cl_8$、$C_{11}H_{17}Cl_7$、$C_{12}H_{20}Cl_6$ 和 $C_{13}H_{23}Cl_5$ 组成。分别依据各组内不同 CPs 同类物的特征离子，提取选择离子色谱图，并结合其保留时间，能够有效消除其他相近物质的干扰，准确定性 SCCPs 与 MCCPs。GC×GC 色谱分离结果表明，GC×GC-TOFMS 方法显著提高了 CPs 同类物的色谱分离度，可用来准确鉴定不同环境和生物样品中 CPs 同类物的组成与分布模式。

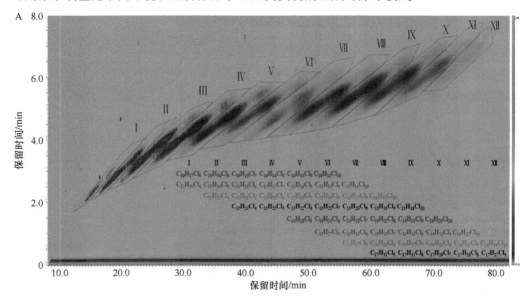

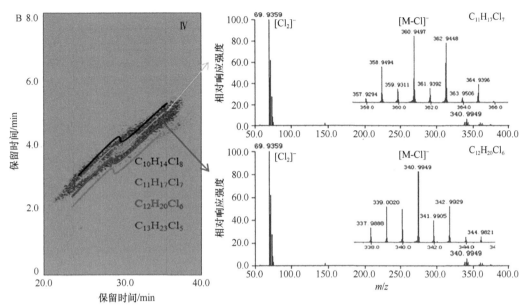

图 5-1　SCCPs 和 MCCPs 的 GC×GC-ECNI-TOFMS 色谱图及同类物分布模式

SCCPs 和 MCCPs 的定性和定量监测离子，见表 5-1。

表 5-1　SCCPs 和 MCCPs 的定性和定量监测离子

组成（C，Cl）	定量离子（m/z）	离子组成	定性离子（m/z）	离子组成
10,5	279.0055	$C_{10}H_{17}{}^{35}Cl_3{}^{37}Cl$	277.0084	$C_{10}H_{17}{}^{35}Cl_4$
10,6	312.9665	$C_{10}H_{16}{}^{35}Cl_4{}^{37}Cl$	314.9636	$C_{10}H_{16}{}^{35}Cl_3{}^{37}Cl_2$
10,7	346.9275	$C_{10}H_{15}{}^{35}Cl_5{}^{37}Cl$	348.9246	$C_{10}H_{15}{}^{35}Cl_4{}^{37}Cl_2$
10,8	380.8886	$C_{10}H_{14}{}^{35}Cl_6{}^{37}Cl$	382.8856	$C_{10}H_{14}{}^{35}Cl_5{}^{37}Cl_2$
10,9	416.8466	$C_{10}H_{13}{}^{35}Cl_6{}^{37}Cl_2$	414.8496	$C_{10}H_{13}{}^{35}Cl_7{}^{37}Cl$
10,10	450.8077	$C_{10}H_{12}{}^{35}Cl_7{}^{37}Cl_2$	448.8106	$C_{10}H_{12}{}^{35}Cl_8{}^{37}Cl$
11,5	293.0211	$C_{11}H_{19}{}^{35}Cl_3{}^{37}Cl$	291.0241	$C_{11}H_{19}{}^{35}Cl_4$
11,6	326.9822	$C_{11}H_{18}{}^{35}Cl_4{}^{37}Cl$	328.9792	$C_{11}H_{18}{}^{35}Cl_3{}^{37}Cl_2$
11,7	360.9432	$C_{11}H_{17}{}^{35}Cl_5{}^{37}Cl$	362.9402	$C_{11}H_{17}{}^{35}Cl_4{}^{37}Cl_2$
11,8	394.9042	$C_{11}H_{16}{}^{35}Cl_6{}^{37}Cl$	396.9013	$C_{11}H_{16}{}^{35}Cl_5{}^{37}Cl_2$
11,9	430.8623	$C_{11}H_{15}{}^{35}Cl_6{}^{37}Cl_2$	428.8656	$C_{11}H_{15}{}^{35}Cl_7{}^{37}Cl$
11,10	464.8233	$C_{11}H_{14}{}^{35}Cl_7{}^{37}Cl_2$	462.8263	$C_{11}H_{14}{}^{35}Cl_8{}^{37}Cl$
12,5	307.0368	$C_{12}H_{21}{}^{35}Cl_3{}^{37}Cl$	305.0397	$C_{12}H_{21}{}^{35}Cl_4$
12,6	340.9978	$C_{12}H_{20}{}^{35}Cl_4{}^{37}Cl$	342.9949	$C_{12}H_{20}{}^{35}Cl_3{}^{37}Cl_2$
12,7	374.9588	$C_{12}H_{19}{}^{35}Cl_5{}^{37}Cl$	376.9559	$C_{12}H_{19}{}^{35}Cl_4{}^{37}Cl_2$
12,8	408.9199	$C_{12}H_{18}{}^{35}Cl_6{}^{37}Cl$	410.9169	$C_{12}H_{18}{}^{35}Cl_5{}^{37}Cl_2$
12,9	444.8779	$C_{12}H_{17}{}^{35}Cl_6{}^{37}Cl_2$	442.8809	$C_{12}H_{17}{}^{35}Cl_7{}^{37}Cl$
12,10	478.8390	$C_{12}H_{16}{}^{35}Cl_7{}^{37}Cl_2$	476.8491	$C_{12}H_{16}{}^{35}Cl_8{}^{37}Cl$
13,5	321.0524	$C_{13}H_{23}{}^{35}Cl_3{}^{37}Cl$	319.0554	$C_{13}H_{23}{}^{35}Cl_4$

组成（C,Cl）	定量离子（m/z）	离子组成	定性离子（m/z）	离子组成
13,6	355.0135	$C_{13}H_{22}{}^{35}Cl_4{}^{37}Cl$	357.0105	$C_{13}H_{22}{}^{35}Cl_3{}^{37}Cl_2$
13,7	388.9745	$C_{13}H_{21}{}^{35}Cl_5{}^{37}Cl$	390.9715	$C_{13}H_{21}{}^{35}Cl_4{}^{37}Cl_2$
13,8	422.9355	$C_{13}H_{20}{}^{35}Cl_6{}^{37}Cl$	424.9326	$C_{13}H_{20}{}^{35}Cl_5{}^{37}Cl_2$
13,9	458.8936	$C_{13}H_{19}{}^{35}Cl_6{}^{37}Cl_2$	456.8966	$C_{13}H_{19}{}^{35}Cl_7{}^{37}Cl$
13,10	492.8546	$C_{13}H_{18}{}^{35}Cl_7{}^{37}Cl_2$	490.8576	$C_{13}H_{18}{}^{35}Cl_8{}^{37}Cl$
14,5	335.0681	$C_{14}H_{25}{}^{35}Cl_3{}^{37}Cl$	333.0710	$C_{14}H_{25}{}^{35}Cl_4$
14,6	369.0291	$C_{14}H_{24}{}^{35}Cl_4{}^{37}Cl$	371.0262	$C_{14}H_{24}{}^{35}Cl_3{}^{37}Cl_2$
14,7	402.9901	$C_{14}H_{23}{}^{35}Cl_5{}^{37}Cl$	404.9872	$C_{14}H_{23}{}^{35}Cl_4{}^{37}Cl_2$
14,8	436.9512	$C_{14}H_{22}{}^{35}Cl_6{}^{37}Cl$	438.9482	$C_{14}H_{22}{}^{35}Cl_5{}^{37}Cl_2$
14,9	472.9092	$C_{14}H_{21}{}^{35}Cl_6{}^{37}Cl_2$	470.9122	$C_{14}H_{21}{}^{35}Cl_7{}^{37}Cl$
14,10	506.8703	$C_{14}H_{20}{}^{35}Cl_7{}^{37}Cl_2$	504.8732	$C_{14}H_{20}{}^{35}Cl_8{}^{37}Cl$
15,5	349.0837	$C_{15}H_{27}{}^{35}Cl_3{}^{37}Cl$	347.0867	$C_{15}H_{27}{}^{35}Cl_4$
15,6	383.0448	$C_{15}H_{26}{}^{35}Cl_4{}^{37}Cl$	385.0418	$C_{15}H_{26}{}^{35}Cl_3{}^{37}Cl_2$
15,7	417.0058	$C_{15}H_{25}{}^{35}Cl_5{}^{37}Cl$	419.0028	$C_{15}H_{25}{}^{35}Cl_4{}^{37}Cl_2$
15,8	450.9668	$C_{15}H_{24}{}^{35}Cl_6{}^{37}Cl$	452.9639	$C_{15}H_{24}{}^{35}Cl_5{}^{37}Cl_2$
15,9	486.9249	$C_{15}H_{23}{}^{35}Cl_6{}^{37}Cl_2$	484.9278	$C_{15}H_{23}{}^{35}Cl_7{}^{37}Cl$
15,10	520.8859	$C_{15}H_{22}{}^{35}Cl_7{}^{37}Cl_2$	518.8889	$C_{15}H_{22}{}^{35}Cl_8{}^{37}Cl$
16,5	363.0994	$C_{16}H_{29}{}^{35}Cl_3{}^{37}Cl$	361.1023	$C_{16}H_{29}{}^{35}Cl_4$
16,6	397.0604	$C_{16}H_{28}{}^{35}Cl_4{}^{37}Cl$	399.0575	$C_{16}H_{28}{}^{35}Cl_3{}^{37}Cl_2$
16,7	431.0214	$C_{16}H_{27}{}^{35}Cl_5{}^{37}Cl$	433.0185	$C_{16}H_{27}{}^{35}Cl_4{}^{37}Cl_2$
16,8	464.9825	$C_{16}H_{26}{}^{35}Cl_6{}^{37}Cl$	466.9795	$C_{16}H_{26}{}^{35}Cl_5{}^{37}Cl_2$
16,9	500.9405	$C_{16}H_{25}{}^{35}Cl_6{}^{37}Cl_2$	498.9435	$C_{16}H_{25}{}^{35}Cl_7{}^{37}Cl$
16,10	534.9016	$C_{16}H_{24}{}^{35}Cl_7{}^{37}Cl_2$	532.9045	$C_{16}H_{24}{}^{35}Cl_8{}^{37}Cl$
17,5	377.1150	$C_{17}H_{31}{}^{35}Cl_3{}^{37}Cl$	375.1180	$C_{17}H_{31}{}^{35}Cl_4$
17,6	411.0761	$C_{17}H_{30}{}^{35}Cl_4{}^{37}Cl$	413.0731	$C_{17}H_{30}{}^{35}Cl_3{}^{37}Cl_2$
17,7	445.0371	$C_{17}H_{29}{}^{35}Cl_5{}^{37}Cl$	447.0341	$C_{17}H_{29}{}^{35}Cl_4{}^{37}Cl_2$
17,8	478.9981	$C_{17}H_{28}{}^{35}Cl_6{}^{37}Cl$	480.9952	$C_{17}H_{28}{}^{35}Cl_5{}^{37}Cl_2$
17,9	514.9562	$C_{17}H_{27}{}^{35}Cl_6{}^{37}Cl_2$	512.9592	$C_{17}H_{27}{}^{35}Cl_7{}^{37}Cl$
17,10	548.9172	$C_{17}H_{26}{}^{35}Cl_7{}^{37}Cl_2$	546.9202	$C_{17}H_{26}{}^{35}Cl_8{}^{37}Cl$
$^{13}C_{10}$-反式氯丹	419.7919	$C_{10}H_6{}^{35}Cl_6{}^{37}Cl_2$	417.7948	$C_{10}H_6{}^{35}Cl_7{}^{37}Cl$
ε-HCH	254.8883	$C_6H_6{}^{35}Cl_4{}^{37}Cl$	256.8853	$C_6H_6{}^{35}Cl_3{}^{37}Cl_2$

5. 结果计算

当使用 ECNI 模式分析 SCCPs 和 MCCPs 时，SCCPs 和 MCCPs 同类物的响应因子与 SCCPs 和 MCCPs 中所含的氯原子数有关。当实际环境样品中 SCCPs 和 MCCPs 的同类物分布模式与定量标样中 SCCPs 和 MCCPs 的分布模式存在差异时会产生较大的定量误差。为了最大限度消除定量误差，参考 Reth 等[36] 提出的定量曲线校正法对 SCCPs 和 MCCPs 进行定量。该方法通过分析不同氯含量的 SCCPs 和 MCCPs 标样，建立了一个 SCCPs 和 MCCPs 的总响应因子和氯含量的线性关系。然后计算待测样品中 SCCPs 和 MCCPs 的氯含量，代入校准曲线得到总响应因子，再结合 SCCPs 和 MCCPs 的总响应值计算出 ΣSCCPs 和 ΣMCCPs 的含量。通过这种方式，可以校正实际样品和参考的 SCCPs 和 MCCPs 标准液之间氯含量的差异，以提供可靠的定量分析结果。每个 SCCPs 和 MCCPs 同类物组的浓度则通过每个同类物组的相对峰面积占 ΣSCCPs 或 ΣMCCPs 的相对峰面积的比例来计算。具体计算步骤如下。

（1）分别计算不同含氯量 SCCPs 和 MCCPs 标样的总体相对峰面积：

$$
\text{SCCPs(MCCPs) 的总体相对峰面积} = \Sigma_{m,n} \frac{\text{峰面积}(C_mH_{2m+2-n}Cl_n)}{\text{内标峰面积(ISTD)}} \tag{5-1}
$$

式中，m 代表碳原子数，n 代表氯原子数，ISTD 为内标。

（2）分别计算不同含氯量 SCCPs 和 MCCPs 标样的总响应因子：

$$
\text{SCCPs(MCCPs) 的总响应因子} = \frac{\text{SCCPs(MCCPs) 的总体相对峰面积(Std)}}{\text{SCCPs(MCCPs) 总含量(Std)}} \tag{5-2}
$$

式中，Std 代表标准溶液。

（3）分别计算 SCCPs 和 MCCPs 同类物的实测含氯量：

$$
\begin{array}{l}\text{SCCPs(MCCPs)}\\\text{的实测含氯量}\end{array} = \Sigma_{m,n} \frac{\text{相对峰面积}(C_mH_{2m+2-n}Cl_n) \times \text{理论含氯量}(C_mH_{2m+2-n}Cl_n)}{\text{总体相对峰面积}} \tag{5-3}
$$

式中，m 代表碳原子数，n 代表氯原子数。

（4）分别建立 SCCPs 和 MCCPs 总响应因子与实测含氯量的线性关系：

$$
\text{SCCPs(MCCPs) 的总响应因子} = a \times \text{SCCPs(MCCPs) 的实测含氯量} + b \tag{5-4}
$$

式中，a 和 b 分别代表斜率和截距。

（5）分别计算实际样品中 SCCPs 和 MCCPs 的总含量：

$$
\text{样品 SCCPs(MCCPs) 总含量} = \frac{\text{SCCPs(MCCPs) 的总体相对峰面积}}{\text{SCCPs(MCCPs) 的总响应因子}} \tag{5-5}
$$

5.4　方法性能验证和评价

5.4.1　质量保证措施

整个实验过程采用了严格的质量保证和质量控制措施。实验样品的准备，应在样品送达后立即进行。如果不能立即开始，应参照规定存放样品。如果分析工作要中断一夜，那么样品抽提液，应作为无水溶剂放在一密闭避光的容器中，在低温环境下存放。在检测膳食样品时，只使用特别标识的玻璃仪器（用铜丝缠起来，或用聚四氟乙烯环套起来），并保存在具有特别字样标识的储存器内。在分析过程中使用的所有玻璃容器在使用前依次用甲醇、丙酮和二氯甲烷润洗 3 次。分析检测结束后，应清洗全部设备，并放于干燥箱内干燥。每周在开始第一次检测时，重新校正质谱仪。在 GC-MS 系统发生重大变动（更换柱子、修理、断电）后，重新确定响应因子。定期使用有证标准样品，验证分析设备与分析步骤。

5.4.2　实验室空白

为了监测并消除可能的背景干扰，在每 6 个膳食样品分析过程中，加入一个程序空白以监测背景污染。空白样品的处理过程与膳食样品完全相同，除了在 ASE 提取时，加入的不是膳食样品而是同等质量的硅藻土。除少部分 $C_{10}Cl_{5\sim7}$、$C_{11}Cl_{5\sim6}$ 和 $C_{14}Cl_{5\sim6}$ 以外，大部分 SCCPs 和 MCCPs 都未在空白样品中检出，且空白样品中检出的 SCCPs 和 MCCPs 浓度小于它们在样品中最低浓度的 10%。

5.4.3　回收率和检出限

配制 5 ng/μL 氯元素质量分数分别为 53.5%、55.5%、56.25%、57.75% 和 59.25% 的 SCCPs 标准溶液。同时配制 5 ng/μL 氯元素质量分数分别为 44%、47%、53%、54.5%、57% 的 MCCPs 标准溶液。配制方法如表 5-2 所示。根据 CPs 的定量和定性离子确定标准溶液中 CPs 的同类物组成，建立的氯元素质量分数和 CPs 响应因子之间的线性关系，如图 5-2 所示，结果表明 CPs 线性关系良好，SCCPs 的定量校正曲线的相关系数 $R^2 \geq 0.98$，MCCPs 的线性相关系数 $R^2 \geq 0.94$。取浓度为 20 μg/mL 氯含量为 55.5% 的 SCCPs 和氯含量为 52% 的 MCCPs 标准溶液，经过系列稀释后进行仪器分析，信噪比(S/N) $\geq 3:1$ 时，仪器对 SCCPs 的检出限（LOD）为 20 pg/μL（$C_{11}H_{18}Cl_6$），MCCPs 的 LOD 为 100 pg/μL（$C_{14}H_{23}Cl_7$）。

表 5-2　标准校正曲线中不同氯化度 SCCPs 和 MCCPs 标准溶液的配制比例

标准溶液质量分数/%	CS$_1$	CS$_2$	CS$_3$	CS$_4$	CS$_5$
SCCPs					
51.5%	5	/	/	/	/
55.5%	5	10	9	7	5
63%	0	/	1	3	5
氯化度/%	53.5	55.5	56.25	57.75	59.25
MCCPs					
42%	8	5	/	/	/
52%	2	5	8	5	/
57%	/	/	2	5	10
氯化度/%	44	47	53	54.5	57

注：CS 全称为 Calibration Solution（校准溶液），CS1～CS5 分别对应以上 5 个氯化度（由低到高）

在优化样品前处理方法时，前处理过程的回收率采用空白基质加标法进行测定。空白样品是将采集的膳食样品经过 ASE 提取多次后，保证其中的 SCCPs 低于仪器的 LOD

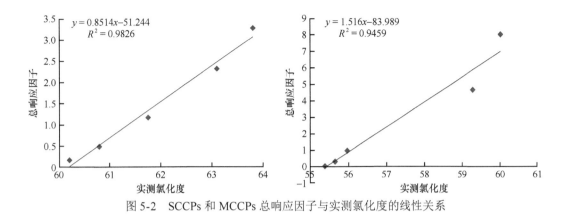

图 5-2　SCCPs 和 MCCPs 总响应因子与实测氯化度的线性关系

值。取 5 g 空白样品，将 1 μg SCCPs（氯含量为 55.5%）、1 μg MCCPs（氯含量为 52%）和 2.5 ng $^{13}C_{10}$-反式氯丹加入到空白样品基质中，将样品经前处理步骤进行净化，重复测量 3 次，结果表明，SCCPs 和 MCCPs 分析结果的相对标准偏差均低于 15%。SCCPs 和 MCCPs 的平均回收率分别是 92.5% 与 90.3%，$^{13}C_{10}$-反式氯丹的回收率范围为 65.0% ～ 92.0%。在实际膳食样品分析时，通过样品中净化标（$^{13}C_{10}$-反式氯丹）和进样标（ε-HCH）的峰面积之比，以及标准溶液中 $^{13}C_{10}$-反式氯丹和 ε-HCH 的峰面积之比计算实际样品分析时的回收率。$^{13}C_{10}$-反式氯丹在膳食样品中的回收率为 71% ～ 112%，在可接受范围内。随机选取 3 个膳食样品进行平行分析，实验结果表明，SCCPs 浓度相对标准偏差小于 10%（$n=7$），MCCPs 浓度相对标准偏差小于 8%（$n=7$）。膳食样品中 SCCPs 和 MCCPs 的方法检出限（MDL）定义为空白样品中化合物的平均浓度加上 3 倍相对标准偏差，SCCPs 和 MCCPs 的 MDL 分别为 3.2 ng/g 与 3.5 ng/g，表明该方法适用于膳食样品中 SCCPs 和 MCCPs 的分析测定。

参 考 文 献

[1] Tomy G, Fisk A, Westmore J, et al. Environmental chemistry and toxicology of polychlorinated n-alkanes. Reviews of Environmental Contamination and Toxicology, 1998, 58: 53-128.

[2] van Mourik L M, Gaus C, Leonards P E, et al. Chlorinated paraffins in the environment: a review on their production, fate, levels and trends between 2010 and 2015. Chemosphere, 2016, 155: 415-428.

[3] Environment Canada. Follow-up Report on a PSL1 Assessment for which Data were insufficient to conclude whether the substances were "toxic" to the environment and to the human health. Canadian Environmental Protection Agency, Ottawa, 2008.

[4] Fridén U E. Sources, emissions, and occurence of chlorinated paraffins in Stockholm, Sweden. Stockholm: PhD Dissertation, Stockholm University, 2010.

[5] Mourik L M V, Leonards P E G, Gaus C, et al. Recent developments in capabilities for analysing chlorinated paraffins in environmental matrices: a review. Chemosphere, 2015, 136: 259-272.

[6] Bayen S, Obbard J P, Thomas G O. Chlorinated paraffins: a review of analysis and environmental occurrence. Environmental International, 2006, 32: 915-929.

[7] Drouillard K G, Tomy G T, Muir D C G, et al. Volatility of chlorinated n-alkanes (C_{10-12}): vapor pressures

and henry's law constants. Environmental Toxicology and Chemistry, 1998, 17: 1252-1260.

[8] Sijm D T H M, Sinnige T L. Experimental octanol/water partition coefficients of chlorinated paraffins. Chemosphere, 1995, 31: 4427-4435.

[9] Hilger B, Fromme H, Volkel W, et al. Effects of chain length, chlorination degree, and structure on the octanol-water partition coefficients of polychlorinated n-alkanes. Environmental Science & Technology, 2011, 45: 2842-2849.

[10] Atkinson R, Carter W P L. Experimental investigation of the atmospheric chemistry of aromatic hydrocarbons and long-chain alkanes. Abstracts of Papers of the American Chemical Society, 1986, 192: 1-10.

[11] Thompson R S, Noble H. Short-chain chlorinated paraffins (C_{10-13}, 65% chlorinated): aerobic and anaerobic transformation in marine and freshwater sediment systems. Draft Report No BL8405/B. Brixham Environmental Laboratory, AstraZeneca UK Limited. 2007.

[12] Tomy G T, Stern G A, Lockhart W L, et al. Occurrence of C_{10-13} polychlorinated n-alkanes in Canadian midlatitude and arctic lake sediments. Environmental Science & Technology, 1999, 33(17): 2858-2863.

[13] de Boer, J, El-Sayed A T, Fiedler H, et al. Chlorinated Paraffins. *In*: The Handbook of Environmental Chemistry. Berlin/Heidelberg: Springer-Verlag, 2010.

[14] Ali T E S, Legler J. Overview of the mammalian and environmental toxicity of chlorinated paraffins. Springer Berlin Heidelberg, 2010, 135-154.

[15] Thompson RS, Noble H. Short-chain chlorinated paraffins (C_{10-13}, 65% chlorinated): aerobic and anaerobic transformation in marine and freshwater sediment systems. Draft Report No BL8405/B. Brixham Environmental Laboratory, AstraZeneca UK Limited. 2007.

[16] 刘丽华, 马万里, 刘丽艳, 等. 短链氯化石蜡 C10(50.2% Cl) 对斑马鱼胚胎的发育毒性. 哈尔滨工业大学学报, 2016, (8): 127-130.

[17] Bucher J R, Alison R H, Montgomery C A, et al. Comparative toxicity and carcinogenicity of two chlorinated paraffins in F344N rats and B6C3F1 mice. Fundamental and Applied Toxicology, 1987, 9: 454-468.

[18] IRDC 1984. Teratology study in rats with chlorinated paraffin: 52% chlorination of intermediate chain length n-paraffin. Studies conducted for the Working Party of the Chlorinated Paraffin Manufacturers Toxicology Testing Consortium (Report No 438-017).

[19] Geng N, Zhang H, Zhang B, et al. Effects of short-chain chlorinated paraffins exposure on the viability and metabolism of human hepatoma HepG2 cells. Environmental Science & Technology, 2015, 49: 3076-3083.

[20] Glüge J, Schinkel L, Hungerb H K, et al. Environmental risks of medium-chain chlorinated paraffins (MCCPs): a review. Environmental Science & Technology, 2018, 52: 6743-6760.

[21] Thomas G O, Jones K C. Chlorinated paraffins in human and bovine milk-fat. Department of Environmental Sciences, Lancaster University, Lancaster, U.K. 2002.

[22] 王润华, 何俊萍, 高丽荣, 等. 北京市售黄油中短链及中链氯化石蜡的污染特征. 环境化学, 2018, 37: 2473-2480.

[23] Huang H T, Gao L R, Xia D, et al. Bioaccumulation and biomagnification of short and medium chain polychlorinated paraffins in different species of fish from Liaodong Bay, North China. Scientific Reports, 2017, 7: 10749.

[24] Krätschmer K, Schtele A, Malisch R, et al. Chlorinated paraffins (CPs) in salmon sold in southern Germany: Concentrations, homologue patterns and relation to other persistent organic pollutants. Chemosphere, 2019, 227: 630-637.

[25] Harada K H, Tasuga T, Hitomi T, et al. Dietary exposure to short-chain chlorinated paraffins has increased in Beijing, China. Environmental Science & Technology, 2011, 45: 7019-7027.

[26] Lee J, Kim S, Kim H, et al. Total diet studies as a tool for ensuring food safety. Toxicological Research, 2015, 31: 221-226.

[27] Iino F, Takasuga T, Senthilkumar K, et al. Risk Assessment of short-chain chlorinated paraffins in Japan based on the first market basket study and species sensitivity distributions. Environmental Science & Technology, 2005, 39: 859-866.

[28] Huang H T, Gao L R, Zheng M H, et al. Dietary exposure to short-and medium-chain chlorinated paraffins in meat and meat products from 20 provinces of China. Environmental Pollution, 2018, 233: 439-445.

[29] Wang R H, Gao L R, Zheng M H, et al. Characterization of short-and medium-chain chlorinated paraffins in cereals and legumes from 19 Chinese provinces. Chemosphere, 2019, 226: 282-289.

[30] UNEP. Eighth meeting of the conference of the parties to the stockholm convention. http://chm.pops.int/TheConvention/ConferenceoftheParties/Meetings/COP8/tabid/5309/Default.aspx [2023-1-5].

[31] Environment Canada. Follow-up report on PSL1 substance for which there was insufficient information to conclude whether the substance constitutes a danger to the environment; chlorinated paraffins. Existing Substances Division, Environment Canada, Gatineau, Quebec. 2004.

[32] Parera J, Santos F J, Galceran M T. Microwave-assisted extraction versus Soxhlet extraction for the analysis of short-chain chlorinated alkanes in sediments. Journal of Chromatography A, 2004, 1046: 19-26.

[33] Gao Y, Zhang H J, Chen J P, et al. Optimized cleanup method for the determination of short chain polychlorinated n-alkanes in sediments by high resolution gas chromatography/electron capture negative ion−low resolution mass spectrometry. Analytica Chimica Acta, 2011, 703: 187-193.

[34] Nilsson M L, Bengtsson S, Kylin H. Identification and determination of chlorinated paraffins using multivariate evaluation of gas chromatographic data. Environmental Pollution, 2012, 163: 142-148.

[35] Xia D, Gao L R, Zhu S, et al. Separation and screening of short-chain chlorinated paraffins in environmental samples using comprehensive two-dimensional gas chromatography with micro electron capture detection. Analytical and BioAnalytical Chemistry, 2014, 406(29): 7561-7570.

[36] Reth M, Zencak Z, Oehme M. New quantification procedure for the analysis of chlorinated paraffins using electron capture negative ionization mass spectrometry. Journal of Chromatography A, 2005, 1081(2): 225-231.

[37] Gao W, Wu J, Wang Y W, et al. Quantification of short- and medium-chain chlorinated paraffins in environmental samples by gas chromatography quadrupole time-of-flight mass spectrometry. Journal of Chromatography A, 2016, 1452: 98-106.

[38] Gao W, Cao D, Wang Y J, et al. External exposure to short-and medium-chain chlorinated paraffins for the general population in Beijing, China. Environmental Science & Technology, 2018, 52(1): 32-39.

[39] Gao Y, Zhang H J, Zou L L, et al. Quantification of short-chain chlorinated paraffins by deuterodec

hlorination combined with gas chromatography-mass Spectrometry. Environmental Science & Technology, 2016, 50: 3746-3753.

[40] Li T, Wan Y, Gao S, et al. High-Throughput determination and characterization of short-, medium-, and long-chain chlorinated paraffins in human blood. Environmental Science & Technology, 2017, 51(6): 3346-3354.

[41] Bogdal C, Alsberg T, Diefenbacher P S, et al. Fast quantification of chlorinated paraffins in environmental samples by direct injection high-resolution mass spectrometry with pattern deconvolution. Analytical Chemistry, 2015, 87(5): 2852-2860.

[42] Xia D, Gao L R, Zheng M H, et al. A novel method for profiling and quantifying short- and medium-chain chlorinated paraffins in environmental samples using comprehensive two-dimensional gas chromatography-electron capture negative ionization high-resolution time-of-flight mass spectrometry. Environmental Science & Technology, 2016, 50(14): 7601-7609.

[43] Tomy G T, Westmore J B, Stern G A, et al. Interlaboratory study on quantitative methods of analysis of C_{10}-C_{13} polychloro-n-alkanes. Analytical Chemistry, 1999, 71(2): 446-451.

[44] Coelhan M. Determination of short chain polychlorinated paraffins in fish samples by short column GC/ECNI-MS. Analytical Chemistry, 1999, 71(20): 4498-4505.

[45] Zeng L, Wang T, Han W, et al. Spatial and vertical distribution of short chain chlorinated paraffins in soils from wastewater irrigated farmlands. Environmental Science & Technology, 2011, 45(6): 2100-2106.

[46] Geiß S, Einax J W, Scott S P. Determination of the sum of short chain polychlorinated n-alkanes with a chlorine content of between 49 and 67% in water by GC-ECNI-MS and quantification by multiple linear regression. Clean-Soil Air Water, 2010, 38(1): 57-76.

[47] Bogdal C, Alsberg T, Diefenbacher P S, et al. Fast quantification of chlorinated paraffins in environmental samples by direct injection high-resolution mass spectrometry with pattern deconvolution. Analytical Chemistry, 2015, 87(5): 2852-2860.

（高丽荣　刘国瑞　李敬光）

第6章 多氯萘的测定

6.1 概 述

多氯萘（polychlorinated naphthalenes，PCNs）是一类萘环上的氢原子被氯原子所取代的化合物的总称，分子式为 $C_{10}H_{(0\sim8)}Cl_{(0\sim8)}$，化学结构式见图 6-1，共有 75 种同类物，PCNs 的 75 种同类物的物理化学性质见表 6-1。PCNs 蒸汽压范围为 $1.3\times10^{-4}\sim2.1$ Pa（25℃），不溶于水，可溶于有机溶剂，具有半挥发性，可在全球范围内传输和分布；具有长距离迁移的特性，在极地的大气、沉积物以及生物样品中也普遍检出[1]；具有较高的亲脂性，易于在食物链中被生物富集放大[2]；具有化学稳定性、耐热性、绝缘性和绝热性，能持久地存在于环境介质中。

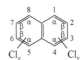

图 6-1 PCNs 的化学结构式

表 6-1 75 种 PCNs 同类物的物理化学性质

PCNs	熔点/℃	沸点/℃	溶解度/(μg/L)	log Kow	log Koa（25℃）
CN-1	−2.3	260	2870	3.95	
CN-2	59.5～60	259	924	4.04	
CN-3	37	295～298	137	4.47	6.75
CN-4	61.562	291			6.68
CN-5	71.5	287	312	4.78	6.67
CN-6	107		396	4.67	6.67
CN-7	48.5～49				6.67
CN-8	63.5				6.67
CN-9	89～89.5		450	4.30	6.99
CN-10	120		474	4.61	6.70
CN-11	137～138	285			6.68
CN-12	115～116		240	4.81	6.68
CN-13	84				7.49
CN-14	92				7.43
CN-15	79				7.43
CN-16	92.5				7.42
CN-17	88				7.42

PCNs	熔点/℃	沸点/℃	溶解度/(μg/L)	log Kow	log Koa（25℃）
CN-18	83				7.58
CN-19	103				7.31
CN-20	81				7.29
CN-21	113	274	65	5.47	7.29
CN-22	85				7.45
CN-23	133				7.46
CN-24	68				7.31
CN-25	109				7.37
CN-26	91		17	5.12	7.48
CN-27	198		4.2	5.87	8.37
CN-28	141		3.7	5.77	8.24
CN-29					8.24
CN-30	115				8.24
CN-31					8.60
CN-32					8.38
CN-33	111				8.01
CN-34	144				8.01
CN-35					8.38
CN-36	164				8.16
CN-37	114				8.01
CN-38					8.38
CN-39					8.24
CN-40	125～127				8.39
CN-41					8.53
CN-42			4.1	6.29	7.85
CN-43	131		8.2	5.86	8.23
CN-44	120				8.09
CN-45					8.25
CN-46	183				8.59
CN-47	139		8.1	5.81	8.08
CN-48					8.32
CN-49	168.5				9.30
CN-50	147			7.00	8.97
CN-51					8.97
CN-52	171	313			8.76
CN-53	175			6.80	9.11

PCNs	熔点/℃	沸点/℃	溶解度/(μg/L)	log Kow	log Koa (25℃)
CN-54					9.05
CN-55					9.16
CN-56					9.35
CN-57					9.09
CN-58					8.88
CN-59	151				9.22
CN-60					8.76
CN-61	135				8.88
CN-62					9.09
CN-63	132				9.98
CN-64	194	331			9.75
CN-65	164				10.05
CN-66	205 ～ 234			7.70	9.67
CN-67					9.67
CN-68					9.75
CN-69				7.50	9.75
CN-70					10.09
CN-71					9.83
CN-72					9.83
CN-73				8.20	
CN-74	194	348			
CN-75	198	365	0.08	7.77	

PCNs 是共平面同类物，类似于毒性最强的 2,3,7,8-四氯代二苯并二噁英（2,3,7,8-TCDD），能够产生脱乙基酶（ethoxyresorufin O-deethylase，EROD）反应和芳香烃羟化酶（arylhydrocarbon hydroxylase，AHH）反应等酶反应，具有胚胎毒性、肝毒性、免疫毒性、皮肤损害性并具有致畸和致癌等毒性[3~12]。Villeneuve 等[11] 通过对鱼体和老鼠肝肿瘤细胞的 PCNs 毒性实验发现，毒性主要由五氯，六氯和七氯代同类物引起，其中六氯萘同类物中 CN-63、CN-66/67 和 CN-69 是主要的毒性来源，这些同类物的相对毒性当量因子（REP）值为 0.002。从总体上看，在 75 种同类物中，取代位置为 2-、3-、6-、7-位上的三氯或四氯取代同类物，即 TeCN-48、PeCN-54、HxCN-66、HxCN-67、HxCN-68、HxCN-69、HxCN-70、HxCN-71 及 HpCN-73 等具有类似于二噁英类的毒性，其中，HpCN-73 是相对毒性最强的一种同类物，它的相对毒性当量因子值为 0.003。PCNs 对人体健康具有潜在危害，能够导致诸如氯痤疮、厌食、恶心、头痛、体重下降、腹痛、失眠、掉发等症状，甚至可能导致死亡。建立 PCNs 分析方法对 PCNs 的健康风险评估具有重要意义。

　　PCNs 在全球范围的大气、土壤、沉积物、水体、生物中都有发现[13~20]，说明其污染已经遍布全球，且对人类健康直接构成危害。环境介质中 PCNs 的来源主要有三个方面：①作为工业化学品的生产和使用；②作为副产物在多氯联苯（PCBs）的生产和使用过程中产生；③工业过程中的无意排放。自 1980 年起，PCNs 已被限制生产和使用，环境中 PCNs 的浓度显著下降，然而，工业过程无意产生和排放的 PCNs 浓度占比显著升高。废弃物焚烧过程是环境中 PCNs 的重要来源，废弃物焚烧产生的飞灰和烟气中均能检出PCNs。再生金属冶炼过程、炼焦过程以及炼钢过程的无意产生和排放也被认为是 PCNs 的主要来源。

　　PCNs 已于 2015 年被列入《关于持久性有机污染物的斯德哥尔摩公约》（以下简称《公约》）受控名单，属于新型持久性有机污染物，我国为该《公约》的签约国之一，需履行该《公约》所规定的义务，因此亟须开展对我国 PCNs 重点排放源的污染控制和削减研究。由于我国 PCNs 的污染调查和研究工作开展较少，而且十分不系统，因此我国关于PCNs 污染的数据十分缺乏。制定符合国际通行的标准方法和完善的控制指标体系，建立适合我国国情的 PCNs 的调查和管理体系是当前十分迫切的任务。

　　目前，对于 PCNs 的人体暴露水平相关研究非常有限，仅在国外的文献报道中发现少量数据，而在国内几乎处于空白状态。因此，亟须开展 PCNs 在人体的暴露水平、同类物分布特征、潜在来源以及健康风险评估等方面的研究。母乳是联合国环境规划署POPs 监测项目的核心介质之一，母乳监测对于人体健康风险评估具有重要意义。母乳脂肪含量丰富，是监测人体 POPs 水平的理想基质，且是新生婴儿主要的食物来源，它既能够反应母体暴露水平，又可以了解婴幼儿这一类敏感人群的膳食暴露水平及健康风险。考虑到母乳在增强婴幼儿免疫力和经济等方面的优势，世界卫生组织（WHO）在世界范围内积极推广母乳喂养，建议绝大多数婴儿出生 6 个月内以纯母乳喂养，然后在之后的两年或更长时间内继续在母乳喂养的基础上适当地补充辅食。因此，对母乳中的 PCNs 开展相关研究对于婴幼儿的健康风险评估具有重要意义。

6.2　多氯萘分析方法进展

　　PCNs 在环境样品中的含量往往是十分痕量的，一般都在皮克每克或皮克每立方米的水平甚至更低，因此要求分析方法有较高的灵敏度和选择性。PCNs 同多氯联苯和其他共平面化合物的色谱流出曲线相似，难以完全分离。通常 PCNs 的分析方法包括溶剂萃取、净化分离以及用气相色谱/质谱测定等，这些都与分析多氯联苯以及其他有机氯化合物的方法是类似的，但又有所不同。

　　PCNs 的分析方法目前尚没有全球认可的国际标准方法，对于具有数据可比对性的PCNs 的采样和分析需要建立标准化方法，而且 PCNs 的分析也同样具有挑战性，同位素稀释-高分辨气相色谱/高分辨质谱技术是目前 PCNs 分析的最准确方法。早期 PCNs 的研究受仪器条件的限制，大多采用气相色谱/电子捕获检测器、高效液相色谱测定，也有采用电化学、薄层色谱法测定某些异构体或者工业混合物。近年来，随着分析仪器的快速发展，PCNs 的分析方法也得到了很好的改善。随着高分辨气相色谱/高分辨质谱法的逐渐发展与使用，PCNs 的测定在我国也逐渐开展起来。

近年来，人们在环境样品中 PCNs 的分析上取得了很大的进展。2002 年同位素标记的 PCNs 标准物质的使用，为 PCNs 的分析提供了更为有效的方法，可以采用同位素稀释法分析 PCNs 同类物，并用内标法对无同位素标记的 PCNs 同类物进行校正。第一篇应用 ^{13}C-PCNs 同位素标记物的论文发表在 2004 年。目前可用的 ^{13}C-PCNs 同位素标记物包括 TeCN-42、TeCN-27、PeCN-52、HxCN-67、HxCN-64、HpCN-73 和 OCN-75。

鉴于并没有标准的 PCNs 的分析测定方法，为了消除不同实验室发表的采用不同的仪器和定量方法得到的实验数据之间的偏差，环境样品中 PCNs 的分析到目前已经进行了两次国际比对研究。在 2003 年组织了第一次国际比对实验，对现有的 PCNs 分析方法进行了评估。共有 9 个实验室参加，主要对 Halowax 溶液的总 PCNs 含量和一些单个同类物进行定量，对 PCNs 总含量的实验结果基本上一致（除一个实验室外），其相对标准偏差（RSD）为 11%，对于单个同类物定量测定的值变化较大，RSD 值在 20% ~ 40%。由于可供使用的 ^{12}C-PCNs 和 ^{13}C-PCNs 的标准品很少，所以同位素稀释法在 PCNs 的分析测定方面应用并不多。第二次国际比对实验主要是分析 1944 个排水沟沉积物标准参考物质（SRM）和 1649 个城市灰尘的 SRM 中 PCNs 的含量，与第一次比对实验相比，仅有 5 个实验室参加了这次实验，但这些实验室的 Halowax 溶液和对 SRM 的实验结果具有很好的一致性，RSD 值在 10% 左右或更低。这样的国际比对实验应该继续进行，并邀请更多的实验室参加进来，也可以对大气、生物等环境样品基质进行检测，特别是应响应全球 POP 公约的要求对 PCNs 进行全球性的检测。

高分辨气相色谱-高分辨质谱（HRGC-HRMS）联用因其兼具色谱的高分离度和质谱的高分辨能力，已成为环境样品中痕量有机污染物准确定性和定量的优选技术，目前已在空气、土壤、沉积物和生物等环境样品 PCNs 分析中广泛应用。具体来说，在提取样品之前加入 ^{13}C 标记的标准物质，能够校准在前处理过程中目标物质的损失，确保检测结果的准确性。回收标、净化内标和目标化合物之间存在保留时间的相对关系，方便在复杂环境样品中快速定性。另外，HRMS 的分辨率能够达到 10 000 以上，对复杂环境介质中的目标化合物具有较好的选择性，减少了复杂环境样品中基质带来的干扰，且检出限比 GC-LRMS 低 2 ~ 3 个数量级，更适用于复杂环境介质中超痕量污染物的分析。采用 HRGC-HRMS 分析方法是目前检测母乳等低浓度水平样品中 PCNs 的理想方法。

6.3　母乳样品中多氯萘测定标准操作程序

6.3.1　适用范围

本程序适用于母乳样品中 75 种 PCNs 同类物的高分辨气相色谱-高分辨质谱（HRGC-HRMS）测定。

6.3.2　原理

样品经前处理（提取、净化、浓缩）后，由进样器注入气相色谱。样品中不同组分性质和结构上的差异，导致其与气相色谱柱固定相之间发生作用的强弱程度有所差异，因此在流动相的推动作用下，不同组分在固定相上具有不同的保留时间，从而按先后顺序从气相色谱柱中流出。流出后的组分进入高分辨质谱仪，组分在离子源中被离子化后，质谱仪根据离子的质荷比进行分离并进行定性和定量分析。在一定浓度范围内，离子的信号响应强度与其浓度成正比。

6.3.3　试剂和材料

1. 试剂

实验用水：新制备的去离子水或蒸馏水；浓硫酸（H_2SO_4）：优级纯、质量分数为98%；氢氧化钠（NaOH）：优级纯；二氯甲烷（CH_2Cl_2）：农残级；正己烷（C_6H_{14}）：农残级；丙酮（CH_3COCH_3）：分析纯；甲醇（CH_3OH）：分析纯；壬烷（C_9H_{20}）：农残级；高纯氦气：纯度 ≥ 99.999%。

2. 标准品和标准溶液

1）^{13}C 标记净化内标

ECN-5102（Cambridge Isotope Laboratories，美国），包含 6 种四氯代到八氯代的 ^{13}C 同位素标记 PCNs 同类物：$^{13}C_{10}$-CN-27、$^{13}C_{10}$-CN -42、$^{13}C_{10}$-CN-52、$^{13}C_{10}$-CN -67、$^{13}C_{10}$-CN -73 和 $^{13}C_{10}$-CN -75。

2）^{13}C 标记进样内标

ECN-5260（Cambridge Isotope Laboratories，美国），包含 1 种 ^{13}C 标记的 PCNs 同类物：$^{13}C_{10}$-CN-64。

3）PCNs 标准溶液

用于做标准曲线的 CS1 ～ CS11 系列由多种标准溶液混合配制而成，其中 PCN-MXA、PCN-MXC 和 PN-31S 由威灵顿实验室购得，ECN-2663、ECN-2664、ECN-2665、ECN-2641、ECN-2653、ECN-2623、ECN-2620 和 ECN-2621 由 Cambridge Isotope Laboratories 购得。标准溶液包含一氯代到八氯代的同类物，由 ^{12}C-CN-2、^{12}C-CN-3、^{12}C-CN-5、^{12}C-CN-6、^{12}C-CN-9、^{12}C-CN-13、^{12}C-CN-27、^{12}C-CN-28、^{12}C-CN-31、^{12}C-CN-36、^{12}C-CN-42、^{12}C-CN-46、^{12}C-CN-48、^{12}C-CN-50、^{12}C-CN-52、^{12}C-CN-53、^{12}C-CN-54、^{12}C-CN-66、^{12}C-CN-67、^{12}C-CN-68、^{12}C-CN-69、^{12}C-CN-70、^{12}C-CN-72、^{12}C-CN-73、^{12}C-CN-75 和 ^{13}C-CN-27、^{13}C-CN-42、^{13}C-CN-52、^{13}C-CN-64、^{13}C-CN-67、^{13}C-CN-73、^{13}C-CN-75 组成。

3. 材料

1）活化硅胶：粒径为 100 ～ 200 目，层析用硅胶

使用前依次用甲醇和二氯甲烷淋洗，用氮气吹干后在干燥箱中 30℃下烘烤 1 h 以上，然后置于马弗炉内在 550℃下灼烧 6 h，冷却后放入三角瓶中保存于干燥器内备用。

2）酸性硅胶：质量分数为 44%

取 43 mL 质量分数为 98% 的浓 H_2SO_4 缓慢均匀滴加到 100 g 活化硅胶中，每次取约 5 mL（2 ～ 3 滴管）。逐滴加入活化硅胶后快速振荡摇匀，至均匀无颗粒团聚，放入具塞三角瓶中置于干燥器中保存。

3）碱性硅胶：质量分数为 33%

取 1 g NaOH 溶于 25 mL 去离子水中，然后缓慢加入到 50 g 活化硅胶中，每次取约 5 mL（2 ～ 3 滴管）。逐滴加入活化硅胶后快速振荡摇匀，至均匀无颗粒团聚，平衡 0.5 h 后可用，或转至具塞三角瓶中置于干燥器中保存。

4）碱性氧化铝：粒径为 100 ～ 200 目

使用前将碱性氧化铝置于干净坩埚中，置于马弗炉内 660℃ 下烘 6 ～ 7 h，然后停止加热，待温度冷却到 150℃ 时，转移到干燥器中冷却，待完全冷却后装在具塞三角瓶中置于干燥器中保存。

5）无水硫酸钠

使用前将无水硫酸钠置于干净坩埚中，然后置于马弗炉内 600℃ 下灼烧 6 h 以上，冷却后置于干燥器内保存。

4. 质谱仪调谐液

全氟煤油（perfluorokerosene，PFK）。

6.3.4　仪器和设备

1. 高分辨气相色谱-高分辨质谱联用仪

高分辨气相色谱（建议赛默飞世尔科技公司，双聚焦高分辨扇形磁质谱）部分应具有毛细管色谱柱（建议安捷伦科技有限公司，DB-5 MS 60 m×0.25 mm×0.25 μm 色谱柱）、载气系统、不分流进样功能的进样口、程序升温功能的柱温箱等装置。高分辨质谱部分应具有气相色谱质谱联机接口、电子轰击离子源、选择离子监测功能和数据处理系统等。

2. 旋转蒸发仪

旋转蒸发仪（Heidolph，德国）。

3. 氮气浓缩仪

氮气浓缩仪（Organomation，美国）。

4. 冻干机

冻干机（SCIENTZ-10N，宁波新芝生物科技股份有限公司，中国）。

5. 加速溶剂萃取仪

加速溶剂萃取仪（ASE 350，赛默飞世尔科技公司，美国）。

6. 玻璃器皿

填充柱、鸡心瓶、储液器等,所有的玻璃器皿在使用前均需用自来水和去离子水冲洗,120℃烘箱中烘干,再依次用无水甲醇、丙酮和二氯甲烷润洗。

7. 一般实验室常用仪器设备

摇床、马弗炉、电子天平(感量为 0.0001 g)等。

6.3.5 分析步骤

1. 提取

混合母乳样品先经过 48 h 冷冻干燥,称取 2.0 ～ 3.0 g 经冷冻干燥的母乳样品,与经预提的硅藻土 1∶1 研磨混合均匀,转移至萃取池,混合物表面加 PCNs 净化标 ECN-5102,再用硅藻土填满萃取池,然后用经过预提取的硅藻土充分混匀。采用加速溶剂萃取(accelerated solvent extraction,ASE),在 120℃、静态 15 min、加热 6 min、循环 3 次、吹扫 100 s 条件下,用正己烷∶二氯甲烷 =1∶1(V/V)的混合溶液进行萃取。利用旋转蒸发仪将提取液浓缩至 1 ～ 2 mL,然后风干至恒重后测定母乳中的脂质含量,随后用 5 mL 正己烷进行复溶,用于后续净化操作。

2. 净化

1)酸性硅胶柱净化

选用内径 1.5 cm、长 30 cm 并带有旋塞的玻璃填充柱作为分离柱,填料自下至上依次为:少量玻璃棉、1 g 活化硅胶、8 g 44% 酸性硅胶、1 g 活化硅胶、1 ～ 2 cm 高的无水硫酸钠。用 70 mL 正己烷预淋洗后上样,洗脱溶剂为 90 mL 正己烷,洗脱液浓缩至 1 ～ 2 mL。

2)复合硅胶柱净化

选用内径 1.5 cm、长 30 cm 并带有旋塞的玻璃填充柱作为分离柱,填料自下至上依次为:少量玻璃棉、1 g 活化硅胶、4 g 碱性硅胶、1 g 活化硅胶、10 g 44% 酸性硅胶、1 g 活化硅胶和 2 cm 高的无水硫酸钠。用 70 mL 正己烷进行预淋洗,洗脱溶剂为 100 mL 正己烷∶二氯甲烷(9∶1,V/V),洗脱液用旋转蒸发仪浓缩至 1 ～ 2 mL 用于后续净化操作。

3)碱性氧化铝柱净化

选用内径 0.8 cm、长 30 cm 并带有旋塞的玻璃填充柱,填料自下至上依次为:少量玻璃棉、8 g 碱性氧化铝和 2 cm 高的无水硫酸钠。用 60 mL 正己烷半湿法装柱,100 mL 正己烷∶二氯甲烷(1∶1,V/V)洗脱,洗脱液用旋转蒸发仪浓缩至 1 ～ 2 mL,再用氮吹仪将洗脱液吹至 20 μL 左右。上机测样前,加入 ^{13}C 标记的同位素回收标 ECN-5260。

3. 仪器参数

1)气相色谱条件

采用无分流进样方式;载气为氦气(纯度 ≥ 99.999%);恒流模式;进样量为 1 μL;色

谱柱为 DB-5MS 毛细管柱（60 m×0.25 mm×0.25 μm）；进样口温度为 260℃；载气流速为 1 mL/min；程序升温条件为：80℃ 保留 2 min，以 20℃/min 升到 180℃，保留 1 min，然后再以 2.5℃/min 升到 280℃，保留 2 min，最后以 10℃/min 升到 290℃，保留 5 min。

2）质谱条件

电离方式为电子轰击电离源（EI）；测定时采用的质谱调谐参数为：分辨率大于 10 000；离子源温度为 250℃；电子能量为 45 eV；传输线温度为 290℃；参比物质选用低沸点全氟煤油；为了保证定量的准确性，质谱的分辨率应调谐至 10 000 左右；质谱获取方式为选择离子模式。PCNs 的质谱监测离子信息见表 6-2。

表 6-2　PCNs 的质谱监测离子信息

窗口	氯代数	m/z	m/z 类型	同类物
1	Cl-1	162.0236	M	MoCN
		164.0207	M+2	MoCN
		175.9930	锁峰离子	FC43
	Cl-2	195.9847	M	DiCN
		197.9817	M+2	DiCN
		230.9850	校正离子	FC43
2	Cl-3	263.9866	锁峰离子	FC43
		229.9457	M	TrCN
		231.9427	M+2	TrCN
	Cl-4	265.9038	M+2	TeCN
		267.9008	M+4	TeCN
		275.9373	M+2	^{13}C-TeCN
		277.9344	M+4	^{13}C-TeCN
		280.9824	锁峰离子	PFK
	Cl-5	299.8648	M+2	PeCN
		301.8618	M+4	PeCN
		309.8983	M+2	^{13}C-PeCN
		311.8954	M+4	^{13}C-PeCN
		313.9830	校正离子	FC43
3	Cl-6	313.9830	锁峰离子	FC43
		333.8258	M+2	HeCN
		335.8229	M+4	HeCN
		343.8594	M+2	^{13}C-HeCN
		345.8564	M+4	^{13}C-HeCN
	Cl-7	367.7868	M+2	HpCN
		369.7839	M+4	HpCN

窗口	氯代数	m/z	m/z 类型	同类物
		377.8204	M+2	^{13}C-HpCN
	Cl-7	379.8174	M+4	^{13}C-HpCN
		380.9761	锁峰离子	PFK
3		401.7479	M+2	OCN
		403.7449	M+4	OCN
	Cl-8	411.7814	M+2	^{13}C-OCN
		413.7785	M+4	^{13}C-OCN
		413.9775	校正离子	PFK

4. 标准曲线的制作

分别取 PCNs CS1 ~ CS11 的标准溶液，CS1 ~ CS11 的标准溶液组成和浓度范围见表 6-3，由低浓度到高浓度依次进行测定。对标准溶液浓度序列中的每个浓度至少进行 3 次进样测定，整个浓度系列至少应得到 33 个数据点。各标准物质对应的两个检测离子的峰面积强度比应与通过氯原子同位素丰度比推算的理论离子强度比一致，变化不能超过 15%。用标准物质与相应内标物质的峰面积之比和标准溶液中标准物质与内标物质的浓度之比来制作标准曲线。

表 6-3　PCNs 标准溶液组成和浓度范围（ng/mL）

编号	CS1	CS2	CS3	CS4	CS5	CS6	CS7	CS8	CS9	CS10	CS11
^{12}C-2	1	2	5	10	20	50	100	200	400	800	1000
^{12}C-5	1	2	5	10	20	50	100	200	400	800	1000
^{12}C-6	1	2	5	10	20	50	100	200	400	800	1000
^{12}C-3	1	2	5	10	20	50	100	200	400	800	1000
^{12}C-9	1	2	5	10	20	50	100	200	400	800	1000
^{12}C-13	1	2	5	10	20	50	100	200	400	800	1000
^{12}C -42	1	2	5	10	20	50	100	200	400	800	1000
^{12}C -36	0.95	1.9	4.75	9.5	19	47.5	95	190	380	760	950
^{12}C -28	1	2	5	10	20	50	100	200	400	800	1000
^{12}C -27	1	2	5	10	20	50	100	200	400	800	1000
^{12}C -48	1	2	5	10	20	50	100	200	400	800	1000
^{12}C -46	1	2	5	10	20	50	100	200	400	800	1000
^{12}C -31	1	2	5	10	20	50	100	200	400	800	1000
^{12}C -52	1	2	5	10	20	50	100	200	400	800	1000
^{12}C -50	1	2	5	10	20	50	100	200	400	800	1000
^{12}C -54	1	2	5	10	20	50	100	200	400	800	1000
^{12}C -53	1	2	5	10	20	50	100	200	400	800	1000

续表

编号	CS1	CS2	CS3	CS4	CS5	CS6	CS7	CS8	CS9	CS10	CS11
^{12}C -66	1	2	5	10	20	50	100	200	400	800	1000
^{12}C -67	1	2	5	10	20	50	100	200	400	800	1000
^{12}C -68	1	2	5	10	20	50	100	200	400	800	1000
^{12}C -69	1	2	5	10	20	50	100	200	400	800	1000
^{12}C -72	1	2	5	10	20	50	100	200	400	800	1000
^{12}C -70	1	2	5	10	20	50	100	200	400	800	1000
^{12}C -73	1	2	5	10	20	50	100	200	400	800	1000
^{12}C -75	1	2	5	10	20	50	100	200	400	800	1000
^{13}C-27	1000	1000	1000	1000	1000	1000	1000	1000	1000	1000	1000
^{13}C-42	1000	1000	1000	1000	1000	1000	1000	1000	1000	1000	1000
^{13}C-52	1000	1000	1000	1000	1000	1000	1000	1000	1000	1000	1000
^{13}C-67	1000	1000	1000	1000	1000	1000	1000	1000	1000	1000	1000
^{13}C-73	1000	1000	1000	1000	1000	1000	1000	1000	1000	1000	1000
^{13}C-75	1000	1000	1000	1000	1000	1000	1000	1000	1000	1000	1000
^{13}C-64	1000	1000	1000	1000	1000	1000	1000	1000	1000	1000	1000

5. 结果计算与表示

1）定性分析

根据 PCNs 与其同位素标记同类物的保留时间、碎片离子质荷比及丰度对 PCNs 进行定性。PCNs 同类物的两个监测离子在指定保留时间窗口同时存在，且离子丰度比与理论离子丰度比一致，相对偏差小于 15%，同时满足上述条件的色谱峰可定性为 PCNs。PCNs 的定性和定量同类物信息见表 6-4。

表 6-4 PCNs 的定性和定量同类物信息

同类物	ID	保留时间（min）	相对响应因子	定性化合物
2-MoCN	CN02	11.86	3.59	^{13}C-CN42
1-MoCN	CN01	11.93	3.59	^{13}C-CN42
1,3-DiCN	CN04	14.81	1.64	^{13}C-CN42
1,4/1,6-DiCN	CN05/07	15.09	1.64	^{13}C-CN42
1,5/2,7-DiCN	CN06/12	15.13	1.65	^{13}C-CN42
2,6/1,7-DiCN	CN11/08	15.26	1.65	^{13}C-CN42
1,2-DiCN	CN03	15.53	1.35	^{13}C-CN42
2,3-DiCN	CN10	15.65	1.35	^{13}C-CN42
1,8-DiCN	CN09	16.97	1.4	^{13}C-CN42
1,3,6-TrCN	CN20	18.64	1.93	^{13}C-CN42
1,3,5-TrCN	CN19	18.73	1.93	^{13}C-CN42

同类物	ID	保留时间（min）	相对响应因子	定性化合物
1,3,7-TrCN	CN21	18.85	1.93	^{13}C-CN42
1,4,6/1,2,4-TrCN	CN24/14	19.03	1.93	^{13}C-CN42
1,2,5-TrCN	CN15	19.59	1.93	^{13}C-CN42
1,2,6-TrCN	CN16	19.78	1.93	^{13}C-CN42
1,2,7/1,6,7/2,3,6-TrCN	CN17/25/26	19.96	1.93	^{13}C-CN42
1,2,3-TrCN	CN13	20.28	1.93	^{13}C-CN42
1,3,8-TrCN	CN22	20.78	1.93	^{13}C-CN42
1,4,5-TrCN	CN23	21.06	1.93	^{13}C-CN42
1,2,8-TrCN	CN18	22.24	1.93	^{13}C-CN42
1,3,5,7-TeCN	CN42	22.4	1.14	^{13}C-CN42
1,2,5,7/1,2,4,6/1,2,4,7-TeCN	CN37/33/34	23.56	1.14	^{13}C-CN42
1,3,6,7/1,4,6,7-TeCN	CN44/47	24.27	0.87	^{13}C-CN42
1,3,6,8/1,2,5,6-TeCN	CN45/36	24.94	0.92	^{13}C-CN27
1,2,3,5/1,3,5,8-TeCN	CN28/43	25.09	0.92	^{13}C-CN27
1,2,3,6-TeCN	CN29	25.32	1.11	^{13}C-CN27
1,2,3,4/1,2,3,7-TeCN	CN27/30	25.47	1.11	^{13}C-CN27
1,2,6,7-TeCN	CN39	25.59	1.11	^{13}C-CN27
1,2,4,5-TeCN	CN32	25.92	0.94	^{13}C-CN27
1,2,4,8-TeCN	CN35	26.16	0.94	^{13}C-CN27
2,3,6,7-TeCN	CN48	26.35	0.94	^{13}C-CN27
1,2,5,8/1,2,6,8-TeCN	CN38/40	26.71	0.94	^{13}C-CN27
1,4,5,8-TeCN	CN46	27.85	0.84	^{13}C-CN27
1,2,3,8-TeCN	CN31	27.98	0.92	^{13}C-CN27
1,2,7,8-TeCN	CN41	28.53	0.92	^{13}C-CN27
1,2,3,5,7/1,2,4,6,7-PeCN	CN52/60	29.19	1.24	^{13}C-CN52
1,2,4,5,7-PeCN	CN58	29.95	1.12	^{13}C-CN52
1,2,4,6,8-PeCN	CN61	30.22	1.12	^{13}C-CN52
1,2,3,4,6-PeCN	CN50	30.49	1.12	^{13}C-CN52
1,2,3,5,6-PeCN	CN51	30.65	1.12	^{13}C-CN52
1,2,3,6,7-PeCN	CN54	31.56	1	^{13}C-CN52
1,2,4,5,6-PeCN	CN57	31.78	1	^{13}C-CN52
1,2,4,7,8-PeCN	CN62	32.1	1.04	^{13}C-CN52
1,2,3,5,8-PeCN	CN53	32.33	1.04	^{13}C-CN52
1,2,3,6,8-PeCN	CN55	32.45	1.04	^{13}C-CN52
1,2,4,5,8-PeCN	CN59	32.96	1.04	^{13}C-CN52
1,2,3,4,5-PeCN	CN49	33.3	1.04	^{13}C-CN52

续表

同类物	ID	保留时间（min）	相对响应因子	定性化合物
1,2,3,7,8-PeCN	CN56	34.38	1.04	^{13}C-CN52
1,2,3,4,6,7/1,2,3,5,6,7-HxCN	CN66/67	36.27	0.95	^{13}C-CN67
1,2,3,4,5,7/1,2,3,5,6,8-HxCN	CN64/68	37.16	0.81	^{13}C-CN67
1,2,3,5,7,8-HxCN	CN69	37.51	1.1	^{13}C-CN67
1,2,4,5,6,8/1,2,4,5,7,8-HxCN	CN71/72	37.89	0.91	^{13}C-CN67
1,2,3,4,5,6-HxCN	CN63	39.24	0.85	^{13}C-CN67
1,2,3,4,5,8/1,2,3,6,7,8-HxCN	CN65/70	39.48	0.85	^{13}C-CN67
1,2,3,4,5,6,7-HpCN	CN73	44.41	1.26	^{13}C-CN73
1,2,3,4,5,6,8-HpCN	CN74	44.64	1.26	^{13}C-CN73
1,2,3,4,5,6,7,8-OCN	CN75	50.75	1.11	^{13}C-CN75
^{13}C -1,2,3,4-TeCN	^{13}C-CN27	25.47	3.27	^{13}C-CN64
^{13}C -1,3,5,7-TeCN	^{13}C-CN42	22.39	3.47	^{13}C-CN64
^{13}C -1,2,3,5,7-PeCN	^{13}C-CN52	29.16	1.87	^{13}C-CN64
^{13}C -1,2,3,5,6,7-HxCN	^{13}C-CN67	36.25	1.09	^{13}C-CN64
^{13}C -1,2,3,4,5,6,7-HpCN	^{13}C-CN73	44.39	2.33	^{13}C-CN64
^{13}C -1,2,3,4,5,6,7,8-OCN	^{13}C-CN75	50.74	1.16	^{13}C-CN64
^{13}C -1,2,3,4,5,7-HxCN	^{13}C-CN64	37.15	1	

2）定量分析

（1）相对响应因子的计算

提取内标的相对响应因子（RRF_{cs}）按照式（6-1）计算。

$$\text{RRF}_{cs} = \frac{(A1_s + A2_s) Q_{cs}}{(A1_{cs} + A2_{cs}) Q_s} \tag{6-1}$$

式中，RRF_{cs} 为提取内标的相对响应因子；$A1_s$ 和 $A2_s$ 分别为校准标准溶液中目标化合物的定量与定性离子的峰面积；$A1_{cs}$ 和 $A2_{cs}$ 分别为校准标准溶液中提取内标的定量与定性离子峰面积；Q_{cs} 为校准标准溶液中提取内标的质量（ng）；Q_s 为校准标准溶液中目标化合物的质量（ng）。

进样内标的相对响应因子（RRF_{rs}）按照式（6-2）计算。

$$\text{RRF}_{rs} = \frac{(A1_{cs} + A2_{cs}) Q_{rs}}{(A1_{rs} + A2_{rs}) Q_{cs}} \tag{6-2}$$

式中，RRF_{rs} 为进样内标的相对响应因子；$A1_{cs}$ 和 $A2_{cs}$ 分别为校准标准溶液中提取内标的定量与定性离子峰面积；$A1_{rs}$ 和 $A2_{rs}$ 分别为校准标准溶液中进样内标的定量与定性离子峰面积；Q_{rs} 为校准标准溶液中进样内标的质量（ng）；Q_{cs} 为校准标准溶液中提取内标的质量（ng）。

（2）提取内标回收率的计算

提取内标回收率按照式（6-3）计算。

$$R_c\% = \frac{\left(A1_{csi} + A2_{csi}\right)}{\left(A1_{rs} + A2_{rs}\right)} \times \frac{Q_{rs}}{Ave.RRF_{rs}} \times \frac{100}{Q_{csi}} \quad (6\text{-}3)$$

式中，R_c 为试样中提取内标 i 的回收率；$A1_{csi}$ 和 $A2_{csi}$ 分别为试样中提取内标 i 的定量与定性离子的峰面积；$A1_{rs}$ 和 $A2_{rs}$ 分别为试样中进样内标 i 的定量与定性离子峰面积；Q_{rs} 为试样中进样内标的质量（ng）；Q_{csi} 为试样中提取内标 i 的质量（ng）；Ave. RRF_{rs} 为进样内标的平均相对响应因子。

（3）目标化合物质量的计算

试样中被检出的 PCNs 同类物的质量按照式（6-4）计算。

$$Q_i = \frac{\left(A1_i + A2_i\right)}{\left(A1_{csi} + A2_{csi}\right)} \times \frac{Q_{csi}}{Ave.RRF_{cs}} \quad (6\text{-}4)$$

式中，Q_i 为试样中被检出的 PCNs 同类物 i 的质量（ng）；$A1_i$ 和 $A2_i$ 分别为 PCNs 同类物 i 的定量与定性离子的峰面积；$A1_{csi}$ 和 $A2_{csi}$ 分别为相应提取内标 i 的定量与定性离子的峰面积；Q_{csi} 为相应提取内标 i 的质量（ng）；Ave. RRF_{cs} 为提取内标的平均相对响应因子。

6. 质量控制与质量保证

1）干扰和消除

样品中的一些酸性物质或碱性物质对 PCNs 测定的干扰，净化过程中可通过酸性硅胶和碱性硅胶等进行净化分离，消除干扰。样品中的一些与 PCNs 性质相似的有机化合物对 PCNs 测定的干扰，净化过程中通过碱性氧化铝和活性炭等进行净化分离，消除干扰。

2）实验室空白

每 20 个样品或每批次样品（少于 20 个）应至少做 1 个实验室空白，空白测定结果应低于方法检出限。

3）全程序空白

每 20 个样品或每批次样品（少于 20 个）应至少做 1 个全程序空白，全程序空白测定结果应低于方法检出限。否则应查明原因，重新采样分析直至合格之后才能测定样品。

4）校准

标准曲线至少包含 5 个非零浓度点，相关系数应 ≥ 0.995。每 20 个样品或每批次样品（少于 20 个）应测定一个标准曲线的中间浓度点，其测定结果与标准浓度值相对误差应在 ±15%。否则应查找原因，重新绘制标准曲线。

5）平行样测定

每 20 个样品或每批次样品（少于 20 个）至少分析一个平行样，单次平行样品测定结果的相对偏差应 ≤ 20%。

6）基体加标

每 20 个样品或每批次样品（少于 20 个）至少分析一个基体加标样，基体加标回收率应在 80% ～ 110%。

6.4 关键参数的优化和验证

流出曲线的确定，以碱性氧化铝柱为例，改变洗脱剂的极性，每 10 mL 或 20 mL 为一组分，收集各洗脱组分，浓缩后进行分析。根据样品中目标物的分离、富集效果来选择合适的溶剂。洗脱剂体系 1：F1 为正己烷/二氯甲烷（98/2，V/V），F2 为正己烷/二氯甲烷（98/5，V/V），F3 为正己烷/二氯甲烷（1/1，V/V）。洗脱剂体系 2：F1 为正己烷，F2 为正己烷/二氯甲烷（98/2，V/V），F3 为正己烷/二氯甲烷（1/1，V/V）。洗脱剂体系 3：F1 为正己烷，F2 为正己烷/二氯甲烷（98/5，V/V），F3 为正己烷/二氯甲烷（1/1，V/V）。结果发现，三个洗脱体系均无法将 PCNs 和 PCBs 完全分离，其中，洗脱剂体系 2 中的 F2 组分在 150 mL 洗脱剂内并不能将 PCBs 完全洗脱，洗脱剂体系 1 和洗脱剂体系 3 的 3 个组分分别为 PCNs 和邻位的 PCBs（F1）、非邻位的 PCBs（F2）及 PCDD/DFs（F3）。其他填充柱的流出曲线实验同上。

6.5 检测的主要注意事项

A. 实验中产生的废物应分类收集、统计保管，送至具有资质的单位处置。

B. 分析人员应熟练掌握多氯萘分析操作流程，并接受相关的专业培训。

C. 实验室应具备常规安全保护措施，确保实验过程的安全性。

D. 旋转蒸发过程中避免蒸干，氮吹过程注意控制好流速避免溅出。

参 考 文 献

[1] Bidleman T F, Helm R A, Braune R M, et al. Polychlorinated naphthalenes in polar environments-A review. Science of the Total Environment, 2010, 408(15): 2919-2935.

[2] Falandysz J. Chloronaphthalenes as food-chain contaminants: a review, food addit. Contam Part A-Chem, 2003, (20): 995-1014.

[3] Blankenship A L, Kannan K, Villalobos S A, et al. Relative potencies of individual polychlorinated naphthalenes and halowax mixtures to induce ah receptor-mediated responses. Environmental Science & Technology, 2000, 34(15): 3153-3158.

[4] Galoch A, Sapota A, Skrzypinska-Gawrysiak M, et al. Acute toxicity of polychlorinated naphthalenes and their effect on cytochrome P450. Human & Experimental Toxicology, 2006, 25(2): 85-92.

[5] Hayward D. Identification of bioaccumulating polychlorinated naphthalenes and their toxicological significance. Environmental Research, 1998, 76(1): 1.

[6] Kilanowicz A, Daragó A, Skrzypińska-Gawrysiak M. The effect of exposure route on the distribution and excretion of hexachloronaphthalene in rats. International Journal of Occupational Medicine and

Environmental Health, 2012, 25(2): 185-195.

[7] Kilanowicz A, Sitarek K, Skrzypinska-Gawrysiak M, et al. Prenatal developmental toxicity of polychlorinated naphthalenes (PCNs) in the rat. Ecotoxicology & Environmental Safety, 2011, 74(3): 504-512.

[8] Kimbrough R J, Jensen A A. Halogenated Biphenyls, Terphenyls, Naphthalenes, Dibenzodioxins and Related Products. West Bengal: Elsevier Science Publishers, 1989.

[9] Omura M, Masuda Y, Hirata M, et al. Onset of spermatogenesis is accelerated by gestational administration of 1,2,3,4,6,7-hexachlorinated naphthalene in male rat offspring. Environmental Health Perspectives, 2000, 108(6): 539-544.

[10] Talykina M G, Papoulias D M, Allertl A, et al. The effect of polychlorinated naphthalenes and tributyltin on the occurrence of aberrant nuclei in erythroid cells of medaka. Environmental Sciences, 2003, 10: 337-348.

[11] Villeneuve D L, Kannan K, Khim J S, et al. Relative potencies of individual polychlorinated naphthalenes to induce dioxin-like responses in fish and mammalian *in vitro* bioassays. Archives of Environmental Contamination and Toxicology, 2000, 39(3): 273-281.

[12] Hooth M J, Nyska A, Fomby L M, et al. Repeated dose toxicity and relative potency of 1,2,3,4,6,7-hexachloronaphthalene (PCN 66) 1,2,3,5,6,7-hexachloronaphthalene (PCN 67) compared to 2,3,7,8-tetrachlorodibenzo-p-dioxin (TCDD) for induction of CYP1A1, CYP1A2 and thymic atrophy in female Harlan Sprague-Dawley rats. Toxicology, 2012, 301: 85-93.

[13] Nguyen-Duy D, Kai-Siang C, Wu C P, et al. Measurement of PCNs in sediments collected from reservoir and river in northern Taiwan. Ecotoxicology and Environmental Safety, 2019, (174): 384-389.

[14] Harner T, Kylin H, Bidleman T F, et al. Polychlorinated naphthalenes and coplanar polychlorinated biphenyls in Arctic Air. Environmental Science & Technology, 1998, 32(21): 3257-3265.

[15] Jarnberg U G, Asplund L T, Egeback A L, et al. Polychlorinated naphthalene congener profiles in background sediments compared to a degraded. Environmental Science & Technology, 1999, 33(1): 1-6.

[16] Lee S C, Harner T, Pozo K, et al. Polychlorinated naphthalenes in the global atmospheric passive sampling (GAPS) study. Environmental Science & Technology, 2007, 41(8): 2680-2687.

[17] Li F, Jin J, Gao Y, et al. Occurrence, distribution and source apportionment of polychlorinated naphthalenes (PCNs) in sediments and soils from the Liaohe River Basin, China. Environmental Pollution, 2016, 211: 226-232.

[18] Huang Y, Li J, Xu Y, et al. Polychlorinated naphthalenes in the air over the equatorial Indian Ocean: occurrence, potential sources, and toxicity. Marine Pollution Bulletin, 2016, 107 (1): 240-244.

[19] Kannan K, Hilscherova K, Imagawa T, et al. Polychlorinated naphthalenes, -biphenyls, -dibenzo-p-dioxins, and -dibenzofurans in double-crested cormorants and herring gulls from Michigan waters of the Great Lakes. Environ Sci Technol, 2001, 35 (1): 441-447.

[20] Lin Y, Zhao Y, Qiu X, et al. Spatial distribution of polychlorinated naphthalenes in the atmosphere across North China based on gridded field observations. Environ Pollut, 2013, 180: 27-33.

（刘国瑞　李　萃　李敬光　高丽荣）

第7章 双酚类化合物的测定

7.1 概　　述

双酚类（bisphenols，BPs）化合物是指每个分子含有两个酚基的化合物。双酚 A（bisphenol A，BPA）是一种典型的 BPs，于 1891 首次被合成，20 世纪 30 年代开始被作为人工雌激素来代替女性雌激素，同时 BPA 还可以用于促进牛或家禽的生长。随后在工业上 BPA 被广泛用于合成聚碳酸酯和环氧树脂等。BPA 在土壤、水等环境中，以及一些塑料容器、塑料包装、金属罐头内壁涂层、医疗用品、牙科密封剂等中均有发现。BPA 可通过干扰人体内分泌，导致内分泌失衡，对神经、免疫、生殖等系统产生不良影响。2012 年世界卫生组织已经将 70 多种化学物质列入内分泌干扰物的范畴，其中 BPA 是已被证实的典型内分泌干扰物。

鉴于人类暴露 BPA 存在的健康风险，2014 年欧洲食品安全局将 BPA 的建议每日允许摄入量由 50 μg/kg 体重调整为 5 μg/kg体重；2015 年欧洲食品安全局根据新的毒理学研究数据将 BPA 临时每日允许摄入量降低至 4 μg/kg 体重。从 2008 年开始，加拿大、欧盟等已禁止使用和进口含 BPA 的塑料生产的婴儿奶瓶；我国也于 2011 年 9 月 1 日起禁止销售含 BPA 的婴幼儿食品容器。随着 BPA 需求量的明显增加以及相关部门对使用 BPA 的限制，双酚 S（bisphenol S，BPS）、双酚 F（bisphenol F，BPF）、双酚 AF（bisphenol AF，BPAF）等 BPA 结构类似物（表 7-1）开始逐渐作为 BPA 的替代物在工业生产中使用。

表 7-1　常见 BPs 的相关信息

中文名称	英文名称	化学结构式	分子式	分子量	CAS 号
双酚 A	bisphenol A		$C_{15}H_{16}O_2$	228.29	80-05-7
双酚 S	bisphenol S		$C_{12}H_{10}O_4S$	250.27	80-09-1
双酚 F	bisphenol F		$C_{13}H_{12}O_2$	200.24	620-92-8
双酚 AF	bisphenol AF		$C_{15}H_{10}F_6O_2$	336.23	1478-61-1

BPS 主要用于制备环氧胶水、罐头涂层、热敏纸、燃料添加剂和鞣剂[1]。BPF 用于发蜡、油漆、黏合剂、水管、牙科密封剂、组织代用品和食品包装涂层[2]。BPAF 用于电子纤维、光学纤维的交联剂，是制备聚酰亚胺、聚酰胺和聚碳酸酯等时所用的单体[3]。BPs 作为重要的工业原料会随着工业排放和生活污水等排入大气、水体和土壤等环境中。通过与含 BPs 的食品包装材料或日用品接触，以及从被污染的土壤、空气和水等环境中发生迁移，BPs 可以迁移并富集到包装的食品以及食品原材料中。有研究表明，即使在每日允许摄入量的 1/1000 暴露水平，BPA 或 BPS 依然能对大脑发育和行为产生可测量的危害效应，该研究利用斑马鱼做模式生物，为低剂量的 BPA 不利于大脑发育并引起多动症的有关机制提供了证据。同时，相关研究也证实，BPA 类似物同样具有不弱于 BPA 的雌激素活性，部分类似物还具有较强的抗雄性激素活性，这些发现提示，即使使用含 BPA 替代物的产品也不能消除健康风险。

据报道，中国的 BPA 消费量从 2000 ～ 2014 年增长了 10 倍，增长至平均每年约 300 万吨[4]。BPA 的使用量逐年增加，而其结构类似物作为 BPA 替代物用量也一同增长，且有报道称 BPA 结构类似物的雌激素和抗雄激素等内分泌干扰效应甚至强于 BPA[5]。关于各种食品中存在 BPs 污染的报道也屡见不鲜，Yang 等[6] 对来自北京超市的罐装饮料和罐装食品中的 BPs 进行了检测，发现有 BPA、BPS、BPF 和 BPAF 检出。Zhou 等[7] 对来自浙江的水、饮料、大米、面粉、贝类、鱼类、新鲜肉、蔬菜、罐装谷物、罐装鱼、罐装肉和其他种类共计 379 份样品进行了测定，检出 μg/kg 级的 BPA、BPS 和 BPAF。我国自 2000 年起在全国范围内陆续开展食品中化学污染物的污染状况监测，建立全国污染物监测网，监测结果发现，食品中的化学污染物存在种类多、危害大和风险高等问题，是影响食品安全和危害人类健康的主要因素之一。食品中污染物的风险评估工作是保障食品安全、构建和完善食品安全体系的重要手段，BPs 导致的居民健康风险应当引起重视。膳食暴露是人体暴露于 BPs 的主要途径，膳食中 BPs 含量的准确测定对于了解我国不同性别、年龄人群膳食暴露水平以及评估膳食暴露风险具有重要意义。总膳食研究是世界卫生组织极力推荐的风险评估框架中的暴露评估技术，为系统而准确地评估我国居民的膳食风险提供了科学依据。当前国际上关于总膳食研究中 BPs 测定的主要前处理方法有液液萃取法[8]、固相萃取法[9] 等，检测方法有液相色谱串联质谱法或气相色谱-质谱法。由于总膳食样品成分复杂，以上的净化方法选择性差、操作烦琐，针对不同的总膳食样品常需要多种净化手段才可达到检测目的，净化效果也直接影响测定方法的灵敏度和准确度。因此有必要建立操作简便、灵敏度高和准确度高的总膳食 BPs 检测分析方法。

7.2　食品中 BPs 分析方法进展

目前我国规定了食品接触材料及制品 [《食品安全国家标准　食品接触材料及制品 2,2-二（4-羟基苯基）丙烷（双酚 A）迁移量的测定》（GB 31604.10—2016），《食品接触材料　高分子材料　双酚 A 残留量的测定　酶联免疫法》（SN/T 4322—2015）]、水产 [《食品安全国家标准　水产品中辛基酚、壬基酚、双酚 A、己烯雌酚、雌酮、17α-乙炔雌二醇、17β-雌二醇、雌三醇残留量的测定　气相色谱-质谱法》（GB 31660.2—2019）]、保健食品

[《出口保健食品中双酚类化合物的测定》（SN/T 4956—2017）]、食品模拟物[《食品接触材料　高分子材料　食品模拟物中 2,2-二（4-羟基苯基）丙烷（双酚 A）的测定　高效液相色谱法》（GB/T 23296.16—2009）]、化妆品[《化妆品中污染物双酚 A 的测定　高效液相色谱-串联质谱法》（GB/T 30939—2014），《出口化妆品中双酚 A 的测定　液相色谱荧光检测法》（SN/T 3822—2014）] 等中 BPA 的测定方法，包括高效液相色谱法、高效液相色谱串联质谱法和气相色谱-质谱法等，以高效液相色谱串联质谱法使用居多。关于食品中 BPs 的标准测定方法较少，仅适用于鱼、虾、蟹、贝类、海参、鳖等水产可食组织中 BPA 的检测。而总膳食样品种类繁多，除水产类之外，还有其余 11 类（不包括调味品类），且样品成分复杂。另外，总膳食样品是人群代表性膳食通过烹调加工制备成可食状态的样品，样品在分析前经过多个步骤的稀释，对检测方法的灵敏度要求很高。当前的标准方法无法同时满足所有种类总膳食样品中 BPs 的测定。

加拿大 2008 年总膳食研究[9] 中对乳类、肉类、禽类、鱼类、汤类、面包和谷物类、蔬菜类、水果类、饮料类、婴儿食品、快餐以及其他食品中 BPA 的测定采用 C_{18} 固相萃取柱净化，经过乙酸酐衍生后，用气相色谱-质谱进行检测。该方法需额外的衍生化步骤，操作烦琐耗时且增加了该过程中引入 BPA 背景污染的概率。中国 2007 年总膳食研究[10] 中对动物性食品（肉类、蛋类、水产类和乳类）采用凝胶渗透色谱法净化；对高碳水食品（谷物类、豆类、薯类、蔬菜类、水果类和糖类）、饮料类和酒类采用在线固相萃取净化，超高效液相色谱串联质谱法进行检测。该研究中针对不同成分的样品采用了不同的净化方法，存在前处理过程工作量大、有机溶剂使用多等问题。

国内外目前报道的样品前处理方法主要有液液萃取法、固相萃取法、基质分散固相萃取法、固相微萃取法、微波辅助萃取法和免疫亲和色谱等。液液萃取对有机溶剂需求量大，不符合"绿色化学"的要求，近些年已逐渐被其他前处理方法取代。固相萃取法与传统的液液萃取法相比，使用有机溶剂的量明显减少，且操作简单，可以有效地将杂质与待测物分离，但在处理一些复杂食品样品时，由于其净化原理基于待测物与吸附剂之间的非特异性吸附，为了更好地去除杂质，取得良好的净化效果，有时需要将不同类型的固相萃取柱串联使用。基质分散固相萃取法是将固相萃取用的填料直接与样品混合，使提取、净化等过程合并在一起，净化后的溶液无须氮气吹干进行浓缩，可直接进行检测，既节省了处理时间，又避免了待测物的损失，吸附剂的特异性差是此方法存在的最大问题。微波辅助萃取法是一种全自动的"绿色"萃取方法，使用微波加热萃取溶剂，加快样品中待测物的分离，使其迅速转移到萃取溶剂中，使萃取的速度和效率得到明显的提升。有时需要与固相萃取等其他前处理方法联用以取得更好的净化效果。该方法有利于萃取一些热不稳定物质，且操作简单，但需要专业的萃取设备。免疫亲和色谱是一种基于抗体分子与其互补配体之间特异性识别作用的净化技术。与固相萃取法和基质分散固相萃取法等前处理方法相比，免疫亲和色谱最大的优势在于抗体和待测物之间的高亲和力与强特异性，将混合有待测物和样品杂质组分的提取液通过免疫亲和柱，待测组分被抗体特异性保留，不被抗体识别的杂质则无阻碍流过免疫亲和柱，再将待测物洗脱，整个过程集净化与富集于一体。免疫亲和色谱净化效果卓越，可实现多类食品中 BPs 的分离和净化。因此，免疫亲和色谱成为测定总膳食样品中 BPs 的首选前处理方法。本章主要介绍中国第六次总膳食研究中采用的免疫亲和净化-超高效液相色谱串联质谱测定 BPs 的方法。

7.3　总膳食样品中 BPs 测定的标准操作程序

7.3.1　适用范围

本程序规定了总膳食调查样品中 4 种双酚类化合物（BPs）的超高效液相色谱串联质谱（ultra-high-performance liquid chromatography tandem mass spectrometry，UHPLC-MS/MS）测定方法，4 种 BPs 包括 BPA、BPS、BPF 和 BPAF。

本程序适用于总膳食样品的水产类、蛋类、乳类、肉类、糖类、酒类、饮料类、豆类、谷物类、水果类、薯类和蔬菜类中 BPA、BPS、BPF 和 BPAF 的测定。

在本程序给定的操作步骤下对总膳食样品进行测定，BPA 和 BPF 在水产类、蛋类、乳类、肉类、糖类、豆类、谷物类、水果类、薯类和蔬菜类中定量限为 0.5 μg/kg（检出限为 0.15 μg/kg），在酒类、饮料类中定量限为 0.1 μg/L（检出限为 0.03 μg/L）；BPS 和 BPAF 在水产类、蛋类、乳类、肉类、糖类、豆类、谷物类、水果类、薯类和蔬菜类中定量限为 0.05 μg/kg（检出限为 0.015 μg/kg），在酒类、饮料类中定量限为 0.01 μg/L（检出限为 0.003 μg/L）。

7.3.2　原理

样品中加入 BPA、BPS、BPF 和 BPAF 的同位素内标后，经有机溶剂提取后，通过含有 BPA、BPS、BPF 和 BPAF 单克隆抗体的免疫亲和柱进行净化。在亲和柱中发生特异性的抗原抗体反应，BPA、BPS、BPF 和 BPAF 被亲和柱中的抗体特异性吸附，依次用缓冲液和水将免疫亲和柱上的杂质除去，然后用甲醇减弱待测物与抗体之间的相互作用，将待测物从亲和柱上洗脱下来，从而达到净化和富集作用。UHPLC-MS/MS 测定，内标法定量。

7.3.3　仪器设备与试剂

1. 试剂及材料

乙腈（色谱纯）；甲醇（色谱纯）；磷酸缓冲液（PBS，0.01 mol/L，pH 8.5）；BPA 标准品（CAS 号：80-05-7；Tokyo Kasei Kogyo Co., Ltd.；纯度 ≥ 98.5%）；BPS 标准品（CAS 号：80-09-1；Tokyo Kasei Kogyo Co., Ltd.；纯度 ≥ 98.5%）；BPF 标准品（CAS 号：620-92-8；Tokyo Chemical IndustryCo., Ltd.；纯度 > 99.0%）；BPAF 标准品（CAS 号：1478-61-1；Tokyo Chemical IndustryCo., Ltd.；纯度 > 98.0%）；BPA 同位素内标（BPA-d_4）标准品（Tokyo Kasei Kogyo Co., Ltd.；纯度 ≥ 97.8%）；BPS 同位素内标（BPS-$^{13}C_{12}$）标准品（Toronto Research Chemical Inc. 纯度 ≥ 99.0%）；BPF 同位素内标（BPF-d_{10}）标准品（Tokyo Chemical Industry，纯度 99.0%）；BPAF 同位素内标（BPAF-d_4）标准品（CDN Isotopes Inc. 纯度 ≥ 99.0%）；BPA、BPS、BPF 和 BPAF 复合免疫亲和柱（各化合物的柱容量为 200 ng，3 mL，北京维

德维康生物技术有限公司）。

2. 设备及装置

固相萃取装置；超高效液相色谱串联质谱仪；配电喷雾离子源；电子天平：感量为 0.0001 g 和 0.01 g；组织匀浆机；离心机：最大转速 10 000 r/min；超声提取仪。

3. 标准品及溶液配制

1）0.01 mol/L 磷酸盐缓冲液

称取磷酸二氢钾 0.27 g、磷酸氢二钠十二水合物 2.9 g、氯化钾 0.2 g 和氯化钠 8.8 g，超纯水溶解并定容至 1000 mL，调节 pH 至 8.5，现配现用。

2）BPA 标准储备溶液（100.0 mg/L）

称取 10.0 mg（精确至 0.1 mg）BPA 标准品，用甲醇溶解，并定容至 100 mL，使 BPA 浓度为 100.0 mg/L，置于−20℃冰箱中保存，有效期 12 个月。

3）BPA 中间浓度标准溶液（1.0 mg/L）

准确吸取 1 mL BPA 标准储备溶液于 100 mL 容量瓶中，用甲醇定容至刻度，使 BPA 浓度为 1.0 mg/L，置于 4℃冰箱中保存，有效期 3 个月。

4）BPS 标准储备溶液（100.0 mg/L）

称取 10.0 mg（精确至 0.1 mg）BPS 标准品，用甲醇溶解，并定容至 100 mL，使 BPS 浓度为 100.0 mg/L，置于−20℃冰箱中保存，有效期 12 个月。

5）BPS 中间浓度标准溶液（1.0 mg/L）

准确吸取 1 mL BPS 标准储备溶液于 100 mL 容量瓶中，用甲醇定容至刻度，使 BPS 浓度为 1.0 mg/L，置于 4℃冰箱中保存，有效期 3 个月。

6）BPF 标准储备溶液（100.0 mg/L）

称取 10.0 mg（精确至 0.1 mg）BPF 标准品，用甲醇溶解，并定容至 100 mL，使 BPF 浓度为 100.0 mg/L，置于−20℃冰箱中保存，有效期 12 个月。

7）BPF 中间浓度标准溶液（1.0 mg/L）

准确吸取 1 mL BPF 标准储备溶液于 100 mL 容量瓶中，用甲醇定容至刻度，使 BPF 浓度为 1.0 mg/L，置于 4℃冰箱中保存，有效期 3 个月。

8）BPAF 标准储备溶液（100.0 mg/L）

称取 10.0 mg（精确至 0.1 mg）BPAF 标准品，用甲醇溶解，并定容至 100 mL，使 BPAF 浓度为 100.0 mg/L，置于−20℃冰箱中保存，有效期 12 个月。

9）BPAF 中间浓度标准溶液（1.0 mg/L）

准确吸取 1 mL BPAF 标准储备溶液于 100 mL 容量瓶中，用甲醇定容至刻度，使 BPAF 浓度为 1.0 mg/L，置于 4℃冰箱中保存，有效期 3 个月。

10）BPA、BPS、BPF 和 BPAF 混合工作液 I（BPA 和 BPF：100.0 μg/L；BPS 和 BPAF：10.0 μg/L）

分别准确吸取 10 mL BPA 和 BPF 中间浓度标准溶液与 1 mL BPS 和 BPAF 中间浓度标准溶液于 100 mL 容量瓶中，用甲醇定容至刻度，使 BPA 和 BPF 浓度为 100.0 μg/L，BPS 和 BPAF 的浓度为 10.0 μg/L。临用时配制。

11）BPA、BPS、BPF 和 BPAF 混合工作液 II（BPA 和 BPF：10.0 μg/L；BPS 和 BPAF：1.0 μg/L）

准确吸取 1 mL 混合工作液 I 于 10 mL 容量瓶中，用甲醇定容至刻度，使 BPA 和 BPF 浓度为 10.0 μg/L；BPS 和 BPAF 的浓度为 1 μg/L。临用时配制。

12）BPA 同位素内标标准储备溶液（100.0 mg/L）

称取 10.0 mg（精确至 0.1 mg）BPA-d_4 标准品，用甲醇溶解，并定容至 100 mL，使 BPA-d_4 浓度为 100.0 mg/L，置于 -20℃冰箱中保存，有效期 12 个月。

13）BPA 同位素内标中间浓度标准溶液（10.0 mg/L）

准确吸取 10 mL BPA 同位素内标标准储备溶液于 100 mL 容量瓶中，用甲醇定容至刻度，使 BPA-d_4 浓度为 10.0 mg/L，置于 4℃冰箱中保存，有效期 3 个月。

14）BPS 同位素内标标准储备溶液（100.0 mg/L）

称取 10.0 mg（精确至 0.1 mg）BPS-$^{13}C_{12}$ 标准品，用甲醇溶解，并定容至 100 mL，使 BPS-$^{13}C_{12}$ 浓度为 100.0 mg/L，置于 -20℃冰箱中保存，有效期 12 个月。

15）BPS 同位素内标中间浓度标准溶液（10.0 mg/L）

准确吸取 10 mL BPS 同位素内标标准储备溶液于 100 mL 容量瓶中，用甲醇定容至刻度，使 BPS-$^{13}C_{12}$ 浓度为 10.0 mg/L，置于 4℃冰箱中保存，有效期 3 个月。

16）BPF 同位素内标标准储备溶液（100.0 mg/L）

称取 10.0 mg（精确至 0.1 mg）BPF-d_{10} 标准品，用甲醇溶解，并定容至 100 mL，使 BPF-d_{10} 浓度为 100.0 mg/L，置于 -20℃冰箱中保存，有效期 12 个月。

17）BPF 同位素内标中间浓度标准溶液（10.0 mg/L）

准确吸取 10 mL BPF 同位素内标标准储备溶液于 100 mL 容量瓶中，用甲醇定容至刻度，使 BPF-d_{10} 浓度为 10.0 mg/L，置于 4℃冰箱中保存，有效期 3 个月。

18）BPAF 同位素内标标准储备溶液（100.0 mg/L）

称取 10.0 mg（精确至 0.1 mg）BPAF-d_4 标准品，用甲醇溶解，并定容至 100 mL，使 BPAF-d_4 浓度为 100.0 mg/L，置于 -20℃冰箱中保存，有效期 12 个月。

19）BPAF 同位素内标中间浓度标准溶液（10.0 mg/L）

准确吸取 10 mL BPAF 同位素内标标准储备溶液于 100 mL 容量瓶中，用甲醇定容至刻度，使 BPAF-d_4 浓度为 10.0 mg/L，置于 4℃冰箱中保存，有效期 3 个月。

20) BPA、BPS、BPF 和 BPS 同位素内标混合工作液（BPA-d_4 和 BPF-d_{10}：500.0 μg/L；BPAF-d_4 和 BPS-^{13}C$_{12}$：50.0 μg/L ）

准确吸取 5 mL BPA-d_4 同位素内标中间浓度标准溶液、5 mL BPF-d_{10} 同位素内标中间浓度标准溶液、0.5 mL BPS-^{13}C$_{12}$ 同位素内标中间浓度标准溶液和 0.5 mL BPAF-d_4 同位素内标中间浓度标准溶液于 100 mL 容量瓶中，用甲醇定容至刻度，使 BPA-d_4、BPF-d_{10} 浓度为 500.0 μg/L，BPS-^{13}C$_{12}$、BPAF-d_4 浓度为 50.0 μg/L。临用时配制。

7.3.4　样品处理

总膳食调查样品按中国总膳食研究标准操作程序制备，于 -20℃冷冻保存。

1. 提取

总膳食调查样品 4℃解冻，混合均匀后取样分析。样品包括水产类、蛋类、乳类、肉类、糖类、酒类、饮料类、豆类、谷物类、水果类、薯类和蔬菜类。

A. 水产类、蛋类、乳类、肉类等蛋白质和脂肪含量较高的总膳食样品称取 1.00 g（精确到 0.01 g）匀质后与 5 mL 乙腈混合；涡旋振荡 30 s，超声提取 20 min，10 000 r/min 离心 10 min 后取上清于 15 mL 离心管中，加入 3 mL PBS 涡旋混匀，-20℃下放置 60 min 冷冻分层，取最上层（乙腈层）于另一 15 mL 离心管中（注意取上层时避免将中间析出的脂肪一同吸取）；40℃氮吹至体积小于 0.5 mL，加入 0.5 mL 甲醇涡旋振荡 30 s，加入 9 mL PBS 混匀，备用。

B. 糖类、豆类、谷物类、水果类、薯类和蔬菜类等碳水化合物含量高的总膳食样品称取 1.00 g（精确到 0.01 g）匀质后与 5 mL 乙腈混合；涡旋振荡 30 s，超声提取 20 min，10 000 r/min 离心 10 min 后取上清于 15 mL 离心管中；5 mL 乙腈重复提取一次，合并提取液；40℃氮吹至体积小于 0.5 mL，加入 0.5 mL 甲醇振荡 30 s，加入 9 mL PBS 混匀，备用。

C. 酒类和饮料类样品超声脱气 30 min，取 5 mL 脱气后的样品于 50 mL 离心管中；加入 20 mL PBS 混匀，备用。

2. 净化

将免疫亲和柱从 4℃冰箱中取出恢复至室温，将上方柱塞取出，打开下端堵头，连接固相萃取装置，让柱中的保存液自然流出；待柱中保存液剩余不多时将预处理好的待净化样品液流经免疫亲和柱，自然流出。依次用 9 mL PBS 和 9 mL 水对亲和柱进行淋洗后，尽可能吹干柱内残留液体。加入 3 mL 色谱级甲醇洗脱，收集洗脱液；40℃氮气吹干，加入 300 μL 甲醇，涡旋振荡 30 s，再加入 700 μL 水，涡旋混匀，10 000 r/min 离心 5 min，取上层清液 800 μL 于 2 mL 玻璃进样小瓶，待 UHPLC-MS/MS 分析。

7.3.5　样品分析

1. 仪器参考条件

1) 液相色谱仪分析参考条件

UHPLC 条件：色谱柱为 Waters ACQUITY BEH C$_{18}$ 色谱柱（1.7 μm，2.1 mm×100 mm）；

柱温为 40℃；流动相为甲醇（A）和超纯水（B）；洗脱梯度程序为：0 ～ 6 min，A：30%线性升至 100%，保持 2 min，8 ～ 8.1 min，A：100% 线性下降至 30%，平衡 2 min；流速为 0.3 mL/min；进样体积为 5 μL。

2）质谱条件

多反应监测模式；离子源为电喷雾电离，负离子模式；雾化气流速为 3 L/min；加热气和干燥气的流速均为 10 L/min；接口温度、脱溶剂温度和加热块温度分别为 300℃、250℃和 400℃。其他质谱参数见表 7-2。各化合物母离子、定性和定量离子的 MS/MS 图见图 7-1 ～图 7-4，以 * 号标注子离子作为定量离子，以另一无标注的子离子作为定性离子。

表 7-2　BPs 的质谱参数

化合物	母离子（m/z）	子离子（m/z）	Q1 预杆电压/V	碰撞电压/V	Q3 预杆电压/V
BPS	249.0	108.0*	18.0	21.0	11.0
		156.0	18.0	15.0	16.0
BPS-$^{13}C_{12}$	261.1	114.1*	10.0	26.0	10.0
		162.1	10.0	22.0	15.0
BPF	199.1	93.1*	11.0	22.0	11.0
		105.0	16.0	22.0	13.0
BPF-d_{10}	209.2	97.1*	14.0	23.0	12.0
		110.1	14.0	23.0	10.0
BPA	227.2	212.0*	26.0	18.0	25.0
		133.0	16.0	25.0	12.0
BPA-d_4	231.2	135.1	12.0	25.0	14.0
		216.2*	12.0	19.0	12.0
BPAF	335.0	265.0*	18.0	22.0	17.0
		197.0	10.0	37.0	20.0
BPAF-d_4	339.1	201.1	12.0	39.0	12.0
		269.1*	12.0	23.0	17.0

* 表示定量离子

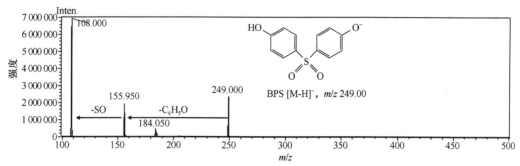

图 7-1　BPS 的结构及 MS/MS 图

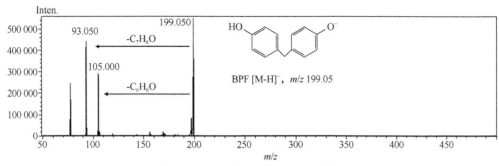

图 7-2　BPF 的结构及 MS/MS 图

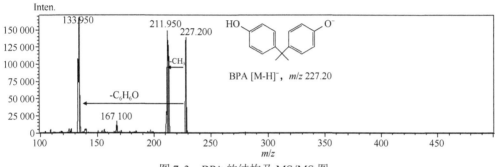

图 7-3　BPA 的结构及 MS/MS 图

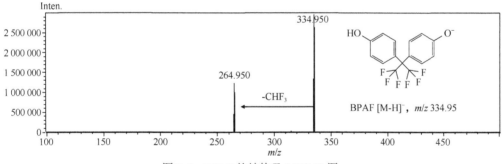

图 7-4　BPAF 的结构及 MS/MS 图

2. 标准曲线的制作

取 7 个 10 mL 容量瓶，分别加入 0.5 mL（BPA、BPS、BPF 和 BPAF 混合工作液 Ⅱ）、1.0 mL（BPA、BPS、BPF 和 BPAF 混合工作液 Ⅱ）、2.0 mL（BPA、BPS、BPF 和 BPAF 混合工作液 Ⅱ）、5.0 mL（BPA、BPS、BPF 和 BPAF 混合工作液 Ⅱ）、1.0 mL（BPA、BPS、BPF 和 BPAF 混合工作液 Ⅰ）、2.0 mL（BPA、BPS、BPF 和 BPAF 混合工作液 Ⅰ）、5.0 mL（BPA、BPS、BPF 和 BPAF 混合工作液 Ⅰ），以及 0.2 mL BPA、BPS、BPF 和 BPAF 同位素内标混合工作液。用初始流动相稀释至刻度。该标准系列溶液中 BPA 和 BPF 的浓度分别为 0.5 μg/L、1 μg/L、2.0 μg/L、5.0 μg/L、10 μg/L、20 μg/L、50 μg/L；BPS 和 BPAF 的浓度分别为 0.05 μg/L、0.1 μg/L、0.2 μg/L、0.5 μg/L、1.0 μg/L、2.0 μg/L、5.0 μg/L；BPA-d_4 和 BPF-d_{10} 浓度均为 10 μg/L；BPS-$^{13}C_{12}$ 和 BPAF-d_4 的浓度均为 1 μg/L。该标准

曲线工作溶液用于 BPA、BPS、BPF 和 BPAF 测定时标准曲线的制作，临用时配制。各种 BPs 标准品及其同位素内标的 MRM 图见附图 7-1 和附图 7-2。

3. 空白实验

除不加样品外，采用完全相同的测定步骤进行操作。4 种 BPs 空白实验的谱图见附录部分的附图 7-3，可以看出，在实验过程中，存在痕量水平 BPA 和 BPAF 的污染，污染来源可能是实验中所用的试剂与耗材，但由于污染水平低于方法的定量限，所以不会对 BPA 与 BPAF 的定量结果产生影响。

4. 质量控制

为了保证分析结果的准确，要求每批样品至少做一个加标回收样品。实验过程中容易发生 BPA 和 BPS 的本底污染。因此，将实验中所有的塑料用具用玻璃制品代替，随后依次用甲醇和水洗涤，放入马弗炉中 400℃烧 4 h。每次实验均做过程空白研究本底污染，不加膳食样品，按照 7.3.4 样品处理部分的内容进行处理后用 UHPLC-MS/MS 检测各化合物含量。进样时，每隔 10 个样品分别进一针标准品和甲醇，检查仪器的稳定性、污染和样品间的残留情况。

5. 测定

将试样溶液注入 UHPLC-MS/MS 中，得到目标化合物峰面积与内标峰面积的比值，根据标准曲线计算待测液中 BPA、BPS、BPF 和 BPAF 的浓度。

6. 计算

按式（7-1）计算样品中 BPA、BPS、BPF 和 BPAF 的浓度。

$$X = \frac{(c - c_0)V \times f}{m} \qquad (7\text{-}1)$$

式中，X 表示试样中 BPA、BPS、BPF 和 BPAF 的浓度，试样质量浓度单位为 μg/kg 或 μg/L；c 表示由标准曲线计算得到的试样溶液中 BPA、BPS、BPF 和 BPAF 的浓度，单位为微克每升（μg/L）；c_0 表示由标准曲线计算得到的过程空白样品中 BPA、BPS、BPF 和 BPAF 的浓度，单位为 μg/L；V 表示试样的定容体积，单位为 mL；m 表示试样量，单位为 g 或 mL；f 表示稀释因子。计算结果保留三位有效数字。

7.3.6　精密度

在重复性条件下获得的两次独立测定结果的绝对差值不得超过算术平均值的 20%。

7.4　方法性能的验证与评价

7.4.1　免疫亲和柱工作条件的优化

总膳食调查样品经过食物烹饪，基质成分复杂，本方法采用基于抗原-抗体特异性结合的免疫亲和净化技术，免疫亲和柱是净化技术的核心，净化时各种工作条件对于方法的回收率和精密度等均有重要的影响。因此，本研究对上样液中甲醇含量（5%、10%、15% 和 20%）、上样液体积（5 mL、10 mL 和 15 mL）、上样液 pH（5.5、7.0、8.5 和 10）和洗脱液体积（1 mL、2 mL、3 mL 和 4 mL）进行了优化。如图 7-5A 所示，上样液中甲醇含量为 10% 时，各化合物的回收率高于甲醇含量 5% 和 20%，与甲醇含量为 15% 时的回收率相当。而当甲醇含量超过 20% 时，化合物的回收率开始下降，可能是某些抗体对甲醇的耐受性较差导致部分抗体活性降低，抗体与化合物之间的结合作用减弱，回收率降低。因此，上样液中甲醇含量应选择 10%。如图 7-5B 所示，上样液体积为 10 mL 时，回收率与 5 mL 时相当，明显高于 15 mL，因此，选择上样液体积为 10 mL。如图 7-5C 所示，上样液 pH 为 8.5 时回收率最高，高于 pH 为 5.5 和 pH 10 比 pH 7.0 回收率略高。pH 8.5 和 pH 7.0 是抗体常用的 pH 条件，抗体在中性或弱碱条件下可保持最佳的活性，因此 pH 优选 8.5。pH 过低（5.5）或过高（10），回收率比 pH 8.5 有明显降低，是由于抗体在过酸或者过碱的条件下，活性受到明显影响，抗体与化合物的结合减少。如图 7-5D 所示，洗脱液体积从 1 mL 增加到 3 mL 增加时，回收率逐渐升高，说明抗体结合的化合物随着洗脱液体积的增加而逐渐被洗脱到洗脱液中。洗脱液体积为 3 mL 时的回收率高于 1 mL 或 2 mL，但洗脱液体积超过 3 mL 之后，回收率不再有所提升，且与 4 mL 下的回收率无明显差异，说明 3 mL 足以将待测物完全洗脱。

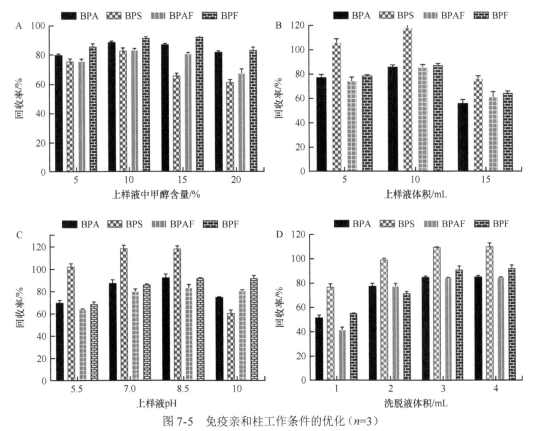

图 7-5　免疫亲和柱工作条件的优化（$n=3$）

（A）上样液中甲醇含量；（B）上样液体积；（C）上样液 pH；（D）洗脱体积

7.4.2 基质效应

基质效应是评价 UHPLC-MS/MS 检测方法净化效果的重要参数,基质效应(%)=(基质标准曲线斜率÷溶剂标准曲线斜率-1)×100%,如基质效应大于 0,则代表基质增强;如基质效应小于 0,则代表基质抑制;基质效应处于-20% ~ 20%,则可认为无基质效应。本方法在 12 种总膳食样品中基质效应均处于-20% ~ 20%,说明本方法净化效果良好。

7.4.3 定量限

定量限的测定方法为空白标准偏差法。独立测试 10 次样品空白,计算出检测结果的标准偏差,则定量限为空白值加上 10 倍的重复性标准偏差。BPA 和 BPF 在水产类、蛋类、乳类、肉类、糖类、豆类、谷物类、水果类、薯类和蔬菜类中定量限为 0.5 μg/kg(检出限为 0.15 μg/kg),在酒类、饮料类中定量限为 0.1 μg/L(检出限为 0.03 μg/L);BPS 和 BPAF 在水产类、蛋类、乳类、肉类、糖类、豆类、谷物类、水果类、薯类和蔬菜类中定量限为 0.05 μg/kg(检出限为 0.015 μg/kg),在酒类、饮料类中定量限为 0.01 μg/L(检出限为 0.003 μg/L)。说明方法的灵敏度高。

7.4.4 准确度和精密度

BPA、BPF、BPAF 和 BPS 在 12 类总膳食样品中的回收率均在 80.0% ~ 120.0%,日内和日间相对标准偏差(relative standard deviation,RSD)均低于 15%,说明方法的准确度和精密度良好,具体结果见表 7-3。水产类和蛋类样品中添加 BPs 的 MRM 图见附图 7-4 和附图 7-5。

表 7-3　12 类总膳食样品中 BPs 的回收率和相对标准偏差

化合物	加标水平	回收率/%	RSD/%	回收率/%	RSD/%	回收率/%	RSD/%
		肉类		糖类		酒类	
BPA	低 [a]	105.6	4.5[b]/8.2[c]	116.1	4.1[b]/7.7[c]	93.8	3.7[b]/6.3[c]
	中	101.5	8.8/13.4	115.1	2.5/9.2	97.8	2.3/4.1
	高	94.3	3.0/6.3	101.5	2.7/6.4	99.1	3.7/8.2
BPF	低	95.0	6.5/7.2	108.7	5.0/7.4	102.9	3.6/4.3
	中	97.9	3.3/6.7	113.0	1.8/5.3	99.7	5.1/5.8
	高	89.0	3.7/4.4	97.4	1.6/6.9	95.0	4.0/6.1
BPAF	低	97.4	6.4/9.9	97.7	2.1/4.6	104.3	3.7/5.3
	中	112.7	9.2/12.3	111.7	4.3/6.1	90.3	4.8/8.5
	高	89.6	6.3/10.9	95.9	3.3/7.2	106.3	3.2/4.7
BPS	低	105.6	8.4/8.9	101.5	5.2/7.5	86.0	12.4/13.4
	中	84.6	2.8/6.9	96.2	7.4/10.4	102.8	8.6/9.4
	高	103.3	5.8/9.4	91.1	4.8/8.7	85.8	11.4/14.0

续表

化合物	加标水平	回收率/%	RSD/%	回收率/%	RSD/%	回收率/%	RSD/%
		水产类		蛋类		乳类	
BPA	低 [a]	103.6	5.9[b]/6.2[c]	103.2	4.2[b]/5.2[c]	100.2	4.9[b]/7.4[c]
	中	109.5	2.2/3.1	90.0	8.3/9.9	95.8	6.9/8.2
	高	116.3	4.9/6.4	95.3	7.4/7.7	87.2	4.1/7.7
BPF	低	102.3	5.3/5.9	108.4	3.6/5.2	101.7	6.2/8.8
	中	103.3	4.5/7.2	100.6	8.6/8.9	113.3	9.8/11.1
	高	102.9	8.1/10.2	97.4	7.5/7.8	94.3	4.7/8.2
BPAF	低	99.3	5.0/5.3	107.2	4.0/5.6	95.7	3.7/5.7
	中	101.6	3.3/6.4	92.3	6.7/7.1	100.8	7.9/10.0
	高	102.9	6.3/6.9	102.9	7.3/8.2	87.7	2.6/5.5
BPS	低	103.6	5.9/7.1	102.7	7.6/8.1	89.2	8.8/9.2
	中	109.5	2.2/2.6	96.0	6.1/6.4	92.0	13.4/14.2
	高	116.3	4.9/5.5	103.6	8.5/9.3	94.4	3.3/6.1
		饮料类		豆类		谷物类	
BPA	低 [a]	95.2	12.6[b]/13.0[c]	100.6	9.7[b]/12.2[c]	106.4	4.5[b]/7.4[c]
	中	93.1	3.4/6.2	99.3	6.5/8.4	105.9	6.9/8.9
	高	98.3	5.9/8.4	96.2	8.5/9.2	110.1	3.6/5.2
BPF	低	98.5	7.8/11.3	106.4	4.4/6.5	98.9	2.8/5.2
	中	110.5	4.0/5.3	86.4	5.4/8.1	102.7	1.5/6.2
	高	100.1	6.4/8.9	95.2	4.0/7.4	100.1	2.8/3.6
BPAF	低	106.2	10.4/12.5	97.2	8.6/12.4	105.8	7.2/9.4
	中	95.0	13.0/14.4	108.1	8.5/10.3	98.6	2.2/4.1
	高	102.3	6.3/10.3	101.5	5.0/6.9	99.4	2.4/3.9
BPS	低	102.3	7.6/8.2	107.7	5.2/6.1	87.3	1.9/4.3
	中	112.7	9.2/11.4	105.1	3.9/5.2	100.2	3.7/5.7
	高	99.9	7.0/7.9	116.8	2.7/4.4	99.2	3.9/7.2
		水果类		薯类		蔬菜类	
BPA	低 [a]	96.1	6.1[b]/8.4[c]	95.7	2.6[b]/4.5[c]	89.5	6.4[b]/8.8[c]
	中	93.5	5.4/6.9	95.4	2.2/3.8	89.0	4.8/5.2
	高	96.5	4.0/7.2	96.7	2.4/7.4	101.8	4.9/9.5
BPF	低	96.3	10.8/12.5	96.4	5.9/8.1	90.4	6.0/8.2
	中	96.5	6.5/9.2	104.6	3.4/4.5	94.5	6.2/7.2
	高	93.3	4.7/6.9	105.0	3.7/7.2	102.4	3.8/4.9

续表

化合物	加标水平	回收率/%	RSD/%	回收率/%	RSD/%	回收率/%	RSD/%
		水果类		薯类		蔬菜类	
BPAF	低	107.2	6.3/8.4	103.8	2.9/4.2	92.1	5.6/10.7
	中	117.5	12.1/14.0	102.0	11.1/13.7	87.8	4.0/8.4
	高	98.6	6.5/8.8	101.2	6.0/8.6	100.5	4.3/5.1
BPS	低	106.3	9.4/10.2	108.8	5.3/5.9	92.1	7.9/11.5
	中	100.5	13.5/14.4	96.9	6.7/9.9	92.1	5.0/10.2
	高	99.8	10.8/12.3	100.0	4.4/8.5	92.4	3.9/5.4

注：a 表示低浓度加标水平，即每种待测物在不同基质中的 LOQ，中浓度加标水平为低浓度加标水平的 5 倍，高浓度加标水平为低浓度加标水平的 10 倍；b 表示日内 RSD（$n=6$）；c 表示日间 RSD（$n=3$）

7.5　质量保证措施

质量保证措施包括质控要求、操作关键点和注意事项等。

A. 由于 BPA、BPF 和 BPS 在塑料制品中可能存在本底污染，实验之前应考察实验所需器皿以及试剂中目标物的本底含量，如条件允许，推荐使用 LC-MS 级试剂做流动相和提取溶液。

B. 实验过程中每一批样品至少做 3 个空白实验。

C. BPS 亲水性强，且具有弱酸性，对 pH 尤其是之前用过碱性流动相的液相系统比较敏感。因此 UHPLC-MS/MS 检测前流动相体系应充分平衡，待整个液相色谱系统压力稳定后方可使用。

D. 前处理过程中冷冻除脂吸取乙腈层时切忌吸入脂肪层，否则会造成严重基质效应，必要时为了避免吸取到脂肪，可适量取乙腈层至与脂肪层液面相交处上方。

E. 使用免疫亲和柱时，需从 4℃恢复至室温（25℃）后使用，在待净化液过柱过程中，尽量不施加外部压力，保持自然滴落速度。

F. 由于免疫亲和净化柱有一定负载量，如果样品含量过高，可以减少上柱体积。

G. 同位素内标中有引入目标物污染的风险，实验之前应对其进行考察，将配制好的各化合物的同位素内标工作液用 UHPLC-MS/MS 检测，确保同位素内标中无目标化合物后方可使用。

参 考 文 献

[1] Naderi M, Wong M, Gholami F. Developmental exposure of zebrafish (*Danio rerio*) to bisphenol-S impairs subsequent reproduction potential and hormonal balance in adults. Aquatic Toxicology, 2014, 148: 195-203.

[2] Cabaton N, Dumont C, Severin I, et al. Genotoxic and endocrine activities of bis (hydroxyphenyl) methane (bisphenol F) and its derivatives in the HepG2 cell line. Toxicology, 2009, 255(1-2): 15-24.

[3] Baradie B, Shoichet M S. Novel fluoro-terpolymers for coatings applications. Macromolecules, 2005, 38(13): 5560-5568.

[4] Jiang D, Chen W Q, Zeng X, et al. Dynamic stocks and flows analysis of bisphenol A (BPA) in China: 2000-2014. Environmental Science and Technology, 2018, 52(6): 3706-3715.

[5] Rochester J R, Bolden A L, Bisphenol S F. A systematic review and comparison of the hormonal activity of bisphenol A substitutes. Environmental Health Perspectives, 2015, 123(7): 643-650.

[6] Yang Y, Yu J, Yin J, et al. Molecularly imprinted solid-phase extraction for selective extraction of bisphenol analogues in beverages and canned food. Journal of Agricultural and Food Chemistry, 2014, 62(46): 11130-11137.

[7] Zhou J, Chen X H, Pan S D, et al. Contamination status of bisphenol A and its analogues (bisphenol S, F and B) in foodstuffs and the implications for dietary exposure on adult residents in Zhejiang Province. Food Chemistry, 2019, 294: 160-170.

[8] Bemrah N, Jean J, Rivière G, et al. Assessment of dietary exposure to bisphenol a in the french population with a special focus on risk characterisation for pregnant French women. Food and Chemical Toxicology, 2014, 72: 90-97.

[9] Cao X L, Perez-Locas C, Dufresne G, et al. Concentrations of bisphenol A in the composite food samples from the 2008 Canadian total diet study in Quebec City and dietary intake estimates. Food Additives & Contaminants: Part A, 2011, 28(6): 791-798.

[10] Niu Y, Zhang J, Duan H, et al. Bisphenol A and nonylphenol in foodstuffs: Chinese dietary exposure from the 2007 total diet study and infant health risk from formulas. Food Chemistry, 2015, 167: 320-325.

（姚　凯　尹　杰　周萍萍　邵　兵）

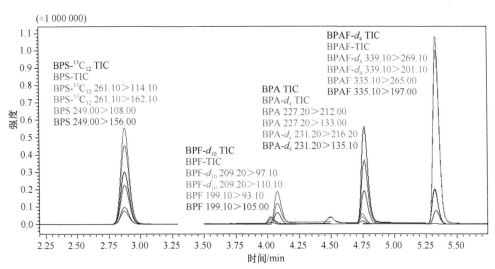

附图 7-1　4 种 BPs 标准品及其内标的 MRM 图

BPA 和 BPF 浓度为 5.0 ng/mL，BPS 和 BPAF 浓度为 0.5 ng/mL；BPA-d_4 和 BPF-d_{10} 浓度为 10 ng/mL，

BPS-^{13}C$_{12}$ 和 BPAF-d_4 浓度为 1 ng/mL

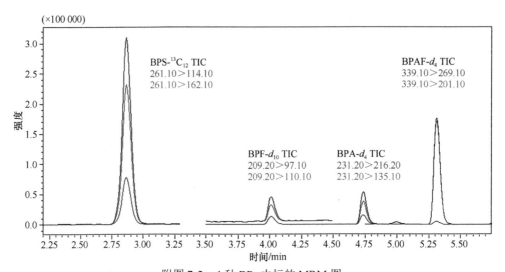

附图 7-2　4 种 BPs 内标的 MRM 图

BPA-d_4 和 BPF-d_{10} 浓度为 10 ng/mL，BPS-^{13}C$_{12}$ 和 BPAF-d_4 浓度为 1 ng/mL

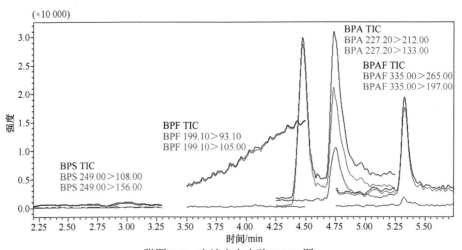

附图 7-3　方法空白实验 MRM 图

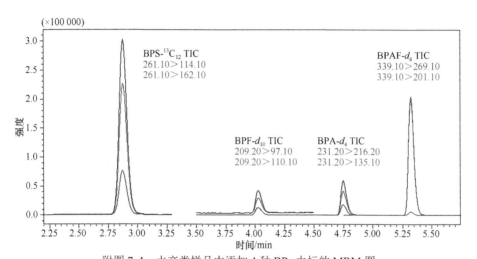

附图 7-4　水产类样品中添加 4 种 BPs 内标的 MRM 图

BPA-d_4 和 BPF-d_{10} 浓度为 10 ng/mL，BPS-$^{13}C_{12}$ 和 BPAF-d_4 浓度为 1 ng/mL

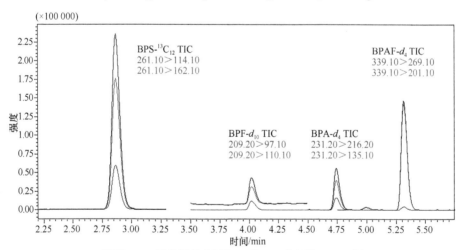

附图 7-5　蛋类样品中添加 4 种 BPs 内标的 MRM 图

BPA-d_4 和 BPF-d_{10} 浓度为 10 ng/mL，BPS-$^{13}C_{12}$ 和 BPAF-d_4 浓度为 1 ng/mL

第8章 邻苯二甲酸酯类化合物的测定

8.1 概　述

邻苯二甲酸酯（phthalates，PAEs 或称 plasticizer）是一类无色无味的黏稠状液体或固体化合物，其化学结构式如图 8-1 所示，R 与 R′ 取代基团分别为各类烷基或芳香类基团（主要是苯基或苄基等），一般情况下，R 与 R′ 为碳链长度相同的烷基。PAEs 化学性质稳定，主要用于食品接触材料聚氯乙烯（PVC）的塑化剂以提高其成塑性。此外，玩具、医疗器械、化妆品以及服装等各行业中 PAEs 也被允许按照相应的限量进行添加应用。由于食品接触材料中的广泛应用，PAEs 极易通过迁移等方式进入食品中，人体对 PAEs 的暴露主要为饮食摄入。作为环境类雌激素，PAEs 的生殖毒性、致癌性等被广泛研究。尤其是毒性最强的邻苯二甲酸二（2-乙基己基）酯（DEHP）研究最为深入和全面（化学结构式如图 8-2 所示）。一项国家食品安全风险评估中心的研究表明，DEHP 通过影响不同类型的人胚胎干细胞，如 PPARγ/PTEN/Akt 的信号来抑制细胞增殖，促进细胞周期阻滞，诱导细胞凋亡/分化过程。提示 DEHP 暴露可能引起人类生殖或发育毒性[1]。在 DEHP 致癌性研究方面，Zhu 等指出，DEHP 通过调节 Hes-1/PTEN 轴，促进食道鳞状癌细胞的增殖，降低其对化疗的敏感性。此外，DEHP 的日常表达可能是食道鳞状细胞癌发生的一个潜在因素[2]。

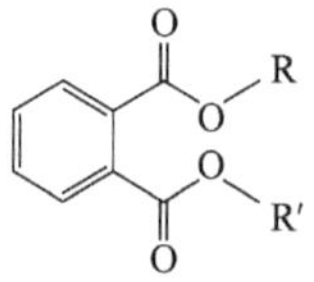

R=alkanes or aromatics
R′=alkanes or aromatics

图 8-1　邻苯二甲酸酯化学结构式

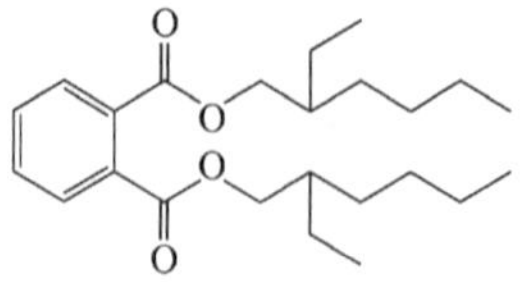

DEHP

图 8-2　邻苯二甲酸二（2-乙基己基）化学结构式

基于 PAEs 的各种毒理学实验结果，我国和 EFSA 等均对 PAEs 中毒性较大的物质，如 DEHP、邻苯二甲酸二丁酯（DBP）、邻苯二甲酸丁基苄基酯（BBP）以及邻苯二甲酸二异壬酯（DINP）等提出了各自的每日可耐受摄入量（tolerable daily intake，TDI），其中，DEHP 的 TDI 为 0.05 mg/kg bw[3]，DBP 的 TDI 为 0.01 mg/kg bw[4]，BBP 的 TDI 为

0.50 mg/kg bw[5]，DINP 的 TDI 为 0.15 mg/kg bw[6]。此外，欧盟 NO 10/2011 法规 [7] 及我国《食品安全国家标准　食品接触材料及制品用添加剂使用标准》（GB 9685—2016）[8] 中均规定了邻苯二甲酸酯类化合物的特定迁移限量及最大残留量。同时，GB 9685—2016 中也规定了 8 种邻苯二甲酸酯的使用，包括邻苯二甲酸二甲酯（DMP）、邻苯二甲酸二异丁酯（DIBP）、DBP、邻苯二甲酸二（2-乙基己基）己酯（DEHP）、邻苯二甲酸二烯丙酯（DAP）、DAP 聚合物 DINP 和邻苯二甲酸二异辛酯（DIOP）。其中 DEHP 的特定迁移限量为 1.5 mg/kg，DBP 为 0.3 mg/kg，DAP、DAP 聚合物的总迁移限量均为 6.0 mg/kg，DINP 的总迁移限量为 9.0 mg/kg，所有 PAEs 的总迁移限量之和不得高于 60 mg/kg。欧盟中仅有 6 种 PAEs 可以使用，分别为 DBP、BBP、DEHP、DINP、邻苯二甲酸二异癸酯（DIDP）和 DIOP。BBP 的总迁移限量为 30 mg/kg，DBP、DEHP 和 DINP 的迁移限量与中国相同，DIDP 的迁移限量为 9.0 mg/kg，DIOP 的迁移限量为 9.0 mg/kg。美国食品药品监督管理局（FDA）FDA 21cfr178.3740 中规定了 5 种邻苯二甲酸酯类的使用，主要有邻苯二甲酸二环己酯（DCHP）、邻苯二甲酸二苯酯（DphP）、DINP、BBP 和邻苯二甲酸二异癸酯（DIDP）[9]。我国卫生部在 2011 年 6 月将 17 种塑化剂列入《食品中可能违法添加的非食用物质和易滥用的食品添加剂名单（第六批）》[10]，主要包括 DMP、邻苯二甲酸二乙酯（DEP）、DIBP、DBP、邻苯二甲酸二（2-甲氧基）乙酯（DMEP）、邻苯二甲酸二（4-甲基-2-戊基）酯（BMPP）、邻苯二甲酸二（2-乙氧基）乙酯（DEEP）、邻苯二甲酸二戊酯（DPP）、邻苯二甲酸二己酯（DHXP）、BBP、邻苯二甲酸二（2-丁氧基）乙酯（DBEP）、邻苯二甲酸二环己酯（DCHP）、DEHP、DphP、DNOP、DINP 及 DNP，规定上述 17 种 PAEs 禁止在食品中添加。

8.2　食品中 PAEs 分析方法进展

　　PAEs 分子极性较小，并具有一定的挥发性。同时，邻苯二甲酸酯在环境中具有广泛存在性，极易造成污染，加剧了检测中本底控制的难度。因此，为准确测定各种食品基质中的 PAEs 含量，同位素内标稀释技术被用于提高检测结果的准确性。目前，根据 PAEs 的化学性质，基于膳食中 PAEs 含量的主要测定方法，借助气相色谱-质谱法（gas chromatography-mass spectrometry，GC-MS）和液相色谱串联质谱法（LC-MS/MS）进行检测。我国对于食品中 PAEs 的检测国标法为《食品安全国家标准　食品中邻苯二甲酸酯的测定》（GB 5009.271—2016）[11]。但由于总膳食研究的特殊性，世界上针对总膳食中 PAEs 的检测及暴露评估仅有少数国家报道。Bradley 等 [12] 对 2007 年英国总膳食研究中的 20 组食品基质共 261 个样品进行了 15 种 PAEs 的含量检测和暴露评估研究，针对食品基质，采用乙腈：二氯甲烷 1：1（V/V）进行样品中 PAEs 的萃取。在 15 g 样品中加入 15 mL 萃取溶液并加入 1 mL 冰醋酸进行酸化后，在室温下提取 4 h。针对脂肪含量高的食品基质，采用提取后过膜和冷冻的方式去除脂肪。样品经过离心后取上清液吹干以乙腈复溶后进行 LC-MS/MS 检测，色谱柱为 C$_{18}$ 柱。采用同位素内标定量法进行定量。此课题组将 20 组食品基质按照高脂肪、高糖和高蛋白质含量划分为三组，选择起司、瘦猪肉和橙汁为代表性食品基质，以 50 ng/g 进行加标回收实验，在此水平下，测得 RSD 为

2.0% ～ 11.8%，德国 Fromme 课题组[13, 14]在 2007 年和 2012 年分别针对 14 ～ 60 岁一般人群与 15 ～ 21 个月婴幼儿进行了连续 7 d 重复膳食中 PAEs 含量检测和暴露分析的相关研究，食品基质与膳食基质相似，采用乙酸乙酯和正己烷的加速溶剂萃取法进行样品前处理，GC-MS 检测，内标法定量，定量限为 5 ng/g。法国 Sirot 课题组[15]对 151 份婴幼儿重复性膳食中的 9 种 PAEs 等物质进行了含量检测与暴露分析。样品以异辛烷或溶解了 3% 橄榄油的异辛烷进行提取，GC-MS 检测，内标法定量。方法的定量限以样品本底含量最低值而定，为 0.83 ～ 2.67 ng/g。加拿大的 Cao 课题组[16]以 2013 年加拿大总膳食研究的 7 类食品共 141 份样品进行了 20 种 PAEs 和 DEHA 的含量检测。在该检测中，根据食品聚类不同，乳类、蛋类、肉类、鱼类和谷类中大的 PAEs 以 5 mL 乙腈提取，饮料类、蔬菜类、水果类以 5 mL 正己烷提取。将提取液转移到 15 mL 玻璃离心管中，以 900 mg 的 $MgSO_4$ 和 150 mg 的 PSA 进行分散固相萃取。离心后，提取液以氮吹浓缩至 0.5 mL 后以 GC-MS 检测。同位素内标法定量，检测的方法检出限由食品基质本身的本底含量而定，由于样品本底存在，20 种 PAEs 和 DEHA 的方法检出限按照样品最低含量设定，为 0.41 ～ 39.0 ng/g。

在我国，国家食品安全风险评估中心承担了中国居民总膳食研究工作，并于 2009 ～ 2015 年第五次中国总膳食研究中首次对 12 类食品基质中的 16 种 PAEs 进行了含量检测和暴露评估研究[17]。本次总膳食研究中 PAEs 的检测类别主要依据我国卫生部在 2011 年 6 月《食品中可能违法添加的非食用物质和易滥用的食品添加剂名单（第六批）》中提及的 PAEs 种类。针对 20 个省 240 份膳食样品，本次检测采用正己烷饱和的乙腈萃取后，凝胶渗透色谱技术进行样品前处理的方法，结合 GC-MS 检测，首次在检测中采用一一对应的同位素内标稀释技术对 16 种 PAEs 进行定量，提高了结果的准确性。12 类食品基质中 16 种 PAEs 的检出限为 15 ～ 60 ng/g，定量限为 50 ～ 200 ng/kg。

在第六次中国总膳食研究中，本课题组延续了第五次中国总膳食研究中的 PAEs 检测工作，以黑名单中 17 种 PAEs 为目标进行总膳食中含量检测。针对 12 类总膳食食品基质进行了样品前处理的分类和优化。根据本课题组的前期研究结论，PAEs 的提取效率易受样品中酒精、油脂等的影响。因此，本次检测将 12 类食品基质按照影响因素划分为两类。对于饮料和水、酒类、水果类、糖类等 4 类食品基质，采用将样品混匀后，甲苯直接萃取的方法进行样品前处理；对于乳类、谷类、豆类、薯类、蛋类、蔬菜类、水产类和肉类等复杂食品基质，以乙腈萃取后，PSA/Silica 柱净化的方式进行样品前处理。

8.3　总膳食样品中 PAEs 检测方法的标准操作规程

8.3.1　范围

本标准操作规程规定了中国居民总膳食中 17 种邻苯二甲酸酯含量的气相色谱-质谱（GC-MS）测定方法。

本标准操作规程适用于中国居民总膳食中邻苯二甲酸二甲酯（DMP）、邻苯二甲酸二乙酯（DEP）、邻苯二甲酸二异丁酯（DIBP）、邻苯二甲酸二丁酯（DBP）、邻苯二甲酸二（2-甲氧基）乙酯（DMEP）、邻苯二甲酸二（4-甲基-2-戊基）酯（BMPP）、邻苯二甲酸二（2-乙氧基）乙酯（DEEP）、邻苯二甲酸二戊酯（DPP）、邻苯二甲酸二己酯（DHXP）、邻苯二甲酸丁基苄基酯（BBP）、邻苯二甲酸二（2-丁氧基）乙酯（DBEP）、邻苯二甲酸二环己酯（DCHP）、邻苯二甲酸二（2-乙基己基）己酯（DEHP）、邻苯二甲酸二苯酯（DphP）、邻苯二甲酸二正辛酯（DNOP）、邻苯二甲酸二异壬酯（DINP）及邻苯二甲酸二壬酯（DNP）含量的内标法测定和确证（测定组分参见附表 8-1）。

8.3.2　原理

在试样中加入氘代邻苯二甲酸酯作为内标，以乙腈萃取，PSA/Silica 混合固相萃取柱净化、洗脱，洗脱液浓缩后，采用选择离子监测（SIM）的气相色谱-质谱法测定，以保留时间和定性离子碎片丰度比进行定性，DINP 以 D_4-DNOP 校正定量，其余 16 种邻苯二甲酸酯以对应同位素内标校正定量。

8.3.3　试剂和材料

1. 试剂

正己烷（色谱纯）；甲苯（色谱纯）；乙腈（色谱纯）；二氯甲烷（色谱纯）；去离子水；氯化钠（分析纯）；PSA/Silica 混合玻璃固相萃取柱（1.0 g/6 mL）。

2. 标准品及溶液配制

1）邻苯二甲酸酯混合标准储备溶液（1000 μg/mL，溶剂为正己烷）

含有 16 种邻苯二甲酸酯组分，即：邻苯二甲酸二甲酯、邻苯二甲酸二乙酯、邻苯二甲酸二异丁酯、邻苯二甲酸二丁酯、邻苯二甲酸二（2-甲氧基）乙酯、邻苯二甲酸二（4-甲基-2-戊基）酯、邻苯二甲酸二（2-乙氧基）乙酯、邻苯二甲酸二戊酯、邻苯二甲酸二己酯、邻苯二甲酸丁基苄基酯、邻苯二甲酸二（2-丁氧基）乙酯、邻苯二甲酸二环己酯、邻苯二甲酸二（2-乙基己基）己酯、邻苯二甲酸二苯酯、邻苯二甲酸二正辛酯、邻苯二甲酸二壬酯。于冰箱中冷藏避光保存。化合物信息见附表 8-1。

2）邻苯二甲酸酯混合标准中间液 1（10 μg/mL）

准确移取 16 种邻苯二甲酸酯标准储备溶液（1000 μg/mL）100 μL 于 10 mL 容量瓶，以正己烷溶解并稀释至刻度，配制成中间液，用铝箔纸隔离瓶盖后密封，于冰箱中冷藏避光保存。

3）邻苯二甲酸酯混合标准中间液 2（1 μg/mL）

准确移取 16 种邻苯二甲酸酯混合标准中间液 1（10 μg/mL）1.0 mL 于 10 mL 容量瓶，以正己烷溶解并稀释至刻度，配制成中间液，用铝箔纸隔离瓶盖后密封，于冰箱中冷藏避光保存。

4）DINP 标准中间液 1（100 mg/L）

准确移取 DINP 标准储备溶液（5000 mg/L）200 μL 于 10 mL 容量瓶，以正己烷溶解并稀释至刻度，配制成中间液，转移入褐色容量瓶，于−20℃避光保存，有效期24个月。

5）DINP标准中间液2（10 mg/L）

准确移取DINP标准中间液1（100 mg/L）1.0 mL于10 mL容量瓶，以正己烷溶解并稀释至刻度，配制成中间液，转移入褐色容量瓶，于−20℃避光保存，有效期24个月。

6）氘代同位素的邻苯二甲酸酯标准品

分别为D_4-邻苯二甲酸二甲酯、D_4-邻苯二甲酸二乙酯、D_4-邻苯二甲酸二异丁酯、D_4-邻苯二甲酸二丁酯、D_4-邻苯二甲酸二（2-甲氧基）乙酯、D_4-邻苯二甲酸二（4-甲基-2-戊基）酯、D_4-邻苯二甲酸二（2-乙氧基）乙酯、D_4-邻苯二甲酸二戊酯、D_4-邻苯二甲酸二己酯、D_4-邻苯二甲酸丁基苄基酯、D_4-邻苯二甲酸二（2-丁氧基）乙酯、D_4-邻苯二甲酸二环己酯、D_4-邻苯二甲酸二（2-乙基己基）己酯、D_4-邻苯二甲酸二苯酯、D_4-邻苯二甲酸二正辛酯、D_4-邻苯二甲酸二壬酯。纯度均须≥95.0%。化合物信息见附表8-1。

7）氘代同位素的标准储备溶液（1000 μg/mL）

分别准确称取D_4-邻苯二甲酸酯标准品10.0 mg（精确至0.1 mg）于10 mL容量瓶，以正己烷溶解，并定容至刻度，配制成内标的标准储备溶液，用铝箔纸隔离瓶盖后密封，于冰箱中冷藏避光保存。

8）氘代同位素的标准中间液1（50 μg/mL）

临用时，准确移取氘代同位素内标的标准储备溶液1000.0 μL（精确至0.1 μL）0.5 mL，于10 mL容量瓶，以正己烷稀释至刻度，配制成内标的标准中间液，用铝箔纸隔离瓶盖后密封，于冰箱中冷藏避光保存。

9）氘代同位素的标准中间液2（1 μg/mL）

临用时，准确移取内标的标准中间液1（50 μg/mL）200 μL，于10 mL容量瓶，以正己烷稀释至刻度，配制成内标的中间液，用铝箔纸隔离瓶盖后密封，于冰箱中冷藏避光保存。

10）系列标准溶液

准确移取邻苯二甲酸酯及其氘代同位素内标的中间液，配制成系列标准溶液，含D_4-邻苯二甲酸酯浓度为0.5 mg/L，含16种邻苯二甲酸酯的浓度分别为0 mg/L、0.02 mg/L、0.05 mg/L、0.1 mg/L、0.2 mg/L、0.5 mg/L和1.0 mg/L；DINP浓度分别为0 mg/L、0.5 mg/L、1.0 mg/L、2.0 mg/L、5.0 mg/L、8.0 mg/L和10.0 mg/L（表8-1）。

表8-1 系列标准溶液的配制（μL）

序号	D_4-16PAEs（1 μg/mL）	16PAEs（1 μg/mL）	16PAEs（10 μg/mL）	DINPs（10 μg/mL）	16PAEs（100 μg/mL）	正己烷
浓度0	500	/	/	/	/	500
浓度1	500	20	/	50	/	430
浓度2	500	50	/	100	/	350

续表

序号	D$_4$-16PAEs（1 μg/mL）	16PAEs（1 μg/mL）	16PAEs（10 μg/mL）	DINPs（10 μg/mL）	16PAEs（100 μg/mL）	正己烷
浓度 3	500	100	/	200	/	200
浓度 4	500	200	/	/	50	250
浓度 5	500	/	/	50	100	370
浓度 6	500	/	/	100	200	300

注：/表示体积为 0

8.3.4　仪器与设备

气相色谱-质谱仪（GC-MS）；涡旋混匀器；马弗炉；离心机，转速不低于 3000 r/min；分析天平；氮吹仪。

8.3.5　分析步骤

1. 试样制备

对于饮料和水、酒类、水果类、糖类，称取 1.0 g 样品于 10 mL 具塞玻璃刻度管，加入氘代同位素内标的标准中间液 1（50 μg/mL）10 μL，加入 4 mL 去离子水，2.0 g NaCl，1 mL 甲苯涡旋提取 3 min 后，3000 r/min 以上离心 5 min，取 1 mL 上清液氮气吹干，以 1 mL 正己烷复溶后进气相色谱-质谱仪检测。

对于乳类、谷类、豆类、薯类、蛋类、蔬菜类、水产类和肉类等复杂食品基质，称取 2.0 g 样品于 10 mL 具塞玻璃刻度管，加入氘代同位素内标的标准中间液 1（50 μg/mL）20 μL，加入 1.0 g NaCl，以 4 mL 乙腈涡旋提取 3 min 后，3000 r/min 以上离心 5 min，取 2 mL 上清液待净化。将 PSA/Silica 固相萃取柱以 5 mL 二氯甲烷和 5 mL 乙腈活化后，以 2 mL 提取液上样，以 6 mL 乙腈洗脱样品并接收。洗脱液在 45℃下用氮气吹至近干后，以 1 mL 正己烷复溶，3000 r/min 以上离心 5 min，取上清液进气相色谱-质谱仪检测。

2. 空白样品

除不含试样外，按照 8.3.5 步骤操作。

3. 仪器参考条件

1）气相色谱参考条件

色谱柱：DB-5ms UI 石英毛细管色谱柱，柱长 30 m、内径 0.25 mm、膜厚 0.25 μm；进样口温度：250℃；升温程序：初温 60℃，保持 1 min，以 20℃/min 升至 220℃，保持 1 min，再以 5℃/min 升至 280℃，保持 1 min，以 20℃/min 升至 300℃，保持 4 min；载气：高纯氦气，纯度≥99.999%，流速 1.0 mL/min；进样方式：柱上不分流进样；进样量：1 μL。

2）质谱参考条件

电离方式：电子轰击电离源（EI）；电离能量：70 eV；传输线温度：280℃；离子源温度：250℃；监测方式：选择离子监测（SIM），监测离子见附表 8-2；溶剂延迟：6 min。

3）定性确证

试样待测液和标准品的选择离子在相同保留时间处（±0.5%）出现，并且对应质谱碎片离子的质核比与标准品一致，其相对丰度比与标准品相比应符合表 8-2，可定性确证目标分析物。各邻苯二甲酸酯的保留时间、定性离子和定量离子见附表 8-2。

表 8-2　离子相对丰度比的最大允许偏差

相对丰度比（% 基峰）	允许偏差/%
＞ 50	±10
20 ～ 50	±15
10 ～ 20	±20
≤ 10	±50

4）标准曲线的制作

准确移取邻苯二甲酸酯及其氘代同位素内标的中间液，按表 8-1 的移取量，配制成系列标准溶液，含 D_4-邻苯二甲酸酯浓度为 0.5 μg/mL，含 16 种邻苯二甲酸酯的浓度分别为 0 μg/mL、0.02 μg/mL、0.05 μg/mL、0.1 μg/mL、0.2 μg/mL、0.5 μg/mL 和 1.0 μg/mL。

5）试样溶液的测定

将 10 μL 的待测试样溶液（8.3.5）注入气相色谱-质谱仪中，测量峰面积，根据标准曲线得到待测液中邻苯二甲酸酯的浓度。

4. 分析结果的表述

按本方法做出 17 种邻苯二甲酸酯的标准工作曲线，DINP 测定时，以 D_4-DNOP 校正定量，样品和标准均需进行手动积分后计算测定。根据标准工作曲线计算测定液中各邻苯二甲酸酯类化合物的含量 C_i，过程空白测定值为 C_b。样品中邻苯二甲酸酯类化合物含量按式（8-1）计算，结果保留小数点后两位。

$$X = \frac{\left(C_i - C_b\right) \times L}{M} \tag{8-1}$$

式中，X 表示样品中各邻苯二甲酸酯类含量（mg/kg）；M 表示样品的取样量（g）；C_i 表示各邻苯二甲酸酯含量（mg/L）；C_b 表示过程空白实验中对应邻苯二甲酸酯类化合物含量（mg/L）；L 表示定容体积（mL）。

5. 精密度

在重复性条件下获得的两次独立测定结果的绝对差值不得超过算术平均值的 10%。

6. 检出限与定量限

根据膳食样品的最低含量进行方法学测定后，取最接近整数位方法定量限（DINP除外）。各邻苯二甲酸酯类的检出限和定量限见附表 8-3。邻苯二甲酸二异壬酯（DINP）的检出限为 0.5 mg/kg，定量限为 1.5 mg/kg；其余 16 种邻苯二甲酸酯的检出限均为 0.03 ～ 0.05 mg/kg，定量限均为 0.1 ～ 0.15 mg/kg。

8.4　方法性能的验证与评价

8.4.1　饮料和水、酒类、水果类、糖类等食品基质的样品前处理方法研制

1. 提取溶液的选择 [18]

以上 4 种食品基质，以酒类中酒精含量最为影响 PAEs 从食品基质中的萃取。因此，选取酒类食品基质为代表，研究样品前处理方法的优化。在提取溶液的选择问题上，选取某 67%（V/V）白酒样品 2 mL，加入同位素内标，使样品中内标浓度为 0.1 μg/mL，以 2 mL 溶剂进行萃取。以相同浓度的样品内标峰面积和乙醇内标标准溶液峰面积之比为相对回收率，分别考察多种萃取溶剂对 PAEs 的萃取能力，见图 8-3。在 67%（V/V）的酒精度下，正己烷、庚烷、异辛烷对 D_4-DMP、D_4-DMEP 和 D_4-DEEP 的相对回收率低于20%；二氯甲烷对 D_4-DMEP 的提取效率大于上述 3 种溶剂，但是对 D_4-DMP 和 D_4-DEP 的相对回收率低于 40%。甲苯对各组分邻苯二甲酸酯的提取效率较高，除 D_4-DEEP 和 D_4-DBEP 的相对回收率在 140% 以上，其余均处于 60% ～ 110%。

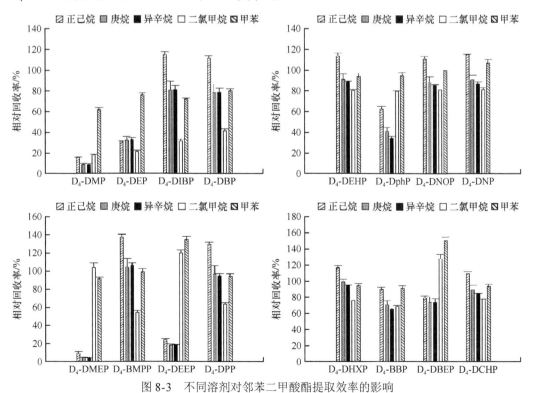

图 8-3　不同溶剂对邻苯二甲酸酯提取效率的影响

2 酒精度调整[18]

将上述白酒按照本方法进行处理，以内标相对回收率考察基质酒精度对 PAEs 回收率的影响。由图 8-4 可知，样品中酒精度对 D_4-PAEs 的回收率存在影响。以 20%（V/V）为分界点，在酒精度为 20%（V/V）以上时，D_4-DMP 受样品中酒精度的影响最为明显，回收率随酒精度降低而升高；在 20%（V/V）以下时，白酒样品的基质效应对 D_4-DNOP、D_4-DNP 影响最为明显，回收率随稀释用水体积的增加而下降。

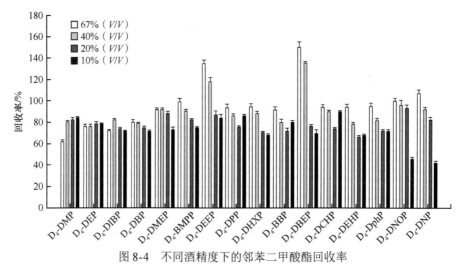

图 8-4　不同酒精度下的邻苯二甲酸酯回收率

3. 其他食品基质的样品前处理方法研制[19]

通过文献研究，对于富含蛋白质和脂肪的食品基质而言，Lambert[20] 以正己烷与甲基叔丁基醚作为萃取溶液对样品进行提取，以乙腈反提正己烷。杨国良等[21] 直接以乙腈对样品进行提取。本研究对两种提取方式进行比较后发现：以 Lambert 的方法提取，提取液大部分与样品结合成胶状，有乳化现象。同时以乙腈反提后，除 DNOP、DNP 外，其余 PAEs 基本无法从正己烷中提出，损失较大，且样品有基质效应干扰，需串接质谱检测排除干扰；直接以乙腈提取，由于样品中包含 DNOP 和 DNP 等物质，其绝对回收率均在 50% 以下。有研究发现，乙腈可促进牛奶中蛋白质沉降，破除乳化现象；且发现在盐的作用下，相比甲醇、丙酮和四氢呋喃等类似溶剂，乙腈与水的分层度最佳，利于提取。因此，本研究在结合相关研究的基础上，最终确定了以去离子水溶解样品后，乙腈提取，NaCl 破除乳化的样品提取方案。

本研究以液液萃取（LLE）、固相萃取（SPE）及凝胶渗透色谱（GPC）方法进行样品前处理比较。各样品净化方式如表 8-3 所示。净化效果如图 8-5 所示，以基质最复杂的婴幼儿配方奶粉为例，直接以液液萃取法提取样品带有杂质，影响 DNOP 和 DNP 等的精准定量分析。以弗罗里硅土净化提取液提取，分析物和杂质在柱上不保留，净化效果差，无法彻底消除杂质对定量的影响。以 GPC 进行净化时，分子量较大的 DNOP 和 DNP 等的绝对回收率较低，且所用溶剂量较大。以 PSA/Silica 净化时，杂质保留在柱上，PAEs被洗脱，DNOP 和 DNP 的定量干扰被排除。本研究采用的固相萃取柱为成熟产品，经济实用且推广性较强。且本方法所用溶剂量小，操作简单快捷，消除基质干扰明显，适用于快速、高效、准确地检测含乳食品基质中的 PAEs。

表 8-3　样品提取及净化方式

	液液萃取	GPC 净化	弗罗里硅藻土净化	PSA/Silica 净化
提取	乙腈（6 mL）	乙腈（6 mL）	正己烷（6 mL）	乙腈（6 mL）
净化	无	取 2 mL 提取液，吹干后以 10 mL 环己烷：乙酸乙酯（1：1）复溶，GPC 净化[4]	Extrelut（2 g）装柱，2 mL 正己烷活化，2 mL 提取液上样，2 mL 正己烷洗脱	5 mL 二氯甲烷和 5 mL 乙腈活化柱后，2 mL 提取液上样，2 mL 乙腈洗脱
溶剂量	6 mL	40 mL 以上	10 mL	18 mL

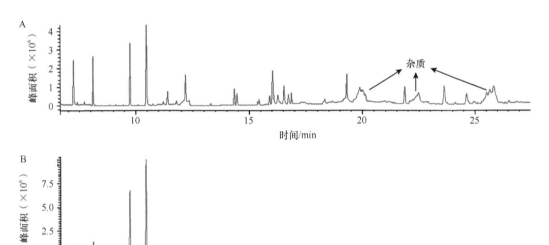

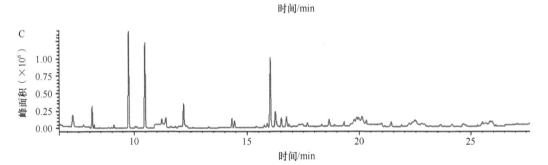

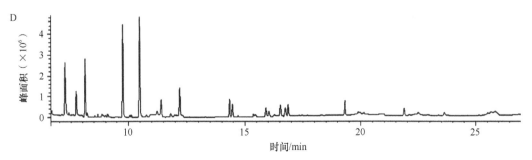

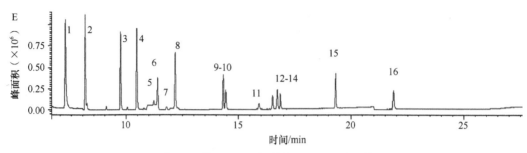

图 8-5　婴幼儿配方奶粉的前处理方式比较

图 E 中，按编号依次为 D_4-DMP，D_4-DEP，D_4-DIBP，D_4-DBP，D_4-DMEP，D_4-BMPP，D_4-DEEP，D_4-DPP，D_4-DHXP，D_4-BBP，D_4-DBEP，D_4-DCHP，D_4-DEHP，D_4-DphP，D_4-DNOP，D_4-DNP

4. 线性范围

由于样品前处理最后均以正己烷对样品提取液进行复溶。因此，在配制 6 种邻苯二甲酸酯的系列混合标准溶液时，采取以正己烷稀释 PAEs 标准工作液的方法进行标准曲线制作，以此与样品提取液统一并消除 GC-MS 检测中的基质效应。按本实验的色谱和质谱条件进行测定，结果表明，17 种 PAEs 在一定的浓度范围内均呈良好的线性关系，相关系数 $r^2 > 0.9990$。17 种 PAEs 的浓度范围、线性方程和相关系数见表 8-4。

表 8-4　17 种 PAEs 线性方程、相关系数、浓度范围

化合物	浓度范围/(ng/mL)	线性方程	相关系数 r^2
DMP	$0.020 \sim 1.0$	$y = 8.376 \times 10 - 3 + 9.579 \times 10 - 1x$	1.0000
DEP	$0.020 \sim 1.0$	$y = 4.000 \times 10 - 3 + 9.823 \times 10 - 1x$	1.0000
DIBP	$0.020 \sim 1.0$	$y = 5.096 \times 10 - 2 + 1.046 \times 100x$	0.9992
DBP	$0.020 \sim 1.0$	$y = 3.340 \times 10 - 2 + 9.596 \times 10 - 1x$	0.9999
DMEP	$0.020 \sim 1.0$	$y = 9.861 \times 10 - 4 + 9.602 \times 10 - 1x$	0.9997
BMPP	$0.020 \sim 1.0$	$y = 6.334 \times 10 - 3 + 9.093 \times 10 - 1x$	1.0000
DEEP	$0.020 \sim 1.0$	$y = -3.817 \times 10 - 3 + 9.274 \times 10 - 1x$	0.9998
DPP	$0.020 \sim 1.0$	$y = 4.005 \times 10 - 3 + 9.125 \times 10 - 1x$	1.0000
DHXP	$0.020 \sim 1.0$	$y = 3.615 \times 10 - 3 + 1.020 \times 100x$	1.0000
BBP	$0.020 \sim 1.0$	$y = 3.654 \times 10 - 3 + 9.816 \times 10 - 1x$	0.9999
DBEP	$0.020 \sim 1.0$	$y = 1.820 \times 10 - 3 + 8.678 \times 10 - 1x$	1.0000
DCHP	$0.020 \sim 1.0$	$y = 4.138 \times 10 - 3 + 9.681 \times 10 - 1x$	1.0000
DEHP	$0.020 \sim 1.0$	$y = 2.848 \times 10 - 2 + 9.560 \times 10 - 11$	0.9998
DphP	$0.020 \sim 1.0$	$y = 4.855 \times 10 - 3 + 1.098 \times 100x$	0.9999
DNOP	$0.020 \sim 1.0$	$y = 5.385 \times 10 - 3 + 9.638 \times 10 - 1x$	1.0000
DINP	$0.50 \sim 10.0$	$y = -1.589 \times 102 + 2.926 \times 100x$	0.9990
DNP	$0.020 \sim 1.0$	$y = 2.316 \times 10 - 3 + 1.049 \times 100x$	1.0000

5. 方法的准确度和精密度

分别取酒类、蛋类和肉类样品进行加标回收实验，如图 8-6～图 8-8 所示。添加 17 种邻苯二甲酸酯的浓度为 0.15 mg/kg，DINP 的浓度为 1.5 mg/kg。按照样品前处理方法进行提取净化，用 GC-MS 测定，每个浓度水平重复 6 次，回收率及 RSD 结果见表 8-5。在此加标水平下，酒类的加标回收率在 83.3%～123.3%，RSD 为 1.0%～12.2%；蛋类的加标回收率在 74.0%～113.3%，RSD 在 0.9%～9.8%；肉类的加标回收率在 81.0%～121.3%，RSD 在 0.8%～11.7%。结果表明，本方法的加标回收率均较好，证明本方法具有良好的准确度和精密度。

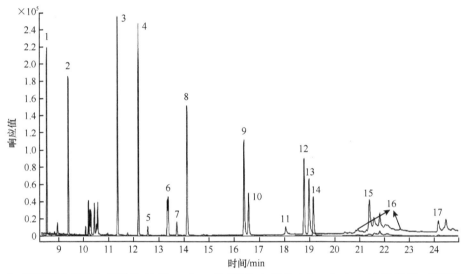

图 8-6　酒类膳食基质加标样品（0.15 mg/kg，除 DINP 加标量 1.5 mg/kg）中 17 种邻苯二甲酸酯化合物的定量离子色谱图

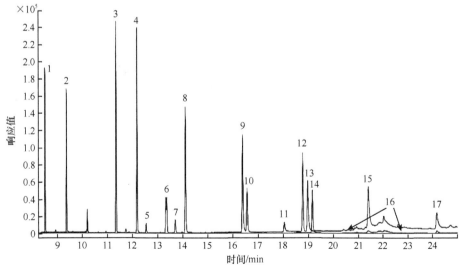

图 8-7　蛋类膳食基质加标样品（0.15 mg/kg，除 DINP 加标量 1.5 mg/kg）中 17 种邻苯二甲酸酯化合物的定量离子色谱图

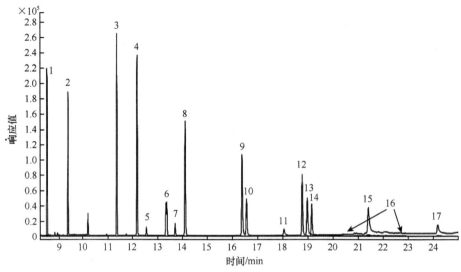

图 8-8 肉类膳食基质加标（0.15 mg/kg，除 DINP 加标量 1.5 mg/kg）样品中 17 种邻苯二甲酸酯化合物的定量离子色谱图

表 8-5 酒类、蛋类和肉类膳食基质中的加标回收率及 RSD

化合物	酒类		蛋类		肉类	
	加标回收率/%	RSD/%	加标回收率/%	RSD/%	加标回收率/%	RSD/%
DMP	99.9	2.5	92.0	1.1	84.7	1.5
DEP	100.9	1.0	97.3	1.2	97.3	0.8
DIBP	103.7	4.3	95.0	1.2	91.3	3.1
DBP	101.0	3.2	89.3	2.7	98.7	1.2
DMEP	91.3	2.5	82.0	3.4	81.3	2.7
BMPP	108.1	1.9	102.7	2.0	110.7	8.6
DEEP	87.3	3.5	74.0	1.2	81.0	5.8
DPP	102.0	1.1	91.3	2.2	91.3	8.3
DHXP	112.1	1.0	113.3	2.5	100.7	1.1
BBP	83.3	1.4	98.0	1.0	87.3	1.9
DBEP	123.3	1.9	106.7	2.4	121.3	3.0
DCHP	114.8	3.0	112.0	0.9	110.7	3.5
DEHP	106.7	7.1	83.3	1.8	84.0	1.3
DphP	98.3	12.2	82.0	1.4	80.7	1.0
DNOP	92.1	1.0	112.0	4.2	87.3	3.1
DINP	89.0	1.5	99.6	9.8	89.5	11.7
DNP	98.0	1.6	112.1	1.8	85.6	1.9

8.5 操作关键点和注意事项

8.5.1 质控样品及质控图

中国居民总膳食这类复杂食品基质的检测质控措施主要测定质控样品［食品模拟物（菜籽油），编号 1279B，测试项目邻苯二甲酸酯，测定物质 DBP，浓度 300 ng/g，发样机构 Fapas］，并通过质控样品的测定值和标称值的比较，做出质控图，以此判断检测方法的定值能力。

8.5.2 过程控制

PAEs 具有广泛存在性，因此，实验过程中应避免与塑料制品尤其是 PVC 制品接触。主要措施包括：实验室地板、实验台等应避免使用 PVC 塑料材质进行涂布；实验过程中使用手套应为不含 PVC 成分的丁腈手套；实验用仪器应为玻璃制品，避免使用任何塑料制耗材；实验用玻璃仪器需在 550℃下烘烤 2 h 以上，放冷后使用；如有需要，应将进样瓶盖的塑胶垫取出，换成铝箔纸，防止 PAEs 成分尤其是 DMP 和 DEP 的引入，同时防止大量样品待测时的蒸发损耗。

8.5.3 仪器控制

在进样序列中，确保每 12 针样品后进行一次空白溶剂的进样，以清洁进样针、仪器进样口、色谱柱内等系统残留。

8.5.4 试剂空白控制

实验前，应以标准操作规程测定实验用所有试剂中的 PAEs 含量。大部分试剂中均含有少量 DBP 和 DIBP 等 PAEs 成分。所用试剂中的 PAEs 浓度需确保在 LOD 以下方可进行使用。

参 考 文 献

[1] Fang H, Fang W, Cao H, et al. Di-(2-ethylhexyl)-phthalate induces apoptosis via the PPARγ/PTEN/AKT pathway in differentiated human embryonic stem cells. Food Chem Toxicol, 2019, 131: 110552.

[2] Zhu J, Zhang X, Wen B, et al. Diethylhexyl phthalate (DEHP) regulates the proliferation and chemosensitivity of esophageal squamous cell carcinoma cells via regulation of PTEN. Human Cell, 2021, 34: 1153-1162.

[3] European Food Safety Authority. Opinion of the scientific panel on food additives, flavourings, processing aids and materials in contact with food (AFC) on a request from the commission related to bis (2-ethylhexyl) phthalate (DEHP) for use in food contact materials. EFSA J, 2019a, 243: 1-20.

[4] European Food Safety Authority. Opinion of the scientific panel on food additives, flavourings, processing aids and material in contact with food (AFC) on a request from the commission related to di-butyl

phthalate (DBP) for use in food contact materials. EFSA J, 2019b, 242: 1-17.

[5] European Food Safety Authority. Opinion of the scientific panel on food additives, flavourings, processing aids and materials in contact with food (AFC) on a request from the commission related to butyl benzyln phthalate (BBP）for use in food contact materials. EFSA J, 2019c, 241: 1-14.

[6] European Food Safety Authority. Opinion of the scientific panel on food additives, flavourings, processing aids and materials in contact with food (AFC) on a request from the commission related to di-isononylphthalate (DINP) for use in food contact materials. EFSA J, 2012, 244: 1-18.

[7] European Commission. Commission Regulation (EU) No 10/2011 of 14 January 2011 on plastic materials and articles intended to come into contact with food. Off J Eur Comm L, 2011, 12: 1-89.

[8] 中华人民共和国国家卫生和计划生育健康委员会. GB 9685—2016《食品安全国家标准　食品接触材料及制品用添加剂使用标准》. 北京: 中国标准出版社, 2016.

[9] Plasticizers in polymeric substances. https://www.ecfr.gov/current/title-21/chapter-I/subchapter-B/part-178/subpart-D/section-178.3740#p-178.3740(b).

[10] 中华人民共和国卫生部. 关于公布食品中可能违法添加的非食用物质和易滥用的食品添加剂名单（第六批）的公告（卫生部公告 2011 年第 16 号). http://www.nhc.gov.cn/cms-search/xxgk/getManuscriptXxgk.htm?id=51902[2011-06-02].

[11] 中华人民共和国国家卫生和计划生育健康委员会, 国家食品药品监督管理总局. GB 5009.271—2016《食品安全国家标准　食品中邻苯二甲酸酯的测定》. 北京: 中国标准出版社, 2016.

[12] Bradley E L, Burden R A, Bentayeb K, et al. Exposure to phthalic acid, phthalate diesters and phthalate monoesters from foodstuffs: uk total diet study results. Food Addit Contam A, 2013, 30(4): 735-742.

[13] Fromme H, Gruber L, Schlummer M, et al. Intake of phthalates and di(2-ethylhexyl)adipate: results of the integrated exposure assessment survey based on duplicate diet samples and biomonitoring data. Environ Int, 2007, 33(8): 1012-1020.

[14] Fromme H, Gruber L, Schuster R, et al. Phthalate and di-(2-ethylhexyl) adipate (DEHA）intake by german infants based on the results of a duplicate diet study and biomonitoring data (ines 2). Food Chem Toxicol, 2013, 53: 272-280.

[15] Sirot V, Rivière G, Leconte S, et al. Infant total diet study in france: exposure to substances migrating from food contact materials. Environ Int, 2021, 149(7): 106393.

[16] Cao X L, Zhao W, Dabeka R, et al. Di-(2-ethylhexyl) adipate and 20 phthalates in composite food samples from the 2013 canadian total diet study. Food Addit Contam A, 2015, 32(11): 1890-1901.

[17] Yang X, Chen D, Lv B, et al. Dietary exposure of the Chinese population to phthalate esters by a total diet study. Food Control, 2018, 89: 314-321.

[18] 苗宏健, 鲁杰, 赵云峰, 等. 白酒中邻苯二甲酸酯的测定方法研究, 卫生研究, 2014, 43(3): 467-472.

[19] 苗宏健, 鲁杰, 赵云峰, 等. 婴幼儿配方奶粉中邻苯二甲酸酯的固相萃取净化-气相色谱-质谱法测定, 中国乳品工业, 2014, 42(282): 54-57.

[20] Lambert K S. Determination of phthalates in milk and milk products by liquid chromatography/tandem mass spectrometry. Rapid Commun Mass Sp, 2006, 20(7): 1135-1143.

[21] 杨国良, 孔福奎, 张开翔, 等. 气相色谱-质谱法测定婴幼儿配方乳粉及原料中 15 种邻苯二甲酸酯. 食品安全质量检测学报, 2013(3): 699-704.

（苗宏健　方从容　赵云峰）

1. 附表

附表 8-1 邻苯二甲酸酯及其氘代内标的信息

序号	化合物中文名称	英文名称	分子式	CAS 号	纯度/%
1	邻苯二甲酸二甲酯	DMP	$C_{10}H_{10}O_4$	131-11-3	≥95.0
2	D$_4$-邻苯二甲酸二甲酯	D$_4$-DMP	$C_{10}H_6O_4D_4$	93951-89-4	≥95.0
3	邻苯二甲酸二乙酯	DEP	$C_{12}H_{14}O_4$	84-66-2	≥95.0
4	D$_4$-邻苯二甲酸二乙酯	D$_4$-DEP	$C_{12}H_{10}O_4D_4$	93952-12-6	≥95.0
5	邻苯二甲酸二异丁酯	DIBP	$C_{16}H_{22}O_4$	84-69-5	≥95.0
6	D$_4$-邻苯二甲酸二异丁酯	D$_4$-DIBP	$C_{16}H_{18}O_4D_4$	/	≥95.0
7	邻苯二甲酸二丁酯	DBP	$C_{16}H_{22}O_4$	84-74-2	≥95.0
8	D$_4$-邻苯二甲酸二丁酯	D$_4$-DBP	$C_{16}H_{18}O_4D_4$	93952-11-5	≥95.0
9	邻苯二甲酸二（2-甲氧基）乙酯	DMEP	$C_{14}H_{18}O_6$	117-82-8	≥95.0
10	D$_4$-邻苯二甲酸二（2-甲氧基）乙酯	D$_4$-DMEP	$C_{14}H_{14}O_6D_4$	/	≥95.0
11	邻苯二甲酸二（4-甲基-2-戊基）酯	BMPP	$C_{20}H_{30}O_4$	146-50-9	≥95.0
12	D$_4$-邻苯二甲酸二（4-甲基-2-戊基）酯	D$_4$-BMPP	$C_{20}H_{26}O_4D_4$	/	≥95.0
13	邻苯二甲酸二（2-乙氧基）乙酯	DEEP	$C_{16}H_{22}O_6$	605-54-9	≥95.0
14	D$_4$-邻苯二甲酸二（2-乙氧基）乙酯	D$_4$-DEEP	$C_{16}H_{18}O_6D_4$	/	≥95.0
15	邻苯二甲酸二戊酯	DPP	$C_{18}H_{26}O_4$	131-18-0	≥95.0
16	D$_4$-邻苯二甲酸二戊酯	D$_4$-DPP	$C_{18}H_{22}O_4D_4$	358730-89-9	≥95.0
17	邻苯二甲酸二己酯	DHXP	$C_{20}H_{30}O_4$	84-75-3	≥95.0
18	D$_4$-邻苯二甲酸二己酯	D$_4$-DHXP	$C_{20}H_{26}O_4D_4$	1015854-55-3	≥95.0
19	邻苯二甲酸丁基苄基酯	BBP	$C_{19}H_{20}O_4$	85-68-7	≥95.0
20	D$_4$-邻苯二甲酸丁基苄基酯	D$_4$-BBP	$C_{19}H_{16}O_4D_4$	93951-88-3	≥95.0
21	邻苯二甲酸二（2-丁氧基）乙酯	DBEP	$C_{20}H_{30}O_6$	117-83-9	≥95.0
22	D$_4$-邻苯二甲酸二（2-丁氧基）乙酯	D$_4$-DBEP	$C_{20}H_{26}O_4D_4$	1398065-96-7	≥95.0
23	邻苯二甲酸二环己酯	DCHP	$C_{20}H_{26}O_4$	84-61-7	≥95.0
24	D$_4$-邻苯二甲酸二环己酯	D$_4$-DCHP	$C_{20}H_{22}O_4D_4$	358731-25-6	≥95.0
25	邻苯二甲酸二（2-乙基己基）	DEHP	$C_{24}H_{38}O_4$	117-81-7	≥95.0
26	D$_4$-邻苯二甲酸二（2-乙基己基）	D$_4$-DEHP	$C_{24}H_{34}O_4D_4$	93951-87-2	≥95.0
27	邻苯二甲酸二苯酯	DphP	$C_{20}H_{14}O_4$	84-62-8	≥95.0
28	D$_4$-邻苯二甲酸二苯酯	D$_4$-DphP	$C_{20}H_{10}O_4D_4$	/	≥95.0
29	邻苯二甲酸二正辛酯	DNOP	$C_{24}H_{38}O_4$	117-84-0	≥95.0
30	D$_4$-邻苯二甲酸二正辛酯	D$_4$-DNOP	$C_{24}H_{34}O_4D_4$	93952-13-7	≥95.0
31	邻苯二甲酸二异壬酯	DINP	$C_{26}H_{42}O_4$	/	≥95.0
32	邻苯二甲酸二壬酯	DNP	$C_{26}H_{42}O_4$	84-76-4	≥95.0
33	D$_4$-邻苯二甲酸二壬酯	D$_4$-DNP	$C_{26}H_{38}O_4D_4$	/	≥95.0

注：/表示无 CAS 号

附表 8-2　监测的主要碎片离子

序号	化合物名称	保留时间/min	监测离子（m/z）
1	D₄-DMP	7.71	167*，81，198，137
2	DMP（D₄-DMP 校正）	7.71	163*，77，194，133
3	D₄-DEP	8.58	153*，181，109，197
4	DEP（D₄-DEP 校正）	8.58	149*，177，105，193
5	D₄-DIBP	10.38	153*，227，108，171
6	DIBP（D₄-DIBP 校正）	10.39	149*，223，104，167
7	D₄-DBP	11.17	153*，227，209，108
8	DBP（D₄-DBP 校正）	11.20	149*，223，205，104
9	D₄-DMEP	11.50	153*，108，180
10	DMEP（D₄-DMEP 校正）	11.51	59，149*，104，176
11	D₄-BMPP	12.22	153*，171，85，255
12	BMPP（D₄-BMPP 校正）	12.24	149*，167，85，251
13	D₄-DEEP	12.62	153*，108，197
14	DEEP（D₄-DEEP 校正）	12.64	72，149*，104，193
15	D₄-DPP	13.09	153*，241，223，108
16	DPP（D₄-DPP 校正）	13.09	149*，237，219，104
17	D₄-DHXP	15.32	153*，255，108，237
18	DHXP（D₄-DHXP 校正）	15.35	149*，251，104，233
19	D₄-BBP	15.40	153*，210，136
20	BBP（D₄-BBP 校正）	15.40	149*，91，206，132
21	D₄-DBEP	16.97	153*，105，197
22	DBEP（D₄-DBEP 校正）	16.99	149*，101，85，193
23	D₄-DCHP	17.67	153*，171，253，108
24	DCHP（D₄-DCHP 校正）	17.70	149*，167，249，104
25	D₄-DEHP	17.70	153*，171，283，117
26	DEHP（D₄-DEHP 校正）	17.75	149*，167，279，113
27	D₄-DphP	18.01	229*，108，157
28	DphP（D₄-DphP 校正）	18.03	225*，77，104，153
29	D₄-DNOP	20.47	283*，108，265
30	DNOP（D₄-DNOP 校正）	20.50	279*，104，261，57
31	DINP（D₄-DNOP 校正）	19.00～21.00	149，293*，167，275
32	D₄-DNP	23.19	153*，297，171，279
33	DNP（D₄-DNP 校正）	23.21	149*，293，167，275

＊为定量离子

附表 8-3 检出限（LOD）和定量限（LOQ）（ng/g）

附表 8-3-1 12 类总膳食基质中的 LOD（ng/g）

	化合物名称	谷类	豆类	薯类	肉类	蛋类	水产类	乳类	蔬菜类	水果类	糖类	水及饮料	酒类
1	DMP	30	30	30	50	50	50	30	50	30	30	30	30
2	DEP	30	30	30	50	50	50	30	50	30	30	30	30
3	DIBP	30	30	30	50	50	50	30	50	30	30	30	30
4	DBP	30	30	30	50	50	50	30	50	30	30	30	30
5	DMEP	30	30	30	50	50	50	30	50	30	30	30	30
6	BMPP	30	30	30	50	50	50	30	50	30	30	30	30
7	DEEP	30	30	30	50	50	50	30	50	30	30	30	30
8	DPP	30	30	30	50	50	50	30	50	30	30	30	30
9	DHXP	30	30	30	50	50	50	30	50	30	30	30	30
10	BBP	30	30	30	50	50	50	30	50	30	30	30	30
11	DBEP	30	30	30	50	50	50	30	50	30	30	30	30
12	DCHP	30	30	30	50	50	50	30	50	30	30	30	30
13	DEHP	30	30	30	50	50	50	30	50	30	30	30	30
14	DphP	30	30	30	50	50	50	30	50	30	30	30	30
15	DNOP	30	30	30	50	50	50	30	50	30	30	30	30
16	DNP	30	30	30	50	50	50	30	50	30	30	30	30
17	DINP	500	500	500	500	500	500	500	500	500	500	500	500

附表 8-3-2 12 类总膳食基质中的 LOQ（ng/g）

	化合物名称	谷类	豆类	薯类	肉类	蛋类	水产类	乳类	蔬菜类	水果类	糖类	水及饮料	酒类
1	DMP	100	100	100	150	150	150	100	150	100	100	100	100
2	DEP	100	100	100	150	150	150	100	150	100	100	100	100
3	DIBP	100	100	100	150	150	150	100	150	100	100	100	100
4	DBP	100	100	100	150	150	150	100	150	100	100	100	100
5	DMEP	100	100	100	150	150	150	100	150	100	100	100	100
6	BMPP	100	100	100	150	150	150	100	150	100	100	100	100
7	DEEP	100	100	100	150	150	150	100	150	100	100	100	100
8	DPP	100	100	100	150	150	150	100	150	100	100	100	100
9	DHXP	100	100	100	150	150	150	100	150	100	100	100	100
10	BBP	100	100	100	150	150	150	100	150	100	100	100	100
11	DBEP	100	100	100	150	150	150	100	150	100	100	100	100
12	DCHP	100	100	100	150	150	150	100	150	100	100	100	100
13	DEHP	100	100	100	150	150	150	100	150	100	100	100	100
14	DphP	100	100	100	150	150	150	100	150	100	100	100	100

续表

	化合物名称	谷类	豆类	薯类	肉类	蛋类	水产类	乳类	蔬菜类	水果类	糖类	水及饮料	酒类
15	DNOP	100	100	100	150	150	150	100	150	100	100	100	100
16	DNP	100	100	100	150	150	150	100	150	100	100	100	100
17	DINP	1500	1500	1500	1500	1500	1500	1500	1500	1500	1500	1500	1500

2. 附图

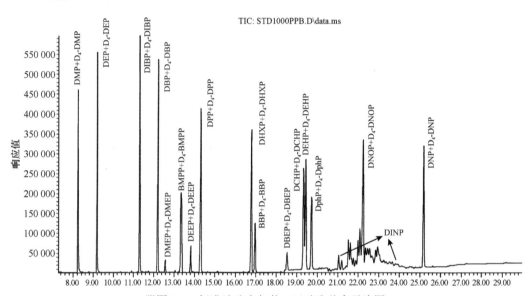

附图 8-1　标准溶液中邻苯二甲酸酯总离子流图

第 9 章　丙烯酰胺的测定

9.1　概　　述

丙烯酰胺(acrylamide,AM),化学式为C_3H_5NO,分子量为71.08,为无色透明片状晶体,无臭,有毒,溶于水、乙醇,微溶于苯、甲苯。极易升华,易聚合。固体在室温下稳定,在熔融时,可猛烈聚合。由丙烯腈用硫酸或金属催化剂水解制得。其聚合物或共聚物可用作化学灌浆物料,在印刷工业上制光敏树脂板,石油工业可用作增粘剂,玻璃纤维工业上可用作浸润剂,另外还用作土壤改良剂、絮凝剂、纤维改性剂和涂料等。AM 是一个具有亲电基团的有机小分子,水溶性极强,可通过皮肤、黏膜、呼吸道、胃肠道等进入体内。食物中的 AM 可通过肠道被完全吸收,而环境中暴露的 AM 约 25% 被皮肤吸收。被吸收后的 AM 通过血液循环系统广泛分布于体内各个组织,并在此过程中对肌体造成损害。研究表明,在摄入低剂量 AM 的情况下,约 50% 会转化成环氧丙酰胺(glycidamide,GA),而高剂量的 AM 则大部分与谷胱甘肽 S-转移酶(glutathione stransferase,GST)反应,约 13% 转化成 GA。代谢生成的硫醇尿酸化合物[丙烯酰胺硫醇尿酸(mercapturic acids of acrylamide,AAMA);环氧丙酰胺硫醇尿酸(mercapturic acids of glycidamide,GAMA);环氧丙酰胺异硫醇尿酸(iso-mercapturic acids of glycidamide,GAMA)]和 1,2-二羟基丙酰胺(glyceramide)均随尿液排出,但在尿液中检出的时间顺序及含量不同,如 AM 摄入 2 h 后即可检测出本身和 AAMA;由于 AM 向 GA 转化需要时间,所以 4 h 后才检出 GAMA 和异 GAMA。

2002 年 4 月瑞典国家食品管理局(National Food Administration,NFA)和斯德哥尔摩大学研究人员率先报道[1],在一些油炸和烧烤的淀粉类食品,如炸薯条、炸土豆片、面包等中检出 AM;之后挪威、英国、瑞士和美国等国家也相继报道了类似结果。由于 AM 具有潜在的神经毒性、遗传毒性和致癌性,已被国际癌症研究机构(IARC)列为 2A 类致癌物[2],因此食品中 AM 的污染引起了国际社会和各国政府的高度关注。

9.1.1　丙烯酰胺的毒性机制

1. 神经毒性

许多研究表明,AM 具有显著的神经毒性,在人类的职业暴露以及动物实验中均有明确证据:我国自 20 世纪 70 年代开始报道 AM 的中毒病例,尤其在职业暴露上屡见不鲜。研究发现 AM 中毒者主要的症状体征为皮肤脱皮红斑、四肢麻木、手足多汗、体重减轻及远端痛觉减退、深反射减退等神经功能受损的症状;而猫、大鼠、小鼠、豚鼠、兔和猴等实验动物暴露 AM 后则会表现出共济失调、后肢(足)呈八字、骨骼肌无力,并最终导致运动障碍。近年研究表明,AM 诱导神经毒性的可能机制如下。

1）氧化损伤与神经细胞凋亡调控

研究表明，活性氧簇（reactive oxygen species，ROS）对细胞膜脂质、蛋白质和DNA不断攻击并造成相应靶分子累积氧化变性或损伤，是造成细胞代谢紊乱和功能异常的重要生理基础。当体内自由基和活性氧的产生与消除间不平衡时会产生氧化应激，从而引发许多疾病。中枢神经系统（central nervous system，CNS）是机体氧代谢较活跃的部位，其抗氧化酶活性低于其他组织，这使之易成为氧化损伤的主要靶器官。AM可能会通过诱导和影响氧化应激来引起神经损伤。同时，AM刺激也会激活细胞中的免疫通路并对产生的氧化应激进行防御。

另外，共轭α结构不饱和羰基衍生物，如丙烯醛（acrolein）和4-羟基-2-壬烯醛（4-hydroxy-2-nonenal）等Ⅱ型烯烃，研究表明这种Ⅱ型烯烃可能与内源性产生的不饱和醛协同作用，从而加大细胞损伤，加速了涉及氧化应激的急性神经损伤（如脊髓创伤）和某些慢性神经疾病[如阿尔茨海默病（Alzheimer disease，AD）、帕金森综合征（Parkinson syndrome，PD）等]的过程。而AM在结构上也属于共轭α结构不饱和羰基衍生物，氧化应激可能是AM造成神经毒性，从而引发神经性疾病的一个主要机制。

2）血脑屏障功能损害

血-脑脊液屏障（blood-cerebrospinal fluid barrier）主要由脉络丛（choroid plexus）上皮细胞之间的紧密连接构成，负责血液和脑脊液之间的物质转运。完整的血-脑脊液屏障是保证中枢神经系统内环境稳定的重要条件。有学者发现，鼠腹腔注射AM后脑脊液中甲状腺水平下降，瘦素（leptin，LP）转运水平被抑制，LP水平降低。由于LP具有促进大脑生长发育，降低促凋亡因子水平的作用，因此AM诱导的神经细胞凋亡也有可能是因血脑屏障中LP水平的降低引起的。另外，AM还会造成紧密连接相关蛋白（zonula occludens-1，ZO-1）表达减少，屏障通透性增加，从而容易引起血清蛋白或其他神经毒物进入脑组织中，使神经系统的代谢及功能发生紊乱。

3）能量代谢障碍

有学者采用酶分析法发现，AM染毒后大鼠脑组织匀浆中ATP合成酶活力下降，ATP水平明显降低，ADP和AMP水平增加，肌酸激酶（creatine kinase，CK）活力明显受到抑制，由于CK是轴突运输上的一个重要组成，因此推测能量代谢障碍可能是AM产生神经元损伤、神经病变的生化基础。

4）神经递质的改变与抑制

AM也可能通过改变神经递质水平和功能导致神经毒性，如阻碍神经末梢的膜融合过程。N-乙基顺丁烯二酰亚胺敏感性的融合蛋白（N-ethylmaleimide sensitive factor，NSF）是参与神经递质释放的一种ATP酶。

研究表明NSF可能是AM的靶位点，在神经递质传递过程中AM通过与NSF蛋白264位甲硫氨酸位点（NSF Cys264）形成加合物来抑制突触小体对神经递质的释放，阻碍神经末梢膜融合，最终导致神经末梢变性；同时，AM还会使纹状体多巴胺的含量显著降低，突触囊泡对多巴胺的摄取能力减弱，导致神经递质的存储障碍，进而引发神经递质的释放障碍。

在所抑制神经递质中，有研究指出：AM 会导致大鼠大脑皮层和小脑内兴奋性神经递质谷氨酸（glutamic acid，Glu）含量降低，而抑制性神经递质 γ-氨基丁酸（γ-aminobutyric acid，GABA）未发生变化。Glu 是脑区最重要且常见的兴奋性神经递质，在学习记忆、躯体协调运动等方面发挥重要作用，因此大脑皮层和小脑兴奋性神经递质，如 Glu 的降低可能是 AM 诱导神经毒性的机制之一。

2. 生殖毒性

许多研究表明 AM 进入机体后会影响动物的生育能力。研究发现对雄性成年大鼠和新生大鼠进行高剂量 AM 处理，会导致大鼠生长迟缓，进食量和生殖器官指数降低，附睾中精子数目减少并发生形态异常，同时睾丸组织也发生了病变。

AM 诱导的生殖毒性机制一方面是影响生殖器官中氧化应激状态，如影响可以清除组织中 ROS 的重要抗氧化酶，导致体内积累过多的 ROS，损害细胞功能。另一方面，AM 结合蛋白质生成的加合物也会抑制细胞增殖。

另外，AM 还会引起生殖细胞的基因损害。有学者发现长期暴露于低剂量 AM，虽没有显著影响睾丸的质量和形态，但会造成雄性小鼠早期生殖细胞 DNA 损伤且具有剂量依赖性，且这种基因损害可能会传递到下一代而引起遗传毒性。

3. 免疫毒性

AM 也会损伤胸腺和脾等免疫器官，从而抑制细胞免疫功能。研究发现，在雌性 BALB/c 小鼠中 AM 会导致小鼠的体重、脾、胸腺及肠系膜淋巴结质量显著下降，淋巴细胞数减少，脾细胞增殖受到抑制，且淋巴结、胸腺、脾等组织病理学也发生了改变。有学者在美国人群中观察到 AM 和 GA 会诱导如哮喘、发烧、打喷嚏和湿疹等过敏类似反应，猜测这可能与 AM 导致的免疫缺陷相关。AM 造成的免疫毒性可能是因为其破坏了 T 细胞膜表面的细胞因子——白细胞介素 2（interleukin-2，IL-2）受体，使得 IL-2 活性降低，从而影响免疫应答过程细胞因子之间的相互作用，使免疫系统的调节受到破坏，导致机体出现免疫功能障碍。

4. 致癌性

AM 被国际癌症机构列为 2A 类致癌物。虽然学者从多角度探索其致癌性，但被公认的资料绝大多数来源于啮齿动物模型。有学者用低剂量 AM 处理大鼠两年后，发现雄性大鼠睾丸间皮瘤、肾上腺皮瘤、星形细胞瘤以及口腔肿瘤都有不同程度的增加，雌性大鼠的乳腺纤维瘤和甲状腺瘤增多，证实了 AM 与肿瘤的相关性。

在流行病学上也有证据表明 AM 与某些癌症的患病风险相关。一些研究指出，饮食中 AM 的摄入与子宫内膜癌、卵巢癌、乳腺癌等呈正向关联，然而，也有研究表明 AM 摄入与卵巢癌无明显相关性。AM 的致癌性有待于进一步探究和验证。

5. 其他毒性

AM 还会对肝、肾、肺、膀胱、消化道等造成损害，主要表现在能显著抑制组织中总超氧化物歧化酶（superoxide dismutase，SOD）、还原型谷胱甘肽（glutathione，GSH）和谷胱甘肽 S-转移酶（glutathione Stransferase，GST）的水平，增加脂质代谢产物丙二醛（malondialdehyde，MDA）积累，造成组织损伤等。肝作为线粒体和抗氧化物酶的富集地，AM 代谢的主要场所，其受氧化损伤、形态损伤和功能损伤作用最为明显；此外，AM 通过胃肠道屏障时会使小肠的吸收和消化功能降低，导致肌体消瘦。也有研究表明，消瘦的症状可能与 AM 和体内的肠道微生物作用有关。

9.1.2 丙烯酰胺毒性机制的干预

基于 AM 毒性机制，采用生物活性提取物抑制 AM 毒性作用发挥的关键步骤是目前干预 AM 毒性的主要途径。

1. 减少生物体内的氧化应激

AM 造成的神经损伤、生殖损伤、肝损伤等，部分是通过 AM 改变体内氧化应激状态使 ROS 等累积造成的。通过生物活性提取物质来提高 GST 等活性，可产生更多的GSH，清除体内 ROS，并促进 AM 的代谢。研究发现，在大鼠的 AM 饮食中添加香叶醇和姜黄素，可导致其线粒体中一些氧化指标如 MDA、NO 等含量下降，并且 AM 诱导的坐骨神经、大脑皮层中的 GSH 水平降低得到改善；芦丁和维生素 E 的共同施用降低了大脑组织中的 MDA 水平，并显著改善了大鼠 AM 剂量依赖性的步态异常和体重下降。

2. 抑制 AM 诱导的细胞凋亡

AM 诱导的线粒体依赖性细胞凋亡可能会激活炎症或癌症通路，对肌体造成严重损伤。有学者将鱼油添加至 AM 饮食，可显著降低 Bax 蛋白及 Bcl2 关联死亡启动子的水平，从而调控诱导细胞凋亡的表达。

3. 减少 AM 向 GA 转化

GA 比 AM 更容易攻击 DNA 和蛋白质，且具有更强的致癌性。GA 在细胞色素 P450酶作用下生成，抑制该酶的活性在某种程度上可降低 GA 的毒性。有学者利用蓝莓花色苷提取物（blueberry anthocyanins extract，BAE）对 AM 毒性进行干预，在改善 GST、SOD 活性的同时，还显著抑制了 CYP2E1 蛋白的表达，减少了 GA 的生成。

9.1.3 丙烯酰胺毒性抑制方法

AM 主要在高碳水化合物、低蛋白质的植物性食物加热（120℃以上）烹调过程中形成 [3,4]。140～180℃为生成的最佳温度，而在食品加工前检测不到 AM；在加工温度较低，如用水煮时，AM 的水平相当低。水含量也是影响其形成的重要因素，特别是烘烤、油炸食品最后阶段水分减少、表面温度升高后，AM 形成量更高。AM 的主要前体物为游离天门冬氨酸（土豆和谷类中的代表性氨基酸）与还原糖，二者发生反应生成 AM，且食品中形成的 AM 比较稳定，国家卫生部于 2005 年发布的 4 号公告，指出高温加工的淀粉类食品（如油炸薯片和油炸薯条等）中 AM 含量较高，其中薯类油炸食品中 AM 平均含量高出谷类油炸食品 4 倍，我国居民食用油炸食品较多，暴露量较大，长期低剂量接触，有潜在危害。[5]

为此，国内外对如何抑制食品中 AM 的生成做过大量研究，主要方向集中在食品的加工工艺以及抑制剂的选择上。

1. 原料的预处理

实验得出，制作油炸薯条时，原料马铃薯应避免低于 10℃保存。在温度较低时，马铃薯中的部分淀粉会转化成还原糖，经油炸加工后，AM 的含量明显上升。将马铃薯切片后在 60℃温水中浸泡 15 min 再进行油炸加工，经检测，用此法制成的油炸薯条中的 AM 含量降至 40～70 μg/kg，比原来降低了 80%～90%，同时还保留了原有的烹调效果。研究发现：用 70℃热水浸泡马铃薯 40 min 后，油炸产品中 AM 的含量降低了 91%；用 50℃热水浸泡马铃薯 70 min 后，在 190℃高温下进行油炸加工，AM 含量仅为 28 μg/kg；用柠檬酸溶液浸泡马铃薯后，油炸成品中的 AM 含量可以降低 70%左右。

2. 温度与时间

AM 主要存在于煎炸、焙烤等经过高温加工的食品中。研究指出，油炸温度和油炸时间是影响油炸薯条中 AM 含量的主要因素。随着油炸温度的升高和油炸时间的延长，产品中 AM 含量明显上升。加工过程中，将温度控制在 120℃以下，AM 的生成量较少；而当油温从 120℃升高到 180℃时，产品中 AM 含量增加了 58 倍。

当焙炒温度在 120～180℃时，降低加工温度和减少加热时间可以减少咖啡中 AM 的生成量；当焙炒温度在 200℃以上时，随着温度的升高和时间的延长，AM 的最终生成量会相应减少。因此，在食品加工过程中，温度和时间对 AM 的生成具有较为显著的影响。

3. 天冬酰胺酶

天冬酰胺酶可以使 AM 的前体物质——天冬酰胺水解，生成天冬氨酸和氨，从而在一定程度上抑制 AM 的生成。有学者利用天冬酰胺酶对马铃薯样品进行前处理，发现样品中天冬酰胺含量下降明显，降幅可达 88%。通过把马铃薯条和马铃薯片在天冬酰胺酶溶液中浸泡处理后发现，在相同的油炸条件下，马铃薯条和马铃薯片中 AM 的含量分别下降了 30% 和 15%。

4. 盐类

不同盐类对食品中 AM 的生成具有不同影响，目前人们研究较多的盐类为 NaCl、$MgCl_2$ 和 $CaCl_2$。有学者发现，薯片在热烫处理前浸泡于 1% 的食盐溶液中，可以使成品中 AM 的含量降低 62%。另有研究通过构建不同的模型发现，NaCl 在天冬酰胺-葡萄糖模型和天冬酰胺-果糖模型中对 AM 的生成均有一定的抑制作用。然而，在所构建的模型中，并未发现 NaCl 对 AM 的减少有明显影响。因此，NaCl 对于 AM 的抑制作用有待于进一步的研究。

研究发现，在煎炸之前把马铃薯浸入 $CaCl_2$ 溶液中，成品中 AM 的合成量可减少95%，且处理方式对油炸薯条的色泽与口感没有明显的影响。当 $CaCl_2$ 质量浓度较低时，对 AM 的生成具有抑制作用；而当 $CaCl_2$ 浓度较高时，反而对 AM 的生成有促进作用。

$MgCl_2$ 的抑制作用和 $CaCl_2$ 类似，$MgCl_2$ 可抑制饼干中 AM 的形成，但是效果不如 $CaCl_2$。

5. 氨基酸和蛋白质

有学者通过构建化学模型发现，半胱氨酸、赖氨酸和精氨酸对食品中 AM 的产生具有较好的抑制作用，对 AM 的抑制率最高可达 90%。

向马铃薯样品中加入游离甘氨酸、半胱氨酸、谷氨酸和高蛋白物质后发现，成品中 AM 的含量显著降低。有学者在油炸薯条配方中加入 2% 的鹰嘴豆蛋白，发现产品中的 AM 含量有所下降。从反应机理来说，游离氨基酸和天冬酰胺的竞争导致美拉德反应（Maillard reaction）受阻以及蛋白质和 AM 的共价结合可能是产品中 AM 含量下降的主要原因。

6. 黄酮类物质

黄酮类物质具有多种生物活性。有学者发现，从番茄皮中提取的柚皮素可以显著降低食品中 AM 的含量，并且抑制效果随着柚皮素用量的增加而提高。通过建立甘氨酸-葡萄糖模型发现，来自橄榄、橘子等植物的黄酮类提取物对 AM 的抑制率可达 30% ～ 85%。

黄酮类物质的添加量与对 AM 的抑制呈非线性关系；定量结构-活性关系（QSAR）实验证明了生物黄酮芳环上羟基的数目和位置、糖基取代的方式（碳苷或氧苷）、B 环连接的形式（2 或 3 位）以及黄酮环的拓扑结构对 AM 的活性抑制具有重要影响。

9.1.4 环境暴露

1. 暴露来源

AM 为人造化合物，在自然环境中并不存在。由于 AM 广泛用于多种行业，其生产过程和聚丙烯酰胺等聚合物生产过程会有残余的 AM 单体通过工业废水、废渣进入水体、土壤和大气等环境介质。AM 已在各种工业污水中被检测到。美国对工厂周边环境的监测显示，某 AM 生产工厂排污口下游河流中含有 AM，浓度为 1.5 mg/L；6 个生产 AM 或聚丙烯酰胺的工厂附近土壤或沉积物中检测到的 AM 浓度 > 0.02 mg/L，附近空气中检测到的 AM 平均水平 > 0.2 μg/m³，以蒸气或微粒形式存在。聚丙烯酰胺或其他聚合物产品中残留的 AM 单体会在使用过程中释放入环境。在利用聚丙烯酰胺处理饮用水的地区，河水和自来水中可以检测到 AM。另外，吸烟的过程中也会产生 AM；许多食物高温烹制过程中也会产生 AM，尤其是油炸、烘烤类高淀粉食物，其形成机制为高温下氨基酸（主要是天冬酰胺）和羰基化合物（主要是还原糖如葡萄糖）的美拉德反应。

AM 饮用水安全阈值在 0.01 ～ 1.01 μg/L 饮用水，职业平均暴露限值为 0.03 mg/m² 皮肤，最大暴露限值为 0.2 ～ 0.3 mg/m² 皮肤。各国卫生部门对聚丙烯酰胺工业产品中 AM 残留量限值一般规定在 0.5% ～ 0.05%，用于工业和城市污水净化处理时，一般允许 AM 残留量在 0.2% 以下，用于直接饮用水处理时，AM 残留量需在 0.05% 以下。

2. 暴露途径

人类和动物 AM 暴露途径主要包括皮肤接触、摄食或呼吸。皮肤接触途径主要针对职业接触 AM 的人群，其中包括 AM 生产、工业加工（塑料、涂料、纺织、造纸等）中暴露的工人及实验中接触 AM（进行 SDS-聚丙烯酰胺凝胶电泳）的科研人员。另外，化妆品、包装材料和涂料中也会有残余的 AM，人类在日常使用过程中会直接皮肤接触暴露。含 AM 的工业废水排入水体后，水生生物会经过直接接触或摄食暴露。人体摄食暴露主要源于饮用水和食物摄入。聚丙烯酰胺作为絮凝剂用于饮用水净化和市政工业废水处理，也作为胶结剂用于饮用水水库或水井建造，其中含有的 AM 单体可能会释放进入水体导致饮用水污染。

许多高温烹制的食物中也含有 AM，瑞典国家食品管理局和斯德哥尔摩大学的科学家首次公布油炸、高温烘烤的淀粉类食品中 AM 的含量比世界卫生组织（WHO）规定的饮水中 AM 含量（1 μg/L）高 500 倍以上。通过工业烟尘进入大气的 AM 可经呼吸作用和皮肤接触进入人体。人类吸烟产生的烟雾中含有的 AM 会经呼吸作用进入体内，对于无职业暴露人群吸烟烟雾是 AM 暴露的一个重要非食物来源。普通人群的 AM 日摄取量估计为 0.3 ～ 0.8 μg/kg 体重。

3. 迁移行为

依据 AM 的结构，采用结构预测方法估计其不易被土壤吸附，在土壤中具有高度迁移性，易从土壤中浸出污染地下水，且在砂壤土中迁移性高于黏土。

相应地，进入水体的 AM 不易被吸附于悬浮颗粒物或沉积物。AM 的亨利常数很低，其从水体表面和潮湿土壤挥发的可能性较小。鉴于其低蒸气压，AM 也很难从干燥土壤中挥发。AM 会以蒸气态或颗粒态进入大气，但 AM 进入大气后易被吸附于颗粒物上，只有极少量的 AM 会以气态形式存在于空气中。空气中颗粒态的 AM 可通过沉降过程或雨水冲刷进入土壤和水环境，而土壤中的 AM 又易于渗滤入水环境，因此绝大部分进入环境的 AM 最终将进入水体。

4. 转化行为

生物降解是 AM 土壤降解的主要途径，主要机制之一是酶催化水解。土壤有氧条件下，AM 经微生物作用可水解产生铵离子，铵离子经硝化作用被氧化为亚硝酸根离子和硝酸根离子。有氧土壤中，AM 经 14 天可被降解 74% ～ 94%；而浸水的缺氧土壤中 AM 经 14 天可被降解 64% ～ 89%，可见有氧条件更有利于 AM 生物降解。依据土壤不同类型及理化性质，估计土壤中 AM 半衰期在 21 ～ 36 h。

水体消除 AM 的主要途径也是生物降解，水中可以分离出多种利用 AM 作为唯一碳源或氮源的微生物，如节杆菌、诺卡氏菌、球形芽孢杆菌、假单胞菌和红球菌。高的微生物活性尤其是表面微生物活性可以促进 AM 降解。

大气中气态的 AM 通过与光化学作用产生的羟基自由基（·OH）反应降解，羟基自由基浓度为 5×10^5 个·OH 每立方厘米时该反应的半衰期为 1.4 d，还可与臭氧反应，臭氧浓度为 7×10^{11} 个 O_3 每立方厘米时，半衰期为 6.5 d。AM 对直接光解作用并不敏感，因为其不吸收波长＞ 290 nm 的太阳光。

由于 AM 在水中具有高可溶性且半衰期较短，具有生物富集性的可能性较小。有学者对幼鳟 72 h 静态实验研究表明，其身体和内脏对 AM 的生物浓缩因子（BCF）分别为 0.86 和 1.12，整体 BCF 为 1，AM 没有明显的生物富集性。

9.1.5　风险管理

美国国家职业安全与卫生研究所（NIOSH）认为 AM 是潜在致癌物，建议对其的控制量应为技术可以达到的最低浓度。国外环境中检测到的浓度相对偏高，尤其是生产或使用 AM 及相关产品的工业废水中的 AM 浓度。中国环境中 AM 污染也不容忽视，且目前缺乏对 AM 的常规监测数据，也没有相关行业 AM 污水排放标准。

尽管没有针对 AM 的限量标准，但国内外都实施了相关的控制措施。我国国家食品安全风险评估中心 2012 年发布《食品中丙烯酰胺的危险性评估报告》[6]，对其毒性、形成、人体可能暴露量等进行了分析评估，同时给出了控制及预防建议。中国香港、美国、欧盟及 CAC（国际食品法典委员会）均发布了减少 AM 含量的业界指引。2018 年 4 月生效的欧盟法规 2017/2158 规定了为减少食品中存在的 AM 所需的缓解措施和基准浓度[7]。该法规要求食品经营者在其食品安全管理体系中采用简单、实用的步骤来管控 AM。目前，国内外有关食品中 AM 的测定方法主要采用气相色谱[8]、液相色谱[9~11]、气相色谱-质谱[12,13] 和液相色谱质谱联用技术[14~17]，而液相色谱质谱联用技术由于其灵敏度高、不需要衍生化等优点，使用最为广泛。

经口摄入被认为是人体吸收 AM 最迅速、完整及主要的途径，一些研究根据不同地区食品中 AM 的含量来评估该地区普通人群 AM 的摄入量。2011 年 FAO/WHO 食品添加剂联合专家委员会（Joint FAO/WHO Expert Committee on Food Additives，JECFA）对除非洲以外世界范围内 8 个代表国家中 AM 膳食摄入量进行评估，结果表明，普通人群的日摄入量平均约为 1 μg/kg bw，最高日摄入量约为 4 μg/kg bw。由于不同国家烹饪、饮食习惯的不同，各国人群的摄入量有所差异。英国公布的日摄入量为 0.61 μg/kg bw，法国为 0.43 μg/kg bw，而中国在膳食研究中得出的日摄入量为 0.174 μg/kg bw，仍显著低于世界的平均水平，这与我国传统的食品加工工艺（低于 100℃的蒸煮加工）和近年来饮食习惯略有改变有很大关系。有学者基于生理学的毒素代谢动力学模式和非线性剂量反应法确定 AM 的神经毒性日摄入边际剂量为 40 μg/kg bw，AM 日致癌边际剂量为 2.6 μg/kg bw。

9.2　食品中丙烯酰胺分析方法进展

AM 是一种高亲水性的小分子化合物，通常可以用水直接提取，但也可以用乙腈等极性有机物进行提取。食品基质较为复杂，如脂质等，所以通常还需对提取液进行净化处理，目前使用较多是固相萃取和 QuEChERS 净化方式，我国《食品安全国家标准　食品中丙烯酰胺的测定》（GB 5009.204—2014）中就采用了这两种净化方式。固相萃取法相对成本较高，操作复杂，而 QuEChERS 方法由于操作简单、方便，其中净化填料 PSA

去除食品基质中的脂质效果较好，被广发使用。近年来，一种新的脂质去除填料，即增强型脂质去除填料（EMR-Lipid）也被应用到 AM 测定的 QuEChERS 方法中[16]，该填料对长链碳氢化合物的脂质具有很好的去除作用，能很好地去除食品中的油脂等复杂基质。目前，测定食品中 AM 的方法主要有高效液相色谱法（HPLC）、气相色谱法、气相色谱-质谱（GC-MS）法、液相色谱-质谱/质谱（LC-MS/MS）法。前两种方法受杂质干扰大、灵敏度低、特异性差。而 GC-MS 法前处理需衍生化反应，操作不仅烦琐，且耗时长，无法满足大批量样品的分析。LC-MS/MS 法无须衍生化处理，操作简便、灵敏度高，近年来被广发应用于 AM 的检测。为了对我国的膳食样品，尤其是油炸食品中 AM 实施监控，保障人民生活安全。本研究参考《食品安全国家标准 食品中丙烯酰胺的测定》（GB 5009.204—2014），建立了膳食样品中 AM 的测定方法，检出限可达到 0.16 μg/kg。该方法快速、简便、准确可靠，可应用于膳食样品中 AM 含量测定。

9.3 总膳食样品中丙烯酰胺测定的标准操作方法

9.3.1 内容和范围

本方法规定了膳食样品中 AM 检测及确证的方法——液相色谱-质谱/质谱法。
本方法适用于膳食中 AM 含量的高效液相色谱-质谱/质谱测定。

9.3.2 方法提要

试样中的 AM 用水提取，经离心后，取 1.5 mL 上清液依次过 Oasis HLB 柱和 Bond Elut-Accucat 柱，收集滤液，液相色谱-质谱/质谱仪测定，同位素内标法定量。

9.3.3 试剂和材料

除特殊注明外，本方法所用试剂均为色谱纯，水为 GB/T 6682 规定的一级水。

1. 试剂

A. 甲醇（CH₃OH）。

B. 甲酸（HCOOH）。

C. 0.1% 甲酸水溶液：取 0.5 mL 甲酸加入到 499.5 mL 水中，混匀。

D. 标准物质：AM 对照品（德国 Dr. Ehrenstorfer 实验室）；D₃-丙烯酰胺（Cambridge Isotope Laboratories，Inc.）。

2. 标准溶液

A. AM 标准储备液（1000 mg/L）：准确称取 AM 标准品 0.01 g（精确至 0.0001 g）于 10 mL 容量瓶中，用水溶解并定容。转移至密闭容器中，于-20℃储存，有效期为 3 个月。

B. AM 标准使用液（1 mg/L）：准确吸取 0.01 mL AM 标准储备液（1000 mg/L）于 10 mL 容量瓶中，用水定容。转移至密闭容器中，于 4℃储存，有效期为 1 个月。

C. AM-D$_3$ 储备液（1000 mg/L）：准确称取 AM-D$_3$ 标准品 0.01 g（精确至 0.0001 g）于 10 mL 容量瓶中，用水溶解并定容。转移至密闭容器中，于 −20℃储存，有效期为 3 个月。

D. AM-D$_3$ 使用液（1 mg/L）：准确吸取 0.01 mL AM-D$_3$ 储备液（1000 mg/L）于 10 mL 容量瓶中，用水定容。转移至密闭容器中，于 4℃储存，有效期为 1 个月。

E. AM 标准系列溶液：分别准确吸取 AM 标准使用液 0.01 mL、0.02 mL、0.05 mL、0.1 mL、0.2mL、0.5 mL、1.0 mL 和 2.0 mL 于 10 mL 容量瓶中，再准确吸取 AM-D$_3$ 使用液 0.2 mL 于以上 8 个容量瓶中，加水定容。标准系列溶液中 AM 浓度分别为 1 ng/mL、2 ng/mL、5 ng/mL、10 ng/mL、20 ng/mL、50 ng/mL、100 ng/mL 和 200 ng/mL，AM-D$_3$ 浓度为 20 ng/mL。标准系列溶液临用现配。

9.3.4 仪器与设备

A. 高效液相色谱-质谱/质谱仪。

B. 电子天平（感量 0.0001 g）。

C. 漩涡混合器。

D. 振荡器。

E. Bond Elut-Accucat（mixed mode）200 mg 固相萃取小柱。

F. Oasis HLB 200 mg 固相萃取小柱。

G. 超声清洗仪。

9.3.5 提取及净化

称取研细的膳食样品 2.00 g，加入 500 ng/mL AM-D$_3$ 溶液 0.01 mL，即 5 ng AM-D$_3$，加水 10 mL，混匀，振荡提取 20 min，提取液于 0℃，12 000 r/min，离心 5 min，迅速取上清液 5 mL，经 0.45 μm 水膜过滤。取 1.5 mL 滤液上 Oasis HLB 柱，Oasis HLB 柱使用前用 3 mL 甲醇和 3 mL 水处理。待滤液完全通过柱床，用 0.5 mL 水洗涤，再用 1.5 mL 水洗脱，收集此洗脱液，上 Bond Elut-Accucat 柱，Bond Elut-Accucat 柱使用前用 3 mL 甲醇和 3 mL 水处理，在 Bond Elut -Accucat 柱床上 1 mL 处标记一刻度线，待样品液流至 1 mL 处，收集剩余的样品液，此样品液供测定用。上述所有净化过程中，样品液依靠重力自然流出，不需加速。

9.3.6 液相色谱-质谱/质谱条件

1. 液相色谱条件

色谱柱：Atlantis dC$_{18}$ 色谱柱（2.1 mm×150 mm，5 μm）。

流动相：A，0.1% 甲酸水；B，甲醇，梯度洗脱程序见表 9-1。

流速：0.20 mL/min。

柱温：40℃。

进样量：20 μL。

表 9-1　梯度洗脱程序

时间/min	流动相 A/%	流动相 B/%
0	90	10
3.0	90	10
3.5	5	95
6.5	5	95
6.6	90	10
9.0	90	10

2. 质谱参考条件

离子源：电喷雾电离（ESI）。

扫描方式：正离子扫描。

监测模式：多反应监测（MRM）。

气帘气流量：31.5 L/min。

离子源温度：550℃。

辅助气流量：6.6 L/min。

雾化气流量：6.6 L/min。

喷雾电压：5500 V，其他质谱参数见表 9-2。

表 9-2　质谱参数

化合物	母离子（m/z）	子离子（m/z）	去簇电压/V	碰撞能/eV
		54.9*	45	17
AM	71.9	44.0	45	27
		27.0	45	32
丙烯酰胺-D_3	75.0	58.0*	41	16

* 表示定量离子

9.3.7　定性

在同样测试条件下，试样溶液中与标准溶液中化合物的保留时间之比，偏差在±2.5%，且检测到的离子的相对丰度，应当与浓度相近的标准工作液中离子的相对丰度一致，其最大允许偏差应符合表 9-3 要求。

表 9-3　定性确证时相对离子丰度的最大允许偏差

相对离子丰度	> 50%	> 20% ~ 50%	> 10% ~ 20%	≤ 10%
最大允许偏差	±20%	±25%	±30%	±50%

9.3.8　定量

以样品中被测组分 i 的定量离子峰面积 A_i 与内标物定量离子峰面积 A_{is} 之比（A_i/A_{is}）

从标准曲线上查出目标物的质量浓度，按式（9-1）计算样品的浓度，单位微克每千克（μg/kg）。

$$X = \frac{C_i \times C_{is2} \times V}{C_{is1} \times m} \qquad (9\text{-}1)$$

式中，X 表示实际样品被测组分质量浓度，单位为微克每千克（μg/kg）；C_i 表示从标准曲线上得到的被测组分的质量浓度，单位为纳克每毫升（ng/mL）；C_{is1} 表示标准系列中内标化合物质量浓度，单位为纳克每毫升（ng/mL）；C_{is2} 表示样品测定溶液中内标化合物质量浓度，单位为纳克每毫升（ng/mL）；V 表示提取液体积，单位为毫升（mL）；m 表示试样的质量，单位为克（g）。

9.3.9 检出限和定量限

本方法的检出限和定量限分别为 0.16 μg/kg 与 0.5 μg/kg（取样量为 2 g 时）。

9.3.10 回收率和精密度

在重复性条件下获得的两次独立测定结果的绝对差值不得超过算术平均值的 15%。

9.4 方法性能的验证与评价

9.4.1 标准品

目前，AM 及其内标物标准品主要由 Dr. Ehrenstorfer GmbH 公司、Merck KGaA 公司、Cambridge Isotope Laboratories 公司、国家标准物质中心等提供。标准品的验收：通过观察外观，如包装、颜色等均正常，并且在有效期内，则该标准品能正常使用。

9.4.2 前处理方法优化

本次总膳食研究每个章节涉及的样品类别都是一样的，同一个样品分别检测不同的污染物。目前，国内外有关食品中 AM 的测定主要采用气相色谱-质谱联用和液相色谱-质谱/质谱法，而液相色谱-质谱/质谱法由于其灵敏度高、不需要衍生化等优点，使用较为广泛，因此本方法参考《食品安全国家标准　食品中丙烯酰胺的测定》（GB 5009.204—2014）中液相色谱-质谱/质谱法中的固相萃取柱净化法，简化了部分净化流程，在保证数据准确的前提下，提高了效率，详见标准操作方法。

1. 色谱柱的选择

由于流动相中水的比例较高，Symmetry C-18 色谱柱和 Zorbax SB C-18 色谱柱在此分析时，保留时间会提前，甚至不保留。而 Atlantis dC-18 色谱柱在分析过程中则不会出现疏水塌陷，且保留时间保持一致。因此，采用 Atlantis dC-18 色谱柱。

2. 提取溶剂的选择

AM 是一种极性亲水性的小分子化合物，虽然乙腈也是一种较好的提取溶剂，但考虑到乙腈具有一定的毒性，并且《食品安全国家标准　食品中丙烯酰胺的测定》（GB 5009.204—2014）中也是采用纯水作为提取溶剂，因此本方法选用纯水作为膳食样品中 AM 的提取溶剂。

3. 净化方法的简化

《食品安全国家标准　食品中丙烯酰胺的测定》（GB 5009.204—2014）在样品前处理中（固相萃取法）首先加入正己烷去除脂溶性的物质，而总膳食样品，如水果、蔬菜、饮料等样品不含油脂类物质，考虑正己烷具有毒性危害，因此在处理该类样品时可以不使用正己烷。然而，肉、蛋等样品中脂质含量较高，由于提取溶剂为水，油脂本身不与水互溶，本方法进一步采用冷冻（0℃）离心的方式，让脂质凝固挂壁，与提取溶剂分离，通过物理方式达到去除部分脂质的效果。获得的提取液通过 HLB 固相萃取柱和 Bond Elut-Accucat 固相萃取柱进一步去除脂质、色素等基质。为了简化国标方法中的过柱流程，本方法首先取 1.5 mL 提取液上 HLB 柱，待提取液完全通过柱床，用 0.5 mL 水洗涤，再用 1.5 mL 水洗脱，收集此洗脱液，上 Bond Elut-Accucat 柱，并在 Bond Elut-Accucat 柱床上 1 mL 处标记一刻度线，待样品液流至 1 mL 处，收集剩余的样品液，此样品液供测定用。上述所有净化过程中，样品液依靠重力自然流出，不需加速。使用简化后的方法处理样品后，内标物的绝对回收率在 45%～55%，这与国标方法获得的内标绝对回收率基本一致，表明简化后的方法准确可靠。

9.4.3　空白实验

为了评估前处理过程中是否可能引入 AM，造成假阳性结果。本实验的每一批次样品处理时，均进行了全程空白实验，即在不称样的前提下，按照样品前处理流程进行操作（包括内标的加入等），结果表明，实验所使用的所有耗材、试剂等均未引入 AM（图 9-1）。

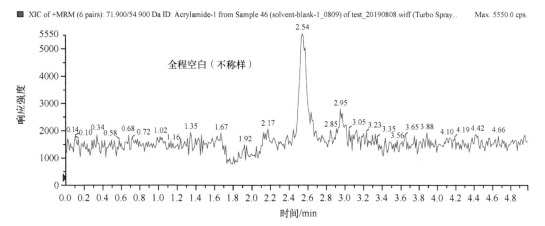

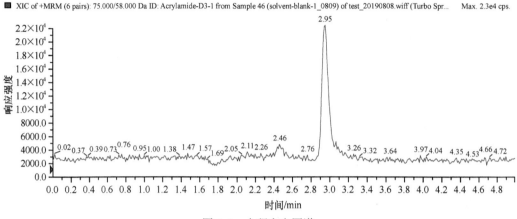

图 9-1　全程空白图谱

为了评估实验过程中仪器是否存在系统残留等问题，本实验在每批次进样后均进一针质谱级纯水，结果表明，系统不存在任何残留，见图 9-2。

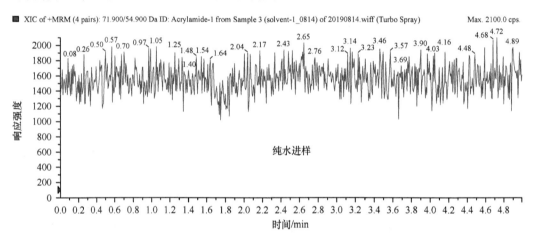

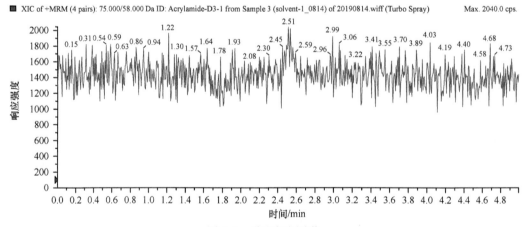

图 9-2　系统空白图谱

9.4.4　方法检出限和定量限的确定

以空白土豆泥作为基质，加入 1 μg/kg 的目标物质，按照样品前处理流程进行操作，上机测定，获得目标物的信噪比数据，以 10 倍信噪比（$S/N=10$）计算方法定量限，如图 9-3 所示，本方法的检出限和定量限分别为 0.16 μg/kg 与 0.5 μg/kg（取样量为 2 g 时）。

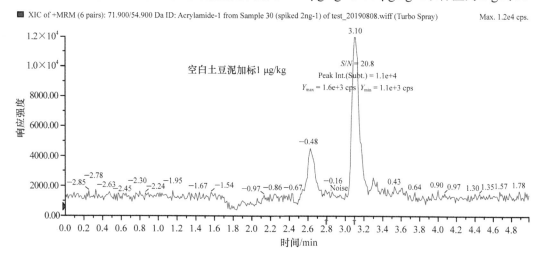

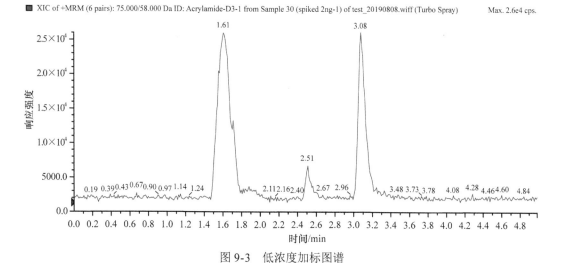

图 9-3　低浓度加标图谱

9.4.5　其他方法学数据

以空白土豆泥作为基质，在低、中、高三个加标浓度水平下，AM 的加标回收率均在 89.5% ～ 110.9%，相对标准偏差均小于 9.13%（表 9-4）。不同浓度水平下，AM 的精密度均小于 4.71%（表 9-5）。AM 在 0.5 ～ 200 ng/mL 线性关系良好，线性相关系数大于 0.999。

表 9-4　丙烯酰胺加标回收率实验结果

加标水平/(μg/kg)	回收率/%						RSD/%
	1	2	3	4	5	6	
1	110.9	94.7	89.5	101.7	90.6	97.5	9.13
10	97.7	97.4	98.2	102.9	95.0	98.2	2.93
100	105.2	99.8	104.1	102.5	103.9	103.1	2.02

表 9-5　丙烯酰胺精密度实验结果

浓度/(ng/mL)	精密度/%						RSD/%
	1	2	3	4	5	6	
0.1	0.109	0.114	0.100	0.111	0.114	0.110	4.71
1	1.088	1.098	1.115	1.106	1.106	1.102	1.20
10	10.923	10.655	10.487	10.580	10.255	10.397	2.18

9.5　质量保证措施

9.5.1　国际考核

运用该方法对 2018 年 FAPAS 组织的薯片中 AM 考核样品（food chmistry proficiency test 3085）进行了测试，本实验室结果为 223.07 μg/kg（中位值为 229 μg/kg），Z 评分为−0.1，结果见图 9-4。

实验室代码	检测物质			
	丙烯酰胺 指定值：229 μg/kg			
	结果	内标使用	回收率%，结果 回收率校正	Z值
001	230	yes	yes	0.0
002	225	yes	no	−0.1
003	245	yes	yes	0.4
004	223.07	yes	no	−0.1
005	224	yes	46.3%，yes	−0.1
006	215	yes	100%/no	−0.3
007	212	yes	103%，no	−0.4
008	220	yes	109（yes）	−0.2
009	206.3	yes	no	−0.5
010	215	yes	78/no	−0.3
011	198	yes	—	−0.7
012	222	yes	no	−0.1

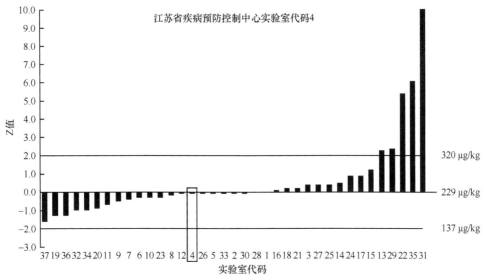

图 9-4　FAPAS（food chemistry proficiency test 3085，2018）考核结果

一：是未做加标回收率以及回收率校正

9.5.2　质量控制

在处理每一批次的总膳食样品时，使用 FAPAS 考核样作为质控样，共进行了 16 批次的检测，FAPAS 考核样测得的平均值为 215.9 μg/kg（中位值为 229 μg/kg），相对标准偏差为 5.0%，表明在进行总膳食样品中 AM 的测定时，该方法稳定可靠，数据结果可信。详细数据见表 9-6。AM 标准色谱图和样品色谱图见图 9-5。

表 9-6　FAPAS 样品各批次实验结果

编号	称样量/g	仪器计算结果/(ng/mL)	AM 含量/(μg/kg)
F-1_0812	0.502	108.4	215.9
F-2_0812	0.508	108.4	213.4
F-3_0812	0.502	107.8	214.7
F-4_0812	0.504	104.8	207.9
F-5_0813	0.504	120.4	238.9
F-6_0813	0.503	112.8	224.3
F-7_0813	0.504	111.2	220.6
F-8_0813	0.500	118.8	237.6
F-9_0813	0.506	104.4	206.3
F-10_0814	0.501	109.7	218.9
F-11_0814	0.500	107.4	214.8
F-12_0814	0.506	105.5	208.5
F-13_0814	0.503	102.1	202.9
F-14_0814	0.500	101.1	202.2
F-15_0816	0.503	105.3	209.3
F-16_0816	0.508	110.7	217.9

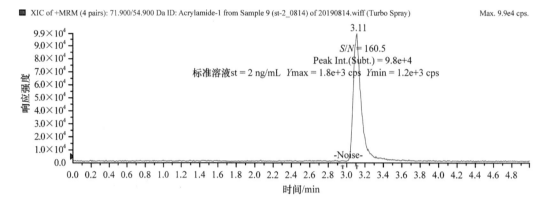

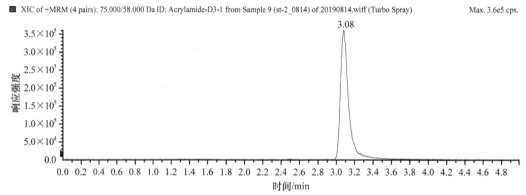

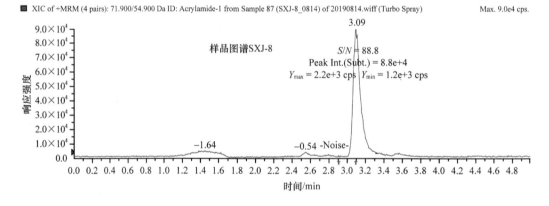

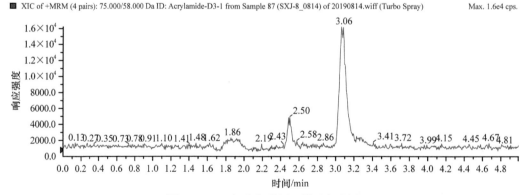

图 9-5　AM 标准色谱图、样品色谱图

9.5.3　注意事项

A. 本方法中采用 AM-D$_3$ 作为同位素稀释内标物，亦可采用 ^{13}C$_3$-AM 作为同位素稀释内标物，不建议采用 D$_1$-AM、D$_2$-AM、^{13}C$_1$-AM、^{13}C$_2$-AM 作为内标。如图 9-6 所示，通过直接对 AM 标准品进样（不含内标物），AM 对内标 ^{13}C-AM 的定量离子 73 > 56 有贡献（约 4%）。而对 ^{13}C$_3$-AM 没有贡献。如图 9-7 所示，通过直接对内标 ^{13}C-AM 进样，内标 ^{13}C-AM 对 AM 无干扰。如图 9-8 所示，通过直接对内标 ^{13}C$_3$-AM 进样，内标 ^{13}C$_3$-AM 对 AM 无干扰。

B. 若试样中 AM 含量过高，可适当增加内标物加入量，并制作相应的标准曲线进行定量。

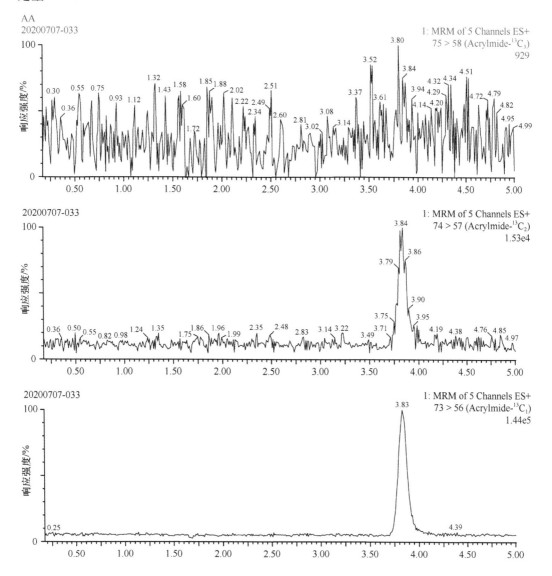

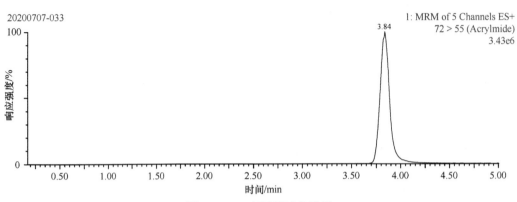

图 9-6　AM 标准溶液色谱图

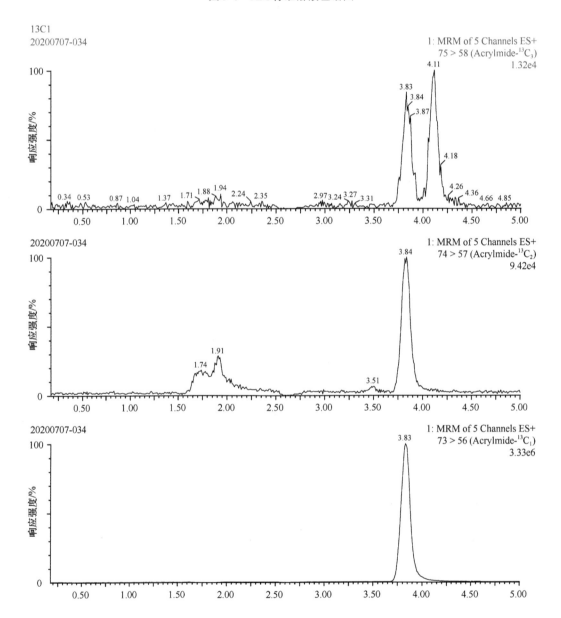

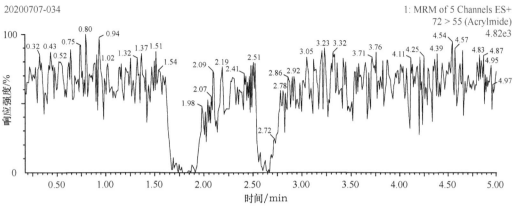

图 9-7　^{13}C-AM 标准溶液色谱图

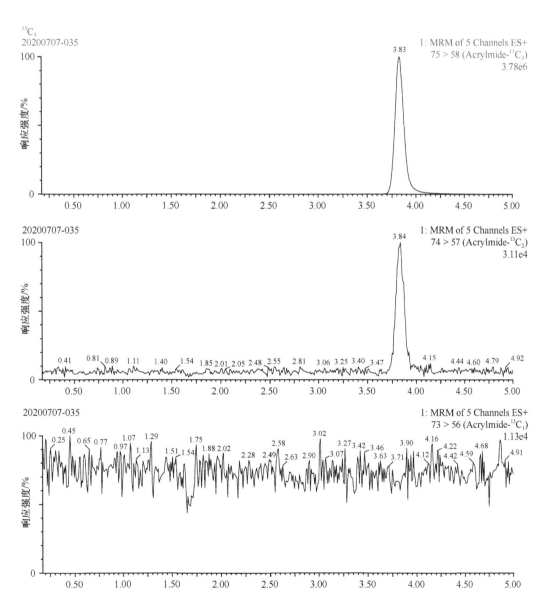

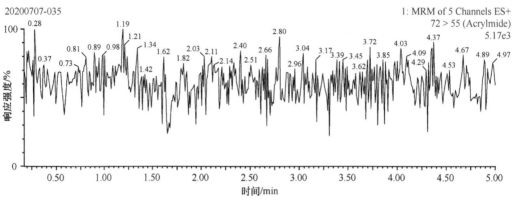

图 9-8　$^{13}C_3$-AM 标准溶液色谱图

C. 建议在进行质量控制时购买相应的参考物质样品同时测定，如 FAPAS 每年都会组织薯片、咖啡等样品中 AM 含量测定的考核，同时也提供相应的质控样供用户选择购买。

D. 每批样品需同时检测一个过程空白样品，一般过程空白样品中 AM 含量应小于检测限，否则应查找污染来源并排除。

E. 本方法质谱参数为 AB SCIEX Qtrap 5500 对应的质谱参数，应根据检测单位采用的仪器对 AM 及其同位素内标物的质谱参数进行确认。

F. 本方法采用的色谱柱为 Atlantis dC_{18} 色谱柱（2.1 mm×150 mm，3 μm），可依据自身条件进行替换，但应有色谱柱的适应性确认，需确保目标物以及内标物出峰处无基质干扰。

G. 标准曲线建议用纯水配制，若溶剂中乙腈与纯水的比例（V/V）> 3% 会导致峰形变差，如图 9-9 所示。

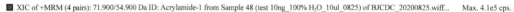
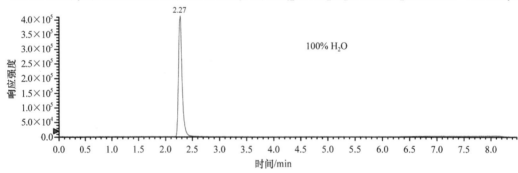
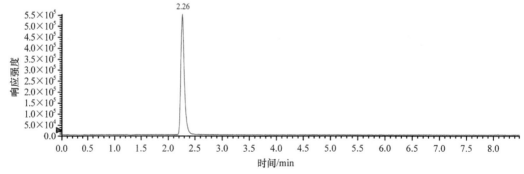

■ XIC of +MRM (4 pairs): 71.900/54.900 Da ID: Acrylamide-1 from Sample 49 (test 10ng_99% H₂O_10ul_0825) of BJCDC_20200825.wiff ...　　　Max. 2.5e5 cps.

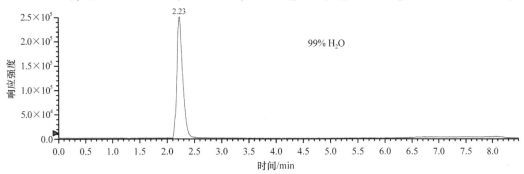

■ XIC of +MRM (4 pairs): 75.000/58.000 Da ID: Acrylamide-D3-1 from Sample 49 (test 10ng_99% H₂O_10ul_0825) of BJCDC_20200825....　　　Max. 3.3e5 cps.

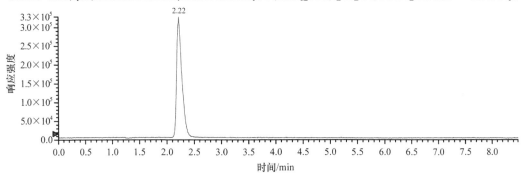

■ XIC of +MRM (4 pairs): 71.900/54.900 Da ID: Acrylamide-1 from Sample 50 (test 10ng_98% H₂O_10ul_0825) of BJCDC_20200825.wiff ...　　　Max. 1.9e5 cps.

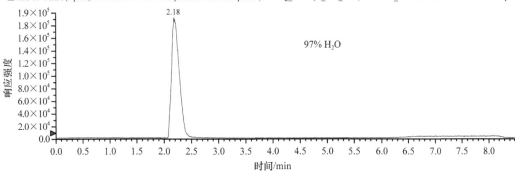

■ XIC of +MRM (4 pairs): 75.000/58.000 Da ID: Acrylamide-D3-1 from Sample 50 (test 10ng_98% H₂O_10ul_0825) of BJCDC_20200825....　　　Max. 2.4e5 cps.

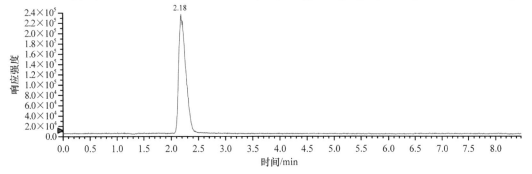

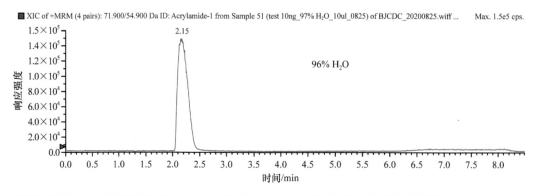

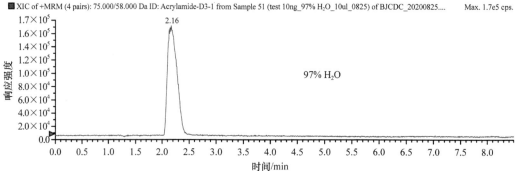

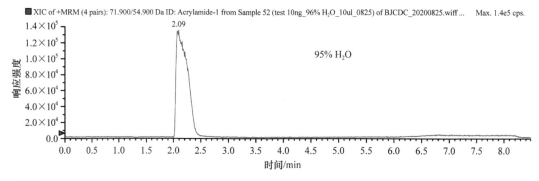

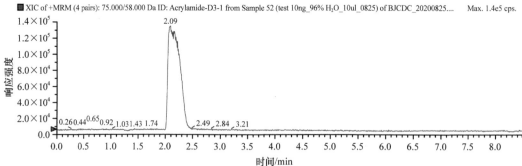

图 9-9　不同溶剂比例配制 AM 标准溶液时对其峰形的影响

参 考 文 献

[1] Tareke E, Rydberg P, Karlsson P, et al. A cooking carcinogen. Chem Res Toxicol , 2002 ,13(6): 517-522.

[2] Carere A. Genotoxicity and carcinogenicity of acrylamide: a critical review. Ann Ist Super Sanita, 42, 2: 144-155.

[3] Mottram D S, Wedzicha B L, Dodson A T. Acrylamide is formed in the Maillard reaction. Nature, 2002, 419: 448-449.

[4] Stadler R H, Biark I, Varga N, et al. Acrylamide from Maillard reaction products. Nature, 2002, 419: 449-450.

[5] 中华人民共和国卫生部. 关于减少丙烯酰胺可能导致的健康危害的公告（卫生部公告 2005 年　第 4 号）. https://www.cnki.com.cn/Article/CJFDTotal-WSGB200505003.htm[2013-02-05].

[6] 国家食品安全评估中心. 食品中丙烯酰胺的危险性评估. https://www.cfsa.net.cn/Article/News.aspx?id =17A52A7320B33FBD9E43894CFB89B7D91B8FAB82336415E487D226792ABB6E1A365F8A2D46F 94D3E[2012-03-15].

[7] EU Commission Regulation 2017/2158 of 20 November 2017 establishing mitigation measures and benchmark levels for the reduction of the presence of acrylamide in food. https://eurlex.europa.eu/legal-content/EN/TXT/PDF/?uri=CELEX: 32017R2158&from=EN[2018-10-03].

[8] Saraji M, Javadian S. Single-drop microextraction combined with gas chromatography-electron capture detection for the determination of acrylamide in food samples. Food Chem, 2019, 274: 55-60.

[9] Michalak J, Gujska E, Kuncewicz A. RP-HPLC-DAD studies on acrylamide in cereal-based baby foods. J Food Compos Anal, 2013, 32: 68-73.

[10] Lee T P, Sakai R, Manaf N A, et al. High performance liquid chromatography method for the determination of patulin and 5-hydroxymethylfurfural in fruit juices marketed in Malaysia. Food Control, 2014, 38: 142-149.

[11] Zhang W, Deng Z, Zhao W, et al. Determination of trace acrylamide in starchy food stuffs by HPLC using a novel mixed-mode functionalized calixarene sorbent for solid-phase extraction cleanup. J Agric Food Chem, 2014, 62: 6100-6107.

[12] Omar M M A, Ibrahim W A W, Elbashir A A. Sol−gel hybrid methyltrimethoxysilane-tetraethoxysilane as a new dispersive solid-phase extraction material for acrylamide determination in food with direct gas chromatography-mass spectrometry analysis. Food Chem, 2014, 158: 302-309.

[13] Zokaei M, Abedi A, Kamankesh M, et al. Ultrasonic-assisted extraction and dispersive liquid-liquid microextraction combined with gas chromatography-mass spectrometry as an efficient and sensitive method for determining of acrylamide in potato chips samples. Food Chem, 2017, 234: 55-61.

[14] Paola E L D, Montevecchi G, Masino F, et al. Determination of acrylamide in dried fruits and edible seeds using QuEChERS extraction and LC separation with MS detection. Food Chem, 2017, 217: 191-195.

[15] Feng T T, Liang X, Wu J H, et al. Isotope dilution quantification of 5-hydroxymethyl-2-furaldehyde in beverages using vortex-assisted liquid-liquid microextraction coupled with ESI-HPLC-MS/MS. Anal Methods, 2017, 9: 3839-3844.

[16] Huang Y, Li C, Hu H, et al. Simultaneous determination of acrylamide and 5-Hydroxymethylfurfural in heat-processed foods employing enhanced matrix removal-lipid as a new dispersive solid-phase extraction sorbent followed by liquid chromatography-tandem mass spectrometry. J Agric Food Chem, 2019, 67(17): 5017-5025.

[17] Gao J, Zhao Y F, Zhu F, et al. Dietary exposure of acrylamide from the fifth Chinese Total Diet Study. Food Chem Toxicol, 2016, 87: 97-102.

（朱　峰　吉文亮　高　洁　周萍萍）

第 10 章　游离氯丙醇、氯丙醇脂肪酸酯和缩水甘油脂肪酸酯的测定

10.1　概　　述

氯丙醇（chloropropanols）是甘油中的羟基被氯取代的化合物的总称，包括 3-氯-1,2-丙二醇（3-MCPD）、2-氯-1,3-丙二醇（2-MCPD）、1,3-二氯-2-丙醇（1,3-DCP）和 2,3-二氯-1-丙醇（2,3-DCP）（图 10-1）。氯丙醇是酸水解植物蛋白过程中的副产物，酸水解植物蛋白主要用于配制调味料，含量水平可高达 mg/kg 级，天然发酵工艺所得到的调味品中氯丙醇含量低于 10 μg/kg，有研究发现，在高温处理后的食品中也发现了痕量的氯丙醇。食品中含量最高的氯丙醇是 3-MCPD 和 2-MCPD，DCPs 只存在于酸水解植物蛋白中，且含量远低于 MCPDs[1-3]。2006 年，Zelinková 等报道了食用油脂，尤其是精炼植物油中以长链脂肪酸酯形式存在的氯丙醇酯（图 10-2）[4]，随后，作为氯丙醇酯的前体化合物缩水甘油酯（图 10-2）的存在也受到了广泛关注[5]。氯丙醇酯主要以 3-MCPD 酯和 2-MCPD 酯的形式存在，植物油中氯丙醇酯和缩水甘油酯的含量均达到了 mg/kg 级的水平，油脂中双氯取代的 DCP 酯的含量则非常低，报道较少。氯丙醇酯和缩水甘油酯的羧酸酯部分为长链脂肪酸，因链长和饱和度不同，存在多种异构体[6-10]。

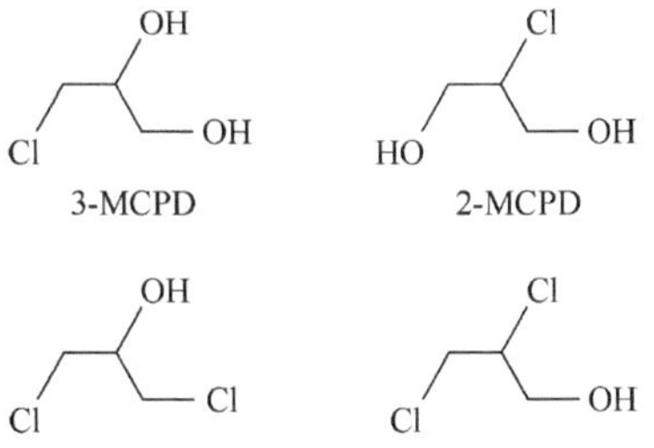

图 10-1　4 种氯丙醇的化学结构式

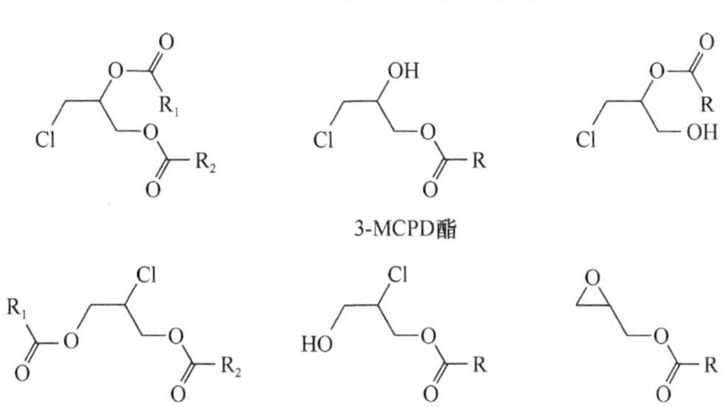

图 10-2　氯丙醇酯和缩水甘油酯的化学结构式

国际癌症研究机构（International Agency for Research on Cancer，IARC）将 3-MCPD 和 1,3-DCP 确定为具有潜在致癌性的 "2B 类" 致癌物，将缩水甘油确定为具有遗传毒性的人类 "2A 类" 致癌物。3-MCPD 具有肾、生殖和神经毒性，1,3-DCP 具有肝、肾毒性[5,11]。2-MCPD 和 2,3-DCP 的毒理学数据缺乏相关报道。因缺乏足够的氯丙醇酯的毒理学数据，目前的评估主要基于 3-MCPD 酯在体内经胰脂肪酶水解后 100% 转化为 3-MCPD 的假设开展。2016 年，FAO/WHO 食品添加剂联合专家委员会（JECFA）评估确定 3-MCPD 及其酯类暂定每日最大耐受摄入量（PMTDI）为 4 μg/kg bw。2017 年欧洲食品安全局（EFSA）根据生殖和发育毒理学数据评估修订每日耐受摄入量（TDI）为 2 μg/kg bw。目前尚未见缩水甘油及其酯类健康指导值的报道[5~7]。

《食品安全国家标准　食品中污染物限量》（GB 2762—2017）规定液态和固态调味品中 3-MCPD 的限量值分别为 0.4 mg/kg 和 1.0 mg/kg[12]。我国未有关于食品中氯丙醇酯和缩水甘油酯的限量标准规定。欧盟（EC）1881/2006 号法规规定出售给消费者的植物油脂以及用作食品原料的植物油脂中缩水甘油酯（以缩水甘油计）的限量为 1000 μg/kg，用于生产婴幼儿食品相关的植物油脂原料中的限量为 500 μg/kg，婴幼儿配方乳粉中的限量为 50 μg/kg。欧盟拟订的椰子油、玉米油、菜籽油、橄榄油、葵花籽油、大豆油和棕榈油中氯丙醇酯（以 3-MCPD 酯计）的限量为 1250 μg/kg，其他精炼植物油、鱼油和其他海洋生物油脂中的限量为 2500 μg/kg，用于生产婴幼儿食品相关的植物油脂原料中的限量为 750 μg/kg，婴幼儿配方乳粉中的限量为 125 μg/kg[5,6,13]。

10.2　研 究 进 展

10.2.1　游离氯丙醇分析方法研究进展

游离氯丙醇分析主要涉及提取净化、衍生化和气相色谱-质谱联用（GC-MS）[2,14,15]或气相色谱-串联质谱联用（GC-MS/MS）[3,16,17]检测三个方面。食品中氯丙醇的测定涉及复杂的前处理过程，同位素内标法是其定量分析的首选方法。

食品中游离氯丙醇的提取净化方法文献报道比较一致，主要包括水溶液提取、基质固相分散萃取净化步骤[15]。基质固相分散萃取净化一般采用有机硅藻土为填料，最初多采用手动填装的方法，近年来逐渐被预制的小柱所代替，预制小柱具有有机溶剂用量少、稳定性好的优点。

氯丙醇，尤其是结构中含有两个羟基的 MCPDs，极性较强，文献普遍采用衍生化的方法检测。衍生化试剂包括苯硼酸（PBA）[14]和七氟丁酰基咪唑（HFBI）[15]等。水分、醇等含量对 PBA 衍生化反应影响较小，衍生化反应重现性较高，但是，PBA 只能与含有两个羟基的 MCPDs 反应，因此，只适合于 MCPDs 的测定，不适合于 DCPs 的测定。HFBI 能衍生化所有 4 种氯丙醇，适合 4 种氯丙醇的测定，《食品安全国家标准　食品中氯丙醇及其脂肪酸酯含量的测定》（GB 5009.191—2016）中采用此衍生化法测定，但是，水分和醇的含量对 HFBI 衍生化反应影响较大，需要严格控制此类物质的含量，否则容易造成衍生化反应失败。利用极性聚乙二醇柱对氯丙醇类的高效分离能力，有文献报道了非衍生化直接测定 4 种氯丙醇的方法[17]，考虑到氯丙醇类直接测定时特征离子质量数较小，食品中干扰较大，一般采用 GC-MS/MS 法测定。

《食品安全国家标准　食品中氯丙醇及其脂肪酸酯含量的测定》（GB 5009.191—2016）中采用 GC-MS 法电子轰击离子源测定食品中的氯丙醇，也有文献报道采用 GC-MS 法负化学离子源测定能获得更高的灵敏度。近年来，随着串联质谱技术的发展，GC-MS/MS 测定法开始应用于复杂基质中氯丙醇的测定[3,16]。

10.2.2　氯丙醇脂肪酸酯和缩水甘油脂肪酸酯分析方法研究进展

氯丙醇酯和缩水甘油酯的羧酸酯部分为长链脂肪酸（图 10-2），因链长和饱和度不同，存在很多异构体，文献报道采用液相色谱-串联质谱联用（LC-MS/MS）法可以直接测定食品中的氯丙醇酯和缩水甘油酯含量，但是此类方法需要每种脂肪酸酯的标准品[19,20]。间接法是通过水解反应测定以游离醇计的氯丙醇酯或缩水甘油酯的总量，分析方法主要涉及脂肪提取、水解、缩水甘油酯的溴化、游离醇的提取净化、衍生化和 GC-MS 或 GC-MS/MS 测定等多个步骤[14,15,18]。食品中氯丙醇酯和缩水甘油酯的测定涉及复杂的前处理过程，同位素内标法是其定量分析的首选方法。

食品中的氯丙醇酯和缩水甘油酯的测定首先需要提取脂肪，根据基质不同，分为溶剂提取法、索氏抽提法和碱水解法等[21]，溶剂提取法适用于饮料、酒类和饮用水的简单基质，索氏抽提法适用于经石英砂等固相分散后的高淀粉含量基质，碱水解法适用于含结合态和游离态脂肪的样品基质，应避免用到酸水解法提取脂肪，以防止缩水甘油酯转化为氯丙醇酯，造成结果异常。

氯丙醇酯水解为游离氯丙醇的方法包括碱水解法、胰脂肪酶水解法和酸水解法三种，水解产物基本一致，主要为 3-MCPD 和 2-MCPD（图 10-3）。3-MCPD 在碱溶液中不稳定，需要严格控制反应的时间和温度，操作条件严苛，碱水解法结果稳定性欠佳。酶水解法也有文献报道，但方法本身不是很成熟。酸水解法反应时间长，但氯丙醇和溴丙醇等反应产物在酸性溶液中稳定性较好。

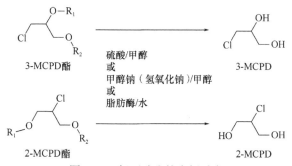

图 10-3　氯丙醇酯的水解反应

水解产物的提取净化、衍生化和仪器测定同游离氯丙醇的测定。

缩水甘油酯的测定分为氯丙醇转化法和溴丙醇转化法两种（图 10-4）[14,22]。氯丙醇转化法是在含高浓度氯离子的条件下将缩水甘油酯转化为氯丙醇酯，先测定总的氯丙醇酯含量，再另取一份样品在不含氯离子的条件下测定氯丙醇酯的含量，两者相减得到缩水甘油酯的含量，操作相对烦琐。溴丙醇转化法是在含高浓度溴离子的条件下将缩水甘油酯转化为溴丙醇酯，通过水解后测定溴丙醇的量来计算缩水甘油酯的含量。后续的水解、提取净化和仪器测定同氯丙醇酯的测定。

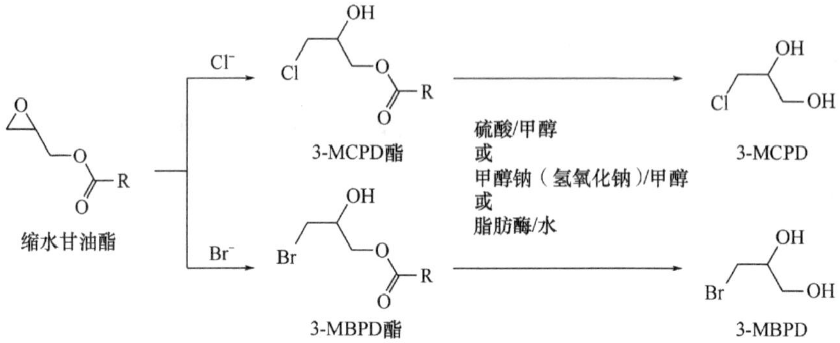

图 10-4　缩水甘油酯的氯化或溴化及水解反应

10.3　膳食样品中游离氯丙醇的测定标准操作方法

10.3.1　适用范围

本方法适用于膳食样品中游离氯丙醇含量的气相色谱-串联质谱（GC-MS/MS）法测定。游离氯丙醇包括 3-MCPD、2-MCPD、1,3-DCP 和 2,3-DCP。当膳食样品取样量 10.0 g，本方法 4 种氯丙醇定量限为 5 μg/kg，检出限为 2 μg/kg。

10.3.2　原理

膳食样品用水提取，基质固相分散萃取（MSPD）法净化，洗脱液浓缩后，采用 Innowax 柱分离，GC-MS/MS 测定，内标法定量。

10.3.3　试剂和材料

以下试剂未特别说明的，均指分析纯，水为 GB/T 6682 规定的二级水。乙酸乙酯（色谱纯）；二氯甲烷（色谱纯）；异辛烷（色谱纯）；溴化钠；20% 溴化钠：准确称取 20.0 g 溴化钠加水溶解并定容到 100 mL，混匀；硅藻土基质固相分散萃取柱（2 g/10 mL）；氯丙醇标准品和同位素内标：3-MCPD、2-MCPD、1,3-DCP、2,3-DCP（纯度＞98%），D_5-3-MCPD、D_5-2-MCPD、D_5-1,3-DCP（同位素内标纯度＞99%）。

标准和内标储备液（1 mg/mL）：分别准确称取适量（精确至 0.01 mg）氯丙醇标准品和内标于不同的 10 mL 容量瓶中，用乙酸乙酯溶解，定容至刻度，充分混匀，于−20℃下密封保存；混合标准使用液（10.0 μg/mL）：分别准确移取 1.00 mL 各氯丙醇标准储备液于同一个 10 mL 容量瓶中，加入异辛烷稀释，定容至 10 mL，充分混匀，于−20℃下密封保存；混合内标使用液（10.0 μg/mL）：分别准确移取 1.00 mL 各氯丙醇内标储备液于同一个 10 mL 容量瓶中，加入异辛烷稀释，定容至 10 mL，充分混匀，于−20℃下密封保存。

10.3.4　仪器

Shimadzu 气相色谱-三重四极杆串联质谱仪；漩涡混合器。

10.3.5　样品处理及分析

1. 游离氯丙醇的提取

1）水、饮料、酒类和乳类等液体样品

准确称取试样约 2 g（精确至 0.001 g），加入混合内标使用液（10 μg/mL）20 μL，混匀，用滴管加到硅藻土柱中，使水相完全吸附到硅藻土中，静置 15 min，用二氯甲烷/乙酸乙酯（1:1，V/V）以 1 滴/s 的流速淋洗，收集洗脱液共 14 mL，于室温氮吹浓缩至约 1 mL 后用 GC-MS/MS 测定。

2）糖类、蛋类、蔬菜类和水果类等样品

准确称取试样约 2 g（精确至 0.001 g），加入混合内标使用液（10 μg/mL）20 μL，混匀，加 20% 溴化钠溶液 2 mL，涡旋提取 2 min，10 000 r/min 离心 5 min，取上清 2 mL，用滴管加到硅藻土柱中，之后操作同 1）。

3）肉类、水产类和豆类等样品

准确称取试样约 2 g（精确至 0.001 g），加入混合内标溶液工作液（10 μg/mL）20 μL，混匀，加 20% 溴化钠溶液 3 mL，涡旋提取 2 min，10 000 r/min 离心 5 min，水相 2 mL 用滴管加到硅藻土柱中，之后操作同 1），进样前定容到 0.5 mL。

4）谷类和薯类等样品

准确称取试样约 2 g（精确至 0.001 g），加入混合内标溶液工作液（10 μg/mL）20 μL，混匀，加 20% 溴化钠溶液 4 mL，涡旋提取 2 min，10 000 r/min 离心 5 min，水相 2 mL 用滴管加到硅藻土柱中，之后操作同 1），进样前定容到 0.5 mL。

2. 仪器参考条件

1）气相色谱分析参考条件

色谱柱：Innowax 柱（30 m×0.25 mm×0.25 μm）；进样口温度：250℃；程序升温：50℃保持 3 min，以 10℃/min 升至 170℃，再以 40℃/min 升至 250℃，并保持 5 min；载气：高纯氦气，流速 1 mL/min；碰撞气：高纯氮气；进样方式：不分流进样；进样体积：1.0 μL。

2）质谱分析参考条件

离子化方式：EI；离子源温度：230℃；传输线温度：250℃；四极杆温度：150℃；溶剂延迟：4.0 min；多反应监测（MRM）模式。监测离子对及质谱参数见表 10-1。

表 10-1　游离氯丙醇 MRM 条件

游离氯丙醇	母离子（m/z）	子离子（m/z）	碰撞能量/eV
D₅-1,3-DCP	82	46	8
	84	46	8
1,3-DCP	79	43	8
	81	43	8
2,3-DCP	62	27	12
	64	27	12
D₅-3-MCPD	82	46	8
	84	46	8
3-MCPD	79	43	8
	81	43	8
D₅-2-MCPD	65	30	12
	67	30	12
2-MCPD	62	27	12
	64	27	12

注：第一对为定量离子对

3. 标准曲线的制作

将混合标准使用液（10 μg/mL）适当稀释后，以乙酸乙酯配制成每 mL 含各标准品质量分别为 0 ng、10 ng、20 ng、50 ng、100 ng、200 ng、500 ng、1000 ng 的系列标准工作液，其中各内标的质量每 mL 均为 200 ng。临用现配。

4. 空白实验

准确量取 2 mL 20% 溴化钠，加入混合内标溶液工作液（10 μg/mL）20 μL，混匀，之后操作同 10.3.5 分析步骤中游离氯丙醇的提取。

5. 质量控制

为了保证分析结果的准确，要求每批和每类样品至少做一个加标回收实验，采用阴性样品加标 50 μg/kg（即 2 g 样品加 10 μL 10 μg/mL 混合标准使用液），进行质控跟踪。

6. 测定

将试样溶液同标准溶液一起进行测定，根据测定液中氯丙醇的质量计算试样中相应氯丙醇的含量。

7. 计算

试样中氯丙醇含量按式（10-1）计算。

$$X = \frac{W \times f \times 1000}{m \times 1000} \qquad (10\text{-}1)$$

式中，X 表示试样中氯丙醇含量，单位为微克每千克（μg/kg）；W 表示由标准曲线计算得到的氯丙醇的质量，单位为纳克（ng）；m 表示试样的取样量，单位为克（g）；f 表示试样稀释倍数；1000 为单位换算系数。

10.3.6 精密度

在重复性条件下获得的两次独立测定结果的绝对差值不得超过算术平均值的 15%。

10.3.7 方法性能的验证与评价

1. 提取

本次膳食样品主要包括谷类及其制品、豆类及其制品、薯类及其制品、肉类及其制品、蛋及蛋制品、水产及其制品、乳及其制品、蔬菜及其制品、水果类及其制品、糖及糖制品（白砂糖、红糖）、饮料及水、酒类十二大类食品，样品水分、脂肪含量差异非常大，参考《食品安全国家标准 食品中氯丙醇及其脂肪酸酯含量的测定》（GB 5009.191—2016），根据含水量的不同，将上述十二大类膳食样品分成 10.3.5 中所述的 4 组进行分类提取。

2. 净化

氯丙醇类溶于水，本方法采用溴化钠水溶液提取后，提取液脂肪含量较低，上柱后可以直接用洗脱液洗脱、浓缩后测定。为简化操作，本方法采用商品化的预制基质固相分散萃取柱提取、净化溴化钠水溶液中的氯丙醇。

3. 色谱分离

《食品安全国家标准 食品中氯丙醇及其脂肪酸酯含量的测定》（GB 5009.191—2016）中采用七氟丁酰基咪唑（HFBI）衍生化测定。膳食样品，尤其是酒类或者加了料酒烹饪后的样品，醇含量较高，氯丙醇沸点较低，氮吹时不可以吹干，样品中的甲醇、乙醇等醇类物质不仅容易随着氯丙醇一起被提取出来，而且也无法通过氮气吹干的方法去除，容易导致衍生化失败，研究发现，当 1 mL 衍生反应液中乙醇含量为 20 μL 时，就会导致衍生反应失败（图 10-5）。本方法采用极性的聚乙二醇柱（Innowax 柱）分离，实现

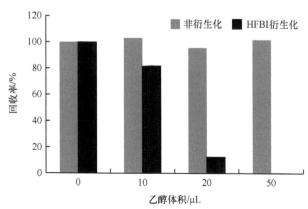

图 10-5 乙醇含量对 HFBI 衍生化和非衍生化检测的影响

了氯丙醇的非衍生化测定。酱油中氯丙醇分析实验室能力验证 FAPAS 质控样（T2652QC）的国标法 HFBI 衍生化测定和本文非衍生化测定的结果见表 10-2，在乙醇含量较少的酱油基质中，两种方法检测结果的相对偏差在 10% 以内，且均在合格范围内。本研究采用的非衍生化方法检出限与衍生化方法一致，但操作简单，且提取液中甲醇、乙醇等其他醇类不影响测定。因 3-MCPD 和 2-MCPD 极性较强，非衍生化直接测定时色谱峰较宽（图 10-6），但对称性较好，不影响定量稳定性。

表 10-2　酱油中氯丙醇 FAPAS 质控样（T2652QC）衍生化和非衍生化测定的结果

	衍生化法	非衍生化法	标定值/(µg/kg)	含量范围/(µg/kg)
1,3-DCP	33.6	30.8	29	16.2～41.8
2,3-DCP	/	/	/	/
3-MCPD	59.5	56.2	55	30.8～79.1
2-MCPD	26.9	27.0	25.3	14.2～36.4

注：/表示质控样中 2,3-DCP 的结果未涉及

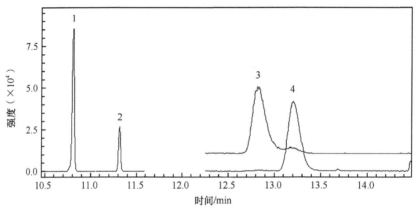

图 10-6　氯丙醇类 GC-MS/MS 测定的标准溶液色谱图

1：1,3-DCP；2：2,3-DCP；3：3-MCPD；4：2-MCPD

4. 仪器测定

氯丙醇类非衍生化 GC-MS 测定时，特征离子质核比很小（表 10-3），采用 GC-MS-SIM 模式测定时，样品中的基质干扰很强。本研究采用 GC-MS/MS-MRM 模式测定，借助于二级质谱的高选择性，可以有效消除基质的干扰，实现膳食样品中氯丙醇类的高灵敏度测定。

表 10-3　氯丙醇类特征离子质荷比

氯丙醇类	特征离子（m/z）
1,3-DCP	79、81、61、43
2,3-DCP	62、64、43
3-MCPD	79、81、61、43
2-MCPD	62、64、43

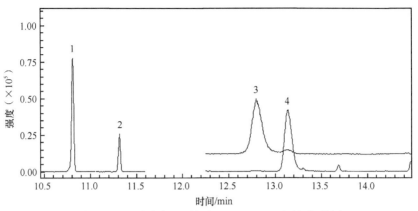

图 10-7 酒类中氯丙醇加标 GC-MS/MS 测定色谱图
1: 1,3-DCP; 2: 2,3-DCP; 3: 3-MCPD; 4: 2-MCPD

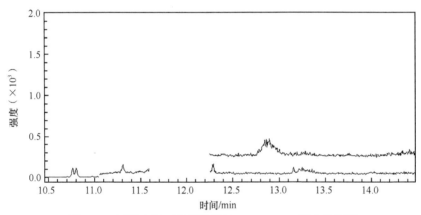

图 10-8 酒类中氯丙醇阴性样品 GC-MS/MS 测定色谱图

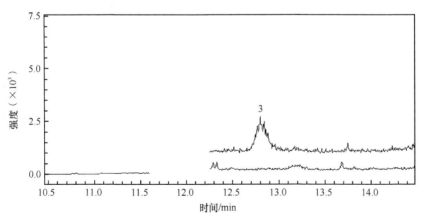

图 10-9 水产类中氯丙醇 GC-MS/MS 测定色谱图
3: 3-MCPD

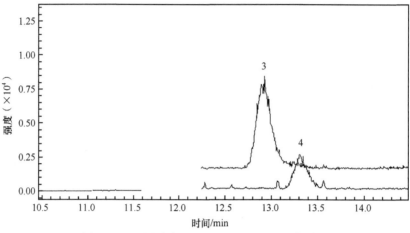

图 10-10　蛋类中氯丙醇 GC-MS/MS 测定色谱图
3：3-MCPD；4：2-MCPD

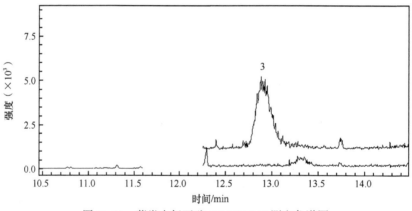

图 10-11　薯类中氯丙醇 GC-MS/MS 测定色谱图
3：3-MCPD

5. 方法验证

采用同位素内标法定量，本方法测定的 4 种氯丙醇含量在 5 ～ 500 μg/kg，线性关系良好，相关系数均在 0.995 以上。不同水平样品加标回收率在 70% ～ 120%，RSD < 15%。

10.3.8　质量保证措施

质量保证措施包括制定质控规范、掌握操作关键点和注意事项、质量控制图与比对分析等。

1. 操作关键点

本方法样品前处理的关键控制点在于基质固相分散萃取步骤，上样后要求静置 15 min 以保证水相基质充分被吸附于萃取填料中；洗脱时需要控制流速，萃取柱淋洗时若产生气泡，则会导致洗脱不完全；氯丙醇易挥发，洗脱液氮吹时不可以吹干，本方法控制氮吹浓缩至 0.5 mL 或 1 mL。MCPDs 含有两个羟基，极性较强，仪器测定的关键控制点在于防止衬管、色谱柱柱头和离子源的污染，否则会造成被测物的吸附导致响应值降低，若存在上述污染时需要更换衬管，或者每次切除约 30 cm 的色谱柱柱头，或者清洗离子源。上述关键点均可以通过监测内标的绝对回收率来控制，若其回收率在 50% 以下时，需要逐项检查，以保证定性、定量的准确性。

2. 定性分析

在相同测试条件下测定标准溶液和样品溶液，样品溶液中被测物的保留时间与标准工作液中被测物的保留时间相对偏差应在 ±2.5% 以内。且检测到的样品中被测物的定性/定量离子对的相对丰度比，应当与浓度接近的标准溶液中被测物的定性/定量离子对的相对丰度比一致，其偏差若符合表 10-4 规定的范围，则可判定试样中存在被测化合物。

表 10-4　定性测定时相对离子丰度的最大允许偏差

相对离子丰度	> 50%	20% ~ 50%	10% ~ 20%	≤ 10%
最大允许偏差	±20%	±25%	±30%	±50%

3. 定量分析

取待测样品溶液和相应的标准溶液等体积进样测定，按内标法以标准曲线对样品进行定量。标准溶液及待测样品溶液中被测物的响应值均应在仪器检测的线性范围之内。

4. 质量控制图

按本方法对每批样品进行 50 μg/kg 水平的加标回收实验，要求加标回收率在 70% ~ 120%。本次样品测定的质量控制图见图 10-12，每批样品测定的加标回收率均符合要求。

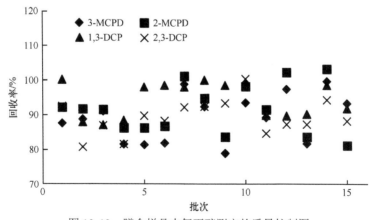

图 10-12　膳食样品中氯丙醇测定的质量控制图

10.4　膳食样品中氯丙醇酯和缩水甘油酯的测定标准操作程序

10.4.1　适用范围

本程序适用于膳食样品中氯丙醇酯（MCPD 酯）和缩水甘油酯（Gly 酯）含量的测定。氯丙醇酯包括 3-MCPD 酯和 2-MCPD 酯。按本程序操作，氯丙醇酯和缩水甘油酯的定量限为 10 μg/kg，检出限为 4 μg/kg。

10.4.2　原理

膳食样品中提取的脂肪经溴代反应后，其中的缩水甘油酯转变成溴丙醇酯。溴丙醇酯和样品中的氯丙醇酯在酸性条件下发生酯交换反应，溴丙醇酯被水解为游离态的 3-MBPD、氯丙醇酯被水解为游离态的氯丙醇（3-MCPD、2-MCPD）；水解液经碱中和后，用基质固相分散萃取（MSPD）法净化，洗脱液浓缩后经苯硼酸（PBA）衍生化，DB-5 ms 柱分离，GC-MS/MS 测定 3-MBPD-PBA、2-MCPD-PBA 和 Gly-PBA，内标法定量。

10.4.3　试剂和材料

以下试剂未特别说明的均指分析纯，水为 GB/T 6682 规定的二级水。

硫酸（95% ～ 98%）；溴化钠；碳酸氢钠；四氢呋喃、二氯甲烷、甲醇、乙醚、正己烷和异辛烷（色谱纯）；氨水；无水乙醇；石油醚（沸程为 30 ～ 60℃）；无水硫酸钠：使用前经 500℃烘烤 8 h；PBA；硅藻土基质固相分散萃取柱（2 g/10 mL）。氯丙醇酯和缩水甘油酯标准品：3-氯-1,2-丙二醇二棕榈酸酯（纯度不低于 98%），2-氯-1,3-丙二醇二硬脂酸酯（纯度不低于 98%）、缩水甘油棕榈酸酯（纯度不低于 95%）。内标：D_5-3-氯-1,2-丙二醇二棕榈酸酯（同位素纯度为 99%）、D_5-2-氯-1,3-丙二醇二硬脂酸酯（同位素纯度为 99%）和 D_5-缩水甘油棕榈酸酯（纯度 95%）。

0.70% 溴化钠溶液：准确称取 1.00 g 溴化钠于 15 mL 离心管中，加入 10 mL 纯水，充分混匀；用移液枪准确取出 1.00 mL 于另一支离心管中，准确加入 1 mL 硫酸和 12.28 mL 纯水，充分混匀，即得 0.70% 溴化钠溶液，其中硫酸的浓度为 7.0%（V/V）。1.8% 硫酸甲醇溶液：准确移取 1.8 mL 硫酸于 100 mL 甲醇中，充分混匀。9.6% 碳酸氢钠溶液：准确称取 9.6 g 碳酸氢钠，加入 100 mL 纯水溶解并混匀。0.60% 碳酸氢钠溶液：准确称取 0.60 g 碳酸氢钠，加入 100 mL 纯水溶解并混匀。2% 苯硼酸乙醚溶液：准确称取 0.200 g 苯硼酸，溶解于 10 mL 乙醚中，充分混匀。

标准和内标储备液（50.0 μg/mL，均以醇计，下同）：分别准确称取适量（精确至 0.01 mg）标准品和内标于不同的 10 mL 容量瓶中，用异辛烷溶解，定容至刻度，充分混匀，于 −20℃下密封保存。酯类折算为对应醇的系数（表 10-5）。混合标准使用液（10.0 μg/mL）：分别准确移取 2.00 mL 上述 3-MCPD 酯、2-MCPD 酯和 Gly 酯标准储备液于同一个 10 mL 容量瓶中，加入异辛烷稀释，定容至 10 mL，充分摇匀，于 −20℃下密封保存。混合内标使用液（10.0 μg/mL）：分别准确移取 2.00 mL 内标储备液于同一个 10 mL 容量瓶中，加入异辛烷稀释至 10 mL，充分摇匀，于−20℃下密封保存。

表 10-5　氯丙醇酯和 Gly 酯折算为对应氯丙醇和缩水甘油的换算系数

中文名称	英文名称	折算为对应醇的系数
3-氯-1,2-丙二醇二棕榈酸酯	3-chloro-1,2-propanediol dipalmitate	5.314
2-氯-1,3-丙二醇二硬脂酸酯	2-chloro-1,3-propanediol distearate	5.821
D_5-3-氯-1,2-丙二醇二棕榈酸酯	D_5-3-chloro-1,2-propanediol dipalmitate	5.126
D_5-2-氯-1,3-丙二醇二硬脂酸酯	D_5-2-chloro-1,3-propanediol distearate	5.611
缩水甘油棕榈酸酯	glycidyl palmitate	4.218
D_5-缩水甘油棕榈酸酯	D_5-glycidyl palmitate	4.015

10.4.4　仪器

Shimadzu 气相色谱-三重四极杆串联质谱仪；漩涡混合器；恒温干燥箱；马弗炉；氮吹仪。

10.4.5　样品处理及分析

1. 脂肪的提取

1）水、饮料和酒类

准确称取试样约 5 g（精确至 0.001 g），用 5 mL 50% 乙醚/石油醚（V/V）重复提取两次，合并提取液，于 40℃水浴中氮吹至干。

2）红糖和白糖

准确称取试样约 5 g（精确至 0.001 g），加水 10 mL 溶解，用 5 mL 50% 乙醚/石油醚（V/V）重复提取两次，合并提取液，于 40℃水浴中氮吹至干。

3）谷类和薯类

准确称取试样约 2 g（精确至 0.001 g），加入 20 g 石英砂充分搅拌使样品均匀分散,按《食品安全国家标准　食品中脂肪的测定》（GB 5009.6—2016）中的索氏抽提法提取脂肪。

4）其他膳食样品

准确称取试样约 2 g（精确至 0.001 g），加入 10 mL 65℃热水，充分混匀，加入 2 mL 氨水后按《食品安全国家标准　食品中脂肪的测定》（GB 5009.6—2016）中的碱水解法提取脂肪。

2. 样品处理

1）溴代反应

准确称取 0.100 g 提取的脂肪（脂肪提取量低于 0.15 g 的样品无须单独称取脂肪，可以全部用于后续溴代反应）于 15 mL 离心管中，加入 2 mL 四氢呋喃；准确加入 20 μL 混合内标使用液（10.0 μg/mL），涡旋混匀。准确加入 30μL 0.70% 溴化钠溶液，涡旋混匀，于烘箱中 50℃保温 15 min，然后加入 3.0 mL 0.60% 碳酸氢钠溶液中和。加入 3 mL 正己烷萃取，充分涡旋，待溶液分层后，将上层液体转移至另一支离心管中，氮吹至干，加入 0.5 mL 四氢呋喃复溶。

2）酸水解

于复溶后的液体中加入 0.9 mL 1.8% 硫酸甲醇溶液，涡旋混匀，于 40℃下反应 16 h 进行酸水解。反应结束后加入 0.25 mL 9.6% 碳酸氢钠溶液中和，再加入 0.5 mL 水和 0.5 mL 正己烷，混匀，3000 r/min 离心 2 min，弃去正己烷层。

3）基质固相分散萃取净化

将脱脂后的中和液用滴管加到硅藻土柱中，使水相完全吸附到硅藻土中，静置 15 min，用 50% 二氯甲烷/乙酸乙酯（V/V）以 1 滴/s 的流速淋洗，收集洗脱液共 14 mL，于室温氮吹浓缩至约 0.5 mL。

4）PBA 衍生

于浓缩液中加 2% 苯硼酸乙醚溶液 0.05 mL，混匀，静置 10 min，继续氮吹近干，加异辛烷 0.5 mL，混匀，超声以充分溶解被测物，3000 r/min 离心 5 min，GC-MS/MS 测定。

3. 仪器参考条件

1）气相色谱分析参考条件

色谱柱：DB-5 ms 柱（30 m×0.25 mm×0.25 μm）；进样口温度：250℃；程序升温：50℃保持 1 min，以 15℃/min 的速度升至 190℃，保持 2 min，再以 70℃/min 的速度升至 280℃，保持 5 min；载气：高纯氦气，流速 1 mL/min；碰撞气：高纯氮气；进样方式：不分流进样；进样体积：1.0 μL。

2）质谱分析参考条件

离子化方式：EI；离子源温度：230℃；传输线温度：250℃；四极杆温度：150℃；溶剂延迟：4.0 min；多反应监测（MRM）模式。监测离子对及质谱参数见表 10-6。

表 10-6　3-MCPD-PBA、2-MCPD-PBA 和 Gly-PBA MRM 条件

被测物	母离子（m/z）	子离子（m/z）	碰撞能量/eV
D_5-Gly-PBA	245	150	15
	247	150	15
Gly-PBA	240	147	15
	242	147	15
D_5-3-MCPD-PBA	201	150	15
	203	150	15

续表

被测物	母离子（m/z）	子离子（m/z）	碰撞能量/eV
3-MCPD-PBA	196	147	15
	198	147	15
D$_5$-2-MCPD-PBA	201	104	22
	203	104	22
2-MCPD-PBA	196	104	22
	198	104	22

注：第一对为定量离子对

4. 标准曲线的制作

于 7 支离心管中分别加入 2.0 mL 四氢呋喃；每管准确加入 10 μL 混合内标使用液（10.00 μg/mL），相当于 100 ng，涡旋混匀。分别准确加入 10.00 μg/mL 混合标准使用液 2 μL、5 μL、10 μL、50 μL、100 μL、200 μL、500 μL。其余步骤按照 10.4.5 样品处理及分析处理。并做空白对照实验。按浓度从低到高的顺序进样，内标标准曲线法定量。

5. 空白实验

不称取脂肪，于 15 mL 离心管中加入 2 mL 四氢呋喃，准确加入 20 μL 混合内标使用液（10.0 μg/mL），之后操作同 10.4.5 样品处理及分析。

6. 质量控制

为了保证分析结果的准确，要求每批和每类样品至少做一个加标回收实验，采用低本底样品加标，同时采用分析实验室能力验证 FAPAS T2653QC 薯片质控样进行质控跟踪。

7. 计算

试样中氯丙醇酯和缩水甘油酯含量按式（10-2）计算。

$$X = \frac{C \times W \times f}{m} \tag{10-2}$$

式中，X 表示试样中氯丙醇酯或缩水甘油酯含量（均以氯丙醇/缩水甘油计），单位为微克每千克（μg/kg）；C 表示试样中脂肪的含量，单位为百分数（%）（全量取用脂肪的样品 $C=1$）；W 表示由标准曲线计算得到的氯丙醇酯或缩水甘油酯的质量，单位为纳克（ng）；m 表示脂肪取样量，单位为克（g）（全量取用脂肪的样品 m 为称样量）；f 表示试样稀释倍数。

10.4.6　精密度

在重复性条件下获得的两次独立测定结果的绝对差值不得超过算术平均值的 15%。

10.4.7 方法性能的验证与评价

1. 测定原理

氯丙醇酯和缩水甘油酯的羧酸酯部分为长链脂肪酸，因链长和饱和度不同，存在很多异构体，很难直接测定。国际上通用的方法是通过样品经提取脂肪后水解成相应的醇（缩水甘油先转化为溴代氯丙醇）来测定，氯丙醇酯和缩水甘油酯含量的测定结果均以相应的氯丙醇与缩水甘油计。

2. 脂肪提取

本次膳食样品主要包括谷类及其制品、豆类及其制品、薯类及其制品、肉类及其制品、蛋及蛋制品、水产及其制品、乳及其制品、蔬菜及其制品、水果类及其制品、糖及糖制品（白砂糖、红糖）、饮料及水、酒类十二大类食品，氯丙醇酯主要存在于脂肪中，膳食样品中脂肪含量和脂肪存在状态（游离态或结合态）均差异很大，参考《食品安全国家标准　食品中氯丙醇及其脂肪酸酯含量的测定》（GB 5009.191—2016），根据脂肪含量和存在状态的不同，将上述十二大类膳食样品分成10.4.5中脂肪提取中所述的4组进行分类提取，其中对于水、饮料和酒类采用有机溶剂直接提取，提取后脂肪含量均低于0.15 g，可以直接测定；红糖和白糖采用水溶解后有机溶剂直接提取，提取后脂肪含量均低于0.15 g，可以直接测定；谷类和薯类等高淀粉含量样品，采用石英砂固相分散后按《食品安全国家标准　食品中脂肪的测定》（GB 5009.6—2016）中的索氏抽提法提取脂肪；其他膳食样品采用热水溶解后按《食品安全国家标准　食品中脂肪的测定》（GB 5009.6—2016）中的碱水解法提取脂肪。后面两大类膳食样品，脂肪含量差异大，对于脂肪提取量高于0.15 g的样品，需要单独称取脂肪0.1 g后测定，对于脂肪提取量低于0.15 g的样品无须单独称取脂肪。

3. 缩水甘油酯测定

缩水甘油酯的测定可分为氯丙醇转化法和溴丙醇转化法两种，氯丙醇转化法需要分别测定样品中总的（包括缩水甘油酯转化而来的和样品中含有的氯丙醇酯）和样品中含有的氯丙醇酯含量，两者相减得到缩水甘油酯的含量，操作烦琐，且误差较大。溴丙醇转化法通过溴化反应将缩水甘油酯主要转化为3-溴代缩水甘油酯，可以将缩水甘油酯和样品中本来就存在的氯丙醇酯分离开来，一次检测可以直接得到两者的含量，操作相对简单，准确性较高，因此本方法选择溴丙醇转化法。

4. 水解反应

氯丙醇酯或溴代丙醇酯（由缩水甘油酯转化而来）很难直接测定，需要水解成游离氯丙醇（3-氯丙醇和2-氯丙醇）或3-溴丙醇来测定，一般分为碱水解法、脂肪酶水解法和酸水解法三种。由于水解产物3-MCPD在碱溶液中不稳定（图10-13），需要严格控制反应的时间和温度，操作条件严苛，碱水解法结果稳定性欠佳。酶水解法也有文献报道，但方法本身不是很成熟。本方法采用酸水解法，虽然反应时间长，但氯丙醇和溴丙醇等反应产物在酸性溶液中稳定性较好。

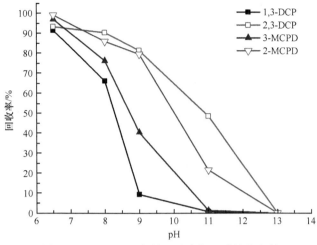

图 10-13 不同 pH 条件下游离氯丙醇的稳定性

5. 净化

氯丙醇和溴丙醇类均溶于水，本方法采用商品化的预制基质固相分散萃取柱直接提取净化水解液中的被测物，操作简单快速。

6. 衍生化

3-溴丙醇即使采用极性的聚乙二醇柱，也很难获得较好的色谱分离峰，文献多采用衍生化方法，氯丙醇和溴丙醇的衍生化主要包括七氟丁酰基咪唑（HFBI）和苯硼酸（PBA）两种衍生化方法。HFBI 衍生化是食品中游离氯丙醇测定的经典方法，但氯丙醇酯和缩水甘油酯经水解后除了被测物，还包括大量的溶剂甲醇，因甲醇很难与被测物彻底分离，容易造成衍生化失败。PBA 衍生化是国际上氯丙醇酯类水解后测定的经典方法，其衍生化效率不受微量醇类的影响，衍生化产物可以采用异辛烷直接提取后测定，操作简单快速，结果准确可靠。

7. 色谱分离

氯丙醇或溴丙醇与 PBA 反应产生弱极性的环状衍生化产物，可以用弱极性的 DB-5 ms 等苯基聚硅氧烷柱获得较好的色谱分离（图 10-14）。

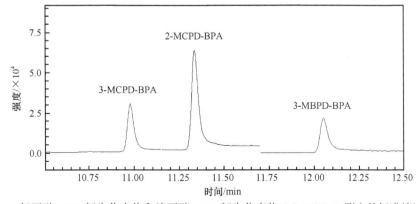

图 10-14 氯丙醇-PBA 衍生化产物和溴丙醇-PBA 衍生化产物 GC-MS/MS 测定的标准溶液色谱图

8. 仪器测定

3-MCPD-PBA 衍生化产物的特征离子包括 m/z 196、198 和 104 等（图 10-15），2-MCPD-PBA 衍生化产物的特征离子与其类似。除了 m/z 196 和 198，其他特征离子的干扰较大。3-MBPD-PBA 衍生化产物的特征离子包括 m/z 240、242、147 和 91 等（图 10-16），除了 m/z 240 和 242，其他特征离子的干扰较大，且 m/z 240 和 242 响应较低。受灵敏度和基质干扰的影响，本方法最终选择串联质谱法测定膳食样品中的被测物（图 10-17 ～ 图 10-21）。

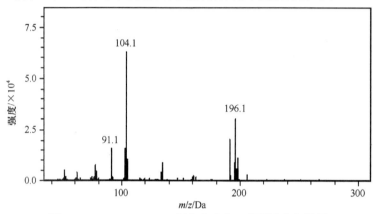

图 10-15　3-MCPD-PBA 衍生化产物一级质谱全扫描图

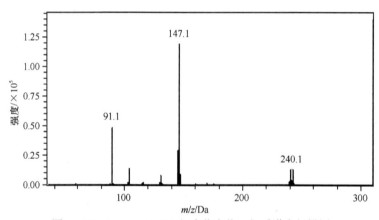

图 10-16　3-MBPD-PBA 衍生化产物一级质谱全扫描图

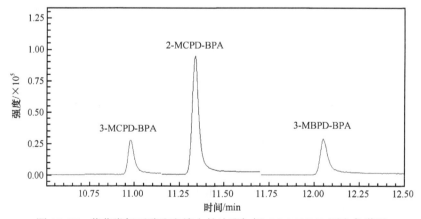

图 10-17　蔬菜类氯丙醇酯和缩水甘油酯加标 GC-MS/MS 测定色谱图

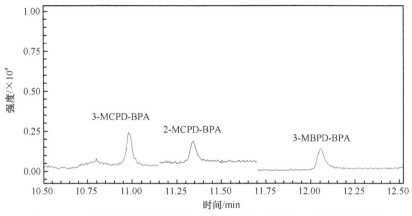

图 10-18　蔬菜类氯丙醇酯和缩水甘油酯样品 GC-MS/MS 测定色谱图

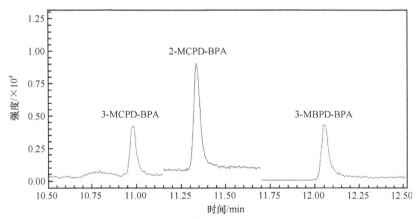

图 10-19　FAPAS T2653QC 薯片质控样氯丙醇酯和缩水甘油酯 GC-MS/MS 测定色谱图

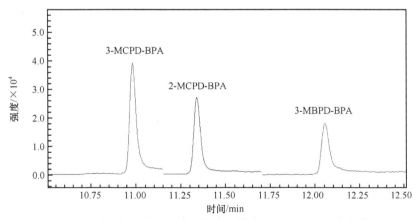

图 10-20　蛋类氯丙醇酯和缩水甘油酯样品 GC-MS/MS 测定色谱图

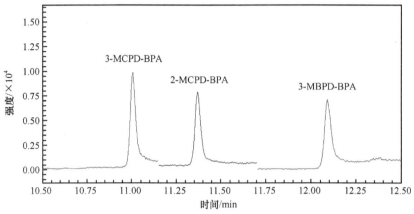

图 10-21　肉类氯丙醇酯和缩水甘油酯样品 GC-MS/MS 测定色谱图

9. 方法验证

采用同位素内标法定量，本方法氯丙醇酯和缩水甘油酯含量在 10 ～ 1000 μg/kg，线性关系良好，相关系数均在 0.995 以上。不同水平样品加标回收率在 70% ～ 120%，RSD ＜ 15%。

10.4.8　质量保证措施

包括质控要求，操作关键点和注意事项、质控图与比对分析等。

1. 操作关键点

本方法样品前处理的关键控制点包括：①谷类和薯类等高淀粉含量样品不能采用简单的溶剂萃取方法提取脂肪，需要借助于石英砂的固相分散作用增加基质与溶剂间的接触面积，保证脂肪提取完全，盐酸会导致缩水甘油酯转化为氯丙醇酯，因此应避免用酸水解法提取脂肪；②缩水甘油酯的溴代反应需要控制反应试剂中氯离子的含量，可以通过监测缩水甘油酯标准溶液溴代反应后氯丙醇的含量来评价，反应产物中氯丙醇的含量一般应控制在检出限的 1/2 以下；③基质固相分散萃取时，上样后要求静置 15 min 以保证水相基质充分被吸附于萃取填料中，洗脱时需要控制流速，防止萃取柱淋洗时产生气泡，导致洗脱不完全，氯丙醇易挥发，洗脱液氮吹时不可以吹干，本方法控制在氮吹浓缩至 0.5 mL；④仪器测定的关键控制点在于防止衬管、色谱柱柱头和离子源的污染，若出现色谱峰的拖尾现象，需要更换衬管，或者每次切除约 30 cm 的色谱柱柱头，或者清洗离子源。

2. 定性分析

在相同测试条件下测定标准溶液和样品溶液，样品溶液中被测物的保留时间与标准工作液中被测物的保留时间相对偏差应在 ±2.5% 以内。且检测到的样品中被测物的定性/定量离子对的相对丰度比，应当与浓度接近的标准溶液中被测物的定性/定量离子对的相对丰度比一致，其偏差符合表 10-3 中规定的范围，则可判定试样中存在被测化合物。

3. 定量分析

取待测样品溶液和相应的标准溶液等体积进样测定，按内标法以标准曲线对样品进行定量。标准溶液及待测样品溶液中被测物的响应值均应在仪器检测的线性范围之内。同时控制内标的绝对回收率在 50% 以上，以保证定量准确性。

4. 质量控制图

对每批次样品测定时进行质控跟踪评价，采用 FAPAS T2653QC 薯片质控样，其中 3-MCPD 酯含量范围为 0.089 ～ 0.221 mg/kg，标定值为 0.155 mg/kg；2-MCPD 酯含量范围为 0.0558 ～ 0.1434 mg/kg，标定值为 0.0996 mg/kg；缩水甘油酯含量范围为 0.0414 ～ 0.1066 mg/kg，标定值为 0.074 mg/kg。质控图见图 10-22 ～图 10-24，每批样品测定均符合要求。

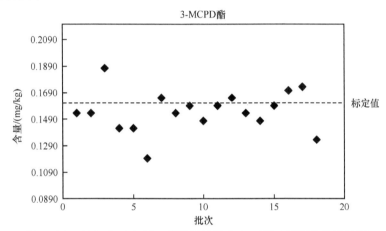

图 10-22　FAPAS T2653QC 薯片质控样中 3-MCPD 酯测定的质控图

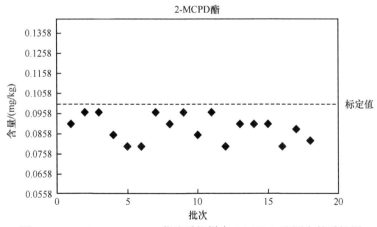

图 10-23　FAPAS T2653QC 薯片质控样中 2-MCPD 酯测定的质控图

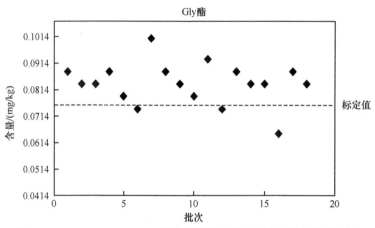

图 10-24　FAPAS T2653QC 薯片质控样中缩水甘油酯测定的质控图

参 考 文 献

[1] Jedrkiewicz R, Kupska M, Glowacz A, et al. 3-MCPD: a worldwide problem of food chemistry. Crit Rev Food Sci Nutr, 2016, 56: 2268-2277.

[2] Lee B Q, Khor S M. 3-Chloropropane-1,2-diol(3-MCPD) in soy sauce: a review on the formation, reduction, and detection of this potential carcinogen. Compr Rev Food Sci Food Saf, 2015, 14: 48-66.

[3] Mo W M, He H L, Xu X M, et al. Simultaneous determination of ethyl carbamate, chloropropanols and acrylamide in fermented products, flavoring and related foods by gas chromatographyetriple quadrupole mass spectrometry. Food Control, 2014, 43: 251-257.

[4] Zelinková Z, Svejkovská B, Velíšek M, et al. Fatty acid esters of 3-chloropropane-1,2-diol in edible oils. Food Addit Contam, 2006, 23(12): 1290-1298.

[5] Jiang L, Jing Z, Yibaina W, et al. Dietary exposure to fatty acid esters of monochloropropanediols and glycidol of 2-to 3-year-old children attending nursery schools from two areas in China using the duplicate-diet collection method. Food Addit Contam Part A, 2021, 38: 70-80.

[6] Chain E, Knutsen H K, Alexander J, et al. Update of the risk assessment on 3-monochloropropane diol and its fatty acid esters. EFSA J, 2018, 16: e05083.

[7] Gao B, Li Y, Huang G, et al. Fatty acid esters of 3-monochloropropanediol: a review. Annu Rev Food Sci Technol, 2019, 10: 259-284.

[8] Chai Q, Hayat K, Karangwa E, et al. Investigating the optimum conditions for minimized 3-chloropropane-1,2-diol esters content and improved sensory attributes during savory beef flavor preparation. Food Chem, 2018, 243: 96-102.

[9] Yan J, Oey S B, van Leeuwen S P J, et al. Discrimination of processing grades of olive oil and other vegetable oils by monochloropropanediol esters and glycidyl esters. Food Chem, 2018, 248: 93-100.

[10] Custodio-Mendoza J A, Carro A M, Lage-Yusty M A, et al. Occurrence and exposure of 3-monochloropropanediol diesters in edible oils and oil-based foodstuffs from the Spanish market. Food Chem, 2019, 270: 214-222.

[11] Wong S F, Lee B Q, Low K H, et al. Estimation of the dietary intake and risk assessment of food

carcinogens (3-MCPD and 1,3-DCP) in soy sauces by Monte Carlo simulation. Food Chem, 2020, 311: 126033.

[12] GB 2762—2017 食品安全国家标准　食品中污染物限量.

[13] European Commission. Regulation No 1881/2006, Setting maximum levels for certain contaminants in food stuffs. Off J Eur Union, 2006, L364: 5-24.

[14] Dubois M, Empl A M, Jaudzems G, et al. Determination of 2-and 3-MCPD as well as 2-and 3-MCPD esters and glycidyl esters (GE) in infant and adult/pediatric nutritional formula by gas chromatography coupled to mass spectrometry method, first action 2018.03. J AOAC Int, 2019, 102: 903-914.

[15] GB 5009.191—2016 食品安全国家标准　食品中氯丙醇及其脂肪酸酯含量的测定.

[16] Xu X M, He H L, Zhu Y, et al. Simultaneous determination of 3-monochloropropane-1,2-diol and acrylamide in food by gas chromatography-triple quadrupole mass spectrometry with coupled column separation. Anal Chim Acta, 2013, 760: 93-99.

[17] Xu X M, Wu H W, He H L, et al. Study of chloropropanols in soy sauce by gas chromatography-triple quadrupole mass spectrometry with coupled column separation without derivatisation. Food Addit Contam Part A, 2013, 30: 421-429.

[18] Garballo-Rubio A, Soto-Chinchilla J, Moreno A, et al. A novel method for the determination of glycidyl and 3-monochloropropanediol esters in fish oil by gas chromatography tandem mass spectrometry. Talanta, 2017, 165: 267-273.

[19] Hidalgo-Ruiz J L, Romero-Gonzalez R, Martinez Vidal J L, et al. Determination of 3-monochloropropanediol esters and glycidyl esters in fatty matrices by ultra-high performance liquid chromatography-tandem mass spectrometry. J Chromatogr A, 2021, 1639: 461940.

[20] Li H, Chen D, Miao H, et al. Direct determination of fatty acid esters of 3-chloro-1,2-propanediol in edible vegetable oils by isotope dilution-ultra high performance liquid chromatography-triple quadrupole mass spectrometry. J Chromatogr A, 2015, 1410: 99-109.

[21] GB 5009.6—2016 食品安全国家标准　食品中脂肪的测定.

[22] Küsters M, Bimber U, Reeser S, et al. Simultaneous determination and differentiation of glycidyl esters and 3-monochloropropane-1,2-diol (MCPD) esters in different foodstuffs by GC-MS. J Agr Food Chem, 2011, 59(11): 6263-6270.

（徐小民　辛少鲲　傅武胜　高　洁　陈达炜　苗　虹）

第 11 章　脂肪酸和反式脂肪酸的测定

11.1　概　述

脂肪酸可根据营养和生理作用，分为必需脂肪酸（包括亚油酸和 α-亚麻酸）和非必需脂肪酸。根据碳链的饱和程度，分为饱和脂肪酸（saturated fatty acid，SFA）、单不饱和脂肪酸（monounsaturated fatty acid，MUFA）和多不饱和脂肪酸（polyunsaturated fatty acid，PUFA）。根据不饱和脂肪酸双键结构的特点，分为顺式脂肪酸（*cis* fatty acid，*cis*-FA）、反式脂肪酸（*trans* fatty acid，TFA）。不同类型结构的脂肪酸对人体的生理功能和健康效应不尽相同。研究表明，n-3 多不饱和脂肪酸如二十碳五烯酸（EPA）和二十二碳六烯酸（DHA）对心血管具有保护作用，控制膳食中 SFA 的摄入可以改善高血脂从而预防心脏病的发生，而食用含 TFA 的饮食对血脂有不良影响，较高的 TFA 摄入量与冠心病引发的死亡危险性呈明显正相关。2018 年欧盟反式脂肪酸评估报告指出，不建议摄入过多的营养或生理作用的物质，如脂肪、SFA、TFA 等[1~3]。世界卫生组织（WHO）把到 2023 年从全球食品供应中消除工业生产的反式脂肪酸作为其优先执行的计划[4]。2010年 FAO/WHO 推荐了 SFA、MUFA、PUFA、TFA、必需脂肪酸、EPA+DHA 等物质的参考摄入量。2013 年在参考 FAO/WHO 的基础上，中国营养学会发布了《中国居民膳食营养素参考摄入量》。

11.1.1　理化性质和来源

SFA 碳原子链中不含双键。SFA 存在于动物和植物源性食品中，饮食中最普遍的 SFA 是月桂酸（C12:0）、肉豆蔻酸（C14:0）、棕榈酸（C16:0）和硬脂酸（C18:0），人体可以合成 SFA，但含量非常低。

MUFA 碳原子链中含有一个双键。橄榄油、高油酸葵花籽油、菜籽油中 MUFA 含量丰富，此外种子、坚果、鱼类产品也含有大量 MUFA，油酸（C18:1n-9）是最常见的 MUFA。

PUFA 碳原子链中含有 2～6 个双键，有重要生物学意义的是 n-3 和 n-6 系列的多不饱和脂肪酸。其中 n-3 系列的 α-亚麻酸（C18:3n-3）和 n-6 系列的亚油酸（C18:2n-6）是维持正常生长、繁殖和健康发育所必需脂肪酸，人体不能合成必须由饮食提供。花生四烯酸（C20:4n-6）为膜磷脂的一种成分，也是前列腺素和其他类二十烷酸的前体，EPA（C20:5n-3）和 DHA（C22:6n-3）在神经组织的磷脂中具有特殊功能，也是特定前列腺素的前体，因此它们也是特别重要的脂肪酸。植物油如玉米油、大豆油和葵花籽油中富含 n-6 多不饱和脂肪酸，蛋黄和瘦肉中含有少量的花生四烯酸。α-亚麻酸（C18:3n-3）存在于一些植物食品中，如亚麻籽、菜籽油和核桃。鱼类是 n-3 多不饱和脂肪酸如 EPA 和

DHA 的主要天然来源，其他天然来源还包括母乳和从培养的海藻中提取的海藻油，膳食补充剂也可提供 EPA 和 DHA。

TFA 碳原子链中至少含有一个反式双键，其中反式单不饱和脂肪酸是饮食中最常见的 TFA，反式多不饱和脂肪酸也存在，TFA 不提供任何重要功能。膳食中的 TFA 主要有两个来源：一是由反刍动物瘤胃微生物的生物氢化作用产生少量 TFA，二是商业生产（也称为工业生产）部分氢化植物油。乳制品和牛肉脂肪通常含有 3% ~ 6% 的天然 TFA（占总脂肪酸的重量百分比），羊肉和羔羊肉中的 TFA 含量可能更高。牛奶和肉制品中的 TFA 主要是单不饱和脂肪酸油酸（C18:1_9t,n-9）的异构体，其中异油酸（C18:1_11t,n-7）占乳脂中反式-C18:1 异构体总量的 30% ~ 50%。部分氢化植物油中的顺反脂肪酸异构体是植物油在部分氢化过程中，原油中不饱和脂肪酸的顺式双键可发生位置异构化，一些顺式双键（旧的和新的顺式双键）被转换成反式构型（即几何异构化），因此植物油部分氢化后会形成新的顺式和反式异构脂肪酸的复杂混合物[5]。在部分氢化植物油（partial hydrogenation of vegetable oil，PHVO）中，十八烯酸（C18:1）的反式和非天然顺式异构体是其主要构成组分。PHVO 中的 C18:1 TFA 分布与起始植物油的脂肪酸组成和加氢程度相关。C18:1 异构体的双键位置，通常在脂肪酸分子的 4 到 16 碳原子，其反式（trans）-C18:1 异构体组成呈以 9 或 10 双键为中心的高斯分布[5,6]，除 trans-C18:1 异构体外，PHVO 还有几种 cis-C18:1 异构体，其双键位置一般在 6 到 16 碳原子。在未氢化和轻度氢化的植物油中，C18:2n-6 与 C18:3n-3 的位置异构体和结构异构体也经常出现，但在重度氢化的植物油中则很难检测到，PHVO 中最重要的 C18:2 TFA 是 C18:2_9c,13t、C18:2_9c,12t 和 C18:2_9t,12c。非氢化油和许多普通食用油中也会存在反式异构体，这是高温（250℃）炼油过程中的蒸汽脱臭、汽提等热处理中产生的。在这些过程中，双键不会发生位置转移，而是顺式结构异构化形成少量的几何反式异构体。例如，在工业精炼油或经过温和热处理的油中会存在 C18:2_9c,12t、C18:2_9t,12c 及 4 种 α-亚麻酸反式异构体（C18:3_9t,12c,15t、C18:3_9c,12c,15t、C18:3_9c,12t,15c 和 C18:3_9t,12c,15c）。

11.1.2　健康危害及评价

构成膳食脂肪的脂肪酸种类不同，其生理功能和健康效应也不同。SFA 主要存在于动植物源食物中，流行病学调查已证实脂肪和 SFA 的摄入与心脏病死亡率之间存在显著的相关性。MUFA 与 SFA 一样来源于动植物源性食品，用 MUFA 替代碳水化合物，可以降低低密度脂蛋白、总胆固醇和高密度脂蛋白的比值，但研究也显示，MUFA 摄入较多会增加患冠状动脉疾病的风险。n-3 PUFA 中的 α-亚麻酸、EPA、DHA 可以降低冠心病的风险。n-6 PUFA 摄入过多可能对免疫产生负面影响，反式脂肪酸能够增加冠心病发生的风险。由于膳食脂肪及其脂肪酸对健康和疾病的影响，自 20 世纪 80 年代以来，许多国家进行了饮食消费调查和总膳食研究，判断其国民总体饮食是否充足、了解不同人群之间的营养差异，并在此基础上制定了脂肪、脂肪酸膳食参考摄入量及居民膳食指南。

11.1.3　管理

脂肪是重要的能量来源,必需脂肪酸来源于油和脂肪。1916年美国农业部发布了第一个食品指南,1938年英国发表了一份包含饮食建议的早期报告,早期营养建议目的是确保从食物中摄取足够的营养素以防止营养不足。20世纪许多国家社会经济、生活和营养条件的改善导致了流行病学的转变,20世纪50年代早期发表的几篇论文激发了人们对膳食脂肪对心血管疾病影响的兴趣。20世纪70年代,来自7个国家的研究证据表明,脂肪和饱和脂肪摄入与心脏病死亡率之间存在显著关联,尽管方法上存在局限性,但越来越多的证据表明饮食与慢性病有关,这为饮食建议带来了一种新的评估方法,目的不仅仅是预防营养不良,而是通过改变饮食预防慢性疾病。2002年美国膳食营养素参考摄入量(dietary reference intake,DRI)专家委员会提出宏量营养素可接受范围(acceptable macronutrient distribution range,AMDR),AMDR被定义为一系列特定能量的摄入量,它表示为总能量摄入的百分比,其下限(L-AMDR)用于满足对能量的需求以及预防缺乏,其上限(U-AMDR)用于预防慢性非传染疾病。2010年FAO提出使用AMDR和适宜摄入量(adequate intake,AI)推荐膳食中总脂肪、必需脂肪酸、TFA的健康指导值。AMDR和AI用脂肪供能占总能量百分比(%E)表示能量摄入量,EPA、DHA采用绝对量(g/d)表示。FAO/WHO推荐膳食总脂肪的AMDR为20%E～35%E,《中国居民膳食营养素参考摄入量(2013版)》推荐总脂肪的AMDR为20%E～30%E;FAO/WHO和《中国居民膳食营养素参考摄入量(2013版)》推荐膳食SFA的AMDR＜10%E,推荐n-6 PUFA的AMDR为2.5%E～9.0%E,AI为4%E;推荐n-3 PUFA的AMDR为0.5%E～2.0%E,AI为0.60%E;推荐成人和老年人EPA+DHA的AMDR都为0.25～2.0 g/d,推荐TFA摄入量(工业和反刍动物来源)应低于总能量摄入量的1%。

11.2　食品中脂肪酸和反式脂肪酸分析方法进展

食品样品中脂肪酸的分析通常包括三个步骤:脂类提取、将提取的脂类转化为脂肪酸甲酯(FAME)、使用气相色谱(gas chromatography,GC)对FAME进行分析。

脂类提取方法根据食品基质不同主要有酸水解提取法、碱水解提取法、酸碱水解提取法、三氯甲烷-甲醇浸提法、溶剂提取法。酸水解提取法适用于肉与肉制品、谷物及其制品、豆类及其制品、坚果及其制品等;碱水解提取法适用于乳及乳制品;酸碱水解提取法适用于含有反刍动物脂肪和油制备的加工食品如奶酪、蛋糕、饼干等;三氯甲烷-甲醇浸提法适用于磷脂含量高的蛋制品类、水产制品类;溶剂提取法适用于涂抹酱、人造黄油、植物酥油等,上述5种脂类提取方法在第六次中国总膳食研究中都得到了应用。

油脂的甲酯化方法包括:氢氧化钾-甲醇酯交换法、三甲基氢氧化硫(TMSH)甲酯化法、酸碱甲酯化法、BF$_3$-甲醇酯化法、甲醇-硫酸或甲醇-氯化氢甲酯化法[7]。在这几种甲酯化方法中,氢氧化钾-甲醇酯交换法和TMSH甲酯化法都是在室温下快速将油脂甲酯化,但氢氧化钾-甲醇酯交换法不能将油脂中的游离脂肪酸(free fatty acid,FFA)甲酯化,TMSH甲酯化法中70%～80%的游离脂肪酸可发生酯化反应,但酯化过程中会产生少量的反式脂肪酸。酸碱甲酯化法、BF_3-甲醇酯化法、甲醇-硫酸或甲醇-氯化氢甲酯化法都需要在加热条件下反应，都可以将 FFA 转化成 FAME。但酸碱甲酯化法不适用于月桂油，且在回流和盐水/溶剂分离过程中，短链脂肪很容易丢失；甲醇-硫酸或甲醇-氯化氢甲酯化法适用于 FFA 含量高的样品，其甲酯化试剂必须新鲜制备，且酯化反应瓶必须密封以防止在沸腾条件下溶剂的挥发；BF_3-甲醇是一种通用的甲基化试剂，它可以甲基化所有类别的脂质（游离脂肪酸、甾醇酯、甘油三酯、磷脂和糖脂），但 BF_3-甲醇试剂有毒性，且试剂有有效期。现行国标《食品安全国家标准　食品中脂肪酸的测定》（GB 5009.168—2016）、《食品安全国家标准　食品中反式脂肪酸的测定》（GB 5009.257—2016）、《食品安全国家标准　婴幼儿食品和乳品中反式脂肪酸的测定》（GB 5413.36—2010）中的油脂甲酯化方法为氢氧化钾-甲醇酯交换法和 BF_3-甲醇酯化法。

　　在上述油脂甲酯化原理的基础上，避免脂肪提取步骤，通过原位反应同时提取和衍生化合成脂肪酸甲酯（*in situ* synthesis）的一步法前处理技术得到关注[8~17]。一步法缩短了分析时间，节省了试剂和溶剂，避免了水解提取过程中杂质的引入。一步法的催化剂分为碱催化剂、酸催化剂和酸碱催化剂。碱催化的一步法优点是速度快，加热条件温和或可在室温下进行，因此含有短链脂肪酸（如乳脂肪或椰子油）的样品建议使用碱催化剂；缺点是游离脂肪酸和鞘脂不能甲酯化，样品中的酯可发生皂化反应，水解生成新的脂肪酸甲酯，反应不可逆。酸催化剂一步法能催化衍生所有的脂肪酸，受水的影响最小，因而在水产品、乙酯鱼油胶囊、猪肉、牛肉、羊肉、薯片、沙拉酱等食品样品检测中得到广泛使用；缺点是反应时间长，一般为 30 min 到 2 h，在某些条件下产生人造物，常用酸催化剂的甲醇-氯化氢（HCl）准备不便、存储不稳定等。酸催化的一步法比碱催化的一步法具有显著的优势，为了解决酸催化的一步法反应时间长的缺点，酸碱联合催化一步法被应用。应用一步法（原位酸反应）需要注意以下几点：①在快速酯化反应中，酯化物在不同溶剂中溶解性的差异；②防止水或其他化合物的干扰，测定的样品应无水或含水量低；③因为样品取样量小（样品中脂肪含量一般 < 100 mg），样本均匀性是方法成功的关键因素之一。一步法是否适于复杂基质的膳食样品中反式脂肪酸和其他脂肪酸的测定还需进一步的评估，因此第六次中国总膳食研究工作中样品前处理仍采用经典的油脂提取方法和 BF_3-甲醇酯化方法。

　　目前食品中同时测定顺式、反式脂肪酸异构体的仪器检测方法包括气相色谱法、红外光谱法、气相色谱-质谱（GC-MS）法。红外光谱法灵敏度低，GC-MS 法定量油脂中的脂肪酸易产生基质效应，且线性范围窄，不适宜膳食食品中脂肪酸含量差异极大的顺式、反式脂肪酸异构体的测定。而气相色谱-火焰离子化检测法（GC-FID）是国际上通用的食品中 SFA、MUFA、PUFA 和 TFA 的定量技术[18~21]，分析柱为涂有极性氰基烷基聚硅氧烷固定相的 100 m 毛细管柱，如 CP-Sil88 柱或 SP-2560 柱[22]，操作温度为等温 180℃升温程序或梯度温度程序[18~21]，能分离出油脂中大多数脂肪酸的顺式异构体和相应的反式异构体[18,19,21]，相比于红外光谱法和 GC-MS 法，气相色谱中的 FID 响应总是线性的，灵敏度高，可测量任何分析物的 μg/kg（ng/g）级水平。在 FAME 分析中，可以准确地检测和定量脂肪酸总量 0.1% 的单个 FAME 含量。我国食品中的反式脂肪酸和其他脂肪酸（SFA、MUFA 和 PUFA）测定方法也为 GC-FID，因此第六次中国总膳食研究工作采用 GC-FID 方法作为总膳食样品中顺式、反式脂肪酸异构体的检测方法。

11.3　总膳食样品中顺式脂肪酸和反式脂肪酸标准操作程序

11.3.1　范围

本方法规定了膳食食品中脂肪的测定方法、膳食食品中顺式脂肪酸和反式脂肪酸含量的毛细管柱气相色谱测定方法。

本方法在同一样品同次分析中，可给出脂肪、总脂肪酸、饱和脂肪酸、不饱和脂肪酸、反式脂肪酸的含量报告，适用于膳食食品中脂肪、总脂肪酸、饱和脂肪酸、不饱和脂肪酸、反式脂肪酸的测定。

本方法中的酸水解提取法适用于谷类、豆类、薯类、肉类、蔬菜类食品中脂肪、顺式脂肪酸、反式脂肪酸含量的测定；碱水解提取法适用于以牛奶为基质的制品中脂肪、顺式脂肪酸、反式脂肪酸含量的测定；酸碱水解法适用于含乳制品的加工食品中脂肪、顺式脂肪酸、反式脂肪酸含量的测定；三氯甲烷-甲醇浸提法适用于蛋类、水产类食品中脂肪、顺式脂肪酸、反式脂肪酸含量的测定；溶剂提取法适用于黄油、花生酱、起酥油等食品中脂肪、顺式脂肪酸、反式脂肪酸含量的测定。

11.3.2　原理

1. 水解-提取法

膳食样品经水解-乙醚/石油醚溶液提取脂肪后，测定其脂肪含量。再加入内标物，脂肪在碱性条件下皂化，经 BF_3-甲醇甲酯化，生成脂肪酸甲酯，后经毛细管柱气相色谱分析，内标法定量脂肪酸甲酯含量。依据各种脂肪酸甲酯转换系数计算出总脂肪酸、饱和脂肪酸、单不饱和脂肪酸、多不饱和脂肪酸和反式脂肪酸含量。

2. 三氯甲烷-甲醇浸提法

膳食样品经三氯甲烷-甲醇浸提其中的脂肪后，测定其脂肪含量。再加入内标物，脂肪在碱性条件下皂化，经 BF_3-甲醇甲酯化，生成脂肪酸甲酯，后经毛细管柱气相色谱分析，内标法定量脂肪酸甲酯含量。依据各种脂肪酸甲酯转换系数计算出总脂肪酸、饱和脂肪酸、单不饱和脂肪酸、多不饱和脂肪酸和反式脂肪酸含量。

3. 溶剂提取法

涂抹酱等食品经正己烷提取其中的脂肪后，测定其脂肪含量。再加入内标物，脂肪在碱性条件下皂化，经 BF_3-甲醇甲酯化，生成脂肪酸甲酯，后经毛细管柱气相色谱分析，内标法定量脂肪酸甲酯含量。依据各种脂肪酸甲酯转换系数计算出总脂肪酸、饱和脂肪酸、单不饱和脂肪酸、多不饱和脂肪酸和反式脂肪酸含量。

11.3.3　试剂和材料

除非另有说明，本方法所用试剂均为分析纯，水为 GB/T6682 规定的一级水。

1. 试剂

盐酸（HCl）；氨水（$NH_3 \cdot H_2O$）；焦性没食子酸（$C_6H_6O_3$）；乙醚（$C_4H_{10}O$）；石油醚：沸程 30～60℃；95% 乙醇（C_2H_6O）：优级纯；甲醇（CH_3OH）：色谱纯；三氯甲烷（$CHCl_3$）：色谱纯；异辛烷[$(CH_3)_2 CHCH_2C(CH_3)_3$]：色谱纯；正己烷（C_6H_{14}）：色谱纯；氢氧化钾（KOH）：优级纯；硫酸氢钠（$NaHSO_4$）；氯化钠（NaCl）；氢氧化钠（NaOH）；无水硫酸钠（Na_2SO_4）；14% 三氟化硼甲醇溶液：暗处，4℃冰箱保存，在有效期内使用。

2. 试剂配制

A. 三氯甲烷-甲醇溶液（2+1）：取 2000 mL 三氯甲烷和 1000 mL 甲醇，混匀备用。

B. 盐酸溶液（8.3 mol/L）：量取 250 mL 盐酸，用 110 mL 水稀释，混匀，室温下可放置 2 个月。

C. 0.88% 氯化钠溶液：称取 0.88 g 氯化钠于 100 mL 容量瓶中，用水溶解后定容至 100 mL，混匀。

D. 2% 氢氧化钠甲醇溶液：取 2 g 氢氧化钠于 100 mL 容量瓶中，用甲醇溶解后定容至 100 mL，混匀。放置会产生沉淀，用时摇匀，有效期 1 个月。

E. 饱和氯化钠溶液：称取 360 g 氯化钠于 1.0 L 水中搅拌溶解，澄清备用。

3. 标准品

A. 十一烷酸甘油三酯（$C_{36}H_{68}O_6$）：CAS 号 13552-80-2，NU-CHEK PREP,INC.，纯度≥99%。

B. 二十一烷酸甘油三酯（$C_{66}H_{128}O_6$）：CAS 号：26536-14-1，NU-CHEK PREP,INC.，纯度≥99%。

C. 52 种混合脂肪酸甲酯标准品：NU-CHEK PREP,INC.，目录号：GLC 674。

D. 亚油酸甲酯异构体标准品：10 mg/mL，美国 SUPELCO 公司，目录号：47791，具体浓度见附表 11-2。

E. 亚麻酸甲酯异构体标准品：10 mg/mL，美国 SUPELCO 公司，目录号：47792，具体浓度见附表 11-2。

F. 十八碳一烯酸顺反脂肪酸异构体混标：2.5 mg/mL，sigma 公司，目录号：40495-U。

G. 共轭亚油酸甲酯标准品（混合 C18:2_9c;11t C18:2_10c,12t）：NU-CHEK PREP,INC.，部件号：59M-AU8-X，纯度≥99%。

H. 十九烷酸甲酯标准品（$C_{20}H_{40}O_2$）：CAS 号 1731-94-8，Sigma-Aldrich 公司，纯度≥98%。

4. 标准溶液配制

A. 十一烷酸甘油三酯标准溶液（C11:0 TAG 5.00 mg/mL）：准确称取 0.5 g（精确至 0.1 mg）十一烷酸甘油三酯标准品至 100 mL 容量瓶中，用三氯甲烷溶解并定容，混匀。溶液转移至储液瓶中于-20℃以下冰箱中贮存，溶剂如不挥发，溶液浓度稳定。

B. 二十一烷酸甘油三酯标准溶液（C21:0 TAG 5.00 mg/mL）：准确称取 0.5 g（精确至 0.1 mg）二十一烷酸甘油三酯标准品至 100 mL 容量瓶中，加入三氯甲烷溶解并定容，混匀。溶液转移至储液瓶中于−20℃以下冰箱中贮存，溶剂如不挥发，溶液浓度稳定。

C. 52 种脂肪酸甲酯混合标准使用液（20.0 mg/mL）：准确称取 100 mg 52 种脂肪酸甲酯标准品至 5.0 mL 容量瓶中，用异辛烷溶解并定容，混匀。溶液转移至储液瓶中于−20℃以下冰箱黑暗处贮存，有效期 6 个月，此浓度用于内标响应因子的计算，具体浓度见附表 11-2。

D. 十九烷酸甲酯标准溶液（1.0 mg/mL）：准确称取 10 mg 十九烷酸甲酯标准品至 10.0 mL 容量瓶中，用异辛烷溶解并定容，混匀。溶液转移至储液瓶中于−20℃以下冰箱黑暗处贮存，有效期 6 个月。

E. 亚油酸异构体甲酯标准溶液（1.0 mg/mL）：准确量取 1.0 mL 亚油酸甲酯异构体标准品至 10.0 mL 容量瓶中，用异辛烷溶解并定容，混匀。溶液转移至储液瓶中于−20℃以下冰箱黑暗处贮存，有效期 6 个月。

F. 亚麻酸异构体甲酯标准溶液（1.0 mg/mL）：准确量取 1.0 mL 亚麻酸甲酯异构体标准品至 10.0 mL 容量瓶中，用异辛烷溶解并定容，混匀。溶液转移至储液瓶中于−20℃以下冰箱黑暗处贮存，有效期 6 个月。

G. 共轭亚油酸甲酯标准溶液（10.0 mg/mL）：准确称取 100 mg 共轭亚油酸甲酯标准品到 10 mL 容量瓶中，用异辛烷溶解并定容，混匀。溶液转移至储液瓶中于−20℃以下冰箱黑暗处贮存，有效期 6 个月。

H. 顺反异构体混合脂肪酸甲酯标准溶液（定性用）：分别量取 0.2 mL 十九烷酸甲酯标准溶液（1.0 mg/mL）、1.0 mL 亚油酸异构体甲酯标准溶液（1.0 mg/mL）和亚麻酸异构体甲酯标准溶液（1.0 mg/mL）、0.1 mL 共轭亚油酸甲酯标准溶液（10.0 mg/mL）用异辛烷稀释至 5.0 mL。十九烷酸甲酯浓度为 40 μg/mL、亚油酸顺反异构体混标的浓度分别为 100 μg/mL、40 μg/mL、20 μg/mL；亚麻酸顺反异构体混标浓度分别为 60 μg/mL、30 μg/mL、14 μg/mL、8 μg/mL；共轭亚油酸甲酯的浓度为 200 μg/mL。

5. 具有证书的参比物（CRM）

A. BCR 162（大豆油/玉米油混合），可从欧洲委员会（EC）标准物质局获得。

B. SRM 1849a（以牛奶为基质的婴儿配方奶粉标准物质），可从欧洲委员会（EC）标准物质局获得。

C. SRM 1869（以豆粉、牛奶为基质的成人营养配方粉标准物质），可从欧洲委员会（EC）标准物质局获得。

D. SRM 2387（花生酱标准物质），可从欧洲委员会（EC）标准物质局获得。

6. 实验室材料

A. 实验室标准玻璃器皿。德国 CNW Technologies GmbH 20 mL 玻璃顶空瓶、德国 CNW Technologies GmbH 玻璃储液瓶（容量 10 mL、20 mL、100 mL、400 mL、1000 mL）、德国 ISOLAB LABORGERÄTE GMBH 容量瓶（容量 10 mL、100 mL 和 500 mL）、玻璃量筒（容量 50 mL 和 100 mL）、德国 BRAND 玻璃移液管（容量 1 mL、2 mL、5 mL、10 mL）、玻璃滴管、玻璃漏斗（直径 6 cm）、250 mL 分液漏斗、250 mL 梨形浓缩瓶。

B. 载气：使用干燥的、除去氧气的气相色谱级氢气，氢气纯度≥99.99%。

C. 氢火焰离子化检测器（FID）辅助气体：氢气和空气，GC 级。

D. 毛细管色谱柱：安捷伦 CP-Sil 88 毛细管柱，柱长 100 m，内径 0.25 mm，膜厚 0.2 μm，部件号 CP748915。

E. 进样分流衬管：带玻璃棉的分体式衬管（如安捷伦部件号 5190-2295 或同等产品）。

11.3.4　仪器设备

−20℃或−80℃冰箱；匀浆机或实验室用组织粉碎机或研磨机；水浴：40 ～ 100℃，控温 ±1℃；旋转蒸发仪；氮吹仪；振荡器；冷冻离心机：最大转速 10 000 r/min；涡旋混合器；分析天平：感量 0.1 mg 和 0.01 mg；气相色谱仪：具有氢火焰离子化检测器（FID）。

11.3.5　分析步骤

1. 总则

同时分析试样、空白试样（方法空白）、具有证书的参比物（CRM）。

2. 总膳食试样的采集和保存

测定反式脂肪酸和脂肪酸的膳食样品包括以下 9 类混合膳食样品：谷类、豆类、薯类、肉类、蛋类、水产类、乳类、蔬菜类和动植物油脂，储存于−20℃以下。分析时将其解冻后，充分混合样品，在室温条件下使用。

3. 总膳食样品的制备和甲酯化

1）动植物油脂脂肪的测定

（1）100% 纯油脂和脂肪

除了微量的抗氧化剂和其他添加剂不含其他成分的纯脂肪与油，主要包括食用油、色拉油、煎炸油。这类油脂不需要提取脂肪，准确称取 200 mg 油脂并进行甲酯化。

（2）沙拉酱、起酥油、花生酱等样品中脂肪的测定

称取预估 200 mg 脂肪的样品量于 10 mL 玻璃试管中，记录称样量（精确至 0.1 mg）。用 5 mL 正己烷溶解样品（如果需要，在热水中加热试管溶解样品），转移至 250 mL 分液漏斗中。用 3 次×5 mL 正己烷冲洗 10 mL 玻璃试管，以确保样品转移完全（正己烷体积总量约 20 mL）。加入 50 mL 正己烷摇匀，加入 50 mL 水。轻轻振摇 1 min，静置 15 min 待两相分层清晰。将下层水相转移入另一个 250 mL 分液漏斗中，再加入 50 mL 正己烷轻轻振摇 1 min，静置 15 min 待两相分层清晰，去除水层，合并有机相。称取约 10 g 无水硫酸钠于玻璃漏斗中，将合并的有机相缓慢通过无水硫酸钠柱，过滤至 250 mL 梨形浓缩瓶中，并用少量正己烷冲洗无水硫酸钠柱。于 40℃水浴的旋转蒸发仪上缓慢将有机溶剂挥发完全，残留物为提取的油脂。准确称量 20 mL 玻璃顶空瓶（瓶重 12 ～ 15 g，精确至 0.1 mg）。用 3 mL 正己烷连续 4 次定量转移提取的脂肪于称重的 20 mL 玻璃顶空瓶中，于 35℃水浴的氮吹仪上用氮气缓慢将正己烷挥发完全。准确称量 20mL 玻璃顶空瓶+脂肪残留物重量（精确至 0.1 mg），并根据式（11-1）计算出样品中脂肪含量，脂肪残

留物进行甲酯化。如果提取的脂肪不能当天完成甲酯化，应用氮气填充并密封试管，在 2 ~ 8℃冰箱保存，提取的脂肪应在 48 h 内甲酯化。

2）总膳食样品的水解

根据总膳食样品的类别选取相应的水解方法，谷类、豆类、薯类、肉类、蔬菜类采用酸水解法；乳类采用碱水解法；含有乳类的膳食食品采用酸碱水解法。

（1）酸水解法

称取均匀试样 0.5 ~ 10 g（精确至 0.1 mg，约含脂肪 200 mg）移入 100 mL 三角瓶中，加入 2 mL 95% 乙醇和 4 mL 水，混匀。加入盐酸溶液 10 mL，混匀。将三角瓶放入 80℃水浴中水解 50 min。每隔 10 min 振荡一下三角瓶，使黏附在三角瓶壁上的颗粒物混入溶液中。水解完成后，取出三角瓶冷却至室温。

（2）碱水解法

称取均匀试样 1 ~ 6 g（精确至 0.1 mg，约含脂肪 200 mg）移入 100 mL 三角瓶中，加入 2 mL 95% 乙醇和 4 mL 水（液态试样不需要加水），混匀。加入氨水 5 mL，混匀。将三角瓶放入 80℃水浴中水解 20 min。每 5 min 振荡一下烧瓶，使黏附在三角瓶壁上的颗粒物混入溶液中。水解完成后，取出三角瓶冷却至室温。

（3）酸碱水解法

称取均匀试样 1 ~ 2 g（精确至 0.1 mg，约含脂肪 200 mg）移入 100 mL 三角瓶中，加入 2 mL 95% 乙醇和 4 mL 水，混匀。加入氨水 5 mL，混匀。将三角瓶放入 80℃水浴中水解 20 min。每 5 min 振荡一下烧瓶，使黏附在三角瓶壁上的颗粒物混入溶液中。接着加入盐酸 10 mL，继续水解 20 min，10 min 振荡一下三角瓶，使黏附在三角瓶壁上的颗粒物混入溶液中。水解完成后，取出三角瓶冷却至室温。

（4）未知成分组成的膳食样品的水解

对于不知原料配方的加工食品，可按预估的脂肪量称取试样，并按照酸水解法提取及测定脂肪，提取的脂肪甲酯化后，发现 C4:0 脂肪酸占总脂肪酸比例大于 1%，应考虑食品配方中可能含有乳制品，那么应重新取样，采用酸碱水解法水解试样。

3）试样水解后脂肪的提取及测定

水解后的试样加入 10 mL 95% 乙醇，混匀。加入 25 mL 乙醚，于振荡器上振摇 5 min；再加入 25 mL 石油醚于振荡器上振摇 5 min，静置 20 min，待两相分层清晰，上层溶液澄清后将上层有机相转移至另一个 150 mL 三角瓶中。按上述步骤加入 25 mL 乙醚/25 mL 石油醚、15 mL 乙醚/15 mL 石油醚重复提取水解液两次，将全部提取液收集到 150 mL 三角瓶中。称取约 10 g 无水硫酸钠于玻璃漏斗中，将合并的有机相缓慢通过无水硫酸钠柱，过滤至干净的 250 mL 梨形浓缩瓶中，并用少量石油醚冲洗无水硫酸钠柱。于 40℃水浴的旋转蒸发仪上缓慢将有机溶剂挥发完全，残留物为提取的油脂。准确称量 20 mL 玻璃顶空瓶（瓶重 12 ~ 15 g，精确至 0.1 mg）。用 3 mL 正己烷连续 4 次定量转移提取的脂肪于称重的 20 mL 玻璃顶空瓶中，于 35℃水浴的氮吹仪上用氮气缓慢将正己烷挥发完全。准确称量玻璃顶空瓶+脂肪残留物重量（精确至 0.1 mg），并根据式（11-1）计算出样品中脂肪含量，脂肪残留物准备甲酯化。如果提取的脂肪不能当天完成甲酯化，应用氮气填充并密封试管，在 2 ～ 8℃冰箱保存，提取的脂肪应在 48 h 内甲酯化。

4）蛋类和水产类膳食样品中脂肪的提取及测定

称取均匀试样 1 ～ 4 g（精确至 0.1 mg，约含脂肪 200 mg）到 150 mL 三角瓶中，加入 40 ～ 80 mL 三氯甲烷-甲醇溶液，每克样品加入 20 mL 的三氯甲烷-甲醇溶液，于振荡器上缓慢振荡提取过夜后，次日将三角瓶内的内容物过滤入 125 mL 分液漏斗，并用少量三氯甲烷-甲醇溶液洗涤残渣和漏斗。提取液皆合并过滤入同一分液漏斗中，按三氯甲烷-甲醇：0.88% 氯化钠溶液（5∶1）的比例，加入适量 0.88% 氯化钠溶液并振摇 10 s，静置 20 min 以上，待两相分层清晰（下层溶液澄清）。称取约 10 g 无水硫酸钠于玻璃漏斗中，将合并的有机相缓慢通过无水硫酸钠柱，过滤至干净的 250 mL 梨形浓缩瓶中，并用少量三氯甲烷冲洗无水硫酸钠柱。于 40℃水浴的旋转蒸发仪上缓慢将有机溶剂挥发完全，残留物为提取的油脂。准确称量 20 mL 玻璃顶空瓶（瓶重约为 12 g，精确至 0.1 mg）。用 3 mL 三氯甲烷连续 4 次定量转移提取的脂肪于称重的 20 mL 玻璃顶空瓶中，于 35℃水浴的氮吹仪上用氮气缓慢将三氯甲烷挥发完全。准确称量玻璃顶空瓶+脂肪残留物重量（精确至 0.1 mg），并根据式（11-1）算出样品中脂肪含量，脂肪残留物准备甲酯化。如果提取的脂肪不能当天完成甲酯化，应用氮气填充并密封试管，在 2 ～ 8℃冰箱保存，提取的脂肪应在 48 h 内甲酯化。

5）提取脂肪的甲酯化（14% 三氟化硼-甲醇甲酯化法）

将完成脂肪测定后的脂肪提取物用 5 mL 正己烷或三氯甲烷连续 4 次转移至 100 mL 三角烧瓶中，加入 2.0 mL C11:0 内标溶液（5.0 mg/mL），于 40℃水浴的旋转蒸发仪上缓慢将有机溶剂挥发完全。加入 2% 氢氧化钠溶液 10 mL，连接回流冷凝器，在 90℃水浴中回流 10 min，直至油滴消失；从回流冷凝器上端加入 14% 三氟化硼-甲醇溶液 10 mL，继续回流 2 min。从回流冷凝器上端加入 10 mL 异辛烷，离开热源放置 1 min（冷凝器下端没有液滴流下），将 100 mL 三角烧瓶取下，加入 10 mL 饱和氯化钠溶液，趁热于振荡器上振摇 3 min，静置分层。吸取上层异辛烷溶液约 5 mL 至 15 mL 试管中，加入 3 ～ 5 g 无水硫酸钠，振摇 1 min，静置 5 min，吸取上层溶液到进样瓶中待测定。

针对食品样品的特点。乳类、肉类膳食样品采用 C11:0 为内标，其他食品类别可以选择 C21:0 或 C11:0 为内标。

4. 仪器分析

1）气相色谱参考

取 52 种脂肪酸甲酯混合标准溶液（20 mg/mL）及亚油酸、亚麻酸、共轭亚油酸顺反异构体混合标准溶液、十八碳一烯酸顺反脂肪酸异构体混标（40495-U）分别注入气相色谱仪，按保留时间对色谱峰进行定性，无标准品的脂肪酸的定性按照附图 11-2-1 ～ 附图 11-2-4 进行定性。脂肪酸甲酯混合标准溶液及典型样品的气相色谱分离谱图见附图 11-1-1 和附图 11-2-1 ～ 附图 11-2-4。

安捷伦 CP-Sil 88 毛细管柱，柱长 100 m，内径 0.25 mm，膜厚 0.2 μm。

A. 进样器温度：235℃。

B. 检测器温度：275℃。

C. 程序升温：初始温度 180℃，持续 32 min；20℃/min 升至 215℃，保持 32 min。

D. 载气：高纯氦（纯度＞99.999%），流速 1.0 mL/min，线速度 19 cm/s。

E. 分流比：100∶1。

F. 52 种脂肪酸甲酯混合标准溶液和样品溶液进样浓度为 20 mg/mL。

G. 进样体积：1.0 μL。

2）脂肪酸甲酯色谱峰的定性

A. 比较 52 种脂肪酸甲酯混合标准溶液及亚油酸、亚麻酸、共轭亚油酸顺反异构体甲酯混合标准溶液中色谱峰的保留时间，确定样品中的脂肪酸甲酯 GC 色谱峰。

B. 对于不常见的顺式和反式 C18:1 异构体、C18:2_9c,13t、C18:2_9t,15c 的识别，通过参考附图 11-2-3 至附图 11-2-5 中所示的色谱图进行比较确定识别色谱峰。

3）检查 GC 操作参数是否适合进行顺式和反式脂肪酸甲酯分析

在分析制备的样品之前，应分析混合的参考脂肪酸甲酯标准品。52 种脂肪酸甲酯混合标准溶液进样浓度 20 mg/mL，十八碳一烯酸顺反脂肪酸异构体混标（40495U）2.5 μg/μL。进样量 1.0 μL，确定脂肪酸甲酯的洗脱顺序和保留时间，并确保脂肪酸甲酯的分离能达到以下要求。

C18:1_9c 和 C18:1_11c 基线分离，分离谱图见附图 11-1-1。

C18:1_4t～C18:1_12t 与 C18:1_9c 较好的部分分离，其中 C18:1_13t,14t 与 C18:1_9c 的分离度≥1，色谱分离谱图见附图 11-2-1 至附图 11-2-5。

C18:1 顺反异构体的分离度（R）按式（11-1）计算。

$$R = 1.18 \times (t_{R2} - t_{R1}) \big/ \left(W_{\left(\frac{1}{2}\right)_1} + W_{\left(\frac{1}{2}\right)_2} \right) \tag{11-1}$$

式中，R 表示分离度；t_{R1} 和 t_{R2} 分别表示 t_{R1}（峰 1）和 t_{R2}（峰 2）的保留时间（min），其中峰 1 在峰 2 前出峰；$W_{\left(\frac{1}{2}\right)_1}$ 和 $W_{\left(\frac{1}{2}\right)_2}$ 分别表示峰 1 和峰 2 的半峰宽。

C18:1_16t 和 C18:1_13c 之间接近基线分离，C18:1_16t 和 C18:1_14c 之间部分分离，色谱分离谱图见附图 11-2-1；C20:1_11c、C18:3_9c,12c,15c 和 C18:3_9t,12c,15c 三个峰之间近基线分离，色谱分离谱图见附图 11-2-2。

C20:1_11c、C18:3_9c,12c,15c 和 C18:3_9t,12c,15c 三个峰之间的近基线分离，色谱分离谱图见附图 11-2-2。

如果样品中的分离度达不到上述要求，可以适当调整样品浓度和柱温来达到分离度的要求，如峰太小，可适当浓缩样液；峰太高适当进行稀释。如果需要调整柱温，则应以 1℃小增量进行，因为在 CP-Sil 88 等氰基丙基聚硅烷毛细管柱上，柱温对 C18:1_13t,14t、C18:1_16t、C18:1_14c、C20:1_11c、C18:3_9c,12c,15c 和 C18:3_9t,12c,15c 的洗脱模式有很大影响。

注意 CP-Sil 88 毛细管柱的使用寿命，如果 CP-Sil 88 毛细管柱每天运行 24 h，连续运行 6 个月，经调整后发现色谱峰的分离度不能达到上述要求，那么需更换新的色谱柱。

4）响应因子计算

响应因子计算示例见附表 11-3。

A. 测定 52 种脂肪酸甲酸混合标准溶液（20 mg/mL）中各脂肪酸甲酯的峰面积，并计算它们各自相对于内标物（C11:0 或 C21:0）的响应因子。

B. 三次进样的标准偏差应≤ 2.5%。

C. C18:1_9c 的响应因子作为 cis-C18:1 异构体的响应因子，C18:1_9t 的响应因子作为 trans-C18:1 异构体的响应因子；C18:2_9t,12t 作为 trans-C18:2 异构体的响应因子；C18:2n-6 作为共轭亚油酸的响应因子；C18:3n-3 作为 trans-C18:3 异构体的响应因子。

5）分析结果的表述

样品中反式脂肪酸和其他脂肪酸计算示例见附表 11-4。

（1）试样中脂肪的含量

试样中脂肪含量按式（11-2）计算。

$$X_i = \frac{m_1 - m_0}{m_2} \times 100 \tag{11-2}$$

式中，X_i 表示试样中脂肪含量（g/100 g）；m_1 表示称量瓶和脂肪质量（g）；m_0 表示称量瓶质量（g）；m_2 表示试样质量（g）。

（2）单个脂肪酸甲酯含量

单个脂肪酸甲酯含量计算示例见附表 11-4 的第 4 列，试样中单个脂肪酸甲酯含量按式（11-3）和式（11-4）计算。

$$W_{\text{FAME}i} = \frac{A_i \times \rho_{\text{C11}} \times V_{\text{C11}} \times F_i \times 1.0067}{A_{IS}} \tag{11-3}$$

$$W_{\text{FAME}i} = \frac{A_i \times \rho_{\text{C21}} \times V_{\text{C21}} \times F_i \times 1.0040}{A_{IS}} \tag{11-4}$$

式中，$W_{\text{FAME}i}$ 表示试样中脂肪酸甲酯 i 的含量，单位为克（g）；A_i 表示试样中脂肪酸甲酯 i 的峰面积；ρ_{C11} 表示十一烷酸甘油三酯浓度，单位为克每毫升（g/mL）；ρ_{C21} 表示二十一烷酸甘油三酯浓度，单位为克每毫升（g/mL）；V_{C11} 表示试样中加入十一烷酸甘油三酯的体积，单位为毫升（mL）；V_{C21} 表示试样中加入二十一烷酸甘油三酯的体积，单位为毫升（mL）；F_i 表示脂肪酸甲酯 i 的响应因子；A_{IS} 表示试样中加入的内标物峰面积；1.0067 表示十一烷酸甘油三酯转化成十一烷酸甲酯的转换系数；1.0040 表示二十一烷酸甘油三酯转化成二十一烷酸甲酯的转换系数。

脂肪酸甲酯 i 的响应因子 F_i 按式（11-5）和式（11-6）计算。

$$F_i = \frac{\rho_{si} \times A_{11}}{A_{si} \times \rho_{11}} \tag{11-5}$$

$$F_i = \frac{\rho_{si} \times A_{21}}{A_{si} \times \rho_{21}} \tag{11-6}$$

式中，F_i 表示脂肪酸甲酯 i 的响应因子；ρ_{si} 表示混标中各脂肪酸甲酯 i 的浓度，单位为毫克每毫升（mg/mL）；A_{11} 表示十一烷酸甲酯峰面积；A_{21} 表示二十一烷酸甲酯峰面积；A_{si} 表示脂肪酸甲酯 i 的峰面积；ρ_{11} 表示混标中十一烷酸甲酯浓度，单位为毫克每毫升（mg/mL）；ρ_{21} 表示混标中二十一烷酸甲酯浓度，单位为毫克每毫升（mg/mL）。

（3）单个脂肪酸含量

计算示例见附表 11-4 的第 6 列，单个脂肪酸含量按式（11-7）计算。

$$W_i = X_{FAME_i} \times F_{FAME_i-FA_i} \tag{11-7}$$

式中，W_i 表示脂肪酸 i 含量，单位为克（g）；X_{FAME_i} 表示试样中脂肪酸甲酯 i 含量，单位为克（g）；$F_{FAME_i-FA_i}$ 表示脂肪酸甲酯 i 转化成脂肪酸的系数。

脂肪酸甲酯 i 转化为脂肪酸的系数按照式（11-8）计算；脂肪酸甲酯 i 转化成脂肪酸的系数见附表 11-1。

$$F_{FAME_i-FA_i} = \frac{M_{FA_i}}{M_{FAME_i}} \tag{11-8}$$

式中，$F_{FAME_i-FA_i}$ 表示脂肪酸甲酯 i 转化成脂肪酸的转换系数；M_{FA_i} 表示脂肪酸 i 的分子质量；M_{FAME_i} 表示脂肪酸甲酯 i 的分子质量。

（4）试样中脂肪酸的含量

试样中脂肪酸含量的计算示例见附表 11-4 的第 7 列，试样中脂肪酸含量按式（11-9）计算。

$$X_i = \frac{W_i}{m} \times 100 \tag{11-9}$$

式中，X_i 表示试样中脂肪酸 i 含量，单位为克每百克（g/100 g）；W_i 表示脂肪酸 i 含量，单位为克（g）；m 表示试样的质量，单位为毫克（g）；100 表示将含量转换为每 100 g 试样中含量的转换系数。

（5）试样中总饱和脂肪酸含量

试样中总饱和脂肪酸含量按式（11-10）计算。

$$X_{Saturated\ Fat} = \sum X_{SFA_i} \tag{11-10}$$

式中，$X_{Saturated\ Fat}$ 表示总饱和脂肪酸含量，单位为克每百克（g/100 g）；X_{SFA_i} 表示单个饱和脂肪酸含量，单位为克每百克（g/100 g）。

饱和脂肪酸包括：C4:0、C6:0、C8:0、C10:0、C11:0、C12:0、C13:0、C14:0、C15:0、C16:0、C17:0、C18:0、C20:0、C21:0、C22:0、C23:0、C24:0。

（6）试样中总顺式单不饱和脂肪酸含量

试样中总单不饱和脂肪（酸）含量按式（11-11）计算。

$$X_{\text{Mono-Unsaturated-Fat}} = \sum X_{\text{MUFA}_i} \qquad (11\text{-}11)$$

式中，$X_{\text{Mono-Unsaturated-Fat}}$ 表示试样中总顺式单不饱和脂肪酸含量，单位为克每百克（g/100 g）；X_{MUFA_i} 表示试样中每种顺式单不饱和脂肪酸含量，单位为克每百克（g/100 g）。

　　cis-MUFA 包括：C14:1_5c、C15:1_9c、C16:1_9c、C17:1_9c、C18:1_9c、C18:1_10c、C18:1_11c、C18:1_12c、C18:1_13c、C18:1_14c、C18:1_15c、C18:1_16c、C20:1_11c、C22:1_13c 和 C24:1_15c。

　　（7）试样中总顺式多不饱和脂肪酸含量

　　试样中总顺式多不饱和脂肪酸含量按式（11-12）计算。

$$X_{\text{Poly-Unsaturated-Fat}} = \sum X_{\text{PUFA}_i} \qquad (11\text{-}12)$$

式中，$X_{\text{Poly-Unsaturated-Fat}}$ 表示试样中总多不饱和脂肪酸含量，单位为克每百克（g/100 g）；X_{PUFA_i} 表示试样中单个多不饱和脂肪酸含量，单位为克每百克（g/100 g）。

　　n-6、n-3 多不饱和脂肪酸包括：C18:2n-6（9c,12c-18:2）、C18:3n-3（9c,12c,15c-18:3）、C18:3n-6（6c,9c,12c-18:3）、C18:4n-3（6c,9c,12c,15c-C18:4）、C20:2n-6（11c,14c-20:2）、C20:3n-3（11c,14c,17c-20:3）、C20:3n-6（8c,11c,14c-20:3）、C20:4n-3（8c,11c,14c,17c-20:4）、C20:4n-6（5c,8c,11c,14c-20:4）、C20:5n-3（5c,8c,11c,14c,17c-20:5）、C22:2n-6（13c,16c-22:2）、C22:5n-3（7c,10c,13c,16c,19c-22:5）、C22:4n-6（7c,10c,13c,16c-22:4）、C22:6n-3（4c,7c,10c,13c,16c,19c-22:6）、C22:5n-6（4c,7c,10c,13c,16c-22:5）。

　　n-7 多不饱和脂肪酸包括：CLAs（C18:2_9c,11t C18:2_10c,12t）。

　　（8）试样中中总反式脂肪酸含量

　　试样中总反式脂肪酸含量（X_{TFA}）按式（11-13）计算。

$$X_{\text{TFA}} = \sum X_{t-\text{MUFA}_i} + X_{t-\text{PUFA}} \qquad (11\text{-}13)$$

式中，X_{TFA} 表示试样中反式脂肪酸含量，单位为克每百克（g/100 g）；$X_{t-\text{MUFA}_i}$ 表示试样中单个单反式脂肪酸含量，单位为克每百克（g/100 g）；X_{PUFA_i} 表示单个多反式脂肪酸含量，单位为克每百克（g/100 g）。

　　t-MUFA 包括：C14:1_5t、C16:1_9t、C17:1_9t、C18:1_4t、C18:1_5t、C18:1_（6t+7t+8t）、C18:1_9t、C18:1_10t、C18:1_11t、C18:1_12t、C18:1_（13t+14t）、C18:1_16t。

　　t-PUFA 包括：C18:2_tt、C18:2_9t,12t、C18:2_9c,13t、C18:2_9c,12t、C18:2_9t,12c、C18:2_（9t,15c+10t,15c）、C18:3_9t,12t,15t、C18:3_9t,12c,15t、C18:3_9c,12c,15t、C18:3_9c,12t,15c、C18:3_9t,12c,15c。

　　共轭亚油酸不包括在总反式脂肪酸中，也不包括在 *t*-PUFA 中。

　　（9）脂肪酸组成的计算

　　脂肪酸组成的计算（即每种脂肪酸的百分比）示例见附表 11-4 的第 8 列，试样中脂肪酸组成 FA_i 按（式 11-14）计算。

$$\text{FA}_i = \frac{W_i}{\sum W_i} \times 100 \qquad (11\text{-}14)$$

式中，FA_i 表示单个脂肪酸占总脂肪酸的重量百分比，单位为%；W_i 表示试样中脂肪酸 i 含量，单位为克（g）。

11.3.6　实验报告

实验报告应包括样品的详细说明（名称、采集日期、采集地点、品牌名称、样品ID、分析日期）。并以表格形式报告以下分析数据。

A. 脂肪含量（g/100 g 试样）。

B. 所有单个脂肪酸含量≥总脂肪酸含量 0.1% 的，以总脂肪酸的百分比（% m/m，即总脂肪酸含量）和每 100 克食物的克数表示。

C. 在报告中要标注出仅根据文本色谱图的比较确定的脂肪酸，将其标记为"初步确定"，如 C18:1_16c、C18:2_tt、C18:2_9c,13t、C18:2_9t,15c 等。

D. 报告中要有总饱和脂肪酸、总反式脂肪酸、总顺式单不饱和脂肪酸、总顺式多不饱和脂肪酸含量。

11.3.7　数据的审核

由受过 TFA 分析培训的技术人员审查实验报告，审查内容包括数据结果和色谱图。

11.4　方法验证与评价

11.4.1　脂肪含量测定方法的验证与评价

脂肪含量是评估膳食能量摄入的主要指标之一。脂肪含量的精准测量与样品制备的均匀性、样品基质特性、脂肪提取效率、称量瓶恒重误差等因素息息相关。其中称量瓶恒重误差在《食品安全国家标准　食品中脂肪的测定》（GB 5009.6—2016）中要求在2 mg 以内。恒重法测量脂肪准确，但费时，且恒重后的脂肪不能用于脂肪酸分析。为提高工作效率，精选小质量的称量瓶，考察此类称量瓶恒重与不恒重对脂肪含量测定误差带来的影响，同时也比较提取的脂肪恒重与不恒重含量的差异。分别选择两种质量称量瓶（$n=24$），以黄油和 CRM1869 质控物质（以豆粉和奶粉为基质的营养粉）为样品。黄油样品直接用正己烷提取，CRM1869 质控物质采用酸碱水解法水解后，用乙醚/石油醚提取脂肪，脂肪提取量为 200 mg，平行测定 6 次，考察称量瓶和脂肪恒重与不恒重对脂肪含量的影响。

如图 11-1 所示，小质量的称量瓶恒重前后的质量差在 0.6 ～ 1.2 mg，满足 GB 5009.6—2016 对称量瓶恒重在 2 mg 以内的要求，不会影响约 200 mg 脂肪含量的定量。表 11-1 脂肪含量测定结果显示，黄油和 CRM1869 质控物质恒重前后的脂肪含量差异不大，偏差在 2% 之内。因此在脂肪提取物为 200 mg 的情况下，采用小质量的称量瓶（称量瓶质量在 12 ～ 15 g），严格控制提取脂肪步骤可能产生的误差，如完全去除提取溶剂中的水，减少脂肪转移时的损失，用氮吹仪蒸发溶剂时氮气流不能太大，蒸发应缓慢，防止溶液溅出，称量前擦干称量瓶外面的水迹等。在达到上述要求的情况下，取消称量瓶及脂肪恒重这一步骤测定样品中脂肪含量是可行的。

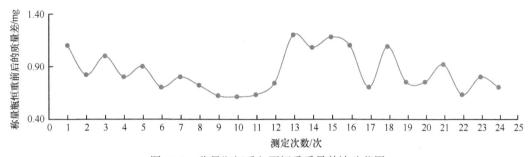

图 11-1　称量瓶恒重与不恒重质量差波动范围

表 11-1　黄油和质控样品脂肪恒重与不恒重结果的比较（g/100 g，$n=6$）

	1	2	3	4	5	6	脂肪含量平均值	标准偏差	标称值
黄油-恒重	79.1	78.3	78.7	78.9	78.2	78.2	78.6	0.5	80.0
黄油-不恒重	79.8	80	78.4	81.1	79.8	78.4	79.6	1.3	80.0
CRM1869-恒重	19.2	18.9	18.7	18.8	18.8	18.9	18.9	0.9	
CRM1869-不恒重	19.8	19.1	19.8	19.7	19.2	19.3	19.5	1.6	18.8 ～ 19.2

11.4.2　甲酯化方法处理的比较

1. 酯交换法和 14% BF₃-甲醇甲酯化法的比较

选取乳制品、水产品、蛋制品、豆制品和薯制品 5 种加工食品，采用相同脂肪提取步骤提取油脂，分别采用酯交换法和 14% BF₃-甲醇甲酯化法对提取的油脂进行甲酯化，结果显示，酯交换法和 BF₃-甲醇甲酯化法测定的 SFA、MUFA、PUFA、C18:1 TFA、C18:2 TFA 和 C18:3 TFA 的总量无差异，RSD 在 0.5% ～ 8.3%。但乳制品中 C4:0 酯交换法值为 0.123 g/100 g，BF₃-甲醇酯化法值为 0.076 g/100 g；酯交换法值明显高于 BF₃-甲醇甲酯化法，这是因为 C4:0 为甲基化短链脂肪酸酯，易挥发，在 BF₃-甲醇甲酯化法加热回流时会选择性地损失，且它们比长链酯更易溶于水，在随后水萃取步骤中会丢失，因此短链脂肪酸的最佳酯化步骤应避免加热试剂及选择没有涉及水萃取和溶剂去除的技术。虽然乳制品中的 C4:0 脂肪酸更适用于酯交换法测定，但乳制品中 C4:0 脂肪酸只占总脂肪酸的 0 ～ 4%，综合考虑到方法的一致性和可操作性等因素，最终采用 BF₃-甲醇酯化法为第六次中国总膳食样品的甲酯化方法。5 种膳食食品不同方法甲酯化后各脂肪酸含量测定结果见表 11-2。

表 11-2 两种甲酯化方法测定脂肪酸含量结果比较（n=3）

脂肪酸	乳制品			水产品			蛋制品			豆制品			薯制品		
	BF₃-甲醇甲酯化法/(g/100g)	酯交换法/(g/100g)	RSD/%	BF₃-甲醇甲酯化法/(g/100g)	酯交换法/(g/100g)	RSD/%	BF₃-甲醇甲酯化法/(g/100g)	酯交换法/(g/100g)	RSD/%	BF₃-甲醇甲酯化法/(g/100g)	酯交换法/(g/100g)	RSD/%	BF₃-甲醇甲酯化法/(g/100g)	酯交换法/(g/100g)	RSD/%
SFA	2.460	2.278	5.5	1.921	1.892	1.1	3.528	3.278	5.2	0.872	0.872	0.04	0.964	0.958	0.5
MUFA	0.851	0.758	8.2	2.971	2.937	0.8	7.561	7.122	4.2	3.298	3.344	1.0	3.594	3.657	1.2
PUFA	0.111	0.098	8.3	2.229	2.312	2.6	3.006	2.837	4.1	2.667	2.728	1.6	2.952	2.994	1.0
C18:1 TFA	0.081	0.075	5.4	0.012	0.011	4.7	0.019	0.018	2.6	/	/	/	0.006	0.006	5.6
C18:2 TFA	0.018	0.017	4.0	0.019	0.019	1.2	0.024	0.022	6.1	0.012	0.011	6.1	0.012	0.011	6.1
C18:3 TFA	/	/	/	/	/	/	0.046	0.044	3.1	0.028	0.027	2.6	0.034	0.033	2.1

注：/表示未检出

2. 7% BF₃-甲醇甲酯化法和 14% BF₃-甲醇甲酯化法结果的比较

美国分析化学家协会（AOAC）官方方法 996.01[23] 中的甲酯化方法，采用的甲酯化试剂为 7% BF₃-甲醇，本方法中甲酯化试剂为 14% BF₃-甲醇，选用植物油质控样品，取样量为 200 mg，分别采用 AOAC 996.01 和本方法的甲酯化方法，平行测定 3 次，以 C11:0 甘油三酯为内标，分别计算主要脂肪酸含量。结果显示，14% BF₃-甲醇甲酯化法结果略优于 7% BF₃-甲醇甲酯化法，且 7% BF₃-甲醇甲酯化法的溶剂为甲苯，在 180℃ 温度升温程序下，会遮盖 C4:0、C6:0 脂肪酸的峰，综合考虑后，选择 14% BF₃-甲醇甲酯化法为酯化方法，结果见图 11-2。

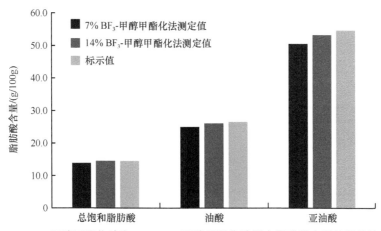

图 11-2　7% BF₃-甲醇甲酯化法和 14% BF₃-甲醇甲酯化法测定脂肪酸含量结果的比较（$n=3$）

11.4.3　内标单点响应因子法和内标标准曲线法定量结果的比较

GC-FID 测定脂肪酸，计算方式多采用内标法响应因子法定量，采用质控奶粉 1849a，C11:0 甘油酯为内标，碱水解法提取脂肪，BF₃-甲醇甲酯化，甲酯液直接采用内标单点响应因子法定量脂肪酸，另外将样品甲酯液稀释 1 倍，采用内标标准曲线法定量，比较定量方式对定量结果的影响，结果显示两种定量方法的结果差异不大，测定结果都在标示值内，表明单一的内标物定量不同浓度、不同种类的脂肪酸是可行的，也印证了 FC-FID 测定脂肪酸线性范围广。由于脂肪酸分析时间长（约 80 min），采用内标单点响应因子法能减少分析周期，脂肪酸定量结果准确，因此采用内标单点响应因子法定量脂肪酸含量。两种定量方式结果的比较见表 11-3。

表 11-3　两种定量方式结果的比较（$n=3$）

脂肪酸	内标单点响应因子法		内标标准曲线法		标称值/ (g/100 g)
	（平均值+标准偏差）/(g/100 g)	RSD/%	（平均值+标准偏差）/(g/100 g)	RSD/%	
C8:0	0.595 ±0.009	1.6	0.663±0.037	5.6	0.74±0.14
C16:0	2.145 ±0.024	1.1	2.197±0.076	3.5	2.10±0.15
C16:1	0.024 ±0.001	2.9	0.021±0.000	0.9	0.0222±0.0042
C18:0	0.848 ±0.009	1.1	0.841±0.028	3.4	0.809±0.046

续表

脂肪酸	内标单点响应因子法		内标标准曲线法		标称值/
	（平均值+标准偏差)/(g/100 g)	RSD/%	（平均值+标准偏差)/(g/100 g)	RSD/%	(g/100 g)
C18:1_9c	10.866 ±0.076	0.7	11.406±0.222	1.9	10.7±1.1
C18:1_11c	0.187 ±0.004	2.3	0.193±0.001	0.4	0.196±0.023
C18:2_9c,12c	5.439 ±0.122	2.2	5.975±0.058	1.0	5.72±0.58
C18:3n-3	0.541 ±0.018	3.4	0.607±0.016	2.6	0.591±0.081
C20:0	0.087 ±0.001	0.8	0.088±0.002	2.5	0.0822±0.0061
C20:4n-6	0.116 ±0.002	2.1	0.129±0.006	4.8	0.123±0.011
C22:0	0.072 ±0.002	2.3	0.070±0.002	2.2	0.066±0.0057
C24:0	0.039 ±0.002	4.0	0.038±0.001	1.8	0.0387±0.0079
C24:1	0.021 ±0.000	2.3	0.022±0.001	4.3	0.0202±0.0022
C22:6n-3	0.017 ±0.000	1.5	0.016±0.001	3.2	0.0179±0.0024

11.4.4 内标物的选择

理想情况下，内标物应不存在于样品中，应在不产生干扰的区域中洗脱，并且具有与待分析样品组分相似的 FID 响应。奇数链脂肪酸如 C11:0、C17:0、C19:0、C21:0 和 C23:0 通常被认为可作为反刍动物脂肪分析的内标物。对于乳制品和反刍动物脂肪，不应选择 C19:0 和 C21:0，因为在 CP-Sil 88 分析柱上 C19:0 在 C18:1 和 C18:2 异构体之间洗脱，而 C21:0 在 CLA 异构体之间洗脱。应在甲酯化阶段添加内标物，以确保脂肪测定结果的准确性，内标物添加浓度应为 0.05 ～ 0.1 mg/mg 脂肪。因此，针对总膳食样品的特点。乳与乳制品、肉与肉制品采用 C11:0 为内标，其他膳食类别可以选择 C21:0 或 C11:0 为内标。

11.4.5 气相色谱测定反式脂肪酸的不足

180℃升温程序适用于部分氢化植物油、乳脂肪及反刍动物脂肪中大多数 C18:1、C18:2、C18:3 顺反异构体的分析，但不适用于乳脂肪中短链脂肪酸的分析。另外，在此条件下 C18:1_13t/14t 异构体对未分离，并与 C18:1_6c-8c 共流出，因而在许多情况下 C18:1_13t/14t 含量被高估了；C18:1_15t 与 18:1_9c 共存；C18:1_10c 和 C18:1_9c、C18:1_15t 与 C19:0 共洗脱，C18:2_9c,12t 和 C18:1_16c、C18:1_17c 与 C18:2n-6 难以分离。但上述的 C18:1_6c-8c、C18:1_15t、C18:1_10c、C18:1_17c 都为次峰，含量都很低，因此可以忽略。在 C18:1 TFA 分析中，当同分异构体的浓度相似时，较容易对单个反式 C18:1 同分异构体进行定量；但当相邻同分异构体的浓度相差很大时，则影响了这两种异构体的分离和定量，如 C18:1_11t 的浓度比 C18:1_10t 高 3 ～ 5 倍，C18:1_9c 的浓度比 C18:1_13t+14t 高 15 ～ 20 倍。在这种情况下，可以将样品适当稀释 1 ～ 3 倍，使 C18:1_10t 与 C18:1_11t、C18:1_9c 与 C18:1_13t+14t 有明显峰、谷的分离。在乳制品中 C20:1 的另一个异构体与 C18:3_9c,12t,15c 重叠，因此在乳制品中 C18:3_9c,12t,15c 的定性应谨慎。

11.4.6 方法精密度

当单个脂肪酸含量为总脂肪酸的 0.1% 时，重复性条件下获得的两次独立测定结果的绝对差值不得超过算术平均值的 10%。选择饼干和黄油样品，分别采用酸水解法和碱水解法提取脂肪，14% BF$_3$-甲醇甲酯化，平行测定 6 次，考察其方法精密度，结果显示，平行测定 6 次的饼干 RSD 在 1.0% ～ 6.6%，黄油样品 RSD 在 0.7% ～ 8.6%。各脂肪酸测定结果见表 11-4、表 11-5。

表 11-4 饼干样品中脂肪酸含量测定结果（g/100 g）（n=6）

脂肪酸	1	2	3	4	5	6	平均值	RSD/%
C4:0	0.014	0.012	0.013	0.012	0.012	0.013	0.013	6.6
C6:0	0.017	0.015	0.016	0.016	0.016	0.016	0.016	4.9
C8:0	0.014	0.013	0.014	0.015	0.014	0.015	0.014	4.7
C10:0	0.028	0.027	0.029	0.029	0.028	0.029	0.028	2.8
C12:0	0.056	0.055	0.060	0.060	0.059	0.060	0.058	3.7
C14:0	0.129	0.125	0.130	0.131	0.128	0.131	0.129	1.7
C14:1	0.009	0.009	0.009	0.010	0.009	0.010	0.009	3.0
C15:0	0.016	0.016	0.016	0.016	0.016	0.016	0.016	1.2
C16:0	2.419	2.381	2.469	2.496	2.436	2.423	2.437	1.7
C16:1	0.020	0.019	0.021	0.021	0.020	0.020	0.020	2.7
C17:0	0.027	0.027	0.027	0.027	0.027	0.027	0.027	1.4
C18:0	2.163	2.140	2.230	2.244	2.187	2.174	2.190	1.8
C18:1_6t	1.502	1.523	1.509	1.541	1.499	1.486	1.510	1.3
C18:1_9t	1.050	1.051	1.117	1.106	1.076	1.052	1.075	2.8
C18:1_10t	1.485	1.476	1.649	1.528	1.521	1.528	1.531	4.0
C18:1_11t	1.247	1.257	1.284	1.279	1.199	1.228	1.249	2.6
C18:1_6c	1.512	1.506	1.527	1.572	1.514	1.509	1.523	1.7
C18:1_9c	1.963	1.947	1.994	2.036	1.962	1.985	1.981	1.6
C18:1_11c	0.429	0.421	0.430	0.474	0.427	0.458	0.440	4.8
C18:2_ct	0.010	0.012	0.012	0.011	0.012	0.012	0.012	6.8
C18:2_tc	0.010	0.009	0.009	0.009	0.010	0.009	0.009	6.7
C18:2	0.538	0.525	0.539	0.542	0.531	0.531	0.535	1.2
C18:3n-3	0.037	0.037	0.035	0.033	0.038	0.037	0.036	5.0
C20:0	0.076	0.078	0.078	0.077	0.076	0.078	0.077	1.0
C20:1	0.013	0.013	0.013	0.013	0.012	0.013	0.013	3.1
C22:0	0.060	0.061	0.064	0.064	0.064	0.064	0.063	2.9

续表

脂肪酸	1	2	3	4	5	6	平均值	RSD/%
C24:0	0.021	0.022	0.022	0.022	0.022	0.022	0.022	1.3
C4:0	0.014	0.012	0.013	0.012	0.012	0.013	0.013	6.6

表 11-5　黄油样品中脂肪酸含量测定结果（g/100 g）（ $n=6$ ）

脂肪酸	1	2	3	4	5	6	平均值	RSD/%
C4:0	1.055	1.033	1.030	1.014	1.053	1.077	1.044	2.1
C6:0	1.092	1.077	1.081	1.065	1.107	1.103	1.087	1.5
C8:0	0.808	0.801	0.812	0.804	0.817	0.816	0.810	0.8
C10:0	1.850	1.836	1.864	1.849	1.863	1.872	1.855	0.7
C11:0	0.053	0.052	0.053	0.053	0.054	0.054	0.053	1.1
C12:0	2.179	2.161	2.195	2.180	2.191	2.207	2.186	0.7
C13:0	0.081	0.080	0.082	0.081	0.082	0.083	0.081	0.9
C14:0	7.212	7.148	7.218	7.182	7.306	7.258	7.221	0.8
C14:1t	0.007	0.006	0.007	0.006	0.007	0.006	0.007	8.6
C14:1	0.537	0.532	0.541	0.537	0.539	0.544	0.538	0.7
C15:0	0.701	0.695	0.705	0.700	0.703	0.709	0.702	0.7
C16:0	21.036	20.751	20.952	20.752	21.124	21.021	20.939	0.7
C16:1t	0.036	0.036	0.037	0.036	0.036	0.040	0.037	4.1
C16:1	0.883	0.879	0.894	0.885	0.889	0.893	0.887	0.7
C17:0	0.402	0.399	0.404	0.402	0.403	0.405	0.402	0.5
C17:1	0.143	0.142	0.143	0.143	0.143	0.144	0.143	0.6
C18:0	9.309	9.178	9.269	9.255	9.363	9.349	9.288	0.7
C18:1 TFA	2.471	2.544	2.475	2.464	2.563	2.478	2.499	1.7
C18:1_9c	14.995	14.689	14.908	14.708	15.107	14.875	14.880	1.1
C18:1_11c	0.539	0.543	0.515	0.520	0.542	0.523	0.530	2.3
C18:2 TFA	0.055	0.055	0.055	0.061	0.060	0.052	0.056	6.1
C18:2	2.454	2.406	2.425	2.384	2.452	2.442	2.427	1.1
C19:0	0.046	0.048	0.048	0.046	0.047	0.046	0.047	2.3
C18:3n-6	0.023	0.022	0.023	0.022	0.024	0.025	0.023	5.2
C19:1_10c	0.043	0.044	0.044	0.044	0.044	0.044	0.044	1.2
C18:3n-3	0.248	0.244	0.251	0.249	0.249	0.250	0.249	0.9
C18:2_CLA	0.368	0.369	0.371	0.373	0.376	0.371	0.371	0.8
C20:0	0.121	0.120	0.121	0.120	0.122	0.120	0.121	0.8
C20:1 8c	0.073	0.072	0.072	0.078	0.078	0.079	0.076	4.5
C20:1	0.036	0.039	0.033	0.036	0.037	0.040	0.037	6.3
C20:2	0.029	0.030	0.030	0.028	0.029	0.029	0.029	3.1

脂肪酸	1	2	3	4	5	6	平均值	RSD/%
C20:3n-6	0.098	0.098	0.099	0.110	0.099	0.099	0.101	4.6
C20:4n-6	0.130	0.127	0.129	0.127	0.129	0.128	0.129	0.9
C22:0	0.069	0.067	0.066	0.068	0.067	0.066	0.067	1.6
C23:0	0.040	0.042	0.042	0.043	0.046	0.042	0.042	4.6
C22:4	0.031	0.030	0.032	0.031	0.030	0.032	0.031	3.1
C24:0	0.025	0.024	0.026	0.023	0.026	0.024	0.025	4.7
C22:5n-3	0.043	0.041	0.043	0.041	0.043	0.043	0.042	2.4

11.4.7　方法准确度

以参考物质花生酱 SRM2387 和巧克力 SRM2384 作为测试样品，每个样品平行测定 3 次，结果如表 11-6。定值参考物质的实际测定值均在标示值范围内，表明方法准确可靠。

表 11-6　参考物质中脂肪酸含量测定结果（ n =3 ）

脂肪酸	SRM2387				SRM2384			
	标示值/ （g/100 g）	测定值/ （g/100 g）	平均值/ （g/100 g）	RSD/%	标示值/ （g/100 g）	测定值/ （g/100 g）	平均值/ （g/100 g）	RSD/%
C14:0	0.024±0.002	0.028 0.026 0.025	0.026	5.3	0.076±0.005	0.074 0.076 0.072	0.074	2.7
C16:0	4.94±0.15	5.13 5.16 4.91	5.068	2.7	12.44±0.26	12.33 12.280 12.400	12.337	0.5
C16:1	0.044±0.010	0.039 0.038 0.035	0.037	5.6	0.127±0.007	0.120 0.119 0.122	0.120	1.3
C18:0	2.13±0.08	2.146 2.161 2.137	2.148	0.6	17.24±0.38	16.880 17.110 16.950	16.980	0.7
C18:1_9c	23.38±0.90	24.00 24.10 23.34	23.812	1.7	15.73±0.35	15.400 15.680 16.020	15.700	2.0
C18:1_11c	0.255±0.016	0.272 0.270 0.252	0.264	4.2	0.172±0.017	0.169 0.162 0.165	0.165	2.1

脂肪酸	SRM2387				SRM2384			
	标示值/ （g/100 g）	测定值/ （g/100 g）	平均值/ （g/100 g）	RSD/%	标示值/ （g/100 g）	测定值/ （g/100 g）	平均值/ （g/100 g）	RSD/%
C18:2	13.15±0.41	13.43 13.46 13.10	13.331	1.5	1.458±0.046	1.457 1.443 1.450	1.450	0.5
C18:3n-3	0.030±0.001	0.032 0.032 0.030	0.031	4.3	0.093±0.006	0.089 0.090 0.088	0.089	1.1
C20:0	0.710±0.029	0.729 0.718 0.712	0.720	1.2	0.501±0.012	0.520 0.517 0.498	0.512	2.3
C20:1	0.643±0.031	0.671 0.668 0.625	0.655	4.0	/	/ / /		
C22:0	1.81±0.08	1.85 1.90 1.91	1.888	1.8	0.088±0.006	0.088 0.084 0.083	0.085	3.1
C24:0	0.781±0.044	0.843 0.836 0.774	0.817	4.7	0.050±0.002	0.049 0.052 0.047	0.049	5.1

注：/表示未检出

11.4.8　方法定量限

当脂肪含量为 200 mg 时，在脂肪酸甲酯的分析中，单个脂肪酸含量为总脂肪酸含量的 0.1% 的结果是可重现的，因此单个脂肪酸含量的定量限为总脂肪酸含量的 0.1%。

11.5　操作关键点和注意事项

A. 三氟化硼甲醇试剂在冰箱中冷藏保存。尽量使用新鲜的试剂，不要使用过期的试剂。过期的试剂在甲基化过程中会与不饱和脂肪酸形成伪影，因此建议新购买的试剂在使用前及有效期间定期进行测试。测试方法：制备单一的油酸甲酯（20 mg/mL），如果有任何额外的、意外的峰出现在气相色谱分析中，三氟化硼甲醇试剂应被废弃。

B. 甘油三酯内标溶液应储存在 -20℃冰箱中，应使用密封好的储液瓶，防止溶剂的损失，从而避免内标浓度升高。

C. C21:0 甘油三酯不溶于甲醇和正己烷，易溶于氯仿。C11:0 甘油三酯溶液和 C21:0 甘油三酯溶液做内标使用时，为不干扰脂肪的测定应在甲酯化前加入，用旋转蒸发仪或氮吹仪缓慢蒸发溶剂，并确保溶剂蒸发完全。

D. 含有 TFA 的加工食品样品（TFA 来自于部分氢化植物油和反刍动物脂肪）将产生复杂的 C18:1、C18:2 顺反异构体 GC 色图谱。当观察到未知峰时，可尝试使用 GC-MS 鉴定此类峰。

E. 在预估食品中脂肪含量时，应确保样品中脂肪含量达到 200 mg，200 mg 脂肪量既能满足脂肪含量测定的准确性，又能保障低浓度反式脂肪酸可检出并定量。

F. 脂肪测定时，应控制以下环节，来保证脂肪测量的准确度：脂肪提取物的含量应不低于 200 mg；采用小质量的称量瓶（称量瓶质量在 12 ～ 15 g）；用无水硫酸钠去除提取溶剂中少量的水；脂肪转移时要充分，减少脂肪的损失；用氮吹仪蒸发溶剂时氮气流不能太大，蒸发应缓慢，防止溶液溅出；称量前擦干称量瓶外面的水迹；由于部分 C18:1 顺反异构体和部分 C18:2 顺反异构体不能达到基线分离，因此对此类色谱峰的积分可参考图 11-3。

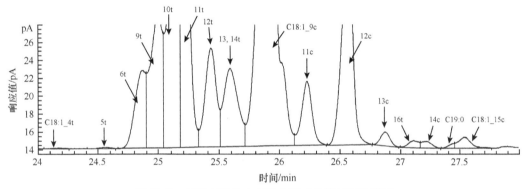

图 11-3　植脂末样品中 C18:1 顺式异构体积分谱图

11.6　质量保证与控制

A. 在正式分析样品之前，充分熟悉方法的分析程序及相关的知识背景，并能准确定量一系列质量标准物质（见具有证书的参比物）。

B. FAME 标准品，无论是作为单独标准品还是作为混合物标准品，其纯度都应 ≥ 99%。

C. 每批次样品测定时做试剂空白实验，排除试剂污染对测定的干扰。

D. 每批次样品检测时应根据样前处理方法不同，选择不同的参考物质作为质控样品进行检测，定值参考物质的测定值应在标示值范围内，否则需分析查找原因。

参 考 文 献

[1] Avendao C V, Baker E J, Miles E A, et al. Eighteen-carbon trans fatty acids and inflammation in the context of atherosclerosis. Progress in Lipid Research, 2019, 76: 1-17.

[2] World Health Organization. Global health estimates, deaths by cause, age, sex, by country and by region,

vols. 2000-2016. Geneva, WHO, 2016.

[3] Ghebreyesus T A, Frieden T R, Replace. A roadmap to make the world trans fat free by 2023. Lancet, 2018, 391: 1978-1980.

[4] European Food Safety Authority. Scientific and technical assistance on trans fatty acids. EFSA: EFSA Supporting Publications, 2018.

[5] Ratnayake W M N, Cruz-Hernandez C. Chapter 5-Analysis of trans fatty acids of partially hydrogenated vegetable oils and dairy products//Trans fatty acids in human nutrition. Amsterdam : Elsevier Ltd, 2009.

[6] Mendis M, Cruz-Hernandez C, Ratnayake W. Fatty acid profile of Canadian products with special attention to the trans-octadecenoic acid and conjugated linoleic acid isomers. Journal of AOAC International, 2008, 91: 811-819.

[7] Christie W W. Preparation of ester derivatives of fatty acids for chromatographic analysis. Advances in Iipid Methodolog, 1993: 69-111.

[8] Liu Z, Wang J, Li C, et al. Development of one-step sample preparation methods for fatty acid profiling of milk fat. Food Chemistry, 2020, 315: 1-8.

[9] Castro-Gómez P, Fontecha J, Rodríguez-Alcalá L M. A high-performance direct transmethylation method for total fatty acids assessment in biological and foodstuff samples. Talanta, 2014, 128: 518-523.

[10] Sun C, Zou X, Yao Y, et al. Evaluation of fatty acid composition in commercial infant formulas on the Chinese market: a comparative study based on fat source and stage. International Dairy Journal, 2016, 63: 42-51.

[11] Agnew M P, Craigie C R, Weralupitiya G, et al. Comprehensive evaluation of parameters affecting one-step method for quantitative analysis of fatty acids in meat. Metabolites, 2019, 9(9): 189.

[12] Teng F, Wang P, Yang L, et al. Quantification of fatty acids in human, cow, buffalo, goat, yak, and camel milk using an improved one-step GC-FID method. Food Analytical Methods, 2017, 10(10): 1-11.

[13] de Paola E L, Montevecchi G, Masino F, et al. Single step extraction and derivatization of intramuscular lipids for fatty acid Ultra Fast GC analysis: application on pig thigh. Journal of Food Science & Technology, 2017, 54(3): 601-610.

[14] Cruz-Hernandez C, Goeuriot S, Giuffrida F, et al. Direct quantification of fatty acids in human milk by gas chromatography. Journal of Chromatography A, 2013, 1284(7): 174-179.

[15] Lee M, Tweed J, Kim E J, et al. Beef, chicken and lamb fatty acid anlysis - a simplified direct bimethylation procedure using freeze-dried material. Meat Science, 2012, 92(4): 863-866.

[16] O'Fallon J V, Busboom J R, Nelson M L, et al. A direct method for fatty acid methyl ester synthesis: application to wet meat tissues, oils, and feedstuffs. Journal of Animal Science, 2007, 85(6): 1511.

[17] Carrapiso A I, García C. Development in lipid analysis: some new extraction techniques and in situ transesterification. Lipids, 2000, 35(11): 1167-1177.

[18] American Oil Chemists' Society. AOCS Official Method Ce 1h-05: Determination of *cis-*, *trans-*, saturated, monounsaturated and polyunsaturated fatty acids in vegetable or nonruminant animal oils and fats by capillary GLC. Champaign, 2005: 1-29.

[19] American Oil Chemists' Society. AOCS Official Method Ce 1j-07: Determination of *cis-*, *trans-*, saturated, monounsaturated, and polyunsaturated fatty acids in dairy and ruminant fats by capillary GLC. Urbana, 2007: 1-14.

[20] International Organization for Standardization. ISO Method 12966-4: Animal and vegetable fats and

oils-gas chromatography of acid methyl esters-part 4:determination by capillary gas chromatography. Geneva, 2015: 1-9.

[21] International Organization for Standardization. ISO Method 16958: milk, milk products, infant formula and adult nutritional-determination of fatty acids composition-capillary gas chromatographic method. Geneva, 2015: 1-45.

[22] Ratnayake W, Hansen S L, Kennedy M P. Evaluation of the CP-Sil 88 and SP-2560 GC columns used in the recently approved AOCS official method Ce 1h-05: determination of *cis*-, *trans*-, saturated, monounsaturated, and polyunsaturated fatty acids in vegetable or non-ruminant animal oils and fats by capillary GLC method. Journal of the American Oil Chemists Society, 2006, 83(6): 475-488.

[23] Association of Official Analytical Chemists. AOAC Official Method 996.01 Fat (Total, Saturated, Unsaturated,and Monounsaturated）in Cereal Products Acid Hydrolysis Capillary Gas Chromatographic Method, 2005: 1-5.

[24] World Health Organization. Global protocol for measuring fatty acid profiles of foods, with emphasis on monitoring trans-fatty acids originating from partially hydrogenated oils. 2020: 1-56.

（方从容　裴紫薇　杨　杰　张　磊）

1. 附表

附表 11-1　脂肪酸甲酯转换成脂肪酸和脂肪酸甘油酯的转换系数

脂肪酸	$F_{FAME_i-FA_i}$	F_{TAG_i}	脂肪酸	$F_{FAME_i-FA_i}$	F_{TAG_i}
C4:0 丁酸	0.8627	0.9868	C18:4 十八碳四烯酸	0.9517	0.9954
C6:0 己酸	0.8923	0.9897	C20:0 二十烷酸	0.9570	0.9959
C8:0 辛酸	0.9114	0.9915	C20:1 二十碳一烯酸	0.9568	0.9959
C10:0 癸酸	0.9247	0.9928	C20:2 二十碳二烯酸	0.9565	0.9958
C11:0 十一烷酸	0.9300	0.9933	C20:3 二十碳三烯酸	0.9562	0.9958
C12:0 月桂酸	0.9346	0.9937	C20:4 花生四烯酸	0.9560	0.9958
C13:0 十三烷酸	0.9386	0.9941	C20:5 二十碳五烯酸	0.9557	0.9958
C14:0 肉蔻酸	0.9421	0.9945	C21:0 二十一烷酸	0.9588	0.9961
C14:1 十四碳一烯酸	0.9417	0.9944	C22:0 二十二烷酸	0.9604	0.9962
C15:0 十五烷酸	0.9453	0.9948	C22:1 芥酸	0.9602	0.9962
C15:1 十五碳一烯酸	0.9449	0.9947	C22:2 二十二碳二烯酸	0.9600	0.9962
C16:0 棕榈酸	0.9481	0.9950	C22:3 二十二碳三烯酸	0.9538	0.9961
C16:1 十六碳一烯酸	0.9477	0.9950	C22:4 二十二碳四烯酸	0.9595	0.9961
C17:0 十七烷酸	0.9507	0.9953	C22:5 二十二碳五烯酸	0.9593	0.9961
C17:1 十七碳一烯酸	0.9503	0.9952	C22:6 二十二碳六烯酸	0.9590	0.9961
C18:0 硬脂酸	0.9530	0.9955	C23:0 二十三烷酸	0.9620	0.9964
C18:1 油酸	0.9527	0.9955	C24:0 二十四烷酸	0.9633	0.9965
C18:2 亚油酸	0.9524	0.9954	C24:1 二十四碳一烯酸	0.9632	0.9965
C18:3 亚麻酸	0.9520	0.9954			

注：$F_{FAME_i-FA_i}$，脂肪酸甲酯转换成脂肪酸的转换系数；F_{TAG_i}，脂肪酸甲酯转换成甘油酯的转换系数

附表 11-2　脂肪酸甲酯混合标准溶液浓度表

52 种脂肪酸甲酯混合标准溶液 20 mg/mL（配制浓度）

脂肪酸	浓度/(μg/mL)	脂肪酸	浓度/(μg/mL)	脂肪酸	浓度/(μg/mL)
C4:0	400	C17:1t	400	C20:2n-6	600
C6:0	400	C18:0	400	C22:0	200
C8:0	400	C18:1_6t	400	C20:3n-6	400
C10:0	400	C18:1_9t	600	C22:1t	400
C11:0	400	C18:1_11t	200	C22:1	400
C12:0	200	C18:1_6c	400	C20:3n-3	400
C13:0	400	C18:1_9c	400	C20:4n-6	600
C14:0	400	C18:1_11c	400	C23:0	400
C14:1	400	C18:2_9t,12t	400	C22:2n-6	400
C14:1t	200	C19:1_7t	200	C24:0	200
C15:0	400	C19:1_10t	400	C20:5n-3	400
C15:1	400	C18:2n-6	600	C24:1	200
C15:1t	200	C20:0	400	C22:4n-6	400
C16:0	400	C18:3n-6	600	C22:5n-6	400
C16:1	400	C20:1t	200	C22:5n-3	400
C16:1t	200	C20:1	400	C22:6n-3	400
C17:0	600	C18:3n-3	600		
C17:1	400	C21:0	400		

亚油酸甲酯异构体标准品 10 mg/mL（目录号：47791）

C18:2_9c,12c	10%m/m	C18:2_9c,12t	20%m/m	C18:2_9t,12c	20%m/m
C18:2_9t,12t	50%m/m				

亚油酸甲酯异构体标准品 10 mg/mL（目录号：47792）

C18:3_9t,12t,15t	30%m/m	C18:3_9t,12c,15t	15%m/m	C18:3_9t,12t,15c	15%m/m
C18:3_9t,12c,15c	7%m/m	C18:3_9c,12c,15t	7%m/m	C18:3_9c,12t,15c	7%m/m
C18:3_9c,12t,15t	15%m/m	C18:3_9c,12c,15c	3%m/m		

附表 11-3　计算响应因子的示例

编号	浓度/(mg/mL)	进样次数	1	2	3	以 11:0FAME 为内标计算的响应因子平均值	RSD%（≤2.5%）
		名称	标准 1	标准 2	标准 3		
		进样日期					
		内标峰面积	155.84	162.12	162.46		
1	400.00	C4:0	94.66	98.42	97.44	1.6536	0.7
2	400.00	C6:0	127.3	133.14	132.76	1.2218	0.3
3	400.00	C8:0	147.06	153.54	153.36	1.0583	0.2

续表

编号	浓度/(mg/mL)	进样次数	1	2	3	以 11：0FAME 为内标计算的响应因子平均值	RSD%（≤2.5%）
		名称	标准 1	标准 2	标准 3		
		进样日期					
		内标峰面积	155.84	162.12	162.46		
4	200.00	C10:0	78.52	81.86	81.9	0.9914	0.1
5	400.00	C11:0	155.84	162.12	162.46	1.0000	0.0
6	200.00	C12:0	80.98	84.12	84.46	0.9626	0.1
7	400.00	C13:0	159.46	165.46	165.74	0.9791	0.2
8	400.00	C14:0	161.26	166.84	167.5	0.9693	0.3
9	200.00	C14:1t	79.54	82.44	82.64	0.9819	0.2
10	400.00	C14:1	160.04	166.38	167.06	0.9735	0.1
11	400.00	C15:0	161	166.4	167	0.9717	0.3
12	200.00	C15:1t	80.64	83.34	83.58	0.9703	0.4
13	400.00	C15:1t	160.94	166.34	166.94	0.9720	0.3
14	600.00	C16:0	244.46	252.08	253.18	0.9611	0.5
15	200.00	C16:1t	81.7	84.46	84.78	0.9572	0.3
16	400.00	C16:1	163.86	169.36	169.98	0.9546	0.3
17	600.00	C17:0	244.98	253.02	254.1	0.9581	0.4
18	400.00	C17:1t	163.94	169.16	170.14	0.9546	0.4
19	400.00	C17:1	164.52	170	170.7	0.9509	0.4
20	400.00	C18:0	167.72	173.06	173.96	0.9333	0.4
21	400.00	C18:1_6t	165.9	170.92	170.84	0.9462	0.6
22	600.00	C18:1_9t	249.8	258.34	259.52	0.9387	0.3
23	200.00	C18:1_11t	81.72	84.32	84.46	0.9588	0.5
24	400.00	C18:1_6c	167.22	172.7	173.16	0.9363	0.4
25	400.00	C18:1_9c	167.76	173.14	174.6	0.9319	0.4
26	400.00	C18:1_11c	165.3	170.9	171.76	0.9457	0.3
27	400.00	C18:2_9t,12t	166.72	172.32	173.02	0.9381	0.3
28	600.00	C18:2n-6	251.9	260.16	261.12	0.9320	0.4
29	200.00	C19:1_7t	83.44	85.84	86.06	0.9407	0.6
30	400.00	C19:1_10t	167.36	173.08	173.26	0.9345	0.3
31	600.00	C18:3n-6	250.04	255.76	257.76	0.9437	0.9
32	600.00	C18:3n-3	248.9	255.86	256.78	0.9462	0.6
33	400.00	C20:0	168.64	174.12	174.74	0.9283	0.4
34	200.00	C20:1t	85	87.76	88.24	0.9203	0.4
35	400.00	C20:1	167.78	173.2	173.94	0.9329	0.4

续表

编号	浓度/(mg/mL)	进样次数	1	2	3	以 11：0FAME 为内标计算的响应因子平均值	RSD%（≤ 2.5%）
		名称	标准 1	标准 2	标准 3		
		进样日期					
		内标峰面积	155.84	162.12	162.46		
36	600.00	C20:2n-6	251.58	260.24	261.14	0.9322	0.3
37	400.00	C21:0	167.84	173.08	173.96	0.9330	0.5
38	400.00	C20:3n-6	167.56	172.7	173.36	0.9353	0.5
39	600.00	C20:4n-6	244.88	251.54	252.6	0.9620	0.7
40	400.00	C20:3n-3	168.64	173.14	174.06	0.9313	0.7
41	200.00	C22:0	83.54	86.18	86.96	0.9358	0.5
42	400.00	C20:5n-3	158.08	163.04	163.82	0.9906	0.4
43	200.00	C22:1t	88.86	91.46	92.3	0.8811	0.5
44	400.00	C22:1	171.88	177.32	177.78	0.9116	0.5
45	400.00	C22:2n-6	171.84	177.56	178.22	0.9105	0.4
46	400.00	C23:0	168.44	173.86	174.66	0.9292	0.4
47	200.00	C22:4n-6	160.78	166.8	166.18	0.9729	0.4
48	400.00	C22:5n-6	154.68	160.5	159.4	1.0122	0.6
49	200.00	C24:0	82.7	85.48	85.8	0.9457	0.3
50	400.00	C22:5n-3	152.4	157.68	158.26	1.0257	0.3
51	200.00	C24:1	89.54	92.56	92.86	0.8736	0.3
52	400.00	C22:6n-3	140.94	146.6	147.6	1.1041	0.3

附表 11-4　样品中反式脂肪酸和其他脂肪酸计算示例

样品 ID	/
样品进样时间	/
样品称样量/g	1.1235
C11:0 内标加入量/g	0.0171
C11:0 内标峰面积	201.17

脂肪酸	脂肪酸甲酯峰面积 A_i	脂肪酸甲酯的响应因子 F_i	脂肪酸甲酯含量 W_{FAME_i}/g	脂肪酸甲酯转化成脂肪酸的系数 $F_{FAME_i\text{-}FA_i}$	脂肪酸含量 W_i/g	试样中脂肪酸含量 X_i/（g/100 g）	脂肪酸/总脂肪酸 FA_i/%
C4:0	21.89	1.653 6	0.003 10	0.862 7	0.002 67	0.238	1.4
C6:0		1.221 8		0.892 3			
C8:0	161.48	1.058 3	0.014 62	0.911 4	0.013 33	1.186	7.1
C10:0	137.56	0.991 4	0.011 67	0.924 7	0.010 79	0.961	5.7
C12:0	6.04	0.962 6	0.000 50	0.934 6	0.000 47	0.041 4	0.2
C13:0		0.979 1		0.938 6			

续表

脂肪酸	脂肪酸甲酯峰面积 A_i	脂肪酸甲酯的响应因子 F_i	脂肪酸甲酯含量 W_{FAME}/g	脂肪酸甲酯转化成脂肪酸的系数 $F_{FAME_i\text{-}FA_i}$	脂肪酸含量 W_i/g	试样中脂肪酸含量 X_i/ (g/100 g)	脂肪酸/总脂肪酸 FA_i/%
C14:0	17.78	0.969 3	0.001 47	0.942 1	0.001 39	0.124	0.7
C15:0		0.971 7		0.945 3	0.000 07		
C16:0	190.89	0.961 1	0.015 70	0.948 1	0.014 89	1.325	7.9
C17:0		0.958 1		0.950 7			
C18:0	72.37	0.933 3	0.005 78	0.953 0	0.005 51	0.490	2.9
C20:0	8.04	0.928 3	0.000 64	0.957 0	0.000 61	0.054	0.3
C21:0		0.933 0		0.958 8			
C22:0	8.51	0.935 8	0.000 68	0.960 4	0.000 65	0.058	0.3
C23:0		0.929 2		0.961 9			
C24:0	4.05	0.945 7	0.000 33	0.963 3	0.000 32	0.028	0.2
SFA 总量			0.054 61		0.050 73	4.515	27.0
C14:1t		0.981 9		0.941 7			
C15:1t		0.970 3		0.944 9			
C16:1t		0.957 2		0.947 7			
C17:1t		0.954 6		0.950 3			
C18:1_4t		0.938 7		0.952 7			
C18:1_5t		0.938 7		0.952 7			
C18:1_6t		0.938 7		0.952 7			
C18:1_9t		0.938 7		0.952 7			
C18:1_10t		0.938 7		0.952 7			
C18:1_11t		0.938 7		0.952 7			
C18:1_12t		0.938 7		0.952 7			
C18:1_13t,14t		0.938 7		0.952 7			
C18:1_16t		0.938 7		0.952 7			
反式 18:1 总量							
反式 MUFA 总量							
C18:2_t,t		0.938 1		0.952 4			
C18:2_9t,12t		0.938 1		0.952 4			
C18:2_9c,12t	2.74	0.938 1	0.000 22	0.952 4	0.000 21	0.019	0.1
C18:2_9t,12c	2.13	0.938 1	0.000 17	0.952 4	0.000 16	0.015	0.1
C18:2_9c,13t		0.938 1		0.952 4	0.000 00		
C18:2_9t,15c		0.938 1		0.952 4	0.000 00		
反式 18:2 总量			0.000 39		0.000 37	0.033	0.2
C18:3_9t,12t,15t		0.946 2		0.952 0			

脂肪酸	脂肪酸甲酯峰面积 A_i	脂肪酸甲酯的响应因子 F_i	脂肪酸甲酯含量 W_{FAME_i}/g	脂肪酸甲酯转化成脂肪酸的系数 $F_{FAME_i\text{-}FA_i}$	脂肪酸含量 W_i/g	试样中脂肪酸含量 X_i/（g/100 g）	脂肪酸/总脂肪酸 FA_i/%
C18:3_9t,12t,15c		0.946 2		0.952 0			
C18:3_9t,12c,15t		0.946 2		0.952 0			
C18:3_9c,12t,15t	3.47	0.946 2	0.000 28	0.952 0	0.000 27	0.024	0.1
C18:3_9c,12c,15t		0.946 2		0.952 0			
C18:3_9c,12t,15c		0.946 2		0.952 0			
C18:3_9t,12c,15c	3.10	0.946 2	0.000 25	0.952 0	0.000 24	0.021	0.1
反式 18:3 总量			0.000 53		0.000 51	0.045	0.3
反式脂肪酸总量			0.000 92		0.000 88	0.078	0.5
C14:1		0.973 5		0.941 7			
C15:1		0.972		0.944 9			
C16:1	3.10	0.954 6	0.000 25	0.947 7	0.000 24	0.021	0.1
C17:1		0.950 9	0.000 00	0.950 3	0.000 00	0.000	0.00
C18:1_9c	941.87	0.931 9	0.075 11	0.952 7	0.071 56	6.369	38.1
C18:1_10c		0.931 9		0.952 7			
C18:1_11c	38.28	0.931 9	0.003 05	0.952 7	0.002 91	0.259	1.5
C18:1_12c		0.931 9		0.952 7			
C18:1_13c		0.931 9		0.952 7			
C18:1_14c		0.931 9		0.952 7			
C18:1_15c		0.931 9		0.952 7			
C18:1_16c		0.931 9		0.952 7			
顺式 18:1 总量			0.078 16		0.074 47	6.628	39.6
C20:1	4.83	0.932 9	0.000 39	0.956 8	0.000 37	0.033	0.2
C22:1		0.911 6		0.960 2			
C24:1	1.74	0.873 6	0.000 13	0.963 2	0.000 13	0.011	0.1
顺式 MUFA 总量			0.078 93		0.075 20	6.693	40.0
C18:2n-6	735.45	0.932	0.058 66	0.952 4	0.055 86	4.972	29.7
C18:3n-6	1.37	0.943 7	0.000 11	0.952 0	0.000 11	0.009	0.1
C20:2n-6		0.932 2		0.956 5			
C20:3n-6	1.56	0.935 3	0.000 13	0.956 2	0.000 12	0.011	0.1
C20:4n-6	17.75	0.962	0.001 46	0.956 0	0.001 40	0.124	0.7
C22:2n-6		0.910 5		0.960 0			
C22:4n-6		0.972 9		0.959 5			
C22:5n-6		1.012 2		0.959 3			

续表

脂肪酸	脂肪酸甲酯峰面积 A_i	脂肪酸甲酯的响应因子 F_i	脂肪酸甲酯含量 W_{FAME_i}/g	脂肪酸甲酯转化成脂肪酸的系数 $F_{FAME_i\text{-}FA_i}$	脂肪酸含量 W_i/g	试样中脂肪酸含量 X_i/（g/100 g）	脂肪酸/总脂肪酸 FA_i/%
n-6PUFA 总量			0.060 35		0.057 49	5.117	30.6
C18:3n-3	76.43	0.946 2	0.006 19	0.952 0	0.005 89	0.524	3.1
C20:3n-3		0.931 3		0.956 2			
C20:5n-3		0.990 6		0.955 7			
C22:5n-3		1.025 7		0.959 3			
C22:6n-3	17.07	1.104 1	0.001 61	0.959 0	0.001 55	0.138	0.8
PUFA							
CLAs		0.932		0.952 4			
n-3PUFA 总量			0.007 80		0.007 44	0.662	4.0
顺式 PUFA 总量			0.068 15		0.064 92	5.779	34.5
W_{FAMEx} 总量			0.202 62				
W_x 总量					0.191 73	17.066	

2. 附图

附图 11-1 为脂肪酸甲酯标准溶液和典型样品色谱图。

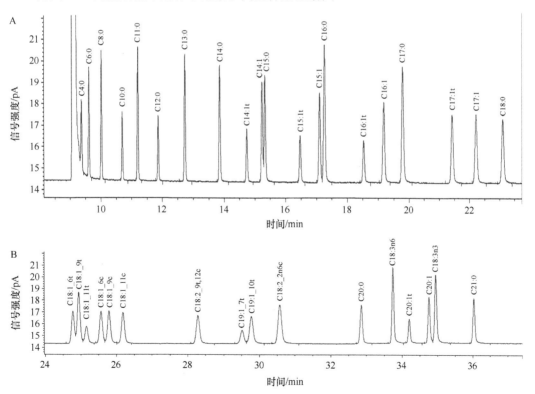

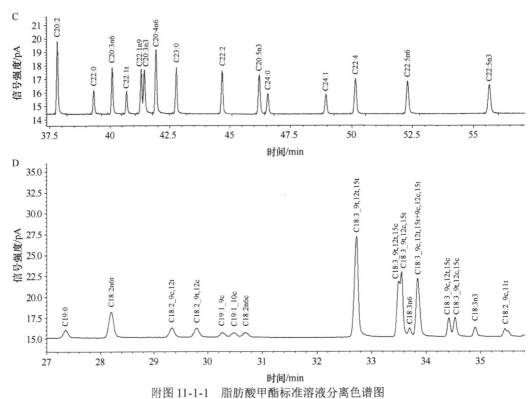

附图 11-1-1　脂肪酸甲酯标准溶液分离色谱图

氦气；CP-sil 88 100 m 毛细管柱；180℃持续 32 min，20℃/min 升至 215℃，保持 32 min

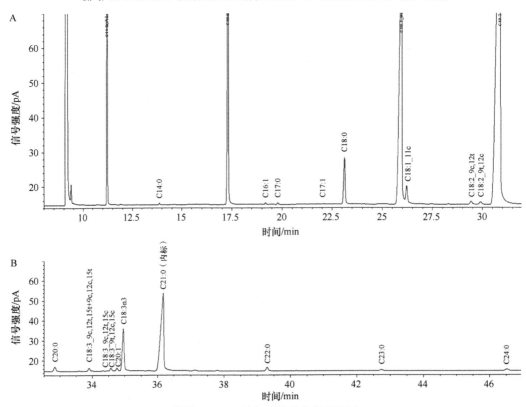

附图 11-1-2　植物油样品分离色谱图

氦气；CP-sil 88 100 m 毛细管柱；180℃持续 32 min，20℃/min 升至 215℃，保持 32 min

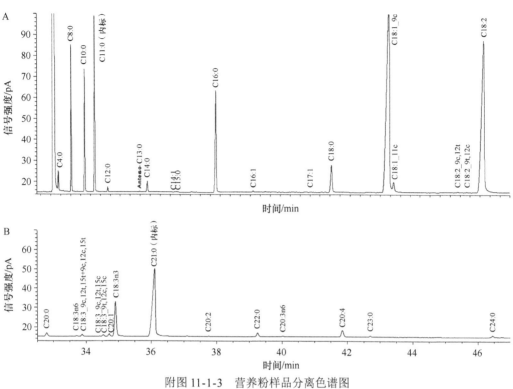

附图 11-1-3　营养粉样品分离色谱图

氮气；CP-sil 88 100 m 毛细管柱；180℃持续 32 min，20℃/min 升至 215℃，保持 32 min

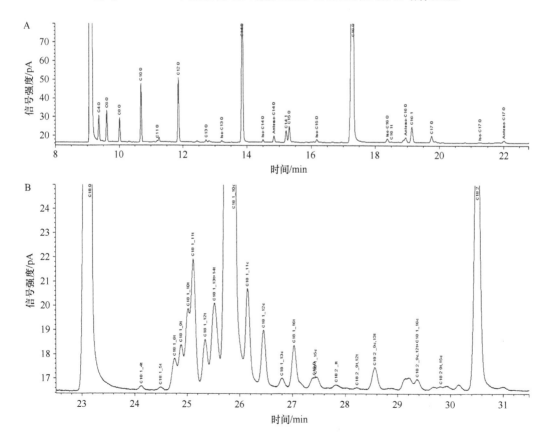

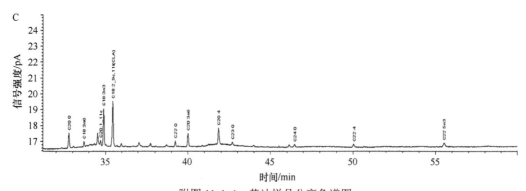

附图 11-1-4　黄油样品分离色谱图

氢气；CP-sil 88 100 m 毛细管柱；180℃持续 32 min，20℃/min 升至 215℃，保持 32 min

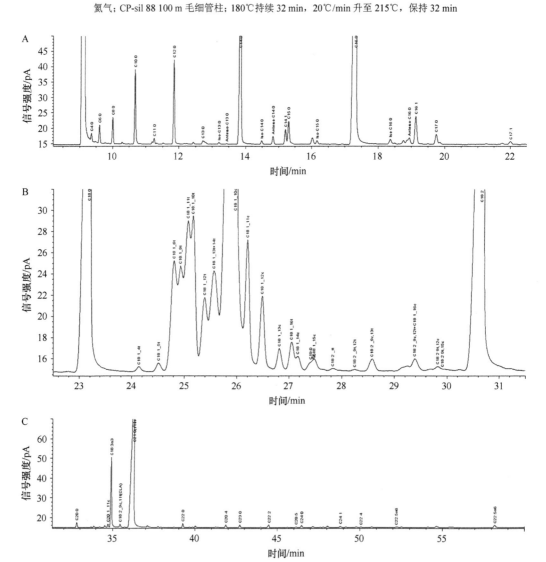

附图 11-1-5　复合食品样品分离色谱图

氢气；CP-sil 88 100 m 毛细管柱；180℃持续 32 min，20℃/min 升至 215℃，保持 32 min

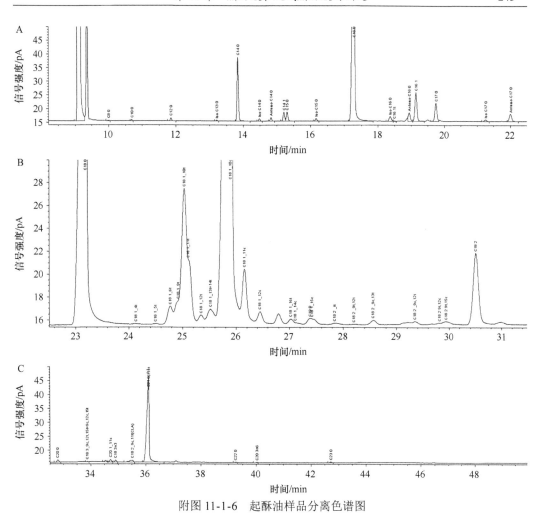

附图 11-1-6 起酥油样品分离色谱图

氢气；CP-sil 88 100 m 毛细管柱；180℃持续 32 min，20℃/min 升至 215℃，保持 32 min

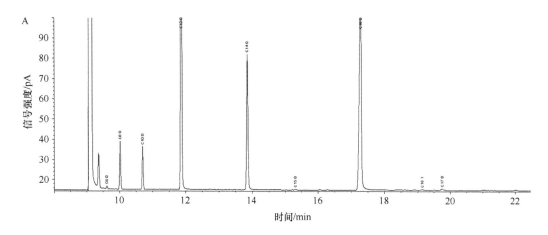

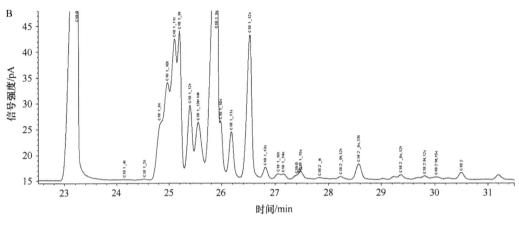

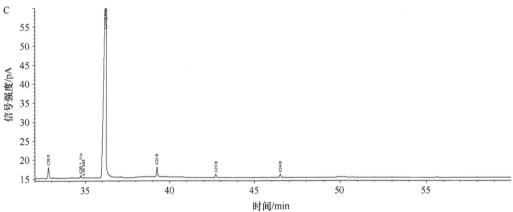

附图 11-1-7　植脂末样品分离色谱图

氢气；CP-sil 88 100 m 毛细管柱；180℃持续 32 min，20℃/min 升至 215℃，保持 32 min

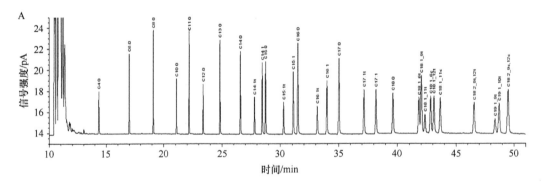

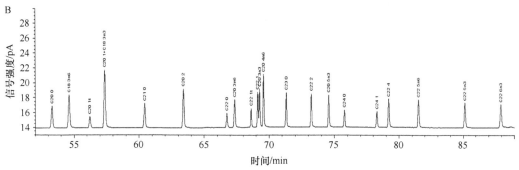

附图 11-1-8　52 种脂肪酸甲酯分离色谱图

氢气；CP-sil 88 100 m 毛细管柱；45℃至 215℃升温程序

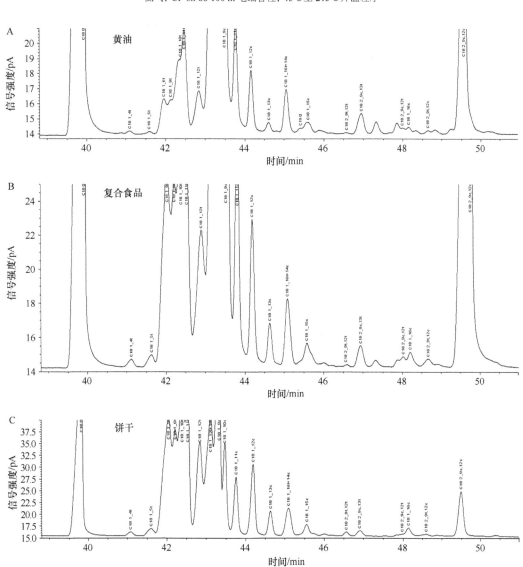

附图 11-1-9　黄油、复合食品、饼干样品 C18:2 区间分离色谱图

氢气；CP-sil 88 100 m 毛细管柱；45℃至 215℃升温程序

附图 11-2 为 ISO、AOCS 官方方法推荐的典型样品中反式脂肪酸 GC 色谱图。

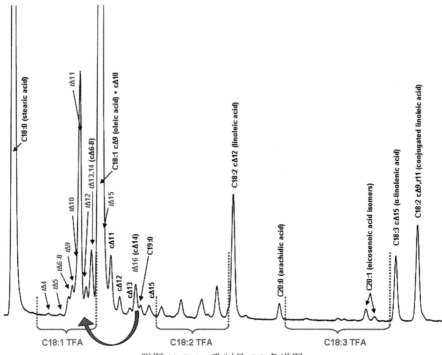

附图 11-2-1　乳制品 GC 色谱图

C18-1 TFA、C18-2 TFA、C18-3 TFA 和 CLA 局部放大图；色谱图来源于 ISO 16958:2015 附录 B 的图 B.1（参考文献 [21]）

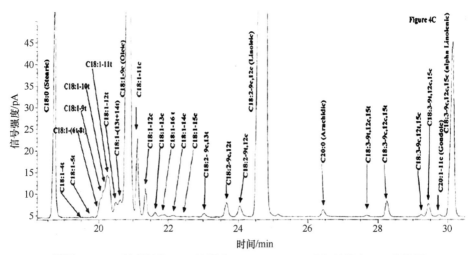

附图 11-2-2　低度氢化 TFA 油脂在 SP-2560 100 m 毛细管柱上 GC 色谱图

恒温 180℃，氢气，流速 1.0 mL/min；色谱图来源于 AOCS 官方方法 Ce 1h-05 图 4.c（参考文献 [18]）

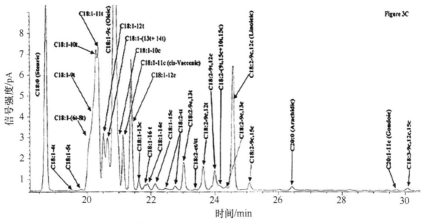

附图 11-2-3　高度氢化 TFA 油脂在 SP-2560 100 m 毛细管柱上 GC 色谱图

恒温 180℃，氢气，流速 1.0 mL/min；色谱图来源于 AOCS 官方方法 Ce 1h-05 图 3.c（参考文献 [18]）

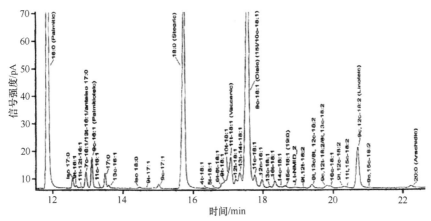

附图 11-2-4　黄油样品在 SP-2560 100 m 毛细管柱上 GC 色谱图（C16:0 ～ C20:0）

180℃保持 32 min，再以 20℃/min 升至 215℃，保持 31.25 min；色谱图来源于 AOCS 官方方法 Ce 1j-07 图 4a（参考文献 [19]）

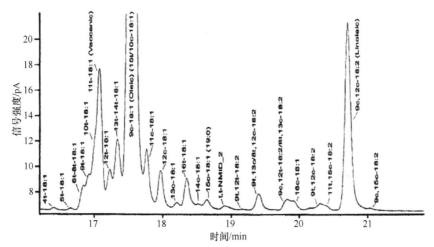

附图 11-2-5　黄油样品在 SP-2560 100 m 毛细管柱上 GC 色谱图（C18:1 ～ C18:2）

180℃保持 32 min，再以 20℃/min 升至 215℃，保持 31.25 min；色谱图来源于 AOCS 官方方法 Ce 1j-07 图 4b（参考文献 [19]）

第12章 氨基甲酸乙酯的测定

12.1 概 述

氨基甲酸乙酯（ethyl carbamate，EC）又称尿烷（urethane），化学式为$C_3H_7NO_2$（CAS号为：51-79-6），相对分子质量约为89.09，无色无味，广泛存在于发酵食品（如酱油、腐乳、泡菜等）和酒类中。EC易溶解于水和醇类溶剂，沸点182～184℃，熔点48～50℃，常温常压下较稳定。EC有多种生成途径，易产生于食品发酵和贮藏过程中。主要由氨甲酰类化合物（尿素、瓜氨酸、氨甲酰磷酸、焦碳酸二乙酯等）和乙醇反应形成。此外，氰化物也是EC合成的重要前体物质。历史上EC曾被用于麻醉剂、治疗肿瘤、止痛和镇静药物的共溶剂等，但自1943年发现其具有潜在的致癌性起，关于其危害的研究陆续开展，多项研究表明EC具有致癌、致畸和致突变作用。2007年，国际癌症研究机构（International Agency for Research on Cancer，IARC）将其等级由"Group 2B"提升到"Group 2A"类，属于"很可能对人类致癌的物质"（probably carcinogenic to human）。研究表明，对于一般消费者来讲，膳食摄入是EC暴露的主要来源。JECFA于2006年在第74次会议上专门针对来自氨基甲酸乙酯的暴露风险发布报告，认为对于长期饮用酒精类饮料的消费者，其膳食暴露风险需要引起一定关注。在2012年，JECFA又专门针对来自酒类食品基质中氨基甲酸乙酯的暴露风险开展了新的研究，认为虽然酒类食品基质中氨基甲酸乙酯污染水平得到一定控制，但是仍需要继续采取降低其含量的措施。国际上目前对氨基甲酸乙酯的限量制定主要集中在酒类产品中（表12-1）。经查询未见中国关于氨基甲酸乙酯的限量标准（截至2020年6月）。

表12-1 各国对于氨基甲酸乙酯的限量规定（μg/L）

国家	餐酒	加强葡萄酒	蒸馏酒	清酒	水果白兰地
加拿大	30	100	150	200	400
捷克	30	100	150	200	400
法国	/	/	150	/	1000
德国	/	/	/	/	800
美国	15	60	125	/	/
瑞士	/	/	/	/	1000
韩国	30[a]	/	/	/	/
巴西	/	/	210	/	/

注：/表示尚未制定相关限量值；a表示主要针对葡萄酒类产品

12.2　食品中氨基甲酸乙酯分析方法进展

目前，EC 的检测基质主要集中在发酵食品和发酵酒类，以及不同类型的调味料中，主要包括气相色谱-质谱（GC-MS）法、高效液相色谱-荧光检测器（HPLC-FLD）法、液相色谱-质谱（LC-MS）法、拉曼光谱法，以及免疫学方法等。其中，配备不同检测器的 GC-MS 广泛应用于发酵食品和酒精饮料中 EC 的定量。在标准方面，国内主要检测方法标准包括国家标准《食品安全国家标准　食品中的氨基甲酸乙酯的测定》（GB 5009.223—2014），行业标准《出口酒中氨基甲酸乙酯残留量检测方法　气相色谱-质谱法》（SN/T 0285—2012），以及地方标准《食品安全地方标准　饮料酒中氨基甲酸乙酯的测定　气相色谱-质谱法》（DBS 22/011—2013）。上述标准均采用 GC-MS 法进行检测。《食品安全国家标准　食品中氨基甲酸乙酯的测定》（GB 5009.223—2014）测定范围为啤酒、葡萄酒、黄酒、白酒等酒类以及酱油，试样加 d$_5$-EC 内标后，采用碱性硅藻土固相色谱柱净化、洗脱，洗脱液浓缩后经 GC-MS 测定，内标法定量。方法检出限为 2.0 μg/kg，定量限为 5.0 μg/kg。行业标准检测范围为蒸馏酒、黄酒、红葡萄酒、啤酒和白兰地，采用外标法定量，检出限为 0.01 mg/kg。

国际标准方面，分析化学家协会（Association of Official Analytical Chemists，AOAC）颁布了两个方法：AOAC Official method 993.04《蒸馏酒中氨基甲酸乙酯测定》中采用气相色谱-热导检测器直接进样，单点标准定量法，无定量限；AOAC Official method 994.07《含酒精饮料和酱油中氨基甲酸乙酯的测定》中采用硅藻土柱层析-二氯甲烷洗脱的 GC-MS 内标法，定量限为 10.0 μg/kg。此外，欧洲标准委员会（European Committee for Standardization）也颁布了一个相关方法标准（CEN/TC 275/WG 13, DIN EN 16852），采用的方法也为 GC-MS 法。上述方法采用的内标均为丙基氨基甲酸酯（N-propyl carbamate，N-PC）。

为满足不同的 EC 分析目的，不同的前处理与检测策略被开发、验证和应用。对于半固体或固体复杂基质（如发酵豆瓣酱、豆腐乳、发酵鱼制品、酸奶、发酵蔬菜制品、面包等），不同的样品前处理方法，如液液萃取（liquid-liquid extraction，LLE）、固相萃取（solid phase extraction，SPE）、衍生化（derivatization）和顶空固相微萃取（head space solid phase micro-extraction，HS-SPME），被应用于萃取、清除和浓缩固体或半固体食品基质中的 EC。LLE 操作相对简单，应用较为广泛，常用的有机溶剂主要有氯仿、二氯甲烷、甲醇、乙腈、乙醚和乙酸乙酯等，操作过程中的提取时间和温度、试剂种类，以及基质的组成与 pH 等因素都可能影响检测结果，而且一般会消耗大量有机溶剂，可能对环境和操作人员造成危害。SPE 技术在解决上述问题方面具有很大潜力，近年来应用较为广泛。但在操作过程中仍然有多种因素可能影响结果的准确性。为了降低基质中可能存在的干扰物质对结果的影响，实验人员采取了一系列方法，如采用内标、调整样品溶液的 pH 至中性范围等。尽管 SPE 技术有着诸多优点，但是也存在价格昂贵、检测时间长等问题。在检测过程中，为尽可能减少基质效应，获得更可靠的结果，内标法也得到广泛的应用，除 d$_5$-EC 外，常用内标还包括氨基甲酸甲酯（methyl carbamate，MC）、N-PC 和正丁基氨基甲酸酯（N-butyl carbamate，N-BC）。HS-SPME 结合多种类型检测器也应用于 EC 定量检测。这种技术结合了萃取和浓缩,不需要溶剂、绿色,而且可节省人力和实验时间,但是相平衡、萃取和接下来的 GC-MS 分析仍然需要消耗超过一个半小时。衍生化处理与 HPLC-FLD 结合,成为 EC 检测常用的技术手段之一。衍生过程一般以 EC 和占吨氢醇(9-xanthydrol)在酸性条件下反应生成衍生物,然后进行进一步的色谱检测。近些年来,有研究采用乙腈-乙酸乙酯溶液先对样品进行提取,然后在冰浴条件下(−20℃)缓慢加入氢氧化钠,既能够有效去除黄酒样品中的杂质(酒精、氨基酸、酚类、低聚糖等),又避免了氢氧化钠固体溶解时产生的大量热造成的 EC 损失。该前处理方法结合 GC-MS/MS 仪器,能够对黄酒样品中的氨基甲酸乙酯和多种亚硝胺类混合物同时进行检测(表 12-2)。

表 12-2　各国或地区食品中氨基甲酸乙酯检测方法对比

国家或地区	检测基质	前处理	仪器	灵敏度	顺序编码制
英国	啤酒、葡萄酒、烈性葡萄酒、烈酒、利口酒、酱油、醋、奶酪、酸奶、大豆产品、酸菜、酵母提取物、橄榄和圣诞布丁等	SPE(二氯甲烷洗脱)	内标法(d_5-EC) GC-MS	LOD:10 μg/kg	Hasnip, Sarah, et al., 2004
中国	酒类膳食样品	SPE(乙酸乙酯/乙醚混合液洗脱)	内标法(d_5-EC) GC-MS	LOD:2 μg/kg; LOQ:5 μg/kg	Chen et al., 2017
中国香港	发酵谷物类(面包、面包圈、薄脆饼等) 发酵豆制品(腐乳、臭豆腐等) 干燥蔬菜 发酵肉制品 发酵乳制品(酸奶、芝士、乳基饮料等) 调味料(酱油、醋、蚝油等)、酒精饮料、茶叶、醋饮料等	SPE(甲醇/二氯甲烷混合液洗脱)	内标法(d_5-EC) GC-MS 检测发酵食品和饮料(除啤酒) LC-MS/MS 检测浓度<10 μg/kg 的基质	LOD:0.4 μg/kg	Tang, A. S. P., et al., 2011
韩国	酒类样品	SPE	GC-MS		Jung et al., 2021
	酱油、黑茶、面包、芝士、发酵豆制品、发酵蔬菜制品、红辣椒酱、豆瓣酱、酸奶、醋等	SPE(二氯甲烷洗脱)	内标法(d_5-EC) GC-MS	LOD: 酒类 1.2 μg/kg; 液体 2.1 μg/kg; 固态样品 4.4 μg/kg	Choi et al., 2017
	发酵蔬菜、豆瓣酱、发酵鱼制品、酸奶、面包、芝士、醋等	SPE	内标法(d_5-EC) GC-MS		Lee K G.(2013)

　　然而,对于膳食类样品,目前关于相关分析方法的发展和这些复杂食物基质检测性能的文献数量不多。在这些关于 EC 的总膳食样品检测方法及风险评估相关文献中,主要应用 GC-MS 方法进行检测。前处理过程中,主要应用不同类型的 SPE 柱进行样品的有效分离。具体情况如表 12-2 所示。

12.3　总膳食样品中氨基甲酸乙酯检测方法操作规程

12.3.1　范围

本方法适用于膳食样品中氨基甲酸乙酯的测定。当总膳食调查样品取样量为 1.00 g 时，本方法测定氨基甲酸乙酯的定量限和检出限如表 12-3 所示。

表 12-3　各类基质的检出限和定量限（μg/kg）

基质名称	检出限（LOD）/（μg/kg）	定量限（LOQ）/（μg/kg）
谷类	3.30	10.00
豆类	3.30	10.00
薯类	2.00	6.00
肉类	7.60	22.00
蛋类	5.60	15.00
水产类	5.60	15.00
乳类	2.00	6.00
蔬菜类	3.30	10.00
水果类	2.00	6.00
糖类	2.00	6.00
水及饮料类	2.00	6.00
酒类	2.00	6.00

12.3.2　原理

总膳食调查样品用乙腈溶液提取，经 Oasis PRiME$^@$HLB 固相柱净化后，GC-MS 测定，内标法定量。

12.3.3　试剂及材料

1. 试剂

乙腈（色谱纯）；甲醇（色谱纯）；氯化钠（分析纯）；Oasis PRiME$^@$HLB 或等同色谱柱（200 mg，6 cm^3）

2. 标准品及溶液配制

氨基甲酸乙酯（EC）标准溶液（100 μg/mL）：$C_3H_7NO_2$，CAS 号：51-79-6，购于美国 Worcester 公司。

氨基甲酸乙酯内标（d_5-EC）溶液（100 μg/mL）：$C_3H_2D_5NO_2$，CAS 号：73962-07-9，购于美国 Worcester 公司。

标准溶液配制：① EC 标准使用液（10 μg/mL）：吸取 1 mL EC 标准溶液（100 μg/mL）

用乙腈定容至 10 mL，4℃避光保存；② d₅-EC 内标中间液（10 μg/mL）：吸取 1 mL d₅-EC 内标溶液（100 μg/mL），用乙腈定容至 10 mL，4℃避光保存。

12.3.4 仪器与设备

GC-MS 仪；离心机（转速 10 000 r/min）。

12.3.5 分析步骤

1. 提取

总膳食调查样品 4℃解冻，混合均匀后取样分析。称取均质的试样 1.00 g（精确到 0.01 g），置于 10 mL 聚丙烯离心管中。加入 40 μL d₅-EC 内标中间液（10 μg/mL）、3 mL 去离子水及 1.0 g NaCl，涡旋混匀 5 min。将 4 mL 乙腈加入样品进行提取，涡旋混匀 5 min，超声提取 15 min。于 4℃以 9500 r/min 离心 15 min，吸取 2 mL 上层有机相溶液待进一步操作。

2. 净化

Oasis Prime®HLB 固相萃取柱预先以 1 mL 甲醇和 3 mL 去离子水活化柱子。之后，将 2 mL 上清液以 1 滴/s 的速度过柱。以超纯水淋洗柱子两次，每次 1 mL。用乙腈-甲醇溶液（80+20）洗脱柱子，每次用量 1 mL，共洗脱两次。收集合并洗脱液于小试管中，过 0.22 μm 滤膜，收集全部洗脱液，室温下用氮气缓缓吹至近干，加入乙腈定容至 1 mL，待 GC-MS 测定。

3. 仪器参考条件

1）气相色谱条件

色谱柱：VF-WAX（30 m×0.25 mm×0.39 μm）；进样口温度：220℃；进样模式：不分流进样；进样体积：1 μL；色谱柱升温程序：初温 85℃，保持 8 min，以 8℃/min 升至 180℃；载气：高纯氦气（纯度＞99.999%），流速为 1 mL/min。

2）质谱条件

质谱检测模式：选择离子监测（SIM）；EI 源：70 eV；离子源温度：230℃；传输线温度：240℃；溶剂延迟时间：8 min。EC 选择监测离子（m/z）：44、62、74、89；定量离子：m/z 为 62。d₅-EC 选择监测离子（m/z）：64、76、94；定量离子 m/z 为 64。定性：试样待测液和标准品的目标化合物在相同保留时间处（变化范围 ±2.5%）出现，并且对应质谱碎片离子的质荷比与标准品的质谱图一致，可定性目标分析物。

3）标准曲线溶液配制

分别准确吸取适量体积的 EC 标准使用液，并在每个浓度点中加入一定体积的 d₅-EC 内标使用液，使其终浓度为 200 μg/L；以乙腈稀释 EC 标准使用液，配备 6 个浓度点的 EC 标准曲线工作液：10.0 μg/L、20.0 μg/L、50.0 μg/L、100.0 μg/L、200.0 μg/L 和

500.0 μg/L，临用时配制。按浓度由低到高分别进样，以 GC-MS 测定结果建立线性回归方程，线性范围为 2.0 ～ 500.0 μg/L，$R^2 > 0.9999$。

4）质量控制

以空白基质加标的方式进行方法质量控制（EC：100 μg/mL）。

5）测定

将试样溶液同标准溶液一起进行测定，根据保留时间和选择监测离子所对应的色谱峰面积进行定性，根据标准曲线，内标法计算待测液中目标化合物的浓度。

4. 结果计算

试样中 EC 含量（X）按式（12-1）计算。

$$X = \frac{C \times V \times 1000}{m \times 1000} \tag{12-1}$$

式中，X 表示试样中 EC 的含量，单位为微克每千克（μg/kg）；C 表示由标准曲线得到的待测试样溶液中 EC 的浓度，单位为纳克每升（ng/L）；V 表示待测试样的最终定容体积，单位为毫升（mL）；m 表示试样的取样量，单位为克（g）；1000 为换算系数。

计算结果以重复性条件下获得的两次独立测定结果的算术平均值表示，保留两位有效数字（或小数点后两位）。

5. 精密度

在重复性条件下获得的两次独立测定结果的绝对差值不得超过算术平均值的 20%。

6. 附图

本方法通过比较 EC 的 m/z 为 62 和 d_5-EC 的 m/z 为 64 的特征片段离子峰面积，进行 EC 的鉴定。与标准溶液相比，在膳食样品，包括复杂的食品基质测定过程中均没有发现明显的干扰峰。EC 标准曲线工作液（100 μg/L）色谱图和实际检测样品色谱图见图 12-1 和图 12-2。

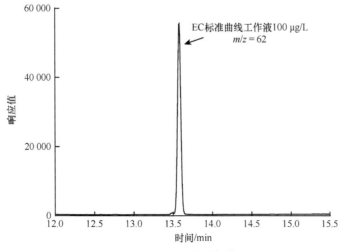

图 12-1　EC 标准溶液色谱图

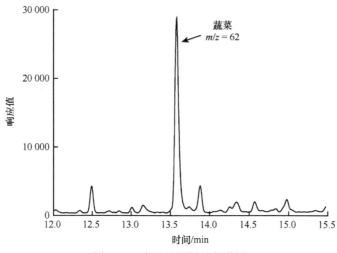

图 12-2 实际检测样品色谱图

12.4 方法性能参数评价和验证

12.4.1 方法前处理优化

在方法研究中，发现以乙腈为提取溶剂的提取效率最高。在优化过程中，以 d_5-EC 的绝对回收率作为主要评价标准。在膳食样品检测过程中，正己烷、乙酸乙酯和二氯甲烷对一些高脂肪含量的食物及固体食物提取效果不理想，如水产食品、肉类、鸡蛋和谷物等。尽管甲醇在高脂肪含量的食品基质中具有较高的提取效率，但其对于饮料、牛奶、水果等水基食品基质很难获得较满意的提取结果。在所有候选提取溶剂中，乙腈在 12 种膳食基质中获得了最高的 d_5-EC 绝对回收率。此外，对于水基食品，加入氯化钠后，乙腈可实现检测目标物和基质的高效分离。这一现象可能与萃取溶剂与不同食物基质的油水分配系数有关。考虑到 EC 是亲脂性化合物，其提取效率受食物基质脂溶性的影响。因此，本方法选择乙腈作为样品提取的有机溶剂。

考虑到膳食样品的复杂性，SPE 固相柱的选择也是影响前处理操作程序的便捷性和高效性的重要因素。在优化测试中，考察了三种固相萃取柱（C_{18}、Florisil 和 Oasis PRiME®HLB）的效率。在洗脱步骤中，d_5-EC 用 1 mL 乙腈洗脱 3 次，每 1 mL 洗脱液分别收集并用于 GC-MS 分析。通过计算 200 μg/L 的 d_5-EC 标准曲线工作液与加标样品之间的响应比来评估柱效。结果表明，Oasis PRiME®HLB 的分离和净化效果最好。与 Oasis PRiME®HLB 相比，d_5-EC 在其他两种固相柱中难以完全洗脱，经 1 mL 乙腈洗脱两次后仍有一定量 d_5-EC 残留。说明在相同洗脱体积下，另外两种固相柱难以实现有效洗脱目标化合物的目标。此外，当使用 C_{18} 色谱柱和 Florisil 色谱柱进行 EC 洗脱时，发现内标物损失较多。由此推断使用这两种色谱柱可能需要更大量的溶剂以进行有效洗脱。同时，Oasis PRiME®HLB 的引入既简化了操作步骤，又可获得较为可靠的结果，并表现出较低的本底响应，因此在本方法中使用了 Oasis PRiME®HLB 固相柱。

12.4.2　各类基质检出限和定量限

选择空白试样，定量添加标准溶液，按照方法中介绍的步骤操作，以最低添加量的试样峰面积值达到线性范围为准，所得相对标准偏差（relative standard deviation，RSD）＜30% 时，将此添加量定为检出限；当 RSD ＜ 15% 时，同时在此添加水平下测定的回收率和精密度符合相应的要求，即可将此添加量作为定量限（表 12-3）。

12.4.3　回收率

每类基质准确称取空白均质试样 18 份，共 3 组，定量加入氨基甲酸乙酯标准物质，每类基质设置三个添加水平（按照每种基质的 1 倍定量限、10 μg/kg、100 μg/kg 添加），按前述方法处理样品后进行测定。经检测，不同基质平均加标回收率在 89.7% ～ 107.8%，平均相对标准偏差为 1.0% ～ 9.3%（n=6）。

12.4.4　精密度

方法日内重复性研究显示，不同基质平均加标回收率在 92.1% ～ 108.9%，平均相对标准偏差为 0.9% ～ 9.4%（n=6）；方法日间再现性研究显示，不同基质平均加标回收率在 98.1% ～ 109.3%，平均相对标准偏差为 1.7% ～ 6.7%（n=6）。

12.4.5　基质效应

美国临床实验室标准化协会（Clinical and Laboratory Standards Institute，CLSI）将基质效应定义为：样品基质中除目标分析物以外，其他成分对目标化合物响应值的不同影响，包括基质增强效果和基质减弱效果。基质效应按照如下公式计算。

$$基质效应（\%）=\left(\frac{基质标准曲线斜率}{溶剂标准曲线斜率}-1\right)\times 100\%$$

根据结果，各类膳食样品中基质效应在 ±20%，提示本方法对于检测复杂膳食样品的基质效应在可接受范围内。

12.4.6　关键点和注意事项

1. 关于方法前处理

针对高浓度酒类食品，需对其进行酒精度确定，20° 以上的白酒需要以水进行稀释，确保酒精度为 20° 后再进行提取，否则影响提取效率。

2. 关于其他复杂基质

需要确保以 d_5-EC 确定目标物保留时间，如遇到特异性不佳的情况，无法准确定性 EC 和区别杂质影响时，需进行加标实验对含量进行二次确认。

3. 质控图的绘制

1）采用单值质控图

采用单值质控图（Levery-Jennings 质控图），以空白基质加标的方式进行方法质量控制（EC：100 μg/kg）。选择 20 份同一样品按照前述方法进行检测，检测条件保持一致，每个样品至少双样平行。统计样品有效数据，计算 20 组数据的平均值和标准差（SD），以 20 组质控样品的平均值（$\bar{x}$）为中心线，以 ±SD 为辅助线，以 ±2SD 为警戒线，以 ±3SD 为失控线。

2）结果分析

对结果进行正态分布检验（normal distribution test），P 值均 > 0.05，提示数据呈正态分布。

测得样品中 EC 回收率在 96.1% ~ 102.3%，平均回收率（$\bar{x}$）为 99.2%，SD 为 3.3%；$\bar{x}$±SD 为 95.9% ~ 102.5%，$\bar{x}$±2SD 为 92.5% ~ 105.8%，$\bar{x}$±3SD 为 89.2% ~ 109.2%。

回收率在可控范围内，总体数据无超过失控线的数据点。总体数据约 57% 分布在 ±SD 之间，78% 分布在 ±2SD 之间，100% 分布在 ±3SD 之间，20 份样品测定的平均回收率值无超过 $\bar{x}$±SD。检测结果无连续 6 点递增或递减。以上提示整体数据基本处于可控状态，检测方法结果较准确可靠，质控图如图 12-3 所示。

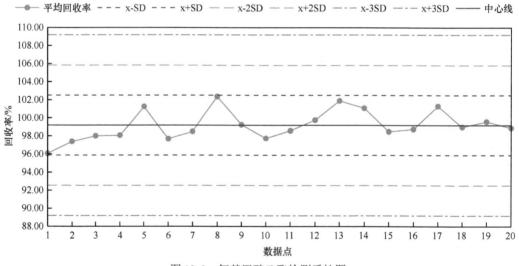

图 12-3　氨基甲酸乙酯检测质控图

参 考 文 献

[1] Weber J V, Sharypov V I. Ethyl carbamate in foods and beverages-a review//Climate change, intercropping, pest control and beneficial microorganisms. Dordrecht: Springer, 2009: 429-452.

[2] Jiao Z, Dong Y, Chen Q. Ethyl carbamate in fermented beverages: presence, analytical chemistry, formation mechanism, and mitigation proposals. Compr Rev Food Sci F, 2014, 13(4): 611-626.

[3] Gowd V, Su H, Karlovsky P, et al. Ethyl carbamate: an emerging food and environmental toxicant. Food

Chem, 2018, 248: 312-321.

[4] Wu P, Cai C, Shen X, et al. Formation of ethyl carbamate and changes during fermentation and storage of yellow rice wine. Food Chem, 2014, 152: 108-112.

[5] Xia Q, Yang C, Wu C, et al. Quantitative strategies for detecting different levels of ethyl carbamate (EC) in various fermented food matrices: an overview. Food Control, 2018, 84: 499-512.

[6] 周凯, 唐冰娥, 徐振林, 等. 发酵食品中氨基甲酸乙酯形成机理和快速检测方法研究进展. 生物加工过程, 2018, 16(2): 31-41.

[7] Zhou K, Siroli L, Patrignani F, et al. Formation of ethyl carbamate during the production process of Cantonese soy sauce. Molecules, 2019, 24(8): 1474.

[8] Fang F, Qiu Y, Du G, et al. Evaluation of ethyl carbamate formation in Luzhou-flavor spirit during distillation and storage processes. Food Biosci, 2018, 23: 137-141.

[9] Luo L, Lei H T, Yang J Y, et al. Development of an indirect ELISA for the determination of ethyl carbamate in Chinese rice wine. Anal Chim Acta, 2017, 950: 162-169.

[10] Zhou K, Liu Y, Li W Q, et al. An improved HPLC-FLD for fast and simple detection of ethyl carbamate in soy sauce and prediction of precursors. Food Anal Method, 2017, 10(12): 3856-3865.

[11] Aguilera O D A, Wrobel K, Corrales E A R, et al. Automated pre-column derivatization with 9-xanthydrol for the determination of ethyl carbamate in food matrices by high performance liquid chromatography with fluorimetric detection. Food Measure, 2019, 13: 2722-2728.

[12] Zhang W, Si G, Ye M, et al. An efficient assay for simultaneous quantification of ethyl carbamate and phthalate esters in Chinese liquor by gas chromatography-mass spectrometry. Food Anal Method, 2017, 10(11): 3487-3495.

[13] Woo I S, Kim I H, Yun U J, et al. An improved method for determination of ethyl carbamate in Korean traditional rice wine. J Ind Mcirobiol Biot, 2001, 26(6): 363-368.

[14] Ryu D, Choi B, Kim N, et al. Validation of analytical methods for ethyl carbamate in nine food matrices. Food Chem, 2016, 211: 770-775.

[15] Kim J H, Park J M, Choi G H, et al. Development of easy and efficient methods for quantitative analysis of ethyl carbamate using GC-MS in various fermented food. Food Sci Biotechnol, 2013, 22(3): 599-603.

[16] Xian Y, Wu Y, Dong H, et al. Ice-bath assisted sodium hydroxide purification coupled with GC-MS/MS analysis for simultaneous quantification of ethyl carbamate and 12 *N*-nitrosoamines in yellow rice wine and beer. Food chemistry, 2019, 300: 125200.

[17] Tu Q Q, Qi W S, Zhao J B, et al. Quantification ethyl carbamate in wines using reaction-assisted-extraction with 9-xanthydrol and detection by heart-cutting multidimensional gas chromatography-mass spectrometry. Analytica Chimica Acta, 2018, 1001: 86-92.

[18] Zhou K, Wang Z L, Luo L, et al. Development of Cu(II)/Cu(I)-induced quantum dot-mediated fluorescence immunoassay for the sensitive determination of ethyl carbamate. Microchim Acta, 2020, 187: 533.

[19] Choi B, Ryu D, Kim C I, et al. Probabilistic dietary exposure to ethyl carbamate from fermented foods and alcoholic beverages in the Korean population. Food Addit Contam A, 2017, 34(11): 1885-1892.

[20] Jung S, Kim S, Kim I, et al. Risk assessment of ethyl carbamate in alcoholic beverages in Korea using the margin of exposure approach and cancer risk assessment. Food Control, 2021, 124: 107867.

[21] 陈达炜, 苗虹, 赵云峰. 分散固相萃取/气相色谱-质谱法测定酱油及食醋中氨基甲酸乙酯. 分析测试学报, 2014, 33(1): 108-111.

[22] Chen D, Ren Y, Zhong Q, et al. Ethyl carbamate in alcoholic beverages from China: levels, dietary intake, and risk assessment. Food Control, 2017, 72: 283-288.

[23] Choi B, Jang Y, Koh E J F C. Determination of ethyl carbamate in soy sauce from Korean market. Food Control, 2018, 93: 56-60.

[24] Du J, Wang H, Wang H, et al. Surface-enhanced Raman scattering of Ethyl carbamate adsorbed on Ag20 cluster: Enhancement mechanism. J Mol Struct, 2017, 1131: 212-217.

[25] Maštovská K, Lehotay S J, Anastassiades M, et al. Combination of analyte protectants to overcome matrix effects in routine GC analysis of pesticide residues in food matrixes. Anal Chem, 2005, 77(24): 8129-8137.

[26] 戴双燕, 陈静静, 张学彬. 加标回收-质控图在气相色谱法测定 ABS、SAN 中丙烯腈单体检测的应用研究. 宁波化工, 2016, 2: 18-21.

（苗宏健　王紫菲　陈达炜）

第13章 呋喃类化合物的测定

13.1 概 述

呋喃（furan）是含有一个氧原子的五元杂环化合物，CAS号110-00-9，分子式为C_4H_4O，分子量68。呋喃为无色液体，易挥发，在化学工业中主要用于有机合成或用作溶剂。研究发现呋喃在食品热加工过程中容易产生，且具有细胞毒性，对肝、肾损害严重，是近几年食品安全关注的热点污染物之一[1~5]。动物实验数据证明，高含量的呋喃具有强烈致癌作用。国际癌症研究机构（International agency for research on cancer, IARC）将呋喃归为"2B类"致癌物，瑞典和加拿大等许多学者也发现呋喃具有潜在的致癌危险[4,5]。

2004年初，美国食品药品监督管理局（Food and Drug Administration, FDA）的科学家意外地从一些食品中检测出了呋喃。随后在很多经过加热处理的食品中检出了污染物呋喃[6]。2005年FDA出台了行动纲要，对食品中呋喃的暴露情况及其对人体的潜在影响进行深入研究[7]。2011年，欧洲食品安全局（European Food Safety Authority, EFSA）发布2004～2010年采自欧盟20个成员国的总共5050份食品中呋喃的调查结果及风险评估，含量较高的食品为咖啡制品，平均值从煮制咖啡中的45 μg/kg到烘焙咖啡豆中的3660 μg/kg；在非咖啡类别中，婴儿配方奶粉中的平均含量为3.2 μg/kg，"只含蔬菜"罐装婴儿食品中的平均含量为49 μg/kg[8]。鉴于食品中存在的呋喃可能会引起潜在的消费恐慌，FDA与EFSA得出一致结论，呋喃可能对人体致癌，并为此启动了一系列的研究计划。此后，国外一些研究学者对热加工食品中呋喃的毒理学、前体物质、形成机理以及检测方法等方面进行了大量研究，并已取得一定的研究成果。研究发现，呋喃并不是食品本身所含有，而是由食品中的糖类、氨基酸类、脂类和抗坏血酸在加热等条件下产生的[3~5]。呋喃类化合物（基本信息见表13-1）包括呋喃、2-甲基呋喃、3-甲基呋喃、2,5-二甲基呋喃等[9]，在大多数热加工食品（咖啡、加工肉制品、烘焙食品、罐装饮料、调味料等）中普遍存在，它们也同时影响着热加工食品的风味。在食品热加工过程中发生的美拉德反应、脂质氧化、糖的热降解和降解产物间的相互反应都是其生成的主要化学途径。目前已知的呋喃产生途径主要有以下5种[3~5]：①抗坏血酸及其衍生物（如脱氢抗坏血酸）在加热条件下的氧化反应；②多不饱和脂肪酸氧化降解反应的产物4-羟基-2-丁烯醛的环化反应和脱水；③氨基酸的热降解，其中最典型的是丝氨酸和半胱氨酸；④还原糖的热降解，或向氨基酸中加入还原糖后的美拉德反应；⑤类胡萝卜素的氧化反应。

表 13-1　4 种呋喃类化合物的基本信息

化合物	英文	结构式	分子式	分子量	CAS 号
呋喃	furan		C_4H_4O	68	110-00-9
2-甲基呋喃	2-methylfuran		C_5H_6O	82	534-22-5
3-甲基呋喃	3-methylfuran		C_5H_6O	82	930-27-8
2,5-二甲基呋喃	2,5-dimethylfuran		C_6H_8O	96	625-86-5

2011 年 JECFA 报告中指出，呋喃含量水平较高的食物类别为烘焙咖啡（粉末）（814 ～ 4590 μg/kg）、速溶咖啡（粉末）（90 ～ 783 μg/kg）、煮制咖啡（34 ～ 113 μg/kg）、婴儿食品（19 ～ 96 μg/kg）、酱油（16 ～ 52 μg/kg）、罐装鱼（6 ～ 76 μg/kg）、烤豆制品（27 ～ 581 μg/kg）。其他食物包括蔬菜、肉类、牛奶和谷类食品中含量较低，评估结果显示，人类暴露呋喃的致癌风险需要关注[10]。2017 年 9 月，EFSA 对呋喃及甲基呋喃进行了再评估，该报告指出，慢性毒性实验研究表明，呋喃可致肝脏毒性[9]。

13.2　食品中呋喃分析方法进展

呋喃是一个低沸点（31℃）的小分子环状烯醚，具有高度挥发性和亲脂性。由于呋喃分子质量小，挥发性强，其定量容易受到复杂基质的干扰。目前有关食品中呋喃检测的方法主要有两种：一是顶空气相色谱-质谱（headspace gas chromatography-mass spectrometry，HS-GCMS）法，另一种是顶空固相微萃取-气相色谱-质谱（headspace/solid phase micro extraction-gas chromatography-mass spectrometry，HS-SPME-GC-MS）法。主要包括 FDA 和 EFSA 发布的标准方法[2, 11,12]，主要技术指标比较见表 13-2。

表 13-2　FDA 和 EFSA 发布的食品中呋喃的测定标准方法比较

序号	方法出处	前处理方法	检测仪器	定量限/检出限	备注
1	FDA《食品中呋喃的测定》2004 年版	适合液体、半固体、固体样品，5 g 样品用水稀释后，加内标，80℃顶空平衡 30 min 进样分析	HS-GC-MS；色谱柱：HP-Plot Q，长 15m，内径 0.32 mm，膜厚 20 μm；SCAN 监测范围（m/z）：25 ～ 150	未提供	D_4-呋喃为内标，基质标准曲线法定量
2	FDA《食品中呋喃的测定》2006 年修订稿	在 2004 年版基础上，液体样品取样 10.0 g，花生酱用饱和氯化钠溶液稀释，80℃顶空改为 60℃	HS-GC-MS；色谱柱：HP-Plot Q，长 15 m，内径 0.32 mm，膜厚 20 μm；SCAN 监测范围（m/z）：35 ～ 150	未提供	基质标准曲线法定量

续表

序号	方法出处	前处理方法	检测仪器	定量限/检出限	备注
3	EFAS《膳食和即食热加工食品中的呋喃》科学报告	5.0 g 液体样品、0.75 g 烧烤及谷物样品、0.5 g 高油脂样品、其他 2.5 g 固体样品用氯化钠溶液稀释，加内标后，60℃顶空平衡 30 min 进样分析	HS-GC-MS；色谱柱：HP-Plot Q，长 15 m，内径 0.32 mm，膜厚 20 μm；SIM 监测离子（m/z）：39、42、68、72	定量限：薯片 2.9 ng/g，其他食品 2.4 ng/g	基质标准曲线法定量

13.2.1 顶空-气相色谱-质谱法

由于呋喃的易挥发性，顶空进样技术是食品等复杂基质中呋喃检测的最理想的样品前处理方法。顶空进样技术是气相色谱法、气相色谱-质谱法中一种方便快捷的样品前处理方法，其原理是将待测样品置入一密闭的顶空瓶中，通过加热使挥发性组分从样品基体中挥发出来，在气液（或气固）两相中达到平衡，直接抽取顶部气体进行色谱分析，从而检验样品中挥发性组分的成分和含量。使用顶空进样技术可以免除冗长烦琐的样品前处理过程，避免有机溶剂对分析造成的干扰，减少对色谱柱及进样口的污染，方法灵敏度高，对于易挥发样品特别适合。

FDA 2004 年初次公布食品中呋喃顶空-气相色谱-质谱检测方法[11]，采用 20 mL 顶空瓶，称样量为 5 g，以 D_4-呋喃为内标物，顶空温度 80℃，平衡时间为 30 min，样品瓶低速振动；气相色谱柱为 HP-Plot Q 柱，规格为 15 m×0.32 mm×20 μm（长×内径×膜厚），升温程序为，起始温度 50℃，以 10℃/min 升至 225℃，保留时间为 12.5 min，氦气流速为 1.7 mL/min，分流比为 2：1，呋喃和 D_4-呋喃参考保留时间在 6～7 min。质谱监测采用全扫描方式（SCAN），扫描范围（m/z）25～150。应用基质标准曲线法进行定量分析，以样品含量（X_0）为 20 ng/g 为例，基质标准曲线法测定食品中呋喃含量的设计见表 13-3。

表 13-3 基质标准曲线法测定食品中呋喃含量的设计

序号	5 g 样品	加入 5 μg/mL 呋喃体积/μL	加入 5 μg/mL D_4-呋喃体积/μL	呋喃加入浓度/(ng/g)
1	$0X_0$	—	40	0
2	$0X_0$	—	40	0
3	$0X_0$	—	40	0
4	$0.5X_0$	10	40	10
5	$0.5X_0$	10	40	10
6	$1X_0$	20	40	20
7	$2X_0$	40	40	40

该方法首先要假设样品含量（X_0），然后按照样品含量进行 0.5～2 倍 X_0 加入标准，同时平行检测 3 次共 7 份，通过对 7 份样品的测定，获得基质标准曲线，通过基质标准

曲线计算样品含量（X_0）。方法比较烦琐，要求假设样品含量（X_0）与实际含量相接近，否则计算结果与实际含量误差较大。

2005～2006 年 FDA 对上述第一版方法进行了修订[12]，主要修改为将液体样品 5.0 g 改为 10.0 g，对于花生酱用饱和氯化钠溶液代替水来稀释，避免发酵产生干扰。另外顶空温度从 80℃降到 60℃，避免高脂肪食品分析过程产生微量的呋喃；质谱 SCAN 监测范围 m/z 25～150 修改为 35～150，以减少干扰。

2009 年 EFAS 发布了《膳食和即食热加工食品中的呋喃》科学报告[2]，呋喃在罐装、烧烤和烘焙食品中普遍存在，特别是在咖啡制品中含量较高，其也是主要采用同位素稀释顶空-气相色谱-质谱检测方法。具体方法与 FDA 方法类似，主要参数条件如下：采用 10 mL 顶空瓶，各类食品取样量为液体样品 5.0 g、烧烤及谷物样品 0.75 g 及高油脂样品 0.5 g 用 5.5 mL 氯化钠溶液稀释，其他固体样品 2.5 g 用 2.5 g 氯化钠溶液稀释，然后以 D_4-呋喃为内标物，顶空温度 60℃，平衡时间为 30 min，样品瓶低速振动；气相色谱柱为 HP-Plot Q 柱，规格为 15 m×0.32 mm×20 μm（长×内径×膜厚），升温程序为，起始温度 50℃保持 1 min，以 10℃/min 升至 130℃，以 3℃/min 升至 157℃，最后以 20℃/min 升至 260℃，保留时间为 2.5 min，氦气流速为 1.7 mL/min，进样量为 1 mL，不分流进样，呋喃和 D_4-呋喃参考保留时间在 8～9 min。质谱监测采用选择离子监测（SIM）方式，监测离子（m/z）呋喃为 39、68，D_4-呋喃为 42、72。同样采用基质标准曲线法进行定量分析，定量限（LOQ）薯片为 2.9 ng/g，其他食品为 2.4 ng/g。

2007 年 Yoshida 等[13]认为 FDA 方法（基质标准曲线法）不适合实验室大批量样品的常规检测，每份样品需要 7 次进样测定，因此在 FDA 方法基础上，采用标准曲线法对婴幼儿食品、婴幼儿配方奶粉中的呋喃进行定量，标准曲线设计如下：10 个 20 mL 顶空瓶内均加 10 mL 水、4 g 氯化钠，呋喃分别加入 1 ng、2.5 ng、5 ng、10 ng、25 ng、50 ng、100 ng、250 ng、500 ng 和 1000 ng，D_4-呋喃加入 50 ng，分析后线性相关系数 R^2 为 0.9999。试样制备为半固体/固体取 1～2 g，液体样品 5～10 g 置于加了 4 g 氯化钠的进样瓶中，加冷却水至 10 mL，再加入 50 ng D_4-呋喃，密封后进行顶空-气相色谱-质谱分析，样品以平行测定 2 次的均值计算含量。气相色谱柱为 WAX 柱，规格为 60 m×0.25 mm×0.25 μm（长×内径×膜厚），升温程序为，起始温度 40℃保持 10 min，以 15℃/min 升至 200℃，200℃保留时间为 5 min，氦气流速为 1.0 mL/min，进样量为 3 mL，分流比为 40∶1，呋喃和 D_4-呋喃参考保留时间在 6～7 min。质谱监测采用选择离子监测方式，监测离子（m/z）呋喃为 39、68，D_4-呋喃为 42、72。改进后的方法具有快速，准确度和精密度均较好等优点，方法检出限为 0.2～0.5 ng/g、定量限为 0.5～2 ng/g，婴幼儿食品、婴幼儿配方奶粉中呋喃含量水平分别为 1.4～90ng/g、ND（未检出）～36 ng/g。

13.2.2　顶空固相微萃取-气相色谱-质谱法

由于固相微萃取对呋喃有浓缩作用，因此该方法灵敏度要高于同位素稀释顶空-气相色谱-质谱法。Goldmann 等[14]2004 年采用同位素稀释顶空固相微萃取-气相色谱-质谱法测定热加工食品中的呋喃含量，具有较高的灵敏度、准确度和精密度。标准曲线设计如下：7 个 10 mL 顶空瓶内加 0.5 mL 水、0.2 g 氯化钠，呋喃绝对加入量分别为 0.1 ng、0.2 ng、0.3 ng、0.6 ng、0.9 ng、1.2 ng、2.5 ng，D_4-呋喃加入 0.1 ng，分析后线性相关系数 r 为 0.999。将样品分为液体、湿样、干样三类进行处理，由于呋喃的易挥发性，要求样品在冷藏下保存、处理。该方法灵敏度很高，对于含量大于 5.0 μg/kg 的样品，要求稀释 10 倍后进行取样分析，对于含量大于 50.0 μg/kg 的样品，要加大稀释倍数，使得稀释后含量在标准曲线范围内，取样量为 0.5 g 或 0.5 mL，湿样、干样再加入 0.5 mL 水。固相微萃取参考条件如下：采用 Carboxen/聚二甲基硅氧烷（CAR/PDMS）固相微萃取萃取头（膜厚 75 mm），插入顶空瓶内 29 mm，萃取温度 50℃，平衡萃取 20 min，250 r/min 转动振荡。萃取头 300℃解析 1 min，不分流进样。气相色谱柱为 HP-Plot Q 柱，规格为 15 m×0.32 mm×20 μm（长×内径×膜厚），升温程序为，起始温度 35℃保持 3 min，以 50℃/min 升至 250℃，250℃保留时间为 5 min，氢气流速为 3.0 mL/min，呋喃和 D_4-呋喃参考保留时间在 5～6 min。质谱监测采用选择离子监测方式，监测离子（m/z）呋喃为 39、68、69，D_4-呋喃为 42、72，方法检出限、定量限分别为 0.034 μg/kg、0.086 μg/kg。作者同时比较了 WAX 柱［60 m×0.25 mm×0.25 μm（长×内径×膜厚）］和 HP-Plot Q 柱 ［15 m×0.32 mm×20 μm（长×内径×膜厚）］，发现呋喃和 D_4-呋喃在 WAX 柱上保留时间为 1.5 min 左右，检测快速但共流出物有干扰，认为 HP-Plot Q 柱更适合样品分离检测，同时比较了以下 5 种微萃取头二乙烯基苯/碳分子筛/聚二甲基硅氧烷（divinylbenzene/carboxen/polydimethylsiloxane，DVB/CAR/PDMS）、聚丙烯酸酯（polyacrylate）、聚乙二醇/二乙烯基苯（carbowax/divinylbenzene，CW/DVB）、聚二甲基硅氧烷/二乙烯基苯（polydimethylsiloxane/divinylbenzene，PDMS/DVB）、碳分子筛/聚二甲基硅氧烷（carboxen/polydimethylsiloxane，CAR/PDMS）。通过灵敏度分析，5 种微萃取头检测灵敏度顺序依次为 CAR/PDMS ＞ DVB/CAR/PDMS ＞ PDMS/DVB ＞聚丙烯酸酯＞ CW/DVB。

Frank 等 [15] 2020 年采用同位素稀释顶空固相微萃取-气相色谱-质谱法测定各种食品中呋喃及 5 种烷基呋喃（包括 2-甲基呋喃、3-甲基呋喃、2-乙基呋喃、2,5-二甲基呋喃及 2-戊基呋喃），内标法定量。20 mL 顶空瓶中称 1 g 高含水量样品（如婴幼儿罐装食品、果汁）、0.5 g 干样（如谷物、咖啡），加入 10 mL 4～8℃ 30% 氯化钠溶液以及内标混合溶液，加盖密封后涡旋混 15 s。固相微萃取采用 DVB/PDMS 微萃取头（膜厚 65 μm），插入顶空瓶内 22 mm，萃取温度 50℃，平衡萃取 20 min，250 r/min 转动震荡。萃取头解析 1 min，不分流进样。气相色谱柱为 HP-Plot Q 柱（长 15 m×内径 0.32 mm×膜厚 0.25 μm），氢气流速为 1.7 mL/min，升温程序为，起始温度 50℃保持 1 min，以 10℃/min 升至 110℃，再以 3℃/min 升至 166℃，最后以 30℃/min 升至 270℃ 保留 3 min。呋喃及 5 种烷基呋喃均能较好分离，同时比较了顶空-气相色谱-质谱法和顶空固相微萃取-气相色谱-质谱法对 6 种化合物的测定结果，以上两种方法测定结果未发现明显差异，说明这两种方法具有可比性。

13.2.3　总膳食研究中呋喃的测定

呋喃类化合物相对来说是新型污染物，各国及科研工作者对食品中呋喃类化合物的关注时间不长，对总膳食中呋喃类化合物的研究报道更少，我国未有总膳食样品中呋喃类化合物的检测报道。2017 年 Lambert 等 [16] 报道了 2011 年法国第一次婴幼儿（小于 36 个月）总膳食研究中的一系列污染物暴露风险评估，其中就包括呋喃，总膳食样品中呋喃的测定采用灵敏度更高的 HS-SPME-GC-MS 法，对 134 份样品进行了分析。具体操作如下：称取 0.5 g 固体均质样、7.5 g 液体样品置于 20 mL 顶空瓶，固体样品加 7.5 mL 纯水，加内标后 4℃ 放置 24 h 内分析。固相微萃取采用 CAR/PDMS（75 μm）萃取头，顶空瓶萃取温度 40℃，萃取时间 15 min，萃取头 275℃ 解析 4 min，不分流进样。色谱分离柱为 Optima 624-LB 柱 [30 m×0.25 mm×1.40 μm（长×内径×膜厚）]，前面接一根保护柱 3 m×0.53 mm（长×内径），氦气流速为 1.0 mL/min，升温程序为，起始温度 50℃ 保持 2 min，以 60℃/min 升至 200℃，保留 4 min。质谱监测采用选择离子监测方式，监测离子（m/z）呋喃为 39、68，D_4-呋喃为 42、72。定量标准曲线浓度范围为 0.004 ～ 14 pg/μL，液体样品和固体样品方法定量限分别为 1 μg/kg、2 μg/kg，检出限分别为 0.3 μg/kg 和 0.6 μg/kg。

Mayerhofer 等 [17] 2019 年报道了奥地利 2007 ～ 2017 年儿童和成人呋喃的膳食暴露，其采用 HS-GC-MS 方法对从奥地利超市采集的样品进行了分析，然后进行暴露分析。根据样品呋喃含量称取 1 ～ 5 g 固体均质样到顶空瓶中，补水到 10 g；液体样品量取 10 mL 到顶空瓶中，对于含酒精样品，用水稀释到酒精度 10% 以下，加入 50 μL 50 mg/L D_4-呋喃后密封待分析。顶空瓶温度 60℃，平衡时间为 30 min，样品瓶 500 r/min 振动；气相色谱柱为 HP-Plot Q 柱，规格为 15 m×0.32 mm×20 μm（长×内径×膜厚），升温程序为，起始温度 50℃ 保持 1 min，以 10℃/min 升至 150℃，最后以 50℃/min 升至 225℃，保留时间为 5 min，氦气流速为 1.7 mL/min，进样量为 0.25 mL，分流比为 2∶1，呋喃和 D_4-呋喃参考保留时间在 8 ～ 9 min。质谱监测采用选择离子监测方式，监测离子（m/z）呋喃为 39、68，D_4-呋喃为 72、73。采用呋喃 0.5 ～ 500 μg/L 含 D_4-呋喃 250 μg/L 标准曲线法进行定量分析，定量限咖啡豆、咖啡粉 110 μg/kg（样品含量均大于 1000 μg/kg）、其他 3.9 μg/kg。

Sirot 等 [18] 2019 年报道了 2010 ～ 2016 年法国开展的婴幼儿总膳食研究，对总膳食样品中热加工产生的污染物进行了健康风险评估，主要化合物包括丙烯酰胺、呋喃、多环芳烃，呋喃检测方法同 Lambert 等 [16]。

2018 年，我国首次开展总膳食样品中呋喃类化合物的检测，本章主要介绍中国第六次总膳食研究中呋喃类化合物的测定方法。采用 HS-GC-MS 分析方法，同位素内标法定量。

13.3　总膳食样品中呋喃类化合物的测定标准操作程序

13.3.1　适用范围

本程序适用于总膳食样品（谷物、豆类、薯类、肉类、蛋、水产品、蔬菜、水果、乳制品、糖、饮料及水、酒类）中呋喃、2-甲基呋喃、3-甲基呋喃、2,5-二甲基呋喃 4 种呋喃类化合物的 HS-GC-MS 测定，同位素内标法定量。

当饮料及水取样 2.00 g 时，4 种呋喃类化合物检出限均为 0.1 μg/kg，定量限为 0.5 μg/kg；其他样品取 1.00 g，4 种呋喃类化合物检出限均为 0.2 μg/kg，定量限为 1.0 μg/kg。

13.3.2　原理

试样加入顶空瓶中，经 20% NaCl 溶液分散稀释，加内标密封，采用 HS-GC-MS 法分析，内标法定量。

13.3.3　仪器与设备

气相色谱质谱联用仪（EI 源）；顶空进样装置；20 mL 顶空瓶（带盖）；移液器。

13.3.4　试剂与材料

1. 试剂

甲醇（色谱纯）、氯化钠（分析纯，300℃烘烤 2 h 后冷却，装入三角瓶中备用）。

2. 标准品

A. 呋喃标准甲醇溶液（100 μg/mL）：购自北京曼哈格生物科技有限公司，0 ～ 4℃避光保存。

B. 2- 甲基呋喃、3- 甲基呋喃、2,5- 二甲基呋喃标准品（纯度为 98% 以上）：购自 Chem Service Inc.，−18℃避光保存。

C. D$_4$-呋喃内标溶液（100 μg/mL）：购自 Dr.Ehrenstorfer GmbH，0 ～ 4℃避光保存。

D. D$_6$-2- 甲基呋喃（5 mg）：购自 Dr.Ehrenstorfer GmbH，−18℃避光保存。

E. D$_3$-3- 甲基呋喃（2.5 mg）：购自 Dr.Ehrenstorfer GmbH，−18℃避光保存。

F. D$_3$-2,5- 二甲基呋喃（5 mg）：购自 Dr.Ehrenstorfer GmbH，−18℃避光保存。

3. 试剂及标准溶液配制

1）20% 氯化钠溶液

称取 20.0 g 氯化钠，用 80 mL 纯水溶解，放置于 4℃冰箱。

2）2-甲基呋喃、3-甲基呋喃、2,5-二甲基呋喃标准混合贮备液（2.0 mg/mL）

分别称取 2-甲基呋喃、3-甲基呋喃、2,5-二甲基呋喃标准品 50.0 mg 于 25 mL 容量瓶中，用甲醇定容，转入棕色试剂瓶中 0 ～ 8℃避光保存。

3）2-甲基呋喃、3-甲基呋喃、2,5-二甲基呋喃标准混合中间液（100 μg/mL）

取 0.5 mL 2.0 mg/mL 2-甲基呋喃、3-甲基呋喃、2,5-二甲基呋喃标准混合贮备液于 10 mL 容量瓶中，用甲醇定容，转入棕色试剂瓶中 0 ～ 8℃避光保存。

4）标准混合溶液（1.0 μg/mL）

分别吸取呋喃标准甲醇溶液（100 μg/mL）、2-甲基呋喃、3-甲基呋喃、2,5-二甲基呋喃标准混合中间液（100 μg/mL）各 0.25mL 于 25mL 容量瓶中，用甲醇定容，−18℃避光保存。

5）标准混合溶液（0.1 μg/mL）

吸取 1 mL 标准混合溶液（1.0 μg/mL）于 10 mL 容量瓶中，用甲醇定容，0 ～ 4℃避光保存。

6）D$_4$-呋喃内标中间液（2.0 μg/mL）

吸取 0.5 mL 100 μg/mL D$_4$-呋喃内标溶液，用甲醇定容至 50 mL，0 ～ 8℃避光保存。

7）D$_6$-2-甲基呋喃溶液（0.5 mg/mL）

取 5 mg D$_6$-2-甲基呋喃，用甲醇溶解定容至 10 mL。

8）D$_3$-3-甲基呋喃溶液（0.25 mg/mL）

取 2.5 mg D$_3$-3-甲基呋喃，用甲醇溶解定容至 10 mL。

9）D$_3$-2,5-二甲基呋喃溶液（0.5 mg/mL）

取 5 mg D$_3$-2,5-二甲基呋喃，用甲醇溶解定容至 10 mL。

10）D$_6$-2-甲基呋喃、D$_3$-3-甲基呋喃、D$_3$-2,5-二甲基呋喃混合内标溶液（10.0 μg/mL）

吸取 0.2 mL 0.5 mg/mL D$_6$-2-甲基呋喃溶液、0.4 mL 0.25 mg/mL D$_3$-3-甲基呋喃溶液、0.2mL 0.5mg/mL D$_3$-2,5-二甲基呋喃溶液，用甲醇定容至 10 mL。

11）4 种内标混合应用液（1.0 μg/mL）

吸取 1 mL 10.0 μg/mL D$_6$-2-甲基呋喃、D$_3$-3-甲基呋喃、D$_3$-2,5-二甲基呋喃混合内标溶液、5 mL 2.0 μg/mL D$_4$-呋喃内标中间液，用甲醇定容至 10 mL，0 ～ 8℃避光保存。

13.3.5　分析步骤

1. 样品制备

总膳食样品来自国家食品安全风险评估中心，-18℃冰柜冷冻。检测前放 4℃冰箱内解冻。

2. 样品处理

1）散装固体样品

谷物、豆类、薯类、肉类、蛋、水产品、蔬菜、水果、乳制品、糖、酒类等散装固体样品，称取 1.00 g（精确至 0.01 g）加入 20 mL 顶空瓶中，加入 10 mL 20% 氯化钠溶液，用 100 μL 移液枪加入 1.0 μg/mL 4 种内标混合应用液，并立即盖上顶空瓶盖子，混匀，放置到顶空进样装置上自动进行 GC-MS 分析。

2）奶粉等固体样品

样品在分析前应震摇后放在 4℃冰箱中冷藏过夜。称取 1.00 g（精确至 0.01 g）样品置于 20 mL 顶空瓶中，先加入 5 mL 4℃超纯水加盖震荡溶解，再加入 5 mL 4℃ 20% 氯化钠溶液混匀，快速加入 100 μL 1.0 μg/mL 4 种内标混合应用液，并立即盖上顶空瓶盖子，混匀，放置到顶空进样装置上自动进行 GC-MS 分析。

3）饮料及水等样品

称取摇匀样品 2.00 g（精确至 0.01 g）于 20 mL 顶空瓶中，加入 9 mL 4℃ 20% 氯化钠溶液，快速加入 100 μL 1.0 μg/mL 4 种内标混合应用液，并立即盖上顶空瓶盖子，混匀，放置到顶空进样装置上自动进行 GC-MS 分析。

3. 测定

1）仪器参考条件

（1）顶空装置条件

顶空自动进样装置，GC 循环时间 30 min；加热时间 30 min；加热箱温度 60℃；进样针温度 70℃。

（2）气相色谱质谱仪分析参考条件

HP-PLOTQ 毛细管色谱柱（货号：19095P-QO4）：30 m（内径）×0.32 mm（内径）×20 μm（膜厚）或相当色谱柱 [FDA 推荐：HP-PLOTQ，15 m（内径）×0.32 mm（内径）×20 μm（膜厚）]；进样口温度：200℃；柱温：初温 60℃，保持 1 min，以 10℃/min 升至230℃，共 18 min；载气：氦气，纯度 ≥ 99.999%，流速 1.7 mL/min；分流比：2∶1。

（3）质谱条件电离模式

电子轰击电离源（EI），能量为 70 eV，自动调谐；四极杆温度：150℃；离子源温度：230℃；传输线温度：250℃；溶剂延迟：10 min；进样方式：分流进样；检测方式：选择离子扫描采集；监测离子见表 13-4。

表 13-4 呋喃、甲基呋喃及内标参考色谱质谱参数

序号	名称	英文	分子量	参考保留时间/min	监测离子（m/z）
1	D$_4$-呋喃	D$_4$-furan	72	10.60	42、72*
2	呋喃	furan	68	10.67	39、68*
3	D$_6$-2-甲基呋喃	D$_6$-2-methylfuran	88	13.82	86、88*
4	2-甲基呋喃	2-methylfuran	82	13.92	39、53、81、82*
5	D$_3$-3-甲基呋喃	D$_3$-3-methylfuran	85	14.10	83、85*
6	3-甲基呋喃	3-methylfuran	82	14.16	39、53、81、82*
7	D$_3$-2,5-二甲基呋喃	D$_3$-2,5-dimethylfuran	99	16.52	98、99*
8	2,5-二甲基呋喃	2,5-dimethylfuran	96	16.58	53、81、95、96*

* 为定量离子

2）纯溶剂标准曲线的制作定量

（1）标准曲线配制

取 7 个 20 mL 顶空进样瓶，依次编号为 1 ～ 7，分别加入 10 mL 20% 氯化钠溶液、100 μL 1.0 μg/mL 4 种内标混合应用液于顶空瓶中，在 1 ～ 3 号进样瓶中分别加入 5 μL、20 μL、100 μL 0.1 μg/mL 4 种呋喃类混合标准使用液，在 4 ～ 7 号进样瓶中分别加入

25 μL、50 μL、100 μL、200 μL 1.0 μg/ mL 4 种呋喃类混合标准使用液，制成含 0.5 ng、2.0 ng、10.0 ng、25.0 ng、50.0 ng、100.0 ng、200.0 ng 的顶空进样瓶（含 100.0 ng 内标），盖上顶空瓶盖子，混匀，临用时配制，供 GC-MS 分析后绘制标准曲线。

（2）标准曲线绘制

选择 m/z 68 和 72 作为呋喃和 D_4-呋喃的定量离子，以呋喃（m/z 68）和 D_4-呋喃（m/z 72）响应比（Y）及标准系列中呋喃含量（ng）与 D_4-呋喃含量（ng）浓度比（X）绘制标准曲线，以保留时间和 68/39、72/42 两对离子的响应强度比例作为呋喃与 D_4-呋喃的定性标准，实际样品中呋喃与标准样品中的呋喃的保留时间相差小于 ±0.1 min，实际样品中各离子的强度比不超过标准样品溶液的 ±10%。

（3）过程空白测定

取 20 mL 顶空进样瓶，加入 10 mL 4℃ 20% 氯化钠溶液，加入 100 μL 1.0 μg/mL 4 种内标混合应用液，盖上顶空瓶盖子，放置到顶空进样装置上进行 GC-MS 分析。

（4）测定

将试样瓶同标准瓶一起进行测定，根据测定液中呋喃类化合物的含量（A_i）计算试样中相应呋喃类化合物含量（X_i）。

（5）结果计算

试样中呋喃类化合物含量按式（13-1）计算。

$$X_i = \frac{(A_i - A_{i0})}{m} \qquad (13\text{-}1)$$

式中，X_i 表示试样中第 i 种呋喃类化合物的含量，单位为微克每千克（μg/kg）；A_i 表示试样中第 i 种呋喃类化合物色谱峰与内标色谱峰的峰面积比值对应标准曲线中第 i 种呋喃类化合物质量，单位为纳克（ng）；A_{i0} 表示空白过程第 i 种呋喃类化合物色谱峰与内标色谱峰的峰面积比值对应标准曲线中第 i 种呋喃类化合物质量，单位为纳克（ng）；m 表示取样量，单位为克（g）。

计算结果以重复性条件下获得的三次独立测定结果的算术平均值表示，保留小数点后 1 位数字。

3）基质标准曲线的制作与定量

（1）基质标准曲线溶液配制

取 7 个 20 mL 顶空进样瓶，按照表 13-5 依次编号为 1 ～ 7，在 7 个进样瓶中称取同样重量总膳食样品，然后加入同样体积 20% 氯化钠溶液于顶空瓶中，各加入 100 μL 1.0 μg/mL 4 种内标混合应用液，先估计该样品中呋喃绝对量为 X ng，1 ～ 3 号瓶不加标准，按照表 13-5 在 4 ～ 7 号进样瓶中分别加入 0.5X、0.5X、X、2X 标准量，盖上顶空瓶盖子，混匀，放置到顶空进样装置上进行 GC-MS 分析后绘制基质标准曲线。

表 13-5 基质标准曲线

进样瓶编号	加入标准量/ng	内标加入量/ng	假如 5.0 g 样品中呋喃（X）为 20 ng，则标准加入量如下/ng
1	$0X$	100	0
2	$0X$	100	0
3	$0X$	100	0
4	$0.5X$	100	10
5	$0.5X$	100	10
6	X	100	20
7	$2X$	100	40

（2）测定

将 7 瓶试样溶液进行 HS-GC-MS 测定，按式（13-2）绘制基质标准曲线。

$$Y=AX+B \tag{13-2}$$

式中，Y 为目标化合物色谱峰与内标色谱峰的峰面积比值；X 为加入标准量与内标加入量比值；A 和 B 分别为试样中第 i 种呋喃类化合物基质标准曲线法获得的常数。

（3）结果计算

试样中呋喃类化合物含量按式（13-3）计算。

$$X_i=\frac{B \times N}{A \times m} \tag{13-3}$$

式中，X_i 表示试样中第 i 种呋喃类化合物的含量，单位为微克每千克（μg/kg）；A 和 B 分别为试样中第 i 种呋喃类化合物基质标准曲线法获得的常数，见式（13-2）；N 表示内标加入量，单位为纳克（ng），本标准为 100 ng；m 表示取样量，单位为克（g）。

计算结果以重复性条件下获得的三次独立测定结果的算术平均值表示，保留小数点后 1 位数字。

4. 精密度

为了保证分析结果的准确，要求每个样品做 2 份平行样，报告平均值，在重复性条件下获得的测定结果的偏差不得超过算术平均值的 15%。

5. 其他

根据样品实际含量，进行 1 倍含量加标回收实验，回收率为 70% ～ 120%。

6. 检测典型图谱

总膳食样品中呋喃类化合物检测典型图谱见图 13-1 ～图 13-8。

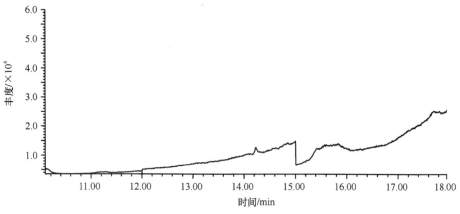

图 13-1　20% 氯化钠溶液检测总离子流图

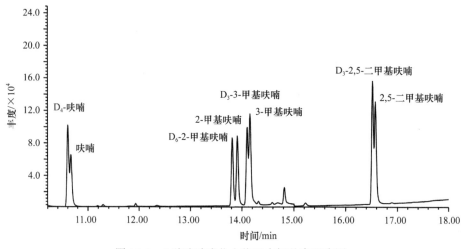

图 13-2　4 种呋喃类化合物及内标总离子流图

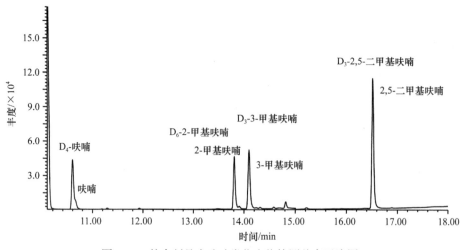

图 13-3　粮食制品中呋喃类化合物检测总离子流图

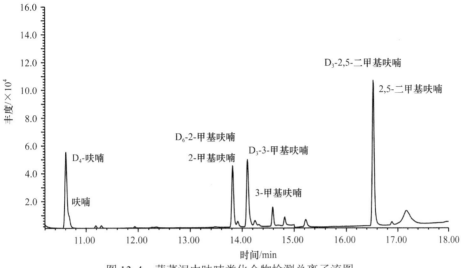

图 13-4　蔬菜泥中呋喃类化合物检测总离子流图

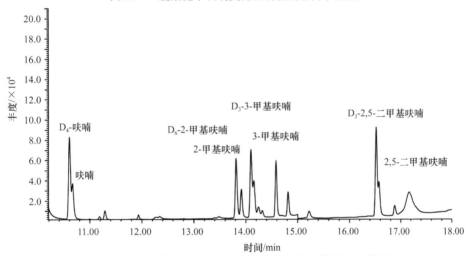

图 13-5　肉泥加标 5.0 μg/kg 中呋喃类化合物检测总离子流图

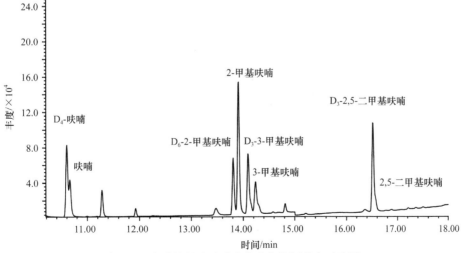

图 13-6　咖啡饮料中呋喃类化合物检测总离子流图

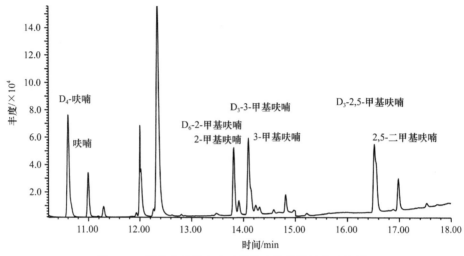

图 13-7　婴幼儿乳粉中呋喃类化合物检测总离子流图

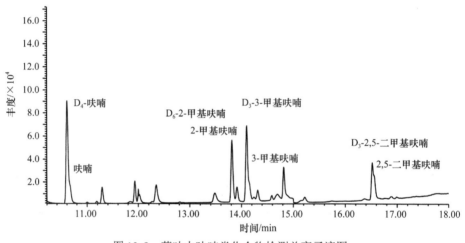

图 13-8　茶叶中呋喃类化合物检测总离子流图

13.4　方法性能的验证与评价

13.4.1　标准曲线

　　按照本标准操作程序 HS-GC-MS 法检测 4 种呋喃类化合物，以对应的同位素内标定量制定标准曲线，1 ～ 200 ng（内标含量 100 ng）4 种化合物线性相关性较好，见图 13-9。

　　本方法经过浙江省疾病预防控制中心（浙江 CDC）、北京市疾病预防控制中心（北京 CDC）、山东省疾病预防控制中心（山东 CDC）、四川省食品药品检验检测院（四川 FDA）验证，4 家检验机构方法标准曲线见表 13-6。

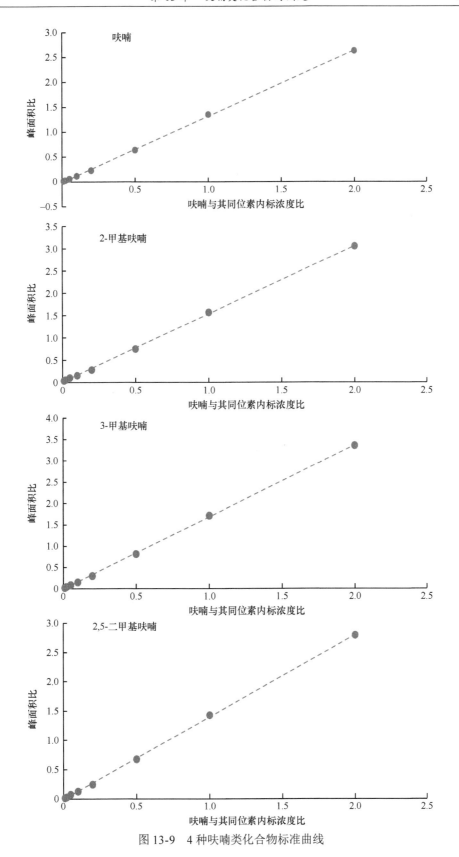

图 13-9 4 种呋喃类化合物标准曲线

表 13-6　4 家检验机构方法标准曲线

序号	名称	含量/(ng/瓶) (内标 100 ng)	相关系数			
			浙江 CDC	北京 CDC	山东 CDC	四川 FDA
1	呋喃	1～200	0.999	0.999	1.00	1.00
2	2-甲基呋喃	1～200	0.999	0.999	1.00	1.00
3	3-甲基呋喃	1～200	0.998	0.998	1.00	1.00
4	2,5-二甲基呋喃	1～200	0.999	0.998	1.00	1.00

13.4.2　标准曲线法和基质标准曲线法的比较

选择多个样品,按照标准曲线法和基质标准曲线法(以呋喃含量进行加标)进行测定,比较两组数据的差异,结果见表 13-7、图 13-10。

表 13-7　标准曲线法和基质标准曲线法对样品中呋喃含量测定结果比较

序号	标准曲线法/(ng/g)	基质标准曲线法/(ng/g)
1	8.22	8.36
2	7.58	7.75
3	8.44	8.2
4	2.85	2.84
5	54.48	51.75
6	3.09	2.81
7	2.97	2.53
8	3.09	2.71
9	457.20	411.01
10	3.66	3.87
11	2.69	2.96
12	22.3	23.16
13	10.24	11.75
14	17.67	17.96
15	60.82	56.09
16	1.64	1.55
17	3.28	2.57
18	7.61	6.42
19	22.09	18.38
20	4.25	3.03

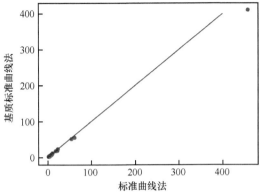

图 13-10　呋喃含量测定两种方法的相关性分析

通过配对 t 检验的方法，对呋喃的两种检测方法做了比较分析，得到呋喃的 P 值为 0.19，$P > 0.05$，这表明标准曲线法结果和基质标准曲线法，这两种方法差异不显著。而标准曲线法大大减少了工作量，因此本次总膳食样品中呋喃含量调查以标准曲线法为主，基质标准曲线法为辅的定量方法。

13.4.3　方法回收率及精密度实验

选择饮料、蔬菜泥、乳粉对呋喃进行加标回收实验，以估计本底含量为 X，进行加标 $0.5X$、X、$2X$ 实验，结果见表 13-8。

表 13-8　呋喃加标回收实验（$n=5$）

样品名称	本底值/(ng/g)	加标量/(ng/g)	测定值/(ng/g)					平均回收率/%	RSD/%
饮料	3.37	2.00	5.29	5.32	5.34	5.56	5.52	101.8	2.3
		4.00	7.38	7.46	7.52	7.39	7.22	100.6	1.5
		8.00	11.3	11.76	11.27	11.43	11.63	101.4	1.8
蔬菜泥	2.85	1.00	3.57	3.79	3.94	3.74	3.67	89.2	3.7
		2.00	4.72	4.76	4.87	4.81	4.89	99.0	1.5
		4.00	6.62	6.79	6.89	6.46	6.68	96.01	2.4
乳粉	2.79	2.50	5.71	5.82	5.74	5.55	5.53	115.2	2.2
		5.00	7.64	7.56	7.88	7.74	7.79	98.6	1.6
		10.00	12.67	13.15	12.92	13.56	12.7	102.1	2.8

由表 13-8 可知，呋喃在饮料、蔬菜泥、乳粉中平均回收率在 89.2% ～ 115.2%，RSD 在 1.5% ～ 3.7%。

13.4.4　实验室间方法准确率、精密度验证

委托北京市疾病预防控制中心（北京 CDC）、山东省疾病预防控制中心（山东 CDC）、

四川省食品药品检验检测院（四川 FDA）进行方法准确性、精密度验证，加标量按照实际样品含量（X），进行加标 0.5X、2X 浓度实验，结果见表 13-9。

表 13-9　三家单位加标回收实验（%）

化合物	四川 FDA（奶粉、饼干、饮料）		山东 CDC（米粉、油条、米饭）		北京 CDC（果汁、肉泥、咖啡）	
	平均回收率	RSD	平均回收率	RSD	平均回收率	RSD
呋喃	97.7 ～ 114.5	1.5 ～ 8.2	89.5 ～ 108.4	2.0 ～ 11.6	74.4 ～ 117.4	2.9 ～ 7.9

从表 13-9 可知，三家单位根据样品中呋喃实际含量，加标回收率大多在 70% ～ 120%、RSD 为 1.5% ～ 11.6%。

13.4.5　方法检出限、定量限

当饮料及水取样 2.00 g 时，4 种呋喃类化合物检出限均为 0.1 μg/kg，定量限为 0.5 μg/kg；其他样品取 1.00 g，4 种呋喃类化合物检出限均为 0.2 μg/kg，定量限为 1.0 μg/kg。

北京 CDC、山东 CDC、四川 FDA 对方法进行验证后，饮料及水取样 2.00 g 时，4 种呋喃类化合物检出限均为 0.1 μg/kg（$S/N > 3$），定量限为 0.5 μg/kg（$S/N > 10$）；其他半固体、固体样品取 1.00 g，4 种呋喃类化合物检出限均为 0.2 μg/kg（$S/N > 3$），定量限为 1.0 μg/kg（$S/N > 10$）。

13.4.6　质量保证措施

1. 空白控制

总膳食样品中呋喃类化合物含量均较低，要求每批样品均有空白样实验，通过空白实验，验证所有试剂、顶空瓶、仪器等有没有受到污染，要求空白值均小于检出限。

2. 标准溶液配制

标准配制用甲醇，其他有机溶剂（如丙酮、乙腈）对顶空测定有试剂干扰，影响测定。

3. 顶空瓶要求

顶空瓶清洗后，需在 200℃烘烤 2 h，可以重复使用，但必须确保空白值小于检出限，顶空瓶盖要采用一次性产品，避免漏气导致结果偏低。

4. 色谱柱

本次实验色谱柱采用 HP-PLOTQ 毛细管色谱柱（货号：19095P-QO4）：30 m（长）× 0.32 mm（内径）×20 μm（膜厚）比 FDA 推荐的 HP-PLOTQ 柱［15 m（长）×0.32 mm（内径）×20 μm（膜厚）］分离效果更好，呋喃保留时间在 9 ～ 10 min。

5. 样品储存

总膳食样品应冷冻储存，4℃解冻后尽快称样分析。考虑到顶空装置样品盘容量，建议一批检测样品不大于 20 份（基本是 40 min 一份样品，24 h 内完成分析）。由于呋喃为

热加工产物，因此样品瓶只能进一次，建议不要重复进样分析。

6. D₄-呋喃绝对回收率

要求 D_4-呋喃绝对回收率在 70% 以上。

7. 标准曲线定量分析

标准曲线定量分析时标准曲线相关系数在 0.997 以上。

8. 基质标准曲线定量

在本实验方法条件下，基质标准曲线主要以呋喃为主。样品含量（X）可以先参考标准曲线获得的结果，选择一个基质制定基质标准曲线，两种定量方法结果无差异。

9. 定性分析

基于顶空进样方式，呋喃选择 1 个母离子、1 个子离子，在相同实验条件下，样品中待测物质的保留时间与标准溶液中对应的保留时间偏差在 ±0.1 min 之间，且将样品图谱中各组分定性离子的相对丰度与浓度接近的标准溶液图谱中对应的定性离子的相对丰度进行比较，偏差不超过表 13-10 规定的范围，则可判定为样品中检出对应的待测物。

表 13-10　定性离子相对离子丰度的允许偏差

相对离子丰度	> 50%	> 20% ~ 50%	> 10% ~ 20%	≤ 10%
最大允许偏差	±10%	±15%	±20%	±50%

10. 质量控制图

每批样品都进行基质加标回收实验，以此计算回收率，按照回收率绘制的呋喃加标回收质控图见图 13-11。

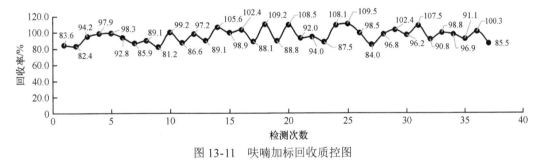

图 13-11　呋喃加标回收质控图

参 考 文 献

[1] US Food and Drug Administration. Questions and Answers on the Occurrence of Furan in Food. https://www.fda.gov/food/chemical-contaminants-food/questions-and-answers-occurrence-furan-food [2018-01-25].

[2] Fromberg A, Fagt S, Granby K. Furan in heat processed food products including home cooked food products and ready-to-eat products. EFSA Supporting Publications, 2009, 6(9): 9-34.

[3] Authority E F S. Update of results on the monitoring of furan levels in food. Efsa Journal, 2010, 8(7): 2-16.

[4] Vranová J, Ciesarová Z. Furan in food-a review. Czech Journal of Food Sciences, 2009, 27(27): 1-10.

[5] 谢明勇, 黄军根, 聂少平. 热加工食品中呋喃的研究进展. 食品与生物技术学报, 2010, 29(1): 1-8.

[6] US Food and Drug Administration. Exploratory Data on Furan in Food. https://www.fda.gov/food/chemical-contaminants-food/exploratory-data-furan-food[2009-09-21].

[7] US Food and Drug Administration. FDA Action Plan for Furan in Food. https://www.fda.gov/food/chemical-contaminants-food/furan[2005-12-30].

[8] Authority E F S. Update on furan levels in food from monitoring years 2004-2010 and exposure assessment. EFSA Journal, 2011, 9: 1-30.

[9] Knutsen H K, Alexander J, Barregard L, et al. Risks for public health related to the presence of furan and methylfurans in food. EFSA J, 2017, 15(10): e05005.

[10] Organization W H. Safety evaluation of certain contaminants in food. Seventy-second meeting of the Joint FAO/WHO Expert Committee on Food Additives(JECFA). World Health Organization, Food and Agriculture Organization of the United Nations. 2011: 487-603.

[11] Determination of Furan in Foods. FDA CFSAN/Office of Plant and Dairy Foods. http://www.cfsan.fda.gov/～dms/furan.html[2004-05-07].

[12] US Food and Drug Administration. Determination of Furan in Foods. https://www.fda.gov/food/chemical-contaminants-food/determination-furan-foods[2006-10-27].

[13] Yoshida I, Isagawa S, Kibune N, et al. Rapid and improved determination of furan in baby foods and infant formulas by headspace GC/MS. Shokuhinseigaku Zasshi, 2007, 48(4): 83-89.

[14] Goldmann T, Perisset A, Scanlan F, et al. Rapid determination of furan in heated foodstuffs by isotope dilution solid phase micro-extraction-gas chromatography—mass spectrometry (SPME-GC-MS). Analyst, 2005, 130(6): 878-883.

[15] Frank N, Dubois M, Perez J F H. Detection of furan and five alkylfurans, including 2-pentylfuran, in various food matrices. J Chromatogr A, 2020, 1622: 461119.

[16] Lambert M, Inthavong C, Desbourdes C, et al. Levels of furan in foods from the first French Total Diet Study on infants and toddlers. Food Chem, 2018, 266: 381-388.

[17] Mayerhofer U, Czerwenka C, Marchart K, et al. Dietary exposure to furan of the Austrian population. Food Addit Contam Part A Chem Anal Control Expo Risk Assess, 2019, 36(11): 1637-1646.

[18] Sirot V, Riviere G, Leconte S, et al. French infant total diet study: dietary exposure to heat-induced compounds (acrylamide, furan and polycyclic aromatic hydrocarbons) and associated health risks. Food Chem Toxicol, 2019, 130: 308-316.

（吴平谷　吕　冰　周萍萍　胡争艳　王立媛）

第 14 章　多环芳烃的测定

14.1　概　　述

多环芳烃（polycyclic aromatic hydrocarbons，PAHs）是指含碳、氢两种元素，由 2 个及 2 个以上的苯环呈线状、角状或簇状排列组合而成的芳香烃类化合物。目前已经发现的 PAHs 及其衍生物有 400 多种，是自然环境中无处不在的持久性难降解的有机污染物 [1]。PAHs 对人类具有致癌、致畸、致突变的"三致毒性"，并可损害中枢神经系统，对内分泌系统也有一定干扰作用。PAHs 对人体的危害，关注较多的是其致癌性。人体主要通过食物、空气接触 PAHs，食品中的 PAHs 主要来源于环境污染和不恰当的食品加工工艺。煤、石油等燃料不完全燃烧，工业"三废"等物质对环境的污染，通过空气中粉尘、颗粒沉降或者接触等方式造成食品污染。植物性食品原料可以吸收空气、水和土壤中的 PAHs；动物性食品原料可以通过生物蓄积和食物链的生物放大作用蓄积大量 PAHs 等。同时有些食品加工工艺会涉及高温处理，如烟熏、烘烤或煎炸等；食品在加工过程中也可能接触被 PAHs 污染了的包装材料而被污染等。

14.1.1　优先控制多环芳烃

1979 年，美国环境保护署（EPA）根据 PAHs 在环境中分布的普遍性、毒性和人群暴露的潜在健康风险程度，列出 16 种 EPA 优先控制 PAHs（表 14-1，以下简称 EPA-PAHs）。2002 年，欧盟食品科学委员会（SCF）对 33 种 PAHs 进行了风险评估，发现其中 15 种在实验动物体细胞内具有明显的致突变性和基因毒性；2005 年，FAO/WHO 食品添加剂联合专家委员会（JECFA）对 SCF 列出的 15 种 PAHs（SCF15）进行了风险评估，提出了应该被广泛监测的 13 种 PAHs 和应该特别关注的一种 PAH——苯并 [c] 芴（BcF）；2008 年，欧洲食品安全局（EFSA）重新对食物中的 PAHs 进行了评估，得出了与 JECFA 类似的结论，并提出应该优先检测的 16 种 PAHs——SCF15 + BcF，即 16 种欧盟优先控制 PAHs（表 14-2，以下简称 EU-PAHs）[2]。16 种 EU-PAHs 以多于 4 个苯环的重质 PAHs 为主，有 8 种与 EPA-PAHs 重合，EU-PAHs 的毒性远大于 EPA-PAHs，更能真实反映食品中 PAHs 混合物的污染情况及其毒性效应。EFSA 曾对食品中的 16 种 EU-PAHs 含量进行了初步分析，结果显示，含量较高的食品主要有熏肉制品、熏鱼、植物油等，而我国对食品中的 16 种 EU-PAHs 含量了解甚少。

表 14-1　16 种 EPA 优先控制 PAHs

序号	中文名称	英文名称	英文缩写	化学结构	分子量	CAS 号	IARC
1	萘	naphthalene	NPH		128	91-20-3	2B

序号	中文名称	英文名称	英文缩写	化学结构	分子量	CAS 号	IARC
2	苊烯	acenaphthylene	ACY		152	208-96-8	未评估
3	苊	acenaphthene	ACP		154	83-32-9	3
4	芴	fluorene	FLR		166	86-73-7	3
5	菲	phenanthrene	PHE		128	85-01-8	3
6	蒽	anthracene	ANT		178	120-12-7	3
7	荧蒽	fluoranthene	FLA		202	206-44-0	3
8	芘	pyrene	PYR		202	129-00-0	3
9	苯并 [a] 蒽★	benzo [a] anthracene	BaA		228	56-55-3	2B
10	䓛★	chrysene	CHR		228	218-01-9	2B
11	苯并 [b] 荧蒽★	benzo [b] fluoranthene	BbFA		252	205-99-2	2B
12	苯并 [k] 荧蒽★	benzo [k] fluoranthene	BkFA		252	207-08-9	2B
13	苯并 [a] 芘★	benzo [a] pyrene	BaP		252	50-32-8	1

续表

序号	中文名称	英文名称	英文缩写	化学结构	分子量	CAS 号	IARC
14	茚并 [1,2,3-cd] 芘★	indeno[1,2,3-cd] pyrene	IP	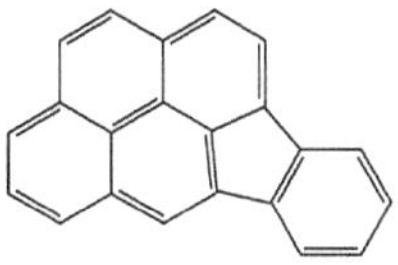	276	193-39-5	2B
15	二苯并 [a, h] 蒽★	dibenzo [a,h] anthracene	DBahA	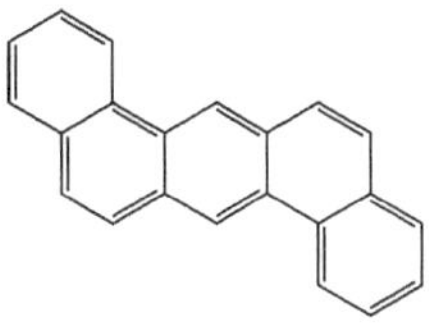	278	53-70-3	2A
16	苯并 [g,h,i] 苝★	benzo [g,h,i] perylene	BghiP	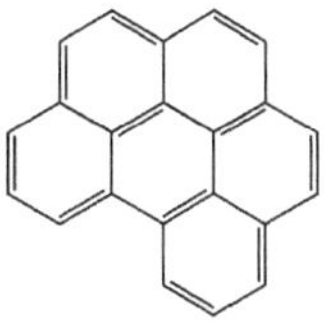	276	191-24-2	3

★表示 EPA 优先控制和 EU 优先控制共有的 PAHs，下同；IARC 表示国际癌症研究机构

表 14-2　16 种 EU 优先控制 PAHs

序号	中文名称	英文名称	英文缩写	化学结构	分子量	CAS 号	IARC
1	苯并 [a] 蒽★	benzo [a] anthracene	BaA	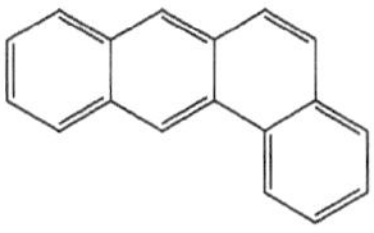	228	56-55-3	2B
2	䓛★	chrysene	CHR	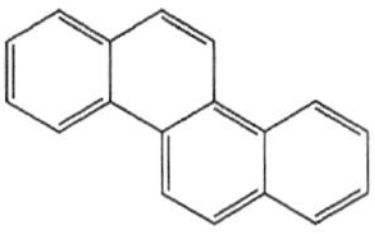	228	218-01-9	2B
3	苯并 [b] 荧蒽★	benzo [b] fluoranthene	BbFA	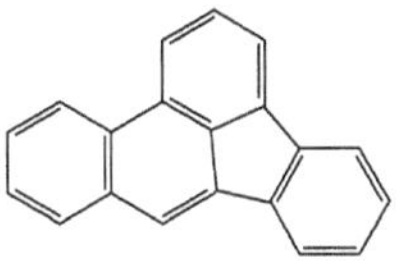	252	205-99-2	2B
4	苯并 [k] 荧蒽★	benzo [k] fluoranthene	BkFA	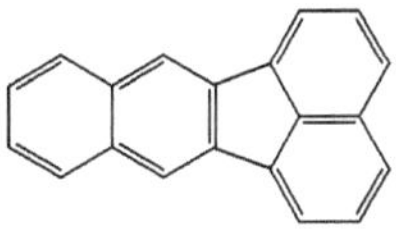	252	207-08-9	2B
5	苯并 [a] 芘★	benzo [a] pyrene	BaP	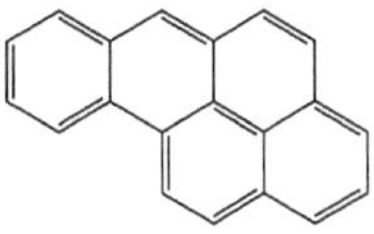	252	50-32-8	1
6	茚并 [1,2,3-cd] 芘★	indeno [1,2,3-cd] pyrene	IP	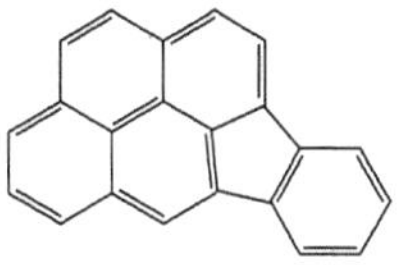	276	193-39-5	2B

序号	中文名称	英文名称	英文缩写	化学结构	分子量	CAS 号	IARC
7	二苯并 [a, h] 蒽★	dibenzo [a,h] anthracene	DBahA		278	53-70-3	2A
8	苯并 [g,h,i] 芘★	benzo [g,h,i] perylene	BghiP		276	191-24-2	3
9	苯并 [j] 荧蒽	benzo [j] fluoranthene	BjFA		252	205-82-3	2B
10	环戊并 [c,d] 芘	cyclopenta [c,d] pyrene	CPP		226	27208-37-3	2A
11	二苯并 [a,e] 芘	dibenzo [a,e] pyrene	DBaeP		302	192-65-4	3
12	二苯并 [a,h] 芘	dibenzo [a,h] pyrene	DBahP		302	189-64-0	2B
13	二苯并 [a,i] 芘	dibenzo [a,i] pyrene	DBaiP		302	189-55-9	2B
14	二苯并 [a,l] 芘	dibenzo [a,l] pyrene	DBalP		302	191-30-0	2A
15	5-甲基䓛	5-methyl chrysene	MCH		242	3697-24-3	2B
16	苯并 [c] 芴	benzo [c] fluorene	BcFL		216	205-12-9	3

14.1.2　限量管理

《食品安全国家标准　食品中污染物限量》（GB 2762—2017）中未对食品中多环芳烃的限量进行规定，仅对食品中苯并 [a] 芘的污染限量进行了规定 [3]。2011 年 8 月 19 日，欧盟委员会发布了 Regulation（EU）No 835/2011 法规 [4]，除了未对谷物及其制品进行规定外，其余 3 种食品中苯并 [a] 芘的卫生限值为 2.0 μg/kg，比我国《食品安全国家标准　食品中污染物限量》（GB 2762—2022）的规定要更严格。详见表 14-3、表 14-4。

表 14-3　食品中苯并 [a] 芘限量指标比较

编号	食品类别（名称）	中国限量/（μg/kg）	欧盟限量/（μg/kg）
1	谷物及其制品 稻谷 ª、糙米、大米、小麦、小麦粉、玉米、玉米面（渣）	2.0	—
2	肉及肉制品 熏、烧、烤肉类	5.0	2.0
3	水产动物及其制品 熏、烤水产品	5.0	2.0
4	油脂及其制品	10.0	2.0

注：稻谷 ª 表示以糙米计

表 14-4　欧盟食品中多环芳烃限量要求

编号	食品类别	限量/（μg/kg）	
		苯并 [a] 芘	苯并 [a] 芘、苯并 [a] 蒽、苯并 [b] 荧蒽、䓛 4 种之和，即 PAH4
1	用于人类直接消费或用作食品成分的油和脂肪（不包括可可脂和椰子油）	2.0	10.0
2	可可豆及其衍生品	5.0	30.0
3	直接消费或用作食品成分的椰子油	2.0	20.0
4	烟熏肉和烟熏肉制品	2.0	12.0
5	烟熏水产品和制品	2.0	12.0
6	烟熏西鲱和烟熏西鲱罐头；双壳贝类（新鲜冷藏或冷冻）；热处理肉和热处理肉制品	5.0	30.0
7	双壳贝类（烟熏）	6.0	35.0
8	婴幼儿谷物食品	1.0	1.0
9	婴儿奶粉和牛奶	1.0	1.0
10	婴儿特殊医疗目的的膳食	1.0	1.0

14.2　食品中多环芳烃分析方法进展

14.2.1　国内外检测标准比较

食品中 PAHs 检测要求样品前处理过程尽可能简单、快速、高效、污染少，以获得较高的准确度、精密度和灵敏度。国内现行有效的食品中多环芳烃的测定标准主要有 5 项 [5~9]，检测项目均针对 EPA 规定的 16 种多环芳烃，涉及的食品类别包括动植物油脂及其制品、水产品及其制品、肉及其制品、粮食及其制品等，主要采用的仪器为 GC-MS 和 HPLC 荧光检测器，前处理包括 GPC、皂化、固相萃取等，由于苊烯不产生荧光，因此 HPLC 只能检测 EPA 规定的 15 种多环芳烃。欧盟 EN 16619-2015 标准 [10] 采用 GC-MS 建立食品中苯并 [a] 蒽、䓛、苯并 [b] 荧蒽、苯并 [a] 芘（即 PAH4）的测定，各标准主要技术指标比较见表 14-5。

表 14-5　国内外食品中多环芳烃的测定标准比较

序号	标准名称	检测对象	前处理方法	检测仪器	定量限/检出限	备注
1	《植物油中多环芳烃的测定　气相色谱-质谱法》（GB/T 23213—2008）	EPA16	乙腈+丙酮提取，GPC 净化	GC-MS	检出限 1.0 μg/kg	3 种内标定量
2	《水产品中 16 种多环芳烃的测定》（SC/T 3042—2008）	EPA16	KOH/甲醇皂化，环己烷萃取，甲醇溶液清洗，硫酸溶液处理，硅胶柱净化	GC-MS	定量限 0.5～2.0 μg/kg（取样 50 g 最后定容 0.5 mL）	4 种内标
3	《动植物油脂 多环芳烃的测定　液相色谱法》（GB/T 24893—2010）	EPA15	乙腈+丙酮提取，C18 柱净化后再进行弗罗里硅土 SPE 净化	HPLC-FLD	定量限 0.2～1.0 μg/kg	不含苊烯
4	《出口食品中多环芳烃类污染物检测方法　气相色谱-质谱法》（SN/T4000—2014）	EPA16	乙腈提取、GPC 净化	GC-MS	定量限 5.0～10.0 μg/kg	2 种内标定量
5	《食品安全国家标准 食品中多环芳烃的测定》（GB 5009.265—2016）第一法	EPA15	正己烷提取，浓缩后乙腈提取，用 PSA+C18 基质固相分散法净化。油脂用正己烷、乙腈液液萃取，弗罗里硅土 SPE 净化	HPLC-FLD	定量限 1.0 μg/kg，检出限 0.3 μg/kg	不含苊烯
6	《食品安全国家标准 食品中多环芳烃的测定》（GB 5009.265—2016）第二法	EPA16	同上	GC-MS	定量限 1.8～3.3 μg/kg，检出限 0.6～1.1 μg/kg	外标定量
7	《食品中苯并 [a] 蒽、䓛、苯并 [b] 荧蒽、苯并 [a] 芘的气相色谱质谱法测定》（EN 16619—2015）	PAH4	加速溶剂萃取，凝胶色谱净化，硅胶固相萃取柱净化	GC/MS	定量限 0.9 μg/kg	4 种同位素内标

14.2.2　多环芳烃的提取

目前食品中 PAHs 的提取方法包括超声波提取、索氏提取、超临界萃取和加压溶剂萃取等，每种方法均有其一定优劣，可根据提取对象、成本、简便性、有机溶剂用量等做出适当的选择。

超声波提取法是通过超声波辐射压强产生的多级效应，使物质分子运动频率和速度增大，增强溶剂穿透力，以促进目标组分进入溶剂。此方法易操作、耗时短，对稳定性差的化合物不适用，PAHs 化学性质很稳定，该提取方法比较常用。索氏提取法最为经典，利用溶剂回流和虹吸原理，使样品与溶剂连续不断地接触，以提高提取效率，但耗时较长，不适合大批量样品的检测，对于液体样品或者含水量比较高的样品需要用硅藻土或者无水硫酸钠作为载体，常作为评价其他方法的对照。超临界萃取以超临界流体作为萃取剂，主要是 CO_2，通过对压力和温度的调控加大目标物的溶解以实现萃取过程，因对设备要求高、装置复杂且存在危险，应用较少。加压溶剂萃取是利用高温高压来增强物质的溶解度和扩散效率以实现快速、高效提取，欧盟 EN 16619-2015 标准中就采用加压溶剂萃取来提取食品中的 PAH4。

食品中 PAHs 提取溶剂主要有正己烷、二氯甲烷、乙腈、丙酮、环己烷-乙酸乙酯等，提取时要考虑样品的分散，使样品与溶剂充分接触。对总膳食样品中 PAHs 提取影响比较大的因素主要是样品的水分、油脂含量，经过食物加工烹饪，部分样品油脂含量较高，对于谷物、豆类、薯类、肉类、蛋、水产品、蔬菜油脂含量高的总膳食样品，用无水硫酸钠脱水后用环己烷-乙酸乙酯涡旋提取，而水果、饮料、酒类等油脂含量低的总膳食样品用环己烷-乙酸乙酯涡旋提取，糖用水溶解后再提取；乳制品则采用《食品安全国家标准　食品中脂肪的测定》（GB 5009.6—2016）中的第四法用碱水解后用乙醚、石油醚提取，乳制品提取过程要注意防止乳化。

14.2.3　多环芳烃的净化

PAHs 是由两个以上苯环组成的芳烃类化合物，极性较弱，大多数化合物化学性质较为稳定，如耐酸、碱，因此有文献报道用硫酸处理、碱皂化来除去杂质，但也有少数多环芳烃例外，如苯并 [c] 芴对强碱不稳定。

食品中 PAHs 限量要求比较低，净化是很关键的一个步骤。有机溶剂提取 PAHs 过程中，通常会将脂类等其他易溶组分同时溶出，如提取物含有大量的油脂、色素、烷烃类化合物等，对测定干扰很大，影响检测结果。对于 PAHs 的净化主要有凝胶色谱、柱层析、固相萃取净化以及 QuEChERS 净化等。对于简单基质的样品，一种净化方法或者一种净化柱就可以满足样品净化要求，但是对于复杂基质，如熏烤食品基质、烹饪食品基质，存在干扰问题，因此需要将几种方法结合，如表 14-5 ～表 14-6 所列。

凝胶色谱净化可以除去加工食品中的油脂、色素，在 PAHs 净化中常被用到，特别是凝胶色谱和自动浓缩相结合后，可以实现自动化，节约了大量时间。但该技术由于设备要求较高、试剂用量大，不适合大批量样品检测，难以推广应用，且单一凝胶色谱净化对于复杂基质仍有干扰，需要进一步用硅胶柱净化。

早期柱层析净化弗罗里硅土（florisil）、氧化铝、硅胶和 C_{18} 柱净化使用比较多，且效果较好。现在柱层析被相应的固相萃取柱所代替，且选择性较多，可以串联使用，特别是全自动固相萃取装置的使用，大大减少了人工操作，实现了自动化。近几年随着材料化学的不断发展，新型的固相萃取填料不断出现，如针对苯并 [a] 芘、PAHs 的分子印迹柱、苯乙烯-二乙烯基苯共聚物等特异性比较高的净化填料的出现，使得 PAHs 的净化效果大大提升。这些材料可对 PAHs 等目标分子实施特异性识别，同时达到分离、净化以及富集处理的效果，简化了萃取过程、节省了溶剂、重现性好、回收率高，减少了有机溶剂对操作人员和环境的影响。新型材料的应用势必有利于复杂基质中 PAHs 的净化，减少干扰，降低基质效应。

食品中 PAHs 经提取、净化后，由于 PAHs 浓度较低，需进行浓缩。常用的浓缩方法主要有旋转蒸发、高纯氮等惰性气体吹脱浓缩，旋转蒸发用于溶剂体积较多情况下，而氮吹则用于体积较少情况下，前者通过冷凝水回收溶剂，相对比较环保。后者通过控制温度和气体流速，可同时浓缩几十个样品，大大提高了浓缩效率，应用非常广泛。但两者均存在设备、样品前后交叉污染的问题，特别是对 PAHs 这类无处不在的化合物。全自动真空浓缩装置可以避免设备引起的污染，通过红外加热、真空浓缩除去有机溶剂，且最多可以同时浓缩几十份样品，非常适合大批量有机污染物样品的浓缩，缺点是需要特定的浓缩设备。

14.2.4　多环芳烃仪器分析

食品中 PAHs 的仪器分析方法主要有：高效液相色谱-荧光检测法（HPLC-FLD）和气相色谱-质谱（GC-MS）法。大部分 PAHs 具有刚性平面结构，在合适波长激发下，会产生较强的荧光。液相色谱荧光检测法具有灵敏度高、选择性好、方法简便等优点，广泛应用于 PAHs 的定量分析。但对于 16 种 EU-PAHs，其中环戊并 [c,d] 芘无荧光，苯并 [j] 荧蒽灵敏度低，只能检测 14 种化合物。另外，如果待分析的 PAHs 处在复杂的基质中（如熏烤水产品），且同时检测种类繁多、结构相似的同分异构体，液相色谱荧光检测法则可能分离困难，难以准确定性、定量分析。但对于普通食品，液相色谱荧光检测法是成本低、实用性强的 PAHs 检测方法。

GC-MS 选择离子监测法选择性强、灵敏度高，可除去大量干扰物质，得到的结果较为可靠。PAHs 化学结构稳定，分子离子峰非常明显，随着同位素稀释技术的应用，方法定性、定量准确，如苯并 [a] 芘分子量为 252，监测离子基峰（m/z）为 252，其同位素内标 D_{12}-苯并 [a] 芘，分子量为 264，监测离子基峰（m/z）为 262。GC-MS 法一般能分析 6 个苯环以内的 PAHs，环数越多，沸点越高，越难以挥发。但 PAHs 种类多，且同分异构体在质谱仪中离子碎片和丰度相似，峰形可能重叠，导致分离效果不理想，如苯并 [b] 荧蒽、苯并 [k] 荧蒽、苯并 [j] 荧蒽在 DB-5MS 柱上不能完全分离，相互之间有干扰，导致定量不准确，但目前有专一性较强的色谱柱用于 PAHs 的分离，可以克服分离中遇到的问题，如 DB-EUPAH 柱就能较好分离苯并 [b] 荧蒽、苯并 [k] 荧蒽、苯并 [j] 荧蒽三个同分异构体，这也是衡量色谱分离效果很重要的指标。另外四环及以上高沸点 PAHs 分析温度过高，接近分析柱的极限温度，易造成柱损伤，从而缩短了分析柱和仪器的使用寿命，降低了分析的灵敏度和精确度，一般的色谱柱难以耐受高温，随着分析频率的增加，柱效下降影响分离效果，需要用耐高温的色谱柱来进行分离。

PAHs 是最早被发现和研究的致癌化合物，已知的有 400 多种化合物，PAHs 也越来越受到社会的关注。随着监测要求的提高，对 PAHs 检测方法灵敏度要求越来越高，需要有分离度更好、灵敏度更高的仪器。二维液相色谱、二维气相色谱用于 PAHs 的分离，能够分离较多的 PAHs。另外随着气相色谱-三重四极杆质谱仪（GC-MS/MS）的推广，其也已用于 PAHs 的检测，使得方法灵敏度更高，抗干扰能力更强，定性、定量更加准确。

14.2.5　总膳食研究中多环芳烃的测定

总膳食研究样品中 PAHs 的分析在国外早已开展，如英国[11]、西班牙[12]、意大利[13]、荷兰[14]、澳大利亚[15]、法国[16] 等，2018 年我国首次开展膳食样品中 PAHs 的检测。由于总膳食样品中 PAHs 的含量较低，因此对检测要求比较高，现将文献报道的国外膳食样品中 PAHs 的检测技术进行比较，见表 14-6。

表 14-6　各国膳食样品中多环芳烃的检测技术

国家及年份	化合物	前处理	净化	仪器分析方法	灵敏度
英国，1979 年	荧蒽等 11 种 PAHs	50 g 样品，皂化后异辛烷提取	硅胶柱净化	HPLC-FLD、内标法	检出限为 0.002 ～ 0.50 μg/kg
西班牙，2010 年	萘等 16 种 EPA 优控 PAHs	加压溶剂萃取	—	GC-MS、内标法	检出限为 0.3 ～ 1.5 μg/kg
意大利，1985 ～ 1988 年	荧蒽等 9 种 PAHs	50 g 样品，皂化后异辛烷提取	N,N-二甲基甲酰胺与异辛烷液液分配净化	HPLC-FLD、内标法	—
荷兰，1984 ～ 1986 年	荧蒽等 17 种 PAHs	20 g 样品，皂化后环己烷提取	硅胶柱净化	HPLC-FLD	检出限为 0.3 ～ 2.0 μg/kg
澳大利亚，2004 年	萘等 20 种 PAHs	皂化后有机溶剂提取	硅胶柱净化	HRGC-HRMS、内标法	检出限为 0.0003 ～ 30 μg/kg
法国，2007 ～ 2009 年	苯并 [c] 芴等 16 种欧盟优控 PAHs	加压溶剂萃取	ENVI Chrom-P 柱净化	GC-MS/MS、内标法	检出限固体为 0.008 ～ 0.017 μg/kg、液体为 0.001 ～ 0.080 μg/L

注：—表示没有提到

2018 年我国首次开展总膳食样品中 PAHs 的检测，基于总膳食样品经过食品加工烹饪含有大量油脂，因此采用有机溶剂提取、皂化加固相萃取净化后进行 GC-MS 分析，同位素内标法定量。由于 PAHs 无处不在，本研究对空白控制等质量控制进行了规定。本章以下主要介绍中国第六次总膳食研究中采用的 16 种 EU-PAHs 的测定方法。

14.3　总膳食样品中 16 种 EU-PAHs 的测定标准操作方法

14.3.1　适用范围

本程序适用于总膳食调查样品中 16 种 EU-PAHs 的 GC-MS 测定，16 种 EU-PAHs 包括苯并 [c] 芴、苯并 [a] 蒽、环戊并 [c,d] 芘、䓛、5-甲基䓛、苯并 [b] 荧蒽、苯并 [k] 荧蒽、苯并 [j] 荧蒽、苯并 [a] 芘、茚并 [1,2,3-cd] 芘、二苯并 [a,h] 蒽、苯并 [g,h,i] 苝、二苯并 [a,l] 芘、二苯并 [a,e] 芘、二苯并 [a,i] 芘、二苯并 [a,h] 芘。

本程序适用于总膳食调查样品中 16 种 EU-PAHs 的测定。当总膳食调查样品取样 10.0 g 时，本程序 16 种 EU-PAHs 定量限为 0.05 μg/kg，检出限为 0.02 μg/kg。

14.3.2 原理

总膳食调查样品用环己烷-乙酸乙酯（1∶1）混合溶剂提取，皂化，经 EU 多环芳烃专用净化柱净化浓缩后，GC-MS 测定，内标法定量。

14.3.3 试剂与材料

1. 试剂

乙酸乙酯（色谱纯）、丙酮（色谱纯）、环己烷（色谱纯）、异辛烷（色谱纯）、氢氧化钾（分析纯）、无水硫酸钠（分析纯，用前在 400℃下烘烤 2 h 后放干燥器内）、无水乙醇（分析纯）。

2. 净化柱

EU 多环芳烃净化柱或等同净化柱：规格为 300 mg/6mL（苯乙烯-二乙烯基苯共聚物）。

3. 标准品

16 种 EU-PAHs 环己烷标准溶液（10 μg/mL）：购自 Dr.Ehrenstorfer GmbH，−18℃ 避光保存；具体化合物见表 14-7。

16 种 PAHs 环己烷内标溶液（100 μg/mL）：购自 Dr.Ehrenstorfer GmbH，−18℃ 避光保存，具体化合物见表 14-7，本方法用其中 7 种。

4. 试剂及标准溶液配制

0.3 mol/L 氢氧化钾乙醇溶液：称取 1.68 g 氢氧化钾，用 100 mL 无水乙醇超声溶解，现配现用；1.5 mol/L 氢氧化钾乙醇溶液：称取 8.40 g 氢氧化钾，用 100 mL 无水乙醇超声溶解；环己烷-乙酸乙酯（1∶1，$V∶V$）提取液：取环己烷和乙酸乙酯等体积混合后待用；二氯甲烷-乙酸乙酯（1∶1，$V∶V$）洗脱液：取二氯甲烷和乙酸乙酯等体积混合后待用；丙酮-异辛烷（1∶1，$V∶V$）定容液：取丙酮和异辛烷等体积混合后待用；0.2 μg/mL 16 种 EU-PAHs 标准使用液：吸取 0.2 mL 10 μg/mL 16 种 EU-PAHs 环己烷标准溶液，用丙酮-异辛烷（1∶1，$V∶V$）定容至 10 mL，4℃ 避光保存；0.2 μg/mL 16 种 PAHs 内标使用液：吸取 0.1 mL 100 μg/mL 16 种 PAHs 环己烷内标溶液，用丙酮-异辛烷（1∶1，$V∶V$）定容至 50 mL，4℃ 避光保存。

14.3.4 仪器与设备

气相色谱质谱联用仪（EI 源）；EZ-2 真空浓缩装置；离心机：最低转速 10 000 r/min，配相应离心管；锥底试管、滴管等玻璃仪器。

14.3.5　分析步骤

1. 样品制备

总膳食调查样品由国家食品安全风险评估中心提供，−18℃冷冻保存。

2. 提取

总膳食调查样品 4℃解冻，混合均匀后取样分析。

1）水果、糖、饮料、酒类等油脂含量低的总膳食样品

水果、糖、饮料、酒类等油脂含量低的总膳食样品称取 10.00 g（精确至 0.01 g）试样于 50 mL 具塞离心管中，（糖 10.00 g 先用 20 mL 水溶解），加入 50 μL 0.2 μg/mL 16 种 PAHs 内标使用液、15 mL 环己烷-乙酸乙酯（1∶1，V/V）混合溶剂，涡旋震荡 3 min 后，以 10 000 r/min 离心 3 min，吸取上层有机相至离心管中，在 35℃用 EZ-2 真空浓缩仪除去有机溶剂。加入 5 mL 0.3 mol/L 氢氧化钾乙醇溶液，超声溶解，室温放置 5 min 后，加 4 mL 水、5 mL 正己烷，涡旋提取 2 min，以 10 000 r/min 离心 2 min，上层正己烷提取液待净化。

2）谷物、豆类、薯类、肉类、蛋、水产品、蔬菜等油脂含量高的总膳食样品

谷物、豆类、薯类、肉类、蛋、水产品、蔬菜等油脂含量高的总膳食样品称取 10.00 g（精确至 0.01 g）试样于 50 mL 具塞离心管中，加入 50 μL 0.2 μg/mL 16 种 PAHs 内标使用液、20.0 g 无水硫酸钠（注意要分散，不要结块，脱水不够影响提取效果）、20 mL 的环己烷-乙酸乙酯（1∶1，V/V）混合溶剂，涡旋震荡 3 min 后，超声 15 min，以 10 000 r/min 离心 3 min，吸取上层有机相至离心管中，在 35℃用 EZ-2 真空浓缩仪除去有机溶剂。加 5 mL 1.5 mol/L 氢氧化钾乙醇溶液，超声溶解，70℃水浴放置 3 min，取出冷却后加 4 mL 水、5 mL 正己烷，涡旋 2 min，以 10 000 r/min 离心 2 min，上层正己烷提取液待净化。

3）乳制品

乳制品称取 10.00 g（精确至 0.01 g）于 50 mL 具塞离心管中，加入 50 μL 0.2 μg/mL 16 种 PAHs 内标使用液、加 2 mL 氨水充分混匀，在 65±5℃水浴中放置 10 min，取出冷却至室温，加入 10 mL 无水乙醇，缓慢混匀，加入 8 mL 无水乙醚，漩涡振荡 5 min，再加入 8 mL 石油醚，漩涡振荡 5 min，10 000 r/min 下离心 5 min，吸出上层有机相至离心管中，在 35℃用 EZ-2 真空浓缩仪除去有机溶剂。加 5 mL 1.5 mol/L 氢氧化钾乙醇溶液，超声溶解，70℃水浴放置 3 min，取出冷却后加 4 mL 水、5 mL 正己烷，涡旋 2 min，以 10 000 r/min 离心 2 min，上层正己烷提取液待净化。

3. 净化

在 EU 多环芳烃专用净化柱上加 1.0 g 无水硫酸钠，依次用 3 mL 二氯甲烷、3 mL 正己烷淋洗柱子，活化结束后吸取正己烷提取液转移到净化柱上，待过柱后，用 4 mL 正己烷淋洗除杂，最后用 5 mL 二氯甲烷-乙酸乙酯（1∶1，V∶V）洗脱收集于 10 mL 锥底玻璃试管内，在 35℃用 EZ-2 真空浓缩仪除去有机溶剂，加 0.05 mL 丙酮-异辛烷（1∶1，

V ：V）定容液超声溶解残留物，转移至锥形进样瓶中，待 GC/MS 分析。

4. 测定

1）仪器参考条件

（1）气相色谱条件

DB-PAHEU 毛细管色谱柱（货号：121-9627）：20 m（长）×0.18 mm（内径）×0.14 μm（膜厚）或相当色谱柱；进样口温度：250℃；柱温：初温 80℃，保持 2 min，以 10℃/min 升至 250℃，保持 2 min，以 8℃/min 升至 315℃，保持 5 min，最后以 20℃/min 升至 320℃，保持 5 min。载气：氦气，纯度 ≥ 99.999%；进样体积 2 μL，不分流进样，溶剂延迟时间为 16.5 min。流量程序：0.8 mL/min 保持 32 min，再以 5 mL/min 从 0.8 mL/min 升至 1.5 mL/min，至结束。

（2）质谱条件

电离模式：电子轰击电离源，能量为 70 eV，自动调谐后电子倍增器电压加 200 V；四极杆温度：150℃；离子源温度：280℃；传输线温度：300℃；溶剂延迟：18 min；进样方式：不分流进样；进样量：2 μL；测定方式：选择离子监测方式（SIM）采集；监测离子见表 14-7。

表 14-7 16 种 EU-PAHs 及内标参考色谱质谱参数

序号	名称	英文缩写	分子量	保留时间/min	监测离子（m/z）	内标	内标保留时间/min	内标监测离子（m/z）
1	苯并 [c] 芴	BcFL	216	19.89	213、215、216*	D$_{12}$-苯并 [a] 蒽	22.78	236、240*
2	苯并 [a] 蒽	BaA	228	22.87	226、228*、229			
3	环戊并 [c,d] 芘	CPP	226	23.12	224、226*、227			
4	䓛	CHR	228	23.21	226、228*、229	D$_{12}$-䓛	23.06	236、240*
5	5-甲基䓛	MCH	242	24.67	239、241、242*			
6	苯并 [b] 荧蒽	BbFA	252	26.54	250、252*、253			
7	苯并 [k] 荧蒽	BkFA	252	26.61	250、252*、253	D$_{12}$-苯并 [b] 荧蒽	26.47	260、264*
8	苯并 [j] 荧蒽	BjFA	252	26.68	250、252*、253			
9	苯并 [a] 芘	BaP	252	27.75	250、252*、253	D$_{12}$-苯并 [a] 芘	27.85	260、264*
10	茚并 [1,2,3-cd] 芘	IP	276	30.76	274、276*、277	D$_{12}$-茚并 [1,2,3-cd] 芘	30.78	284、288*
11	二苯并 [a,h] 蒽	DBahA	278	30.91	276、278*、279	D$_{14}$-二苯并 [a,h] 蒽	30.81	288、292*
12	苯并 [g,h,i] 芘	BghiP	276	32.02	274、276*、277			
13	二苯并 [a,l] 芘	DBalP	302	37.32	300、302*、303			
14	二苯并 [a,e] 芘	DBaeP	302	39.12	300、302*、303	D$_{12}$-苯并 [g,h,i] 芘	31.90	284、288*
15	二苯并 [a,i] 芘	DBaiP	302	40.41	300、302*、303			
16	二苯并 [a,h] 芘	DBahP	302	41.21	300、302*、303			

* 为定量离子

2）标准曲线的制作

取 5 个 1 mL 锥底进量瓶，分别加 50 μL 0.2 μg/mL16 种 PAHs 内标使用液，再分别加入 5 μL、10 μL、20 μL、50 μL、100 μL 0.2 μg/mL 16 种 EU-PAHs 标准使用液，制备成含 1.0 ng、2.0 ng、4.0 ng、10.0 ng、20.0 ng 的标准溶液（含 10.0 ng 内标溶液），临用时配制，供 GC-MS 分析后绘制标准曲线［质量比（X）–面积比（Y）］，线性范围为 1.0 ～ 20.0 ng。

3）空白实验

在 50 mL 具塞离心管中，加入 20.0 g 无水硫酸钠、50 μL 0.2 μg/mL16 种 PAHs 内标使用液、20 mL 的环己烷-乙酸乙酯（1∶1，V/V）混合溶剂，按照步骤 14、3、5 进行提取、皂化、净化测定，获得空白实验含量（N_{i0}）。

4）质量控制

为了保证分析结果的准确，要求每批样品至少做一个加标回收实验，采用低本底样品加标 0.2 μg/kg（即 10 g 样品加 10 μL 0.2 μg/mL16 种 EU-PAHs 标准使用液），同时采用低浓度 PAHs FAPAS TQ0671 可可脂进行质控跟踪。

5）测定

将试样溶液同标准溶液一起进行测定，根据测定液中 EU-PAHs 的含量（N_i）计算试样中相应多环芳烃的含量（X_i）。

5. 结果计算

试样中 EU-PAHs 含量（X_i）按式（14-1）计算。

$$X_i = \frac{\left(N_i - N_{i0}\right) \times 1000}{m \times 1000} \tag{14-1}$$

式中，X_i 表示试样中多环芳烃 i 的含量，单位为微克每千克（μg/kg）；N_i 表示试样溶液中多环芳烃 i 的峰面积与对应内标色谱峰的峰面积比值对应的质量，单位为纳克（ng）；N_{i0} 表示空白实验溶液中多环芳烃 i 的峰面积与对应内标色谱峰的峰面积比值对应的质量，单位为纳克（ng）；m 表示试样的取样量，单位为克（g）；1000 为换算系数。

计算结果以重复性条件下获得的两次独立测定结果的算术平均值表示，保留两位有效数字（或小数点后两位）。

6. 精密度

在重复性条件下获得的两次独立测定结果的绝对差值不得超过算术平均值的 20%。

7. 多环芳烃检测典型图谱

总膳食样品中多环芳烃检测典型图谱见图 14-1 ～图 14-16。

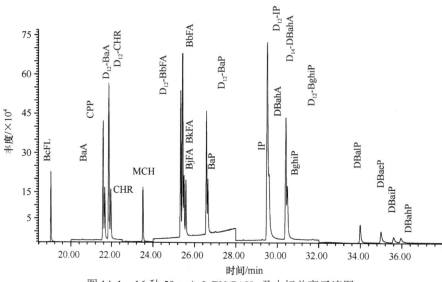

图 14-1 16 种 50 ng/mL EU-PAHs 及内标总离子流图

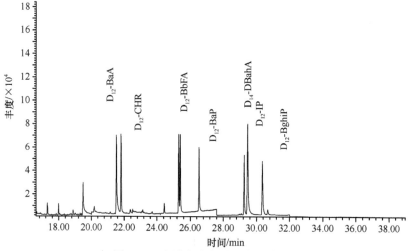

图 14-2 方法空白实验总离子流图

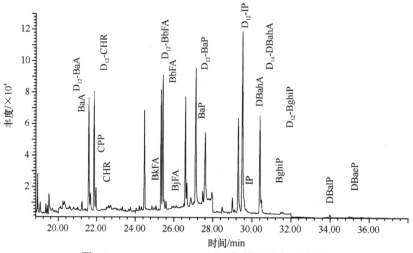

图 14-3 FAPAS TQ0671 可可脂检测总离子流图

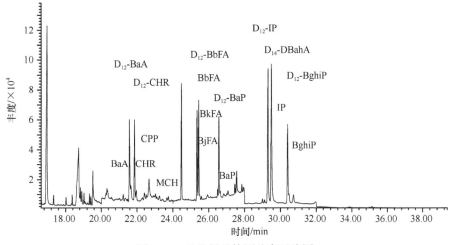

图 14-4　谷物样品检测总离子流图

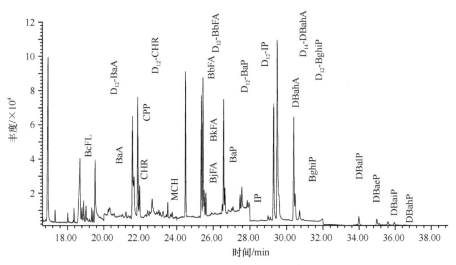

图 14-5　谷物样品加标 0.2 μg/kg 总离子流图

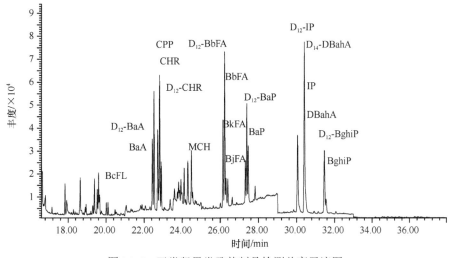

图 14-6　豆类坚果类及其制品检测总离子流图

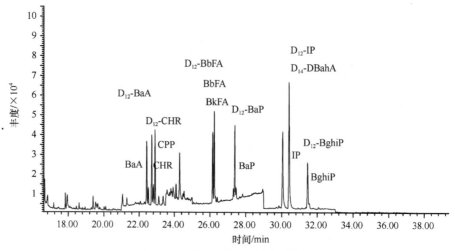

图 14-7 薯类制品检测总离子流图

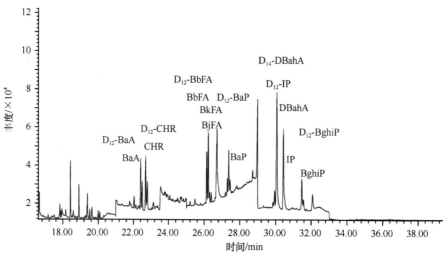

图 14-8 肉类制品检测总离子流图

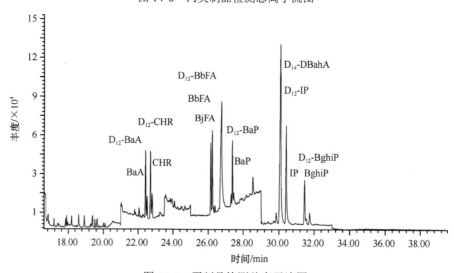

图 14-9 蛋制品检测总离子流图

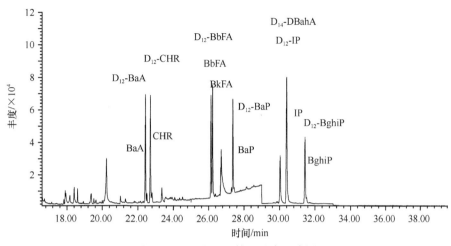

图 14-10　水产制品检测总离子流图

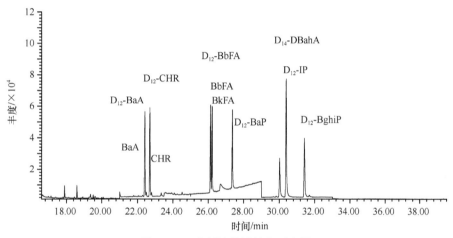

图 14-11　乳制品检测总离子流图

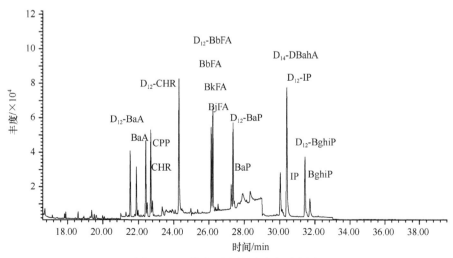

图 14-12　蔬菜制品检测总离子流图

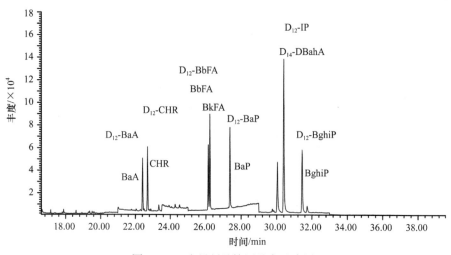

图 14-13　水果制品检测总离子流图

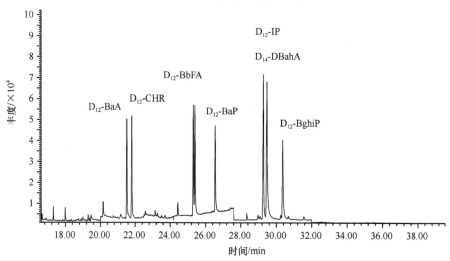

图 14-14　红糖检测总离子流图

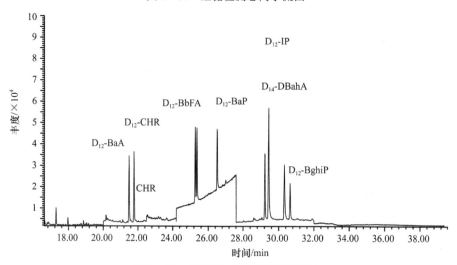

图 14-15　饮料及水检测总离子流图

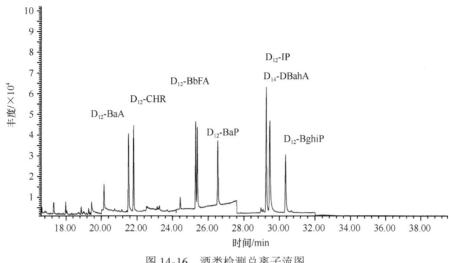

图 14-16 酒类检测总离子流图

14.4 方法性能的验证与评价

14.4.1 样品提取

本次总膳食调查样品主要包括谷类及其制品、豆类及其制品、薯类及其制品、肉类及其制品、蛋及蛋制品、水产及其制品、乳及其制品、蔬菜及其制品、水果类及其制品、糖及糖制品（白砂糖、红糖）、饮料及水、酒类十二大类食品样品，样品水分、脂肪含量差异非常大，参考《食品安全国家标准 食品中多环芳烃的测定》（GB 5009.265—2016）、法国总膳食调查方法对不同样品进行分类提取。十二大类食品样品分成固体样品、液体样品，以及乳及其制品三大类样品进行提取。

总膳食调查固体样品在样品制备中加入了一定量水，提取时如果水分含量高不利于有机溶剂的渗透提取，参考《食品安全国家标准 食品中指示性多氯联苯含量的测定》（GB 5009.190—2014）用无水硫酸钠与样品混匀进行脱水、分散来提高有机溶剂的提取率。液体样品可以用有机溶剂直接提取，糖制品（白砂糖、红糖）用水溶解后与液体样品一起提取；乳及其制品参考《食品安全国家标准 食品中脂肪的测定》（GB 5009.6—2016）第三法——碱水解法提取，获得了较好效果。

通过实际样品谷类及其制品、肉类及其制品、饮料及水加标准溶液到 1.0 μg/kg，比较了正己烷、正己烷/二氯甲烷（9∶1，$V∶V$）、二氯甲烷、环己烷/乙酸乙酯（1∶1，$V∶V$）4 种有机溶剂的提取效果，差异并不大，样品加标回收率在 60%～120%，结合 2018 年国家《食品安全风险监测手册》中多环芳烃检测方法的应用情况，最终选择环己烷/乙酸乙酯（1∶1，$V∶V$）作为样品提取溶剂，环己烷/乙酸乙酯（1∶1，$V∶V$）同时为凝胶色谱净化常用试剂，法国总膳食调查方法中也是用环己烷/乙酸乙酯（1∶1，$V∶V$）作为样品提取溶剂。

14.4.2　样品净化

总膳食调查样品中多环芳烃含量低，基质复杂，干扰因素太多，特别是样品经过烹饪加工后非常复杂，如豆类、肉类、蛋、水产品、蔬菜，油脂、色素含量高，严重影响后续测定，需要很好的净化方法。目前的净化方法包括皂化、凝胶色谱、固相萃取等，实际操作过程往往将多种净化方法结合。凝胶色谱净化因为需要特殊设备、试剂用量大，且不适合大批量样品检测，因此没有采用。各国膳食样品中多环芳烃的检测技术（表14-6）中多采用碱皂化法进行样品净化，因此本次调查对提取物采用碱皂化和固相萃取相结合的方法进行净化。

1. 皂化

1）皂化碱液浓度

据文献报道，皂化多用于食品中多环芳烃的初步净化，皂化的碱液包括 2 mol/L KOH/甲醇溶液、2 mol/L KOH/无水乙醇溶液，皂化温度为 70℃。实际发现部分油脂经过 2 mol/L KOH/甲醇溶液皂化后，溶液冷却后出现凝胶状，加入正己烷提取即使离心也难以分层，2 mol/L KOH/无水乙醇溶液则不会出现该状况；2 mol/L KOH/无水乙醇溶液由于 KOH 浓度高，油脂难以溶解，因此本方法采用 1.5 mol/L KOH/无水乙醇溶液，但对于低油脂含量的样品，采用 0.3 mol/L KOH/无水乙醇溶液室温放置皂化即可。

2）皂化时间

皂化主要是除去食品提取物中脂肪、酸性化合物、部分色素等干扰物质，主要针对谷类及其制品、豆类及其制品、薯类及其制品、肉类及其制品、蛋及蛋制品、水产及其制品、乳及其制品、蔬菜及其制品八大类食品样品。通过比较 1.0 g 油脂在 70℃水浴中用 5 mL 1.5 mol/L KOH/无水乙醇溶液分别皂化 2 min、3 min、4 min、5 min，结果显示皂化 3 min 以上，能达到皂化除脂效果，因此选择皂化时间 3 min。另外，如果样品中油脂含量太高（大于 1 g），可以降低取样量或者分出 1 g 油脂，测定结果不受影响。如果实际样品中脂肪含量低，可以降低皂化时间，也可在室温条件下用 5 mL 0.3 mol/L KOH/无水乙醇溶液皂化 5 min 即可。皂化完成后，加入水和正己烷，即可离心分层，多环芳烃进入正己烷相后待进一步净化。

2. 固相萃取净化

皂化后的正己烷提取物，还含有胡萝卜素、甾醇、脂肪醛、烷烃等干扰物，共存杂质会严重干扰目标化合物的分析，所以进一步净化是必需的。凝胶渗析色谱净化系统根据分子排阻色谱原理可有效去除大分子干扰物质，收集多环芳烃，但对复杂基质单一凝胶渗透色谱法净化效果不理想，需要进一步柱层析或固相萃取净化。

目前食品中多环芳烃净化的固相萃取柱包括硅胶柱、弗罗里硅土柱、C$_{18}$柱、苯乙烯-二乙烯基苯共聚物柱、多环芳烃分子印迹柱等，相对来说，苯乙烯-二乙烯基苯共聚物柱、多环芳烃分子印迹柱对多环芳烃有选择性，对低含量的样品有较好的净化效果，硅胶柱、弗罗里硅土柱、C$_{18}$柱属于通用固相萃取柱，对复杂基质中 16 种多环芳烃的净化均不能达到理想效果，净化后仍有干扰。朱琳等[17]报道使用多环芳烃分子印迹柱净化后，仍然需要采用基质匹配定量，实际操作不可行。许婷等[18]报道将多环芳烃分子印迹柱串联石墨化炭黑，该方法实际操作难度大，特别是石墨化炭黑对多环芳烃的吸附性非常强，难以洗脱。本书作者曾按照多环芳烃分子印迹柱生产企业提供的方法对复杂的植物油进行净化测试，基质增强效应明显，且杂质仍有干扰，但今后多环芳烃分子印迹柱净化技术仍是研究方向。

Jung 等[19]采用 SDB-L 苯乙烯-二苯乙烯基苯共聚物柱测定油脂中 15 种 EU-PAHs，净化效果较好，聚合物对多环芳烃有选择性吸附，法国总膳食调查也采用该净化柱，因此本方法也采用该净化柱，净化效果不错，使方法灵敏度达到了预期目标。

样品皂化后的正己烷提取物，含有烷烃、色素等，都会对 EU-PAHs 测定形成干扰，影响方法灵敏度和准确度，因此需要优化净化条件，尽量除去干扰物质。

1）正己烷除杂

皂化后正己烷提取物中的 16 种 EU-PAHs 都可以被 EU-PAHs 净化柱所吸附，先用低极性的正己烷淋洗除去烷烃类化合物、部分色素，而 16 种 EU-PAHs 及其内标不被洗脱，用二氯甲烷和正己烷混合增加极性来除杂，发现 5 mL 5% 二氯甲烷/正己烷就可以把部分 16 种 EU-PAHs 洗脱，如 BaA 洗脱近 15.6%，因此确定正己烷提取液过柱后用 5 mL 正己烷淋洗除杂，可以除去大部分色素、脂肪等。

2）洗脱

苯乙烯-二苯乙烯基苯聚合物对 EU-PAHs 有一定的吸附作用，且随着多环芳烃中苯环的增加，吸附能力增强，对 6 个苯环的化合物吸附性最强，用 5 mL 二氯甲烷洗脱，16 种 EU-PAHs 中二苯并 [a,e] 芘、二苯并 [a,h] 芘、二苯并 [a,i] 芘、二苯并 [a,l] 芘洗脱率较低，只有 43.3% ~ 56.7%，用乙酸乙酯和二氯甲烷混合增加极性，洗脱率增加，当乙酸乙酯和二氯甲烷比例为 1：1（V/V）时，5 mL 混合溶剂即可以将 16 种 EU-PAHs 洗脱，绝对洗脱率均在 90% 以上。因此本方法确定用 5 mL 乙酸乙酯和二氯甲烷（V：V，1：1）混合溶剂作为洗脱溶剂，对杂质去除率较高，样品验证净化效果较好，同时多环芳烃回收率较高。

3）基质效应考察

实际样品谷类及其制品、肉类及其制品、饮料及水按照本方法提取、皂化、固相萃取柱前处理制备成空白基质，然后加入 2.0 ng 16 种 EU-PAHs 多环芳烃标准品、10.0 ng 内标制成标准溶液（100 μL 体积），与纯溶剂配制的等量标准溶液一起进行分析，比较峰面积以及含量结果。16 种 EU-PAHs 标准与内峰面积比值在 0.82 ~ 1.18，内标矫正后比值在 0.92 ~ 1.08，因此本方法净化效果良好，同时采用 7 种内标可以准确定量。

14.4.3　方法准确度

对代表性基质样品谷类及其制品、肉类及其制品、饮料及水进行 0.05 μg/kg、0.5 μg/kg、5.0 μg/kg 三个浓度加标回收实验，实验结果见表 14-8 ~ 表 14-10。

表 14-8 谷类及其制品加标回收实验

化合物	加标 0.05 μg/kg	加标 0.5 μg/kg	加标 5.0 μg/kg
	平均回收率/%	平均回收率/%	平均回收率/%
BcFL	62.4	67.1	71.8
BaA	74.9	107.1	102.1
CPP	83.0	85.6	88.6
CHR	82.8	86.7	103.7
MCH	76.4	85.1	89.1
BbFA	81.9	92.5	101.5
BkFA	82.3	91.6	101.8
BjFA	86.6	92.1	102.1
BaP	82.5	90.1	97.1
IP	76.1	81.3	111.3
DBahA	75.4	84.8	94.2
BghiP	80.3	94.2	95.2
DBalP	122.5	117.6	115.6
DBaeP	116.6	115.3	110.3
DBaiP	114.8	112.4	108.4
DBahP	113.2	115.6	106.6

表 14-9 肉类及其制品加标回收实验

化合物	加标 0.05 μg/kg	加标 0.5 μg/kg	加标 5.0 μg/kg
	平均回收率/%	平均回收率/%	平均回收率/%
BcFL	54.6	61.4	68.5
BaA	65.3	67.7	89.4
CPP	72.5	81.2	84.6
CHR	74.3	84.6	105.3
MCH	62.1	83.2	92.5
BbFA	76.3	85.4	91.4
BkFA	72.4	81.6	90.5
BjFA	74.5	82.7	93.4
BaP	69.5	86.4	98.4
IP	73.1	78.2	88.3
DBahA	72.4	76.3	85.3
BghiP	80.3	84.7	93.2
DBalP	125.2	114.3	119.2
DBaeP	122.4	110.5	114.3
DBaiP	117.6	111.7	112.4
DBahP	116.4	113.6	105.6

表 14-10　饮料及水加标回收实验

化合物	加标 0.05 μg/kg	加标 0.5 μg/kg	加标 5.0 μg/kg
	平均回收率/%	平均回收率/%	平均回收率/%
BcFL	66.1	72.4	77.9
BaA	69.5	85.1	92.3
CPP	79.3	89.6	94.2
CHR	72.4	93.2	106.5
MCH	73.5	82.4	89.3
BbFA	78.5	88.4	106.4
BkFA	77.4	87.3	105.7
BjFA	76.8	86.2	107.1
BaP	89.2	93.1	104.3
IP	83.4	86.2	94.3
DBahA	75.7	83.8	87.4
BghiP	81.7	87.4	89.2
DBalP	114.6	107.4	111.8
DBaeP	112.8	103.2	110.4
DBaiP	107.5	115.6	105.1
DBahP	112.1	108.6	107.8

本方法 16 种 EU-PAHs 含量在 1.0 ～ 20.0 ng（含 10.0 ng 内标），7 种内标选择以相近相似为原则，具体参考表 14-7。16 种 EU-PAHs 线性关系良好，相关系数均在 0.995 以上，低本底样品加标 0.05 μg/kg，苯并 [c] 芴对碱不稳定，回收率在 50% 左右，二苯并 [a,l] 芘、二苯并 [a,e] 芘、二苯并 [a,i] 芘、二苯并 [a,h] 芘相对灵敏度较低，且没有自身同位素内标，复杂基质低浓度加标回收率可能大于 120%，其他化合物回收率在 60% ～ 120%。当总膳食调查样品取样 10.0 g，采用低本底样品加标为 0.05 μg/kg 时，回收率在 50% ～ 130%，且 S/N 均大于 10，因此确定本方法 16 种 EU-PAHs 定量限为 0.05 μg/kg，检出限为 0.02 μg/kg。

14.4.4　质量保证措施

1. 灵敏度要求

本方法对 GC-MS 仪器的要求比较高，如空白、灵敏度等，要求调谐参数等处于最佳状态；灵敏度下降时要注意进样口和进样衬管。

2. 色谱分离要求

在本方法规定的色谱质谱分析条件下，苯并 [b] 荧蒽、苯并 [k] 荧蒽、苯并 [j] 荧蒽三个同分异构体能有效分离，要求分离度（R）大于 1.0，三个同分异构体分离图谱见图 14-17。

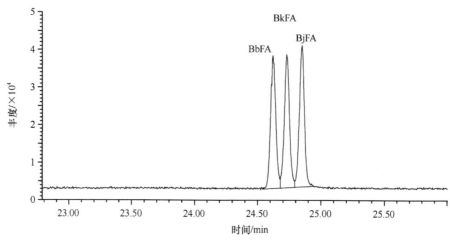

图 14-17　苯并 [b] 荧蒽、苯并 [k] 荧蒽、苯并 [j] 荧蒽三个同分异构体分离图

3. 加标回收实验的要求

做低浓度加标回收实验时，要注意样品本底含量，最好是低浓度样本进行加标，同时要注意防止样品的交叉污染。

4. 提取要求

谷物、豆类、薯类、肉类、蛋、水产品、蔬菜等总膳食样品脱水对提取率有影响，水分含量高的样品，不容易与有机溶剂充分接触，因此可以适当增加无水硫酸钠含量，使样品充分分散易于提取。

5. 空白实验

每批样品做一个空白实验，在不加样品的情况下，和样品同时提取、净化后测定，主要考察试剂、容器、浓缩装置、仪器残留以及交叉污染等，良好的空白控制是多环芳烃检测结果准确性的保证。实验用容器尽量选择玻璃器皿，或者一次性塑料容器，玻璃器皿可以洗涤后烘干，然后用丙酮、正己烷依次淋洗，晾干后用锡箔纸包裹后备用。浓缩装置是很容易受到污染的装置，大多数实验室中真空旋转浓缩装置、氮吹浓缩装置等由于条件限制需要和其他实验公用，很容易受到外部污染，使空白实验结果偏高，16 种 EU-PAHs 最容易受污染的依次为䓛、环戊并 [c,d] 芘、苯并 [a] 蒽、苯并 [g,h,i] 芘。本次调查采用全自动真空离心浓缩仪进行样品浓缩，可以有效避免外部污染。通过对试剂、容器、浓缩装置的有效控制，加上良好的操作习惯，确保 16 种 EU-PAHs 空白实验均未检出。

6. 定量分析

每批样品标准曲线制定好后，每 5 个样品测定后，进一次 5.0 ng 标准溶液进行校正。二苯并 [a,e] 芘、二苯并 [a,h] 芘、二苯并 [a,i] 芘、二苯并 [a,l] 芘灵敏度随仪器分析次数增加而降低，主要原因是仪器温度升高，色谱柱柱效下降。如果苯并 [b] 荧蒽、苯并 [k] 荧蒽、苯并 [j] 荧蒽三个同分异构体分离度小于 1.0，应该及时更换新色谱柱。

7. 定性分析

多环芳烃结构稳定，每种化合物以分子离子峰为定量离子、2 个同位素峰为定性离子，在相同实验条件下，样品中待测物质的保留时间与标准溶液中对应的保留时间偏差在 ±0.1 min 之间，且样品图谱中各组分定性离子的相对丰度与浓度接近的标准溶液图谱中对应的定性离子的相对丰度进行比较，偏差不超过食品安全国家标准规定的范围，则可判定为样品中检出对应的待测物。由于检测项目多，多环芳烃存在多种同分异构体，仪器自动识别可能出错，因此还需要人为仔细检查核实。

8. 质量控制图

按照本方法对每批样品采用 PAHs FAPAS TQ0671 可可脂质控物质进行质控跟踪，苯并 [a] 芘以及 PAH4（苯并 [a] 蒽、䓛、苯并 [b] 荧蒽、苯并 [a] 芘）两种多环芳烃标志物结果均应该在规定范围内，见图 14-18、图 14-19，FAPAS TQ0671 可可脂、TQ0667 可可脂质控物质范围及检测结果见表 14-11。

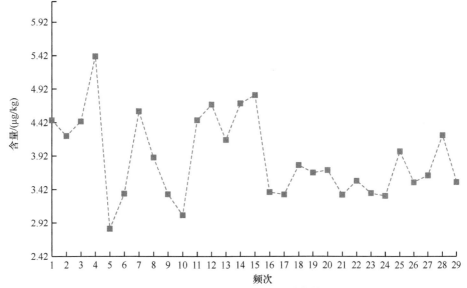

图 14-18　FAPAS TQ0671 可可脂质控物质苯并 [a] 芘质控图

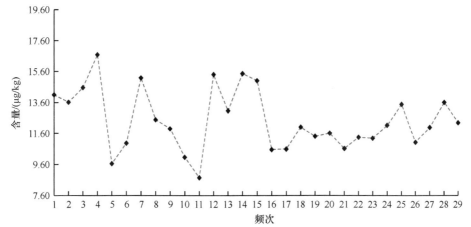

图 14-19　FAPAS TQ0671 可可脂质控物质 PAH4 质控图

表 14-11　FAPAS TQ0671 可可脂赋值及允许范围（µg/kg）

序号	名称	FAPAS TQ0667 可可脂				FAPAS TQ0671 可可脂			
		#1	#2	平均值	标准范围	#1	#2	平均值	标准范围
1	BcFL	/	/	/	/	ND	ND	ND	ND
2	BaA	2.72	2.95	2.84	1.81 ～ 4.66	2.86	2.52	2.69	1.39 ～ 3.56
3	CPP	/	/	/	/	0.52	0.64	0.58	0.45 ～ 1.15
4	CHR	3.86	3.94	3.90	2.45 ～ 6.29	4.80	4.66	4.73	2.20 ～ 5.66
5	MCH	/	/	/	/	ND	ND	ND	0.17 ～ 0.43
6	BbFA	1.36	1.43	1.40	0.97 ～ 2.49	2.82	2.68	2.75	1.52 ～ 3.90
7	BkFA	/	/	/	/	1.40	1.77	1.59	0.73 ～ 1.87
8	BjFA	/	/	/	/	1.62	1.64	1.63	0.76 ～ 1.96
9	BaP	1.16	1.24	1.20	0.80 ～ 2.06	4.90	4.87	4.89	2.42 ～ 6.23
10	IP	0.73	0.79	0.76	0.43 ～ 1.11	1.47	1.37	1.42	0.84 ～ 2.16
11	DBahA	/	/	/	/	1.56	1.38	1.47	0.67 ～ 1.72
12	BghiP	0.78	0.86	0.82	0.44 ～ 1.12	2.17	2.16	2.17	1.08 ～ 2.76
13	DBalP	/	/	/	/	1.24	1.35	1.30	0.81 ～ 2.08
14	DBaeP	/	/	/	/	ND	ND	ND	0.40 ～ 1.02
15	DBaiP	/	/	/	/	ND	ND	ND	0.31 ～ 0.81
16	DBahP	/	/	/	/	ND	ND	ND	ND
17	PAH4（总和）	9.10	9.56	9.33	6.2 ～ 16.0	15.38	14.73	15.06	7.6 ～ 19.6

注：/表示未赋值；ND 表示未检出

参 考 文 献

[1] 吴永宁. 食品中有机污染物检测方法标准操作程序. 北京: 中国质检出版社, 2018.

[2] Alexander J, Benford D, Cockburn A, et al. Polycyclic aromatic hydrocarbons in food 1 scientific opinion of the panel on contaminants in the food chain. EFSA Journal, 2008, 724: 1-114.

[3] GB 2762—2017《食品安全国家标准　食品中污染物限量》.

[4] EU No 835/2011 Amending Regulation (EC) No 1881/2006 As Regards Maximum Levels For Polycyclic Aromatic Hydrocarbons In Foodstuffs. Official Journal of the European Union, 2011, 215: 48.

[5] GB/T 23213—2008《植物油中多环芳烃的测定　气相色谱质谱法》.

[6] SC/T 3042—2008《水产品中 16 种多环芳烃的测定　气相色谱质谱法》.

[7] GB/T 24893—2010《动植物油脂　多环芳烃的测定》.

[8] SN/T 4000—2014《出口食品中多环芳烃类污染物检测方法气相色谱-质谱法》.

[9] GB 5009.265—2016《食品安全国家标准　食品中多环芳烃的测定》.

[10] EN 16619-2015《Food analysis-Determination of benzo[a]pyrene, benz[a]anthracene, chrysene and benzo[b]fluoranthene in foodstuffs by gas chromatography mass spectrometry (GC-MS)》. European Committee for Standardization, 2015.

[11] Dennis M J, Massey R C, McWeeny D J, et al. Analysis of polycyclic aromatic hydrocarbons in UK total diets. Food and Chemical Toxicology , 1983, 21 (5): 569-574.

[12] Martorell I, Nieto A, Nadal M, et al. Human exposure to polycyclic aromatic hydrocarbons (PAHs) using data from a duplicate diet study in Catalonia, Spain. Food Chem Toxicol, 2012, 50(11): 4103-4108.

[13] Lodovici M, Dolara P, Casalini C, et al. Polycyclic aromatic hydrocarbon contamination in the Italian diet. Food Addit Contam, 1995, 12(5): 703-713.

[14] de Vos R H, van Dokkum W, Schouten A, et al. Polycyclic aromatic hydrocarbons in Dutch total diet samples (1984-1986). Food and Chemical Toxicology, 1990, 28(4): 263-268.

[15] Veyrand B, Sirot V, Durand S, et al. Human dietary exposure to polycyclic aromatic hydrocarbons: results of the second French Total Diet Study. Environment International, 2013, 54: 11-17.

[16] Sirot V, Rivière G, Leconte S, et al. French infant total diet study: dietary exposure to heat-induced compounds (acrylamide, furan and polycyclic aromatic hydrocarbons) and associated health risks. Food and Chemical Toxicology, 2019, 130: 308-316.

[17] 朱琳, 杨润, 马永建. 高分子印迹固相萃取法测定熏烤肉制品中 16 种欧盟优控多环芳烃. 食品安全质量检测学报, 2013, 4(3): 911-916.

[18] 许婷, 汤桦, 陈大舟, 等. 同位素稀释-气相色谱-三重四极杆串联质谱法分析食用油中 18 种多环芳烃. 质谱学报, 2015, 36(2): 120-127.

[19] Jung S Y, Park J S, Chang M S, et al. A simple method for the determination of polycyclic aromatic hydrocarbons (pah) in edible oil employing solid phase extraction (SPE) cartridge purification. Food Science and Biotechnology, 2013, 22(S1): 241-248.

（吴平谷　吕　冰　周萍萍　胡争艳　王立媛）

第 15 章　杂环胺的测定

15.1　概　　述

杂环胺（heterocyclic aromatic amines，HAAs）是高温和长时间烹饪富含蛋白质的食物时产生的一类杂环芳香族化合物[1,2]。所有的 HAAs 结构中均具有 2～5 个稠合芳环（通常是 3 个），至少有一个氮原子在环系结构中，1 个环外的氨基（除 Lys-P-1、Norharman 和 Harman 外）和若干个位置不同的甲基。1997 年日本科学家 Sugimura 教授首次发现经烧烤的鱼肉会产生杂环胺，且表现出致突变性[3,4]。目前已经在各类食品中分离和鉴定出超过 30 种不同类型的杂环胺[5]（表 15-1）。根据文献资料，依照 HAAs 的化学结构及形成过程的不同，可将 HAAs 分成两大类[6]：氨基咔啉类（amino-carbolines）和氨基咪唑氮杂芳烃（aminoimidazoazaarenes，AIAs）。氨基咔啉类 HAAs 一般在高于 300℃时由氨基酸或蛋白质直接热解产生，被称为"热解型杂环胺"，即非极性或 non-IQ 型杂环胺。主要包括 α-咔啉类（MeAaC、AaC）、β-咔啉类（Norharman、Harman）、γ-咔啉类（Trp-P-1、Trp-P-2）、δ-咔啉类（Glu-P-1、Glu-P-2）以及苯基吡啶类（Phe-P-1）等。AIAs 类杂环胺类化合物主要包括喹喔啉类（IQx、MeIQx、DiMeIQx、TriMeIQx 等）、喹啉类（IQ、MeIQ、IQ[4,5-b] 等）和吡啶类（DMIP、1,5,6-TMIP、PhIP 等），是在普通家庭烹调温度（100～225℃）下形成的，又被称为"热型杂环胺"，即极性或 IQ 型杂环胺，主要由氨基酸和糖类经脱水、环化形成吡咯或吡嗪，再与 Strecker 降解产生的醛类和肌酸（酐）缩合而成。

表 15-1　30 种从食品中分离和鉴定出的杂环胺

结构式	名称	缩写及 CAS 号	分子量及特性
	2-氨基-1,6-二甲基咪唑并 [4,5-b] 吡啶	DMIP 132898-04-5	162.2 极性 pKa 8.16±0.30° 熔点＞300℃
	2-氨基-1,5,6-三甲基咪唑并 [4,5-b] 吡啶	1,5,6- TMIP 161091-55-0	176.2 极性 pKa 8.66±0.30° 熔点 294～296℃
	2-氨基-3,5,6-三甲基咪唑并 [4,5-b] 吡啶	3,5,6-TMIP 57667-51-3	176.2 极性 pKa 8.36±0.30° 熔点 228～230℃
	2-氨基-1-甲基-6-苯基咪唑并 [4,5-b] 吡啶	PhIP 105650-23-5	224.3 极性 pKa 7.72±0.30° 熔点＞300℃

续表

结构式	名称	缩写及 CAS 号	分子量及特性
	2-氨基-1-甲基-6-(4'-羟基苯基)-咪唑并 [4,5-b] 吡啶	4'-OH-PhIP 126861-72-1	240.6 极性 pKa 7.79±0.30° 熔点＞300℃
	2-氨基-1,6-二甲基-呋喃并 [3,2-e] 咪唑并 [4,5-b] 吡啶	IFP 357383-27-8	202.3 极性 pKa 7.52±0.40° 熔点＞176℃
	2-氨基-3-甲基咪唑并 [4,5-f] 喹啉	IQ 76180-96-6	198.2 极性 pKa 5.86±0.40° 熔点＞292℃
	2-氨基-1-甲基咪唑并 [4,5-f] 喹啉	iso-IQ 102408-25-3	198.2 极性 pKa 5.99±0.40° 熔点 315℃
	2-氨基-3,4-二甲基咪唑并 [4,5-f] 喹喔啉	4-MeIQx 108354-48-9	213.3 极性 pKa 2.32±0.50° 熔点（无资料）
	2-氨基-1-甲基咪唑并 [4,5-b] 喹啉	IQ[4,5-b] 156215-58-6	198.2 极性 pKa 5.86±0.40° 熔点＞300℃
	2-氨基-3-甲基咪唑并 [4,5-f] 喹喔啉	IQx 108354-47-8	199.3 极性 pKa1.96±0.50° 熔点＞248℃
	2-氨基-3,4-二甲基咪唑并 [4,5-f] 喹啉	MeIQ 77094-11-2	212.3 极性 pKa6.22±0.40° 熔点＞277℃
	2-氨基-3,8-二甲基咪唑并 [4,5-f] 喹喔啉	8-MeIQx 77500-04-0	213.3 极性 pKa 2.20±0.50° 熔点＞280℃
	2-氨基-3,7,8-三甲基咪唑并 [4,5-f] 喹喔啉	7,8-DiMeIQx 92180-79-5	227.3 极性 pKa 2.20±0.50° 熔点＞294℃
	2-氨基-3,4,8-三甲基咪唑并 [4,5-f] 喹喔啉	4,8-DiMeIQx 95896-78-9	227.3 极性 pKa 2.20±0.50° 熔点＞254℃

结构式	名称	缩写及 CAS 号	分子量及特性
	2-氨基-4-羟甲基-3,8-二甲基咪唑并 [4,5-f] 喹喔啉	4-CH₂OH-8-MeIQx 153954-29-1	243.3 极性 pKa 2.17±0.50° 熔点（无资料）
	2-氨基-3,4,7,8-四甲基咪唑并 [4,5-f] 喹喔啉	4,7,8-TriMeIQx 132898-07-8	241.3 极性 pKa 2.85±0.50° 熔点＞300℃
	2-氨基-1-甲基咪唑并 [4,5-g] 喹喔啉	IgQx 1004510-30-8	199.3 极性 pKa 3.80±0.50° 熔点（无资料）
	2-氨基-1,7-二甲基咪唑并 [4,5-g] 喹喔啉	7-MeIgQx 934333-16-1	213.3 极性 pKa 3.95±0.50° 熔点（无资料）
	2-氨基-1,6,7-三甲基咪唑并 [4,5-g] 喹喔啉	6,7-DiMeIgQx 1004510-31-9	227.3 极性 pKa 4.65±0.50° 熔点（无资料）
	2-氨基-1,7,9-三甲基咪唑并 [4,5-g] 喹喔啉	7,9-DiMeIgQx 156243-39-9	227.3 极性 pKa 4.65±0.50° 熔点（无资料）
	2-氨基-5-苯基吡啶	Phe-P-1 33421-40-8	170.2 非极性 pKa 6.32±0.13° 熔点 135～137℃
	2-氨基-9H-吡啶并 [2,3-b] 吲哚	AαC 26148-68-5	183.2 非极性 pKa 7.52±0.40° 熔点 198～200℃
	2-氨基-3-甲基-9H-吡啶并 [2,3-b] 吲哚	MeAαC 68006-83-7	197.2 非极性 pKa 7.08±0.30° 熔点＞241.5℃
	1-甲基-9H-吡啶并 [3,4-b] 吲哚	Harman 486-84-0	182.3 非极性 pKa 8.62±0.30° 熔点＞235℃
	9H-吡啶并 [3,4-b] 吲哚	Norharman 244-63-3	168.2 非极性 pKa 7.85±0.10° 熔点＞149℃
	3-氨基-1,4-二甲基-5H-吡啶并 [4,3-b] 吲哚	Trp-P-1 62450-06-0	211.3 非极性 pKa 10.88±0.10° 熔点＞300℃

续表

结构式	名称	缩写及 CAS 号	分子量及特性
	3-氨基-1-甲基-5H-吡啶并 [4,3-b] 吲哚	Trp-P-2 62450-07-1	197.4 非极性 pKa10.59±0.30° 熔点＞300℃
	2-氨基-6-甲基二吡啶并 [1,2-a:3′,2′-d] 咪唑	Glu-P-1 67730-11-4	198.3 非极性 pKa 6.33±0.30° 熔点＞300℃
	2-氨基二吡啶并 [1,2-a:3′,2-d] 咪唑	Glu-P-2 67730-10-3	184.3 非极性 pKa 5.80±0.30° 熔点 300℃

杂环胺与人类健康的关系，在过去的几十年中一直是科学界的研究热点。长期动物实验表明，杂环胺在污染物致突变性检测（Ames）实验 S9 代谢活化系统中具有较强致突变性，并能引发啮齿动物和灵长类动物肝、乳腺、结肠等多种靶器官产生肿瘤。与其他典型的致突变或致癌物相比，杂环胺具有更强的致突变性，是多环芳烃和亚硝酸盐的 10 到 100 倍，是黄曲霉毒素 B1 的 100 多倍，是苯并 [α] 芘的 2000 倍以上。HAAs 对人类健康的威胁主要是食源性的，流行病学研究也表明经常从饮食中摄入杂环胺有致癌的风险。因此，结合 HAAs 在动物体内的致癌作用，国际癌症研究机构（International Agency for Research on Cancer，IARC）于 1993 年将 MeIQ、MeIQx、PhIP、AαC、MeAαC、Trp-P-2、Trp-P-1 以及 Glu-P-1 定义为潜在致癌物（2B 级），将 IQ 定义为可能致癌物（2A 级）[7]。随后又在 2004 年将 IQ、MeIQ、8-MeIQx，以及 PhIP 作为导致人类致癌的因素列入美国毒理学计划中。饮食是人体摄入杂环胺的主要途径，2001 年，瑞士联邦公共卫生局对瑞士餐饮中的 HAAs 进行了暴露评估，发现家庭饮食与餐馆食物中的 PhIP 和 MeIQx 检出最多，检出率均为 33%，其次是 4,8-DiMeIQx 和 MeIQ，检出率分别为 11% 和 4%，7,8-DiMeIQx 和 IQ 未检出。商品样品中检出最多的是 MeIQx（31%），7,8-DiMeIQx、IQ 和 PhIP 的检出率分别为 19%、13% 和 6%。根据这些数据，估计瑞士成年人平均每天摄入 HAAs 的量为 5 ng/kg[8]。Wolk[9] 强调 50 g/d 的加工肉制品摄入可以增加患癌的可能性，患结肠癌、乳腺癌、前列腺癌和胰腺癌的风险分别增加 18%、9%、4% 和 19%。经常食用含有杂环胺的食物会对人体健康产生一定的危害，因此，食品中杂环胺的分析检测和暴露评估显得尤为必要。

15.2 杂环胺分析方法进展

对食品中杂环胺的研究起源于国外，目前已制定和颁布的国内外标准寥寥可数。国外尚未制定相关杂环胺检测标准，国内杂环胺检测方法相关标准有《出口鱼肉香肠和香精中多种杂环胺的测定 液相色谱-质谱/质谱法》（SN/T 4140—2015）及《食品安全国家标准 高温烹调食品中杂环胺类物质的测定》（GB 5009.243—2016）。杂环胺检测方法也多见于文献报道，目前杂环胺已经被报道在畜禽肉制品、水产制品、焙烤制品、乳制品等多种类型食品中检出。由于食品基质复杂，而杂环胺在极其复杂的样品基质中以痕量水平（ng/g）存在，且存在极性和非极性两种类型，从而影响杂环胺的定性和定量检测。在进行实际样品中杂环胺检测前需要进行提取、净化和富集。测定食品样品中含有大量的蛋白质、脂肪等干扰物质，一般用甲醇或二氯甲烷的酸或碱水溶液均质化样品来沉淀基质中的蛋白质等大分子杂质。由于杂环胺存在的基质复杂而且其含量很低，所以溶解后需要进一步的纯化富集，常用的方法见表 15-2，有液液萃取（LLE）、固相萃取（SPE）和固相微萃取（SPME）等。Manful 等 [10] 采用甲醇处理反刍动物肉样品，再利用加压加速溶剂萃取器成功萃取样品中的杂环胺，最后通过超高效液相色谱-质谱法对杂环胺进行检测分析。Cárdenes 等 [11] 成功将固相微萃取和高效液相色谱串联用于烤肉中杂环胺的分析中，并且对比了碳蜡模板树脂（CW-TRP）、碳蜡二乙烯基苯（CW-DVB）、聚（二甲基硅氧烷）-二乙烯基苯（PDMS-DVB）和聚丙烯酸酯（PA）4 种固相微萃取材料对杂环胺的富集效果。魏晋梅等 [12] 采用氢氧化钠-甲醇溶液结合超声提取处理样品，成功萃取了卤肉制品中的 PhIP、MeIQ、MeIQx、4,8-DiMeIQx 和 7,8-DiMeIQx 5 种杂环胺。近年来，一些纳米复合材料和新型技术，如分子印迹技术也被用于食品中杂环胺的提取净化中。刘欢欢 [13] 以分子印迹聚合物作为固相萃取材料，与高效液相色谱-紫外检测器联用建立了 5 种杂环胺的分析检测方法。Connieal[14] 采用自制的石墨烯、石墨烯-金、石墨烯-铱、石墨化 C_3N_4 以及商品化的 PRS（以硅胶为基质，键合官能团为丙基磺酸的吸附剂）作为在线固相萃取盘的吸附材料对杂环胺的萃取效果进行比较，发现其中以贵金属（Au，Ir）纳米颗粒起支撑和辅助吸附效果的三维蓬松状的石墨烯复合材料对杂环胺的吸附效果最好。近些年发展起来的样品前处理的新技术让水产品中杂环胺的检测技术更加精准和简便。

表 15-2　杂环胺检测部分前处理技术优缺点

前处理方法	主要优点	主要缺点
液液萃取	操作可连续化，反应速率快；对热敏物质破坏小	操作烦琐、费时；需要大量溶剂
固相萃取	可同时完成样品富集和净化，提高检测灵敏度，比液萃取法更快，更节省溶剂，可自动化批量处理	使用进口固相萃取小柱，成本较高
固相微萃取	操作方便、快速高效；无须附属设备；灵敏度高、可以实现超痕量分析	目标化合物的回收率和精密度低于液液萃取法；无法分离与大分子紧密结合的物质和极性差异不明显的物质
微波辅助提取	萃取效率高、重现性好、节省时间和试剂	成本高，以萃取罐作为容器的微波静态萃取，后期处理复杂，不易分离

目前报道的杂环胺检测方法主要包括高效液相色谱法（HPLC）、液相色谱-质谱联用（LC-MS 或 LC-MS/MS）法、气相色谱法（GC）、气相色谱-质谱联用（GC-MS 或 GC-MS/MS）法、酶联免疫吸附测定（ELISA）和高效薄层色谱（HPTLC）等。

一般用于 GC 分析的目标物都应该满足低极性和高挥发性。但是目前发现的杂环胺如 MeIQ、IQ、IQx 等大多数杂环胺是极性且不易挥发的物质，容易与色谱柱之间形成强吸附作用，从而出现峰宽和拖尾现象。因此，使用 GC 检测食品中杂环胺具有一定局限性，在用 GC 检测之前，需要选择合适的衍生剂、采用合适的衍生步骤先对样品进行衍生化后再进行 GC 检测。

GC-MS 法充分结合了 GC 技术的高效分离能力以及 MS 技术的高选择性优势，可用于检测复杂基质样品中的杂环胺或较低含量的杂环胺。Warzecha 等[15]采用 GC-MS 法确定了猪肉、鸡肉和牛肉等 10 个肉类样品中含有 IQ、MeIQx、MeIQ、4,8-DiMeIQx 和 PhIP 5 种杂环胺，总含量为 1.9 ～ 77.4 ng/g。但是，采用 GC-MS 法检测食品中的杂环胺同样需要对样品进行衍生化处理，而且该方法不能检测热不稳定的化合物，这就在一定程度上限制了检测的杂环胺种类。

HPLC 是最常见的杂环胺分析方法之一[13~16]。每种杂环胺的结构不同导致它们的理化性质也不同，有的杂环胺化合物具有很强的紫外吸收，而有的只有荧光吸收，为了提高灵敏性和选择性，HPLC 常同一个或多个检测器联用，如荧光检测器（FLD）、紫外检测器（UV）、电化学检测器（CE）、二极管阵列检测器（DAD）、紫外-荧光检测器（UV-FLD）和紫外检测-二极管阵列检测器（UV-DAD）等。IQ 型杂环胺的分析一般采用紫外检测器，而对于 Trp-P-1、Trp-P-2、AaC、MeAaC、Glu-P-1、Glu-P-2、Harman 和 Norharman 等杂环胺在一定的发射波长和激发波长下有很好的荧光性质，所以一般使用 HPLC-FLD 来对它们进行定性和定量分析。Skog 等[17]将 HPLC 结合 UV-FLD 运用于鱼制品和肉制品中非极性与极性杂环胺的检测，并在实际样品中分别对 TrP-P-1、TrP-P-2、Harman 和 Norharman 4 种非极性杂环胺和 MelQx、DiMelQx 和 PhIP 3 种极性杂环胺进行了定量和定性分析。郑多多等[19]利用 HPLC 与紫外-荧光检测器串联的方法测定了羊肉和排骨烧烤制品中 PhIP、Norharman、Harman、AαC 和 IQ 等多种杂环胺含量，该方法的回收率为 74.06% ～ 93.77%。

相比于 GC-MS 法，高选择性和高灵敏性的 LC-MS 由于不需要衍生化反应就能对复杂基质样品中的杂环胺进行定性和定量分析，且可以通过串联二级质谱达到更好的选择性，成为目前用于检测食品中杂环胺最常用的方法之一。国内外有许多利用液相色谱-质谱联用法检测杂环胺的报道。Hsiao 等[20]利用快速样品前处理技术（Quick，Easy，Cheap，Effective，Rugged，Safe，QuEChERS）实现了肉制品中杂环胺的高效提取和净化，结合 LC-MS/MS 技术建立了同时测定肉制品中 20 种杂环胺的分析方法，方法的回收率为 58.9% ～ 117.4%，检出限和定量限分别为 0.003 ～ 0.05 ng/g 和 0.01 ～ 0.05 ng/g。Kara 等[21]利用 UPLC-ESI-MS/MS 检测母乳样品中的 PhIP 和其他杂环芳香胺，结果表明，48 份受试者的样本中的含量均低于定量限（0.68 pg/mL）。戴明[22]采用超高效液相色谱-串联质谱法检测多种热加工食品中 14 种杂环胺的含量，结果表明，这些热加工食品中 DMIP、IQ、Norharman、Harman 等杂环胺的含量较高。

15.3　膳食样品中杂环胺的测定标准操作程序

15.3.1　范围

本标准操作程序规定了膳食样品中 2-氨基-3,4-二甲基咪唑并 [4,5-f] 喹啉（MeIQ）、2-氨基-3,8-二甲基咪唑并 [4,5-f] 喹喔啉（MeIQx）、2-氨基-3,4,8-三甲基咪唑并 [4,5-f] 喹喔啉（4,8-DiMeIQx）、2-氨基-3,7,8-三甲基咪唑并 [4,5-f] 喹喔啉（7,8-DiMeIQx）、2-氨基-1-甲基-6-苯基-咪唑并 [4,5-b] 吡啶（PhIP）杂环胺的液相色谱-质谱/质谱测定方法。

本标准操作程序适用于膳食样品中 MeIQ、MeIQx、4,8-DiMeIQx、7,8-DiMeIQx、PhIP 的测定。

15.3.2　原理

试样采用氢氧化钠/甲醇溶液提取，固相萃取柱净化，液相色谱-串联质谱检测，内标法定量。

15.3.3　试剂和材料

除非另有说明，所用试剂均为分析纯，水为 GB/T6682 规定的一级水。

1. 试剂

氢氧化钠；乙酸铵（纯度≥ 98%）；甲醇（色谱纯）；乙醇（色谱纯）；正己烷（色谱纯）；二氯甲烷（色谱纯）；乙腈（色谱纯）；冰醋酸（色谱纯）。

2. 试剂配制

（1）氢氧化钠溶液（40 g/L）

称取 40.0 g 氢氧化钠，用水溶解并定容至 1 L。

（2）氢氧化钠溶液（4 g/L）

量取 40 g/L 氢氧化钠溶液 50 mL，加入 450 mL 水，混合均匀。

（3）40 g/L 氢氧化钠-甲醇混合溶液（70+30，体积分数）

量取 40 g/L 氢氧化钠溶液 70 mL，加入 30 mL 甲醇，混合均匀。

（4）4 g/L 氢氧化钠-甲醇混合溶液（45+55，体积分数）

量取 4 g/L 氢氧化钠溶液 45 mL，加入 55 mL 甲醇，混合均匀。

（5）乙醇-二氯甲烷混合溶液（10+90，体积分数）

量取 10 mL 乙醇，加入 90 mL 二氯甲烷，混合均匀。

（6）乙腈-水溶液（5+95，体积分数）

量取 5 mL 乙腈，加 95 mL 水，混合均匀。

（7）乙酸-乙酸铵缓冲液

称取 1.155 g 乙酸铵，用 450 mL 水溶解，用乙酸调 pH 至 5.0±0.5，加水定容至 500 mL。

（8）乙酸缓冲液-乙腈混合溶液（50+50，体积分数）

量取乙酸-乙酸铵缓冲液 50 mL，加入 50 mL 乙腈，混合均匀。

3. 标准品

（1）杂环胺标准物质

MeIQ（$C_{12}H_{12}N_4$，77094-11-2）、MeIQx（$C_{11}H_{11}N_5$，77500-04-0）、4,8-DiMeIQx（$C_{12}H_{13}N_5$，95896-78-9）、7,8-DiMeIQx（$C_{12}H_{13}N_5$，92180-79-5）、PhIP（$C_{13}H_{12}N_4$，105650-23-5），纯度均大于 99%。

（2）内标标准物质

4,7,8-TriMeIQx（$C_{13}H_{15}N_5$，132898-07-8），纯度大于 99%。

4. 标准溶液配制

（1）杂环胺标准储备液

将 MeIQ、MeIQx、4,8-DiMeIQx、7,8-DiMeIQx、PhIP 分别用乙腈配制成浓度为 10.0 μg/mL 的标准储备液。

（2）内标储备液

将 4,7,8-TriMeIQx 用乙腈配制成浓度为 10.0 μg/mL 的内标储备液。

（3）混合标准工作液

吸取杂环胺标准储备液及内标储备液，用乙腈-水溶液稀释，得到杂环胺浓度分别为 0.02 μg/L、0.1 μg/L、0.5 μg/L、1.0 μg/L、5.0 μg/L、20.0 μg/L、50.0 μg/L，内标浓度为 20.0 μg/L 的混合标准溶液。

（4）内标工作液

吸取适量内标储备液，用乙腈配制成浓度为 200 μg/L 的内标工作液。

5. 材料

微孔滤膜 0.2 μm，有机系；苯乙烯-二乙烯基苯共聚物固相萃取柱（Lichrolut EN 或相当者，3 mL，200 mg）。

15.3.4　仪器与设备

液相色谱仪-质谱/质谱仪（配有电喷雾离子源）；电子天平（感量为 0.01 mg、1 mg）；pH 计（感量为 0.01）；高速离心机，转速不低于 10 000 r/min；氮吹浓缩仪；固相萃取装置；均质器；涡旋振荡器。

15.3.5　分析步骤

1. 试样制备

总膳食调查样品由国家食品安全风险评估中心提供，-18℃冷冻保存。

2. 试样处理

1）提取

称取试样 2.00 g（精确到 0.01 g）于 50 mL 离心管中，加入 200 μL 内标工作液，再加入 9.8 mL 40 g/L 氢氧化钠-甲醇混合溶液，均质 1 min。均质器刀头分别用 5.0 mL 40 g/L 氢氧化钠-甲醇混合溶液洗涤两次，洗涤液合并至样品提取离心管中。试样在 10 000 r/min 条件下离心 10 min，待净化。

2）净化

固相萃取柱预先依次用 2 mL 甲醇、3 mL 4 g/L 氢氧化钠溶液活化。量取 10 mL 提取液加入固相萃取柱中，弃去流出液后，依次用 3 mL 4 g/L 氢氧化钠-甲醇混合溶液、2 mL 正己烷淋洗，每次淋洗完后需将柱体内淋洗溶液抽干，最后用 1.5 mL 乙醇-二氯甲烷混合溶液洗脱，洗脱流速小于 1 mL/min。洗脱液于 35℃ 水浴下氮气浓缩至近干后，加入 1.0 mL 乙酸缓冲液-乙腈混合溶液，涡旋混匀，微孔滤膜过滤至进样小瓶，待上机分析测定。

3. 测定

1）液相色谱条件

色谱柱：C_{18} 柱（2.5 μm，100 mm×2.1 mm）或相当者；流动相：A 为乙酸-乙酸铵缓冲液，B 为乙腈，梯度洗脱程序见表 15-3；流速：0.3 mL/min；柱温：40℃；进样量：5 μL。

表 15-3　流动相梯度洗脱程序

时间/min	流动相 A/%	流动相 B/%
0	90.0	10.0
0.5	90.0	10.0
8	60.0	40.0
9	5.0	95.0
11	5.0	95.0
11.1	90.0	10.0
14	90.0	10.0

2）质谱条件

电离方式：电喷雾电离正离子模式（ESI+）；扫描方式：多反应监测（MRM）；其他质谱条件：毛细管电压 3.0 kV，离子源温度 100℃，脱溶剂气温度 350℃，脱溶剂气（N_2）流量 800 L/h，锥孔气（N_2）流量 50 L/h，其他质谱参数见表 15-4。

表 15-4　标准物质 MRM 参数表

序号	标准物质	母离子（m/z）	子离子（m/z）	锥孔电压/V	碰撞电压/V
1	MeIQ	212.9	197.1[a]	40	35
			198.1	40	25
2	MeIQx	213.9	130.9[a]	40	36
			199.0	40	26
3	4,8-DiMeIQx	227.9	159.8[a]	40	35
			212.1	40	25
4	7,8-DiMeIQx	227.9	131.0[a]	40	35
			213.1	40	25
5	PhIP	224.90	182.9	40	35
			210.0[a]	40	25
6	4,7,8-TriMeIQx（内标）	242.0	200.9	40	25
			227.2[a]	40	25

注：a 为定量离子

3）液相色谱-质谱/质谱测定

通过液相色谱将试样溶液进行分离后注入串联四极杆质谱仪中，得到相应的保留时间及信号响应值，根据标准曲线得到相应目标化合物的浓度，平行测定次数不少于两次。

进行样品测定时，如果检出的质量色谱峰保留时间与标准样品一致，并且在扣除背景后的样品谱图中，各定性离子的相对丰度与浓度接近的同样条件下得到的标准溶液谱图相比，最大允许相对偏差不超过表 15-5 中规定的范围，则可判断样品中存在对应的待测物。在上述仪器条件下，标准溶液的液相色谱-质谱/质谱多反应监测（MRM）色谱图见图 15-1。

表 15-5　定性确证时相对离子丰度的最大允许偏差

相对离子丰度/%	> 50	> 20 ~ 50	> 10 ~ 20	≤ 10
允许的相对偏差/%	±20	±25	±30	±50

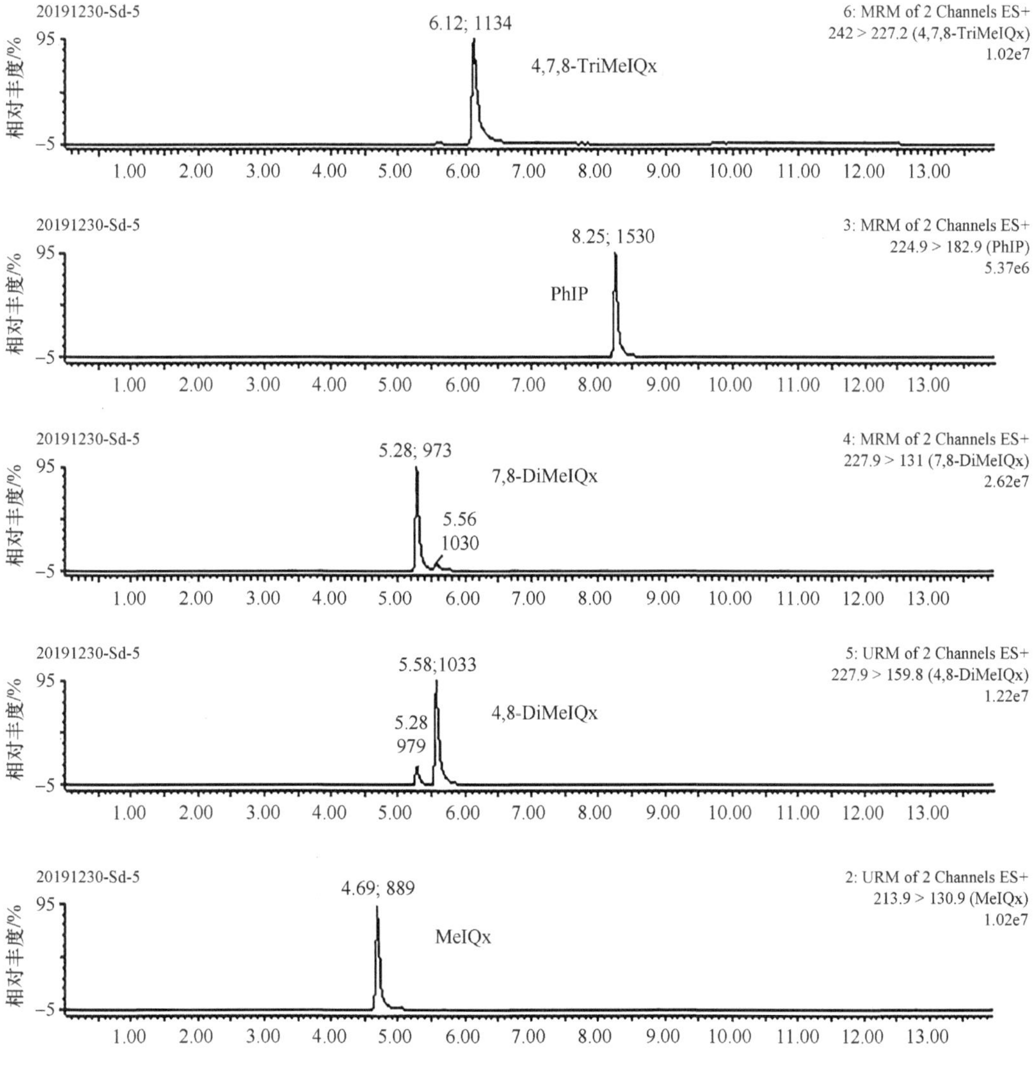

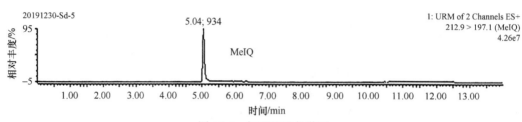

图 15-1 标准溶液色谱图

MeIQ、MeIQx、4,8-DiMeIQx、7,8-DiMeIQx、PhIP 浓度为 50 ppb，4,7,8-TriMeIQx 浓度为 20 ppb

以杂环胺混合标准工作液中杂环胺和内标的浓度比为横坐标，以峰面积比为纵坐标，绘制标准曲线，按照内标法进行定量计算。待测样液中杂环胺的响应值应在标准曲线范围内，超过线性范围则应重新分析。

4. 结果计算

试样中杂环胺含量按式（15-1）计算。计算结果需扣除空白值。

$$X = 1000（c \times V）\times 2 / 1000m \qquad (15-1)$$

式中，X 表示试样中杂环胺含量，单位为微克每千克（μg/kg）；c 表示根据标准曲线计算得出的样液中杂环胺的浓度，单位为微克每升（μg/L）；V 表示样液最终定容体积，单位为毫升（mL）；m 表示试样的质量，单位为克（g）。

计算结果以重复性条件下获得的两次独立测定结果的算术平均值表示，结果保留两位有效数字。

5. 精密度

在重复性条件下获得的两次独立测定结果的绝对差值不得超过算术平均值的 20%。

6. 其他

本方法的检出限和定量限见表 15-6。

表 15-6 本方法的检出限和定量限

化合物	检出限/（μg/kg）	定量限/（μg/kg）
MeIQ	0.005	0.02
MeIQx	0.005	0.02
4,8-DiMeIQx	0.005	0.02
7,8-DiMeIQx	0.005	0.02
PhIP	0.005	0.02

15.4 方法性能验证和评价

现阶段，杂环胺的检测技术已较为成熟，食品中杂环胺的检测方法有高效液相色谱法（HPLC）、气相色谱法（GC）、高效液相色谱-质谱法（LC-MS）、气相色谱-质谱法

（GC-MS）。其中，气相色谱-质谱法应用较少，主要因为在检测前需要将杂环胺衍生化，使其容易被气化，但是衍生化过程复杂。近年来迅速发展起来的串联质谱技术，具有其他方法不可比拟的优势。值得一提的是，高效液相色谱和质谱的联用，在分析选择性、灵敏度和专一性等方面进行了两种技术的优势互补，为杂环胺的检测提供了新的技术路线，是目前检测食品中杂环胺类化合物的较为精准和迅速的方法。大多数研究者采用液相色谱-质谱方法进行检测，如《食品安全国家标准　高温烹调食品中杂环胺类物质的测定》（GB 5009. 243—2016）。该标准适用于烤鱼、烤肉及其制品中杂环胺的检测，采用氢氧化钠-甲醇溶液提取，苯乙烯-二乙烯基苯共聚物固相萃取柱净化，液相色谱-质谱检测 MeIQ、MeIQx、4,8-DiMeIQx、7,8-DiMeIQx 和 PhIP 5 种杂环胺，其回收率为 63.3% ～ 124%，精密度范围为 6.26% ～ 18.2%。本标准操作程序选用 5 种常见且危害作用较大的杂环胺（MeIQ、MeIQx、4,8-DiMeIQx、7,8-DiMeIQx 和 PhIP）作为研究对象，参考《食品安全国家标准　高温烹调食品中杂环胺类物质的测定》（GB 5009. 243—2016）对膳食中杂环胺进行检测。

15.4.1 样品前处理条件的选择

从膳食食物中萃取杂环胺是一件复杂的、耗时间和人力的工作，特别是还要对杂环胺进行精确定量。一个主要的原因在于膳食食物中存在大量的干扰物质使得对分析物的准确测定受阻。目前最常用于杂环胺处理的固相萃取柱主要为 C_{18} 柱及 MCX 柱等。其中，使用硅藻土柱和 MCX 柱净化处理步骤，一般认为是效果较好的净化方式，但是净化过程需要将硅藻土与样品混匀并装填，操作相对复杂。本标准操作程序通过回收率结果考察了新型的固相萃取柱 Lichrolut EN（3 mL, 200 mg）与 MCX 柱的净化效果。

1. 固相萃取柱的选择

本研究对比了硅藻土柱和离子交换柱串联［前处理方法（Ⅰ）］以及单一的聚合物 LiChrolut EN 固相萃取柱［前处理方法（Ⅱ）］对样品的净化效果，结果表明（表 15-7），两种净化方法对 5 种杂环胺回收率的影响不大。采用组合的串联固相萃取净化，部分杂环胺的回收率有一定提高，但影响不大，相比之下，用单一的聚合物 LiChrolut EN 固相萃取柱净化时操作简便、快速，故选用 LiChrolut EN 固相萃取柱进行样品的净化。

表 15-7　两种前处理方法对实际样品中杂环胺回收率的影响

化合物名称	平均回收率/%	
	前处理方法（Ⅰ）	前处理方法（Ⅱ）
MeIQx	89.25	91.53
MeIQ	88.03	91.95
7,8-DiMeIQx	87.6	89.37
4,8-DiMeIQx	90.52	89.35
PhIP	88.45	91.6

2. 淋洗溶液的优化

1）甲醇-氢氧化钠淋洗溶液体积比的优化

分别考察了淋洗溶液中甲醇-4 g/L 氢氧化钠溶液体积比为 70+30、65+35、60+40、55+45、50+50、45+55、40+60、35+65、30+70 时的淋洗效果。对比不同体积比下 5 种杂环胺的添加回收率，最终确定使用体积比为 55+45 的甲醇-4 g/L 氢氧化钠溶液作为淋洗溶液。不同体积比的甲醇-4 g/L 氢氧化钠溶液淋洗下 5 种杂环胺的回收率比较见图 15-2。

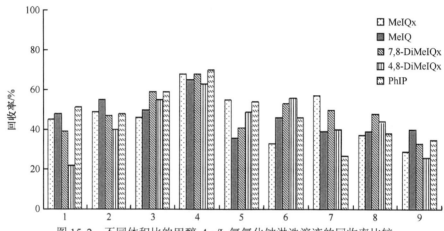

图 15-2　不同体积比的甲醇-4 g/L 氢氧化钠淋洗溶液的回收率比较

甲醇-4 g/L 氢氧化钠淋洗溶液体积比分别为 1：70+30；2：65+35；3：60+40；4：55+45；5：50+50；
6：45+55；7：40+60；8：35+65；9：30+70

2）正己烷淋洗次数的优化

肉类及鱼类膳食中脂溶性杂质含量较多，容易引进基质干扰效应，降低检测灵敏度。本标准考察了正己烷的淋洗次数对净化效果的影响。不经正己烷淋洗、正己烷淋洗 1 次、2 次、3 次、4 次，5 种杂环胺回收率比较见图 15-3。结果表明，使用正己烷淋洗两次即可。

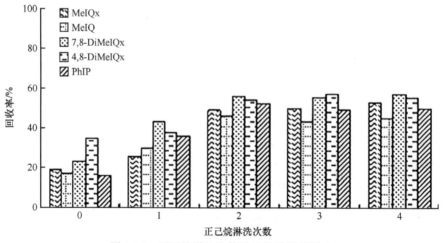

图 15-3　正己烷淋洗次数对净化效果的影响

3）洗脱溶剂的优化

本实验考察了二氯甲烷、乙醇-二氯甲烷（10+90）、乙醇-二氯甲烷（30+70）、乙醇-二氯甲烷（50+50）、乙醇-二氯甲烷（70+30）、乙醇-二氯甲烷（90+10）、乙醇作为洗脱溶剂时 5 种杂环胺添加回收效果。不同洗脱溶剂下 5 种杂环胺回收率比较见图 15-4。结果表明选用乙醇-二氯甲烷（10+90）作为洗脱溶剂效果最好。

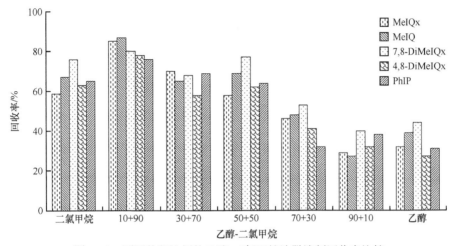

图 15-4　不同体积比例的乙醇-二氯甲烷洗脱溶剂回收率比较

15.4.2　质谱分析条件的优化

1. 正负离子电离模式的选择

杂环胺结构中含有杂环，通常杂环上连接有甲基，因此这类物质主要通过丢失—CH_3、—CN 等发生裂解，形成 $[M+H-CH_3]^+$ 等离子。MeIQ、MeIQx、7,8-DiMeIQx、4,8-DiMeIQx、4,7,8-TriMeIQx 和 PhIP 一般由 $[M+H^+]$ 失去—CH_3、—NH_2 和—CN 形成二级碎片离子，由二级碎片丢失—HCH 裂解得到三级碎片。图 15-5 ～图 15-10 为 6 种杂环胺的裂解途径。

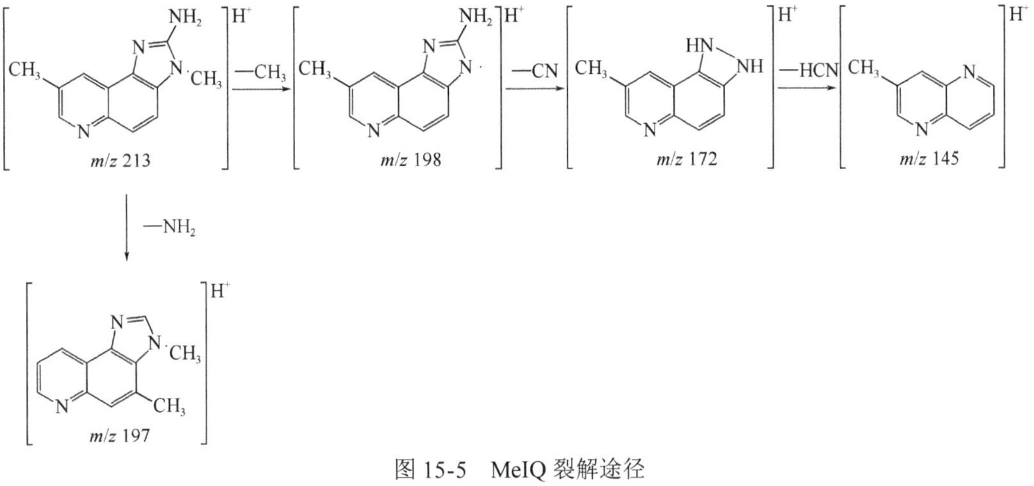

图 15-5　MeIQ 裂解途径

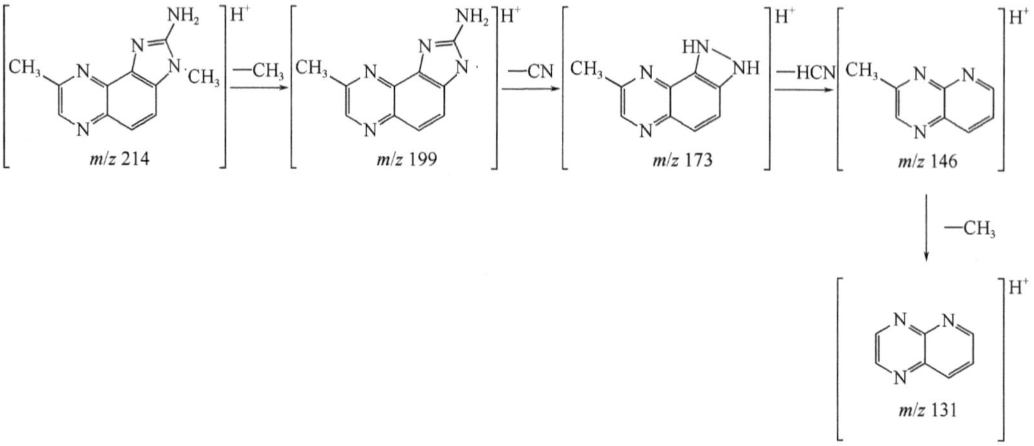

图 15-6　MeIQx 裂解途径

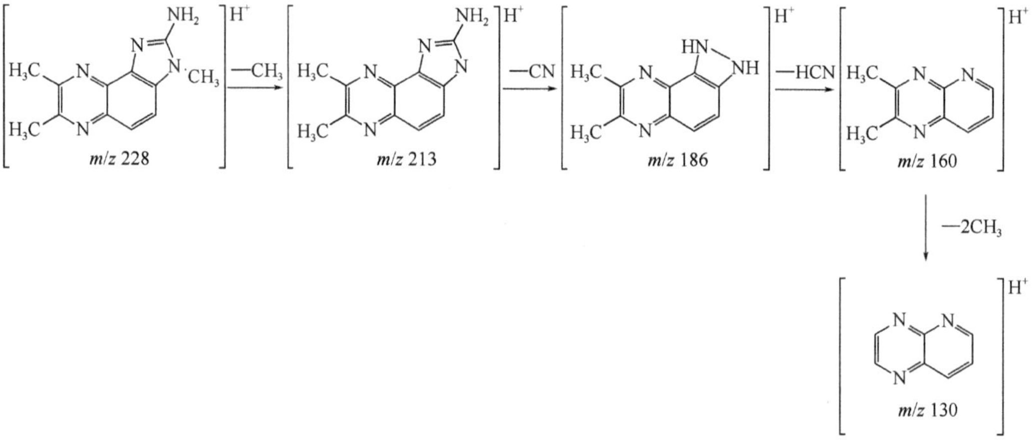

图 15-7　7,8-DiMeIQx 裂解途径

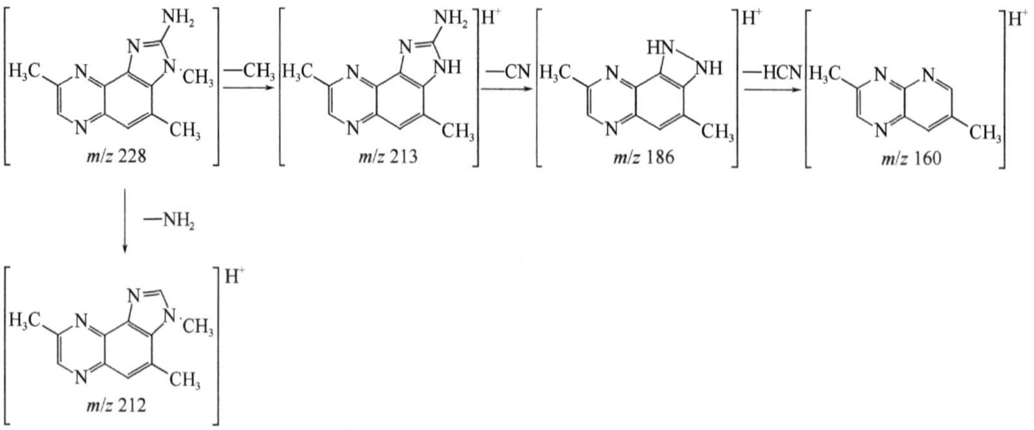

图 15-8　4,8-DiMeIQx 裂解途径

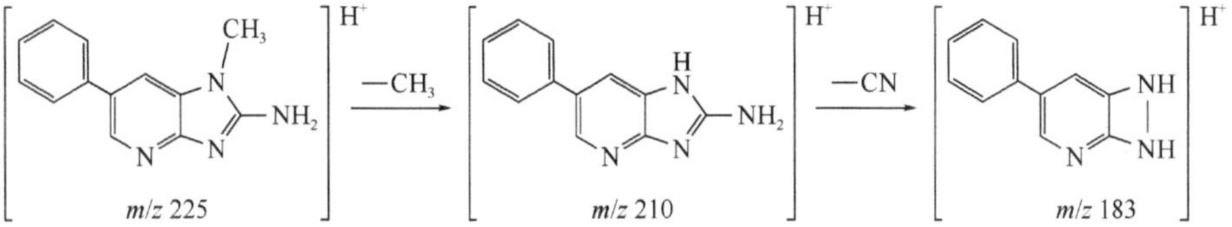

图 15-9　PhIP 裂解途径

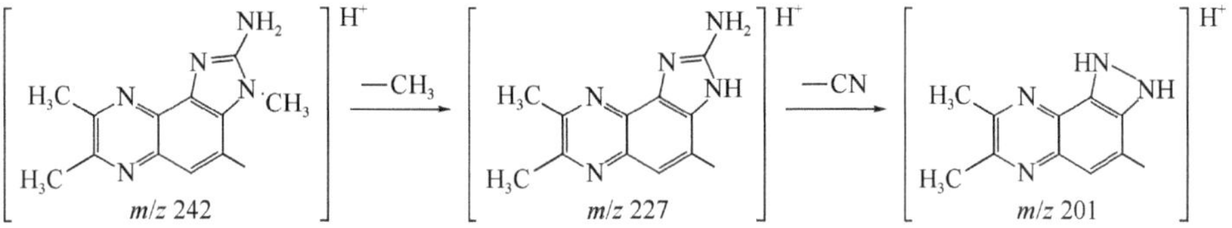

图 15-10　4,7,8-TriMeIQx 裂解途径

2. 质谱参数优化

质谱部分影响检测的参数主要是离子光学部分、锥孔电压、碰撞电压等参数。电喷雾离子源最优化的运行参数如下：毛细管电压为 3.0 kV；离子源温度为 100℃；脱溶剂温度为 350℃；脱溶剂气（氮气）流量为 800 L/h；锥孔气（氮气）流量为 50 L/h；碰撞气（氩气）流量为 50.0 L/h。

根据 HAs 的结构特征，选择 ESI（+）作为电离模式。采用流动注射泵进样，分别对 5 种 HAs 标准溶液（浓度为 20 mg/L）进行一级质谱全扫描，确定各种 HAs 的准分子离子质量，并分别优化其锥孔电压（cone voltage，CV）；然后分别以其准分子离子为母离子，通过氩气碰撞产生碎片离子进行二级质谱扫描（daughter scan），同时优化碰撞能量（collision energy，CE），选择丰度较高的两种碎片离子作为定性与定量特征离子，最大程度提高检测的灵敏度。各种杂环胺定性与定量特征离子及优化的质谱参数见表 15-4。

15.4.3　基质效应的考查

基质效应（ME）是指样品中除目标分析物以外的其他成分对待测物测定值的影响，抑制或者增强目标化合物响应的现象。对基质效应做出合理的评价，并选取适当的方法减少或消除基质效应，可以提高目标分析物测定的准确性。本实验在空白样品中添加杂环胺标准溶液和内标溶液，配制成浓度为 0.02 μg/L、0.1 μg/L、0.5 μg/L、1.0 μg/L、5.0 μg/L、20.0 μg/L、50.0 μg/L 的基质标准溶液。同时配制相同浓度的溶剂标准溶液，以液相色谱串联质谱测定，按式（15-2）计算 ME。

$$ME = B/A \times 100\% \qquad (15\text{-}2)$$

式中，B 为基质标准曲线斜率；A 为试剂标准溶液曲线斜率。

一般来说，当 ME 在 80% ～ 120% 时，表明基质效应在可接受范围内，在实际检测中可以忽略基质效应；反之则应考虑基质效应对实际检测的影响，在实际检测中应采用基质加标曲线代替溶剂标准曲线。

表 15-8　气相色谱-质谱法测定 ADP 的基质效应

食品基质	测定物质	基质效应/%
肉类	MeIQx	101.44
	MeIQ	98.22
	7,8-DiMeIQx	101.06
	4,8-DiMeIQx	99.34
	PhIP	100.16
水产品	MeIQx	100.10
	MeIQ	100.57
	7,8-DiMeIQx	100.20
	4,8-DiMeIQx	99.72
	PhIP	99.62

由表 15-8 可见,液相色谱-质谱法测定时,基质效应在可接受范围内,因此在测定过程中采用溶剂标准曲线来定量。

15.4.4　方法的准确度和精密度

在膳食样品中进行加标回收实验,在优化的色谱和质谱条件下进行分析。添加水平为 LOQ、2 LOQ、4 LOQ 时鱼类、肉类膳食样品中 5 种杂环胺的回收率及精密度(n=6)见表 15-9 和表 15-10。

表 15-9　肉类样品中杂环胺的添加回收率及精密度

样品名称	化合物	添加水平/(μg/kg)	回收率/%	相对标准偏差/%
肉类	MeIQ	0.02	80.6 ～ 99.4	8.49
		0.04	82.7 ～ 110	9.37
		0.2	78.2 ～ 111	8.06
	MeIQx	0.02	79.0 ～ 93.8	6.39
		0.04	74.9 ～ 106	7.65
		0.2	77.8 ～ 103	7.62
	4,8-DiMeIQx	0.02	78.7 ～ 96.2	7.72
		0.04	71.7 ～ 118	14.6
		0.2	77.7 ～ 115	9.20
	7,8-DiMeIQx	0.02	80.7 ～ 95.9	6.06
		0.04	86.0 ～ 111	12.9
		0.2	75.2 ～ 111	8.38
	PhIP	0.02	87.8 ～ 110	10.2
		0.04	74.1 ～ 116	9.70
		0.2	74.7 ～ 105	8.62

表 15-10　鱼类样品中杂环胺的添加回收率及精密度

样品名称	化合物	添加水平/(μg/kg)	回收率/%	相对标准偏差/%
鱼类	MeIQ	0.02	74.6 ～ 106	11.7
		0.04	80.5 ～ 112.5	13.4
		0.2	75.6 ～ 108	9.49
	MeIQx	0.02	77.4 ～ 95.0	7.05
		0.04	86.5 ～ 109	11.3
		0.2	76.4 ～ 107	9.21
	4,8-DiMeIQx	0.02	79.1 ～ 90.5	5.25
		0.04	94 ～ 106.5	11.44
		0.2	89.2 ～ 102.6	11.71
	7,8-DiMeIQx	0.02	76.7 ～ 94.6	7.74
		0.04	97.5 ～ 118.5	15.0
		0.2	85.8 ～ 113.2	9.32
	PhIP	0.02	76.4 ～ 114	15.6
		0.04	76.0 ～ 107	11.7
		0.2	76.9 ～ 103	8.42

15.4.5　注意事项

A. 需注意鱼类及肉类膳食即使高速离心后，在两相交接处仍有细小的颗粒，不适合上柱，因此用氢氧化钠-甲醇溶液提取离心后的上层清液不能全部转移至固相萃取柱中，而是移取一定比例体积的上层清液。本标准操作程序规定 20 mL 上层清液只需移取10 mL 上层清液过柱。

B. 杂环胺提取过程涉及将样品置于氢氧化钠-甲醇溶液中均质的步骤，该步骤可以提供碱性的提取环境，从而增强杂环胺的疏水性，使其更多地溶于有机溶剂中，有利于提高杂环胺检测方法的回收率。

C. 在杂环胺的浓缩中，实验室常用的方法为氮气吹气法、旋转蒸发法。为避免造成回收率过低，浓缩的速度不能太快。

D. 由于膳食食品基质复杂，不同性质的干扰成分较多，因此在淋洗过程中，用甲醇-氢氧化钠溶液淋洗，主要除去亲水性杂质；每次用甲醇-氢氧化钠溶液淋洗完毕后均需抽干后用正己烷淋洗两遍，每次 1 mL，除去脂溶性杂质。

15.4.6　质量控制

为了保证分析结果的准确，要求每批样品至少做两个加标回收实验，采用低本底样品加标 2 μg/kg。总共测定 30 个数值计算标准偏差（SD）和平均值，然后以平均值作为中心线，3 倍 SD 作为控制线，绘制成回收率质控图。如图 15-11 ～图 15-15 所示，5 种杂环胺均在规定范围内。

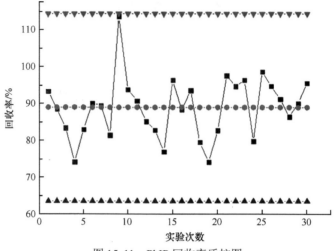

图 15-11　PhIP 回收率质控图

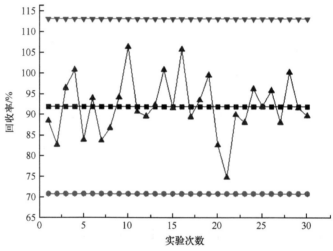

图 15-12　MeIQx 回收率质控图

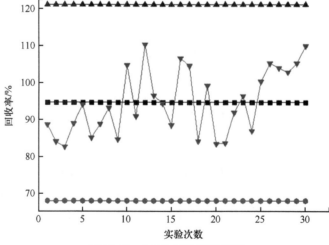

图 15-13　MeIQ 回收率质控图

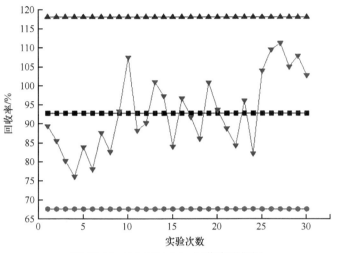

图 15-14 7,8-DiMeIQx 回收率质控图

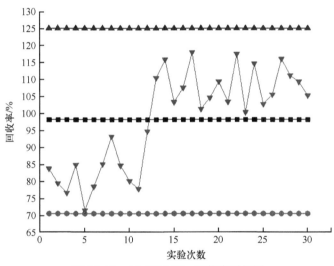

图 15-15 4,8-DiMeIQx 回收率质控图

参 考 文 献

[1] Gibis M. Heterocyclic aromatic amines in cooked meat products: causes, formation, occurrence, and risk assessment. Comprehensive Reviews in Food Science and Food Safety, 2016, 15: 269-302.

[2] 李海霞, 黄俊源, 何昀桐, 等. 不同食品基质中杂环胺的检测技术研究进展. 食品研究与开发, 2020, 41: 204-211.

[3] Pan T, Wang Z, Chen B H, et al. Frying oils with lower levels of saturated fatty acids induce less heterocyclic amine formation in meat floss (boiled, shredded and fried pork). International Journal of Food Science & Technology, 2020, 55: 823-832.

[4] Shan S, Ma Y, Sun C, et al. A novel magnetic solid-phase extraction method for detection of 14 heterocyclic aromatic amines by UPLC-MS/MS in meat products. Food Chem, 2021, 337: 127630.

[5] Sugimura T. Overview of carcinogenic heterocyclic amines. Mutation Research/Fundamental and

Molecular Mechanisms of Mutagenesis, 1997, 376: 211-219.

[6] Dong H, Xian Y, Li H, et al. Potential carcinogenic heterocyclic aromatic amines (HAAs) in foodstuffs: Formation, extraction, analytical methods, and mitigation strategies. Comprehensive Reviews in Food Science and Food Safety, 2020, 19: 365-404.

[7] Skog K, Solyakov A. Heterocyclic amines in poultry products: a literature review. Food Chem Toxicol, 2002, 40: 1213-1221.

[8] Zimmerli B, Rhyn P, Zoller O, et al. Occurrence of heterocyclic aromatic amines in the Swiss diet: analytical method, exposure estimation and risk assessment. Food Additives & Contaminants, 2001, 18: 533-551.

[9] Wolk A. Potential health hazards of eating red meat. Journal of Internal Medicine, 2017, 281: 106-122.

[10] Manful C F, Vidal N P, Pham T H, et al. Rapid determination of heterocyclic amines in ruminant meats using accelerated solvent extraction and ultra-high performance liquid chromatograph-mass spectrometry. Methods X, 2019, 6: 2686-2697.

[11] Cárdenes L, Ayala J H, Afonso A M, et al. Solid-phase microextraction coupled with high-performance liquid chromatography for the analysis of heterocyclic aromatic amines. Journal of Chromatography A, 2004, 1030 (1): 87-93.

[12] 魏晋梅, 张丹, 李雪, 等. 固相萃取-液相色谱-串联质谱法测定市售卤肉制品中 5 种杂环胺含量. 食品工业科技, 2020, 41, 259-263+269.

[13] 刘欢欢. 杂环胺分子印迹聚合物的制备及应用研究. 天津: 天津科技大学硕士学位论文, 2016.

[14] Connieal T. 新型石墨烯复合材料在线固相萃取盘在高效液相色谱中的研究和应用. 厦门: 厦门大学硕士学位论文, 2014.

[15] Warzecha L, Janoszka B, Błaszczyk U, et al. Determination of heterocyclic aromatic amines (HAs) content in samples of household-prepared meat dishes. J Chromatogr B, 2004, 802: 95-106.

[16] Dong X L, Liu D M, Gao S P. Determination of heterocyclic amines in atmospheric particles by reversed phase high performance liquid chromatography. Chinese Journal of Analytical Chemistry, 2009, 37: 1415-1420.

[17] Skog K, Augustsson K, Steineck G, et al. Polar and non-polar heterocyclic amines in cooked fish and meat products and their corresponding pan residues. Food Chem Toxicol, 1997, 35: 555-565.

[18] 万可慧, 彭增起, 邵斌, 等. 高效液相色谱法测定牛肉干制品中 10 种杂环胺. 色谱, 2012, 30: 285-291.

[19] 郑多多, 张雪娇, 王南, 等. 高效液相色谱法测定烧烤制品中 5 种杂环胺的含量. 食品安全质量检测学报, 2018, 9: 5301-5307.

[20] Hsiao H Y, Chen B H, Kao T H. Correction to analysis of heterocyclic amines in meat by the quick, easy, cheap, effective, rugged, and safe method coupled with LC-DAD-MS-MS. J Agric Food Chem, 2017, 65: 11329-11329.

[21] Kara A S, Robert J T, Bruce C W, et al. Hplc/electrospray Ionization mass spectrometric analysis of the heterocyclic aromatic amine carcinogen 2-amino-1-methyl-6-phenylimidazo[4,5-b]pyridine in human milk. Chem Res Toxicol, 2007, 20: 88-94.

[22] 戴明. 液相色谱串联质谱法测定热加工食品中杂环胺. 食品研究与开发, 2016, 37: 123-127.

（凌　云　姚桂红　吴平谷　张　峰）

第 16 章　谷氨酸盐的测定

16.1　概　述

谷氨酸（glutamic acid，GA）是一种酸性氨基酸，在很多食品中天然存在。同时，谷氨酸及其盐因具有增鲜作用，被国际食品法典委员会（CAC）及中国、欧盟、美国、澳大利亚、新西兰、日本等国家和组织批准作为食品添加剂使用。按照我国《食品安全国家标准　食品添加剂使用标准》（GB 2760—2014）规定，GA 的钠盐——L-谷氨酸钠（L-MSG）为按生产需要适量使用的食品添加剂（图 16-1）[1]。L-MSG 作为一种广泛使用的鲜味剂，被广泛应用于食品当中提升食品鲜味。一直以来，L-MSG 在食品中是没有明确添加量的规定限制的。然而，L-MSG 的过量摄入可以导致人体血压升高，或者诱发哮喘、头痛等被称为"中餐馆病"的病征[2-4]。研究表明，L-MSG 的暴露可能会增加人患糖尿病和肥胖症的风险[5]。基于 L-MSG 等谷氨酸盐对人体的潜在危害性，FAO/WHO 食品添加剂联合专家委员会（JECFA）在 1970 年和 1973 年对谷氨酸及其盐进行了评估，建议 ADI 为 0 ～ 120 mg/kg bw［基于大鼠两年慢性毒性实验无可见不良作用水平（NOAEL）值为 3000 mg/kg bw，不确定系数为 50 倍］。但 1987 年和 2004 年再评估时修改为"不做具体规定"，认为在当时谷氨酸作为食品添加剂摄入量水平下无须关注其安全性。2017 年 7 月，欧洲食品安全局（EFSA）对谷氨酸及其盐进行了再评估，基于大鼠神经发育毒性实验结果，将谷氨酸及其盐的 ADI 修改为 0 ～ 30 mg/kg bw（不确定系数为 100 倍），暴露评估结果显示，欧盟部分人群和高食物消费量人群的暴露量高于该值，因此提出了修改谷氨酸及其盐的使用限量的科学意见[6]。我国是全球谷氨酸钠最大的生产国和出口国。据中国生物发酵产业协会提供的数据显示，目前全球味精（主要成分为谷氨酸钠）总产量约在 330 万 t/年，我国味精产量约占全球味精总产量的 80% 以上。2015 年中国味精产量为 212 万 t，表观消费量为 196 万 t，大部分用于餐饮业。同时，我国是谷氨酸及其盐的最大消费国，且谷氨酸及其盐也是我国人群消费较多的食品添加剂。以我国 2015 年 13.73 亿人口和一个标准中国人 63 kg 的体重计算[7]，中国人的 L-MSG 表观消费量为 2260 mg/kg。这一点应引起密切关注，因为这一水平高达欧洲 ADI 的 75 倍。

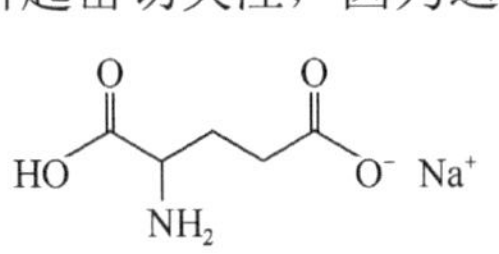

图 16-1　L-谷氨酸钠（L-MSG）化学结构式

鉴于我国尚未对谷氨酸及其盐开展过系统风险评估，国家卫生健康委员会将中国居民谷氨酸及其盐膳食暴露风险评估列为 2018 ～ 2020 年国家食品安全风险评估优先项目，委托国家食品安全风险评估专家委员会开展风险评估。本项评估的主要目的是：①评价谷氨酸及其盐的健康指导值的适用性；②了解我国食品添加剂谷氨酸及其盐的使用现状；③评估我国人群膳食中谷氨酸及其盐的暴露水平，以及作为食品添加剂谷氨酸及其盐的贡献率和安全性；④为食品添加剂谷氨酸及其盐的管理措施的制修订以及相关食品的消费建议提供科学依据。因此，为推进风险评估和科学制定符合中国国情的 ADI 等工作的进行，适用于中国居民总膳食等复杂食品基质中的谷氨酸及其盐的检测技术亟待建立。

16.2　食品中 *L*-MSG 分析方法进展

目前，针对食品基质较为复杂的中国居民总膳食，谷氨酸及其钠盐的国标方法检测能力有限。现行国标法《食品安全国家标准　食品中氨基酸的测定》（GB 5009.124—2016）中规定了以氨基酸分析仪测定食品中氨基酸的方法[8]。但该国标检出限高，对于总膳食食品基质中谷氨酸（盐）含量较低的食品基质适用性较低。国标法《食品安全国家标准　味精中麸氨酸钠（谷氨酸钠）的测定》（GB 5009.43—2016）中规定了三种测定谷氨酸（盐）的方法，分别为非水滴定法、旋光法和酸度计法，对于含水量高的食品基质具有局限性[9]。而在实验室的非标方法研究领域[10~18]，为提高仪器对 *L*-MSG 检测的定量分析能力，通常引入异氰酸酯类等衍生物对 *L*-MSG 进行柱前或柱后衍生，操作步骤复杂，耗时长且衍生物随时间推移出现分解现象，并不利于高效、便捷、经济和环保地检测多种复杂基质中的谷氨酸及其盐的含量。

为了开发高效、灵敏，操作简单、定量准确、可对多种复杂的总膳食基质检测的方法，在第六次中国居民总膳食 *L*-MSG 含量检测和暴露解析工作中，本课题组建立了 UPLC-MS/MS 测定膳食样品中游离谷氨酸/谷氨酸盐含量的新方法。根据总膳食基质的复杂特点和 *L*-MSG 在酸性介质中主要以阴离子形态存在的特点，在样品前处理中以 MAX 阴离子交换柱对样品进行纯化，确保最大限度地去除膳食基质中杂质对定量的干扰。由于 *L*-MSG 为小分子化合物，在大部分色谱柱中出峰时间较早，溶剂效应和杂质峰等易对其定性和定量形成干扰，本研究采用 UPLC-MS/MS 的多反应监测（MRM）模式，通过特征离子对对基质中的各种影响进行消除，定性、定量过程无须衍生化，同时可实现痕量检测。由于在质谱检测中，谷氨酸及其盐的定量离子为同一物质，色谱分离无法对其进行分离。在本方法中，游离谷氨酸/谷氨酸盐的浓度均以我国食品中最主要的谷氨酸盐——*L*-MSG 进行折算和定量。此方法能快速、准确和高效地对膳食样品中的 *L*-MSG 进行检测。

16.3　总膳食样品中谷氨酸钠的测定标准操作规程

16.3.1　适用范围

本标准操作规程规定了谷类、豆类、薯类、蔬菜类、蛋类、水产类和肉类 7 种总膳食样品中游离 *L*-MSG 的 UPLC-MS/MS 测定方法。

本标准操作规程适用于谷类、豆类、薯类、蔬菜类、蛋类、水产类和肉类 7 种总膳食样品中游离 *L*-MSG 的测定。

16.3.2　原理

根据相似相溶原理，以 0.1 nmol/L HCl 萃取样品；根据 L-MSG 在碱性条件下以阴离子形态存在的特性，采用 MAX 阴离子交换柱对复杂基质进行净化和洗脱；采用 UPLC-MS/MS 的 MRM 模式进行测定，以离子对定性、定量。

16.3.3　试剂及材料

除非另有说明,本方法所用试剂均为分析纯及色谱纯,水为 GB/T6682 规定的二级水。

1. 试剂

甲醇（色谱纯）；乙腈（色谱纯）；氯化钠（分析纯）；甲酸（色谱纯）；盐酸（分析纯）；氢氧化钠（分析纯）。

2. 材料

Prime HLB 固相萃取柱（3 cm³，60 mg）；MAX 固相萃取柱（3 cm³，60 mg）。

3. 标准品及标准溶液

1）L-MSG

L-MSG（$C_5H_8NO_4Na$），纯度＞99.0%。

2）L-MSG 标准品储备液

准确称取 0.01 g 谷氨酸钠标准品，溶于 10 mL 水溶液中，配制成 L-MSG 标准储备液（1000 mg/L），转移至棕色容量瓶，于 4℃避光保存，有效期 1 个月。

3）L-MSG 标准中间液 1（10 mg/L）

准确移取 L-MSG 标准储备溶液（1000 mg/L）100 μL 于 10 mL 容量瓶，以水溶解并稀释至刻度，配制成中间液，于 4℃避光保存，有效期 1 个月。

4）L-MSG 标准中间液 2（1 mg/L）

准确移取 L-MSG 标准中间液 1（10 mg/L）1.0 mL 于 10 mL 容量瓶，以水溶解并稀释至刻度，配制成中间液，转移入褐色容量瓶，于 4℃避光保存，有效期 1 个月。

5）系列标准溶液

准确移取 L-MSG 的标准中间液配制成系列标准溶液，含 L-MSG 的浓度分别为 0.01 mg/L、0.02 mg/L、0.05 mg/L、0.1 mg/L、0.2 mg/L、0.5 mg/L 和 1.0 mg/L。

16.3.4　仪器与设备

UHPLC-MS/MS；涡旋混匀器；离心机：转速不低于 3000 r/min；分析天平：感量为 0.0001 g 和 0.001 g；氮吹仪。

16.3.5　分析步骤

1. 样品前处理

试样制备：对于总膳食基质，称取 0.5 g 样品于 10 mL 刻度管，加入 1.0 g NaCl，加入 5 mL 0.1 nmol/L HCl 萃取，涡旋 2 min，离心 5 min，取 1 mL 上清液待净化。

MAX 柱净化：对于 MAX 柱净化的样品，以 1 mL 5% $NH_3 \cdot H_2O$ 活化 MAX 柱，抽干，1 mL 0.1nmol/L HCl 上清液以 1 mL 0.1 nmol/L NaOH 中和后，以 2 mL 中和液上样，0.5 mL 纯水淋洗 2 次，0.5 mL 甲醇淋洗 2 次后，以含 2% 甲酸（V/V）的甲醇 0.5 mL 溶液洗脱 2 次后，洗脱液合并，氮吹至近干后以 0.1 nmol/L HCl 复溶，以水稀释样品 100 倍后上样。

2. 空白实验

除不含试样外，按照 16.3.5 步骤操作。

3. 仪器条件

1）液相色谱参考条件

分析仪器：LC-30A 系统；色谱柱：HSS PFP，2.1 mm（内径）×100 mm（长），1.7 μm；流动相：A 相为 0.2% 甲酸水溶液，B 相为 0.2% 甲酸的乙腈；流速：0.35 mL/min；进样体积：1 μL；柱温：40℃。

洗脱方式：梯度洗脱，0～3min，B 相为 40%，A 相为 60%，3～6min，B 相线性升至 100%，保持 2min。

2）质谱参考条件

离子化模式：ESI，正离子模式；离子喷雾电压：+4.5 kV；雾化气（氮气）流速：3.0 L/min；干燥气（氮气）流速：10 L/min；加热气（空气）流速：10 L/min；碰撞气：氩气；脱溶剂管温度：300℃；加热模块温度：400℃；扫描模式：多反应监测（MRM）；驻留时间：8 ms；延迟时间：3 ms；谷氨酸（盐）定性及定量离子对：L-MSG 出峰时间为 3.998 min，定量及定性离子对为 $147.90^+ > 84.05^+$，$147.90^+ > 56.05^+$，碰撞能分别为 16 eV、23 eV。

4. 定性确定

根据欧盟非强制执行法案 2002/657/EC 要求，试样待测液和标准品的选择离子在相同保留时间处（±0.5%）出现，并且对应质谱碎片离子的质核比与标准品一致，其相对丰度比与标准品相比符合表 16-1，可定性确证目标分析物。

表 16-1　离子相对丰度比的最大允许偏差

相对丰度比（% 基峰）	允许偏差/%
＞ 50	±10
20～50	±15
10～20	±20
≤ 10	±50

5. 标准曲线的制作

准确移取 L-MSG 的标准中间液配制成系列标准溶液，含 L-MSG 的浓度分别为 0.01 mg/L、0.02 mg/L、0.05 mg/L、0.1 mg/L、0.2 mg/L、0.5 mg/L 和 1.0 mg/L。标准曲线为 $Y=193.792X+851.198$，$R^2=0.9999$，$r=0.9999$。

6. 分析结果的表述

以 L-MSG 计，根据标准曲线计算测定液中 L-MSG 的含量，过程空白测定值为 C_b。样品中 L-MSG 的含量按式（16-1）计算，结果保留小数点后两位。

$$X = \frac{(C_i - C_b) \times L \times d}{M} \tag{16-1}$$

式中，X 表示试样中 L-MSG 含量，单位为毫克每千克（mg/kg）；M 表示试样的取样量，单位为千克（kg）；C_i 表示 L-MSG 含量，单位为毫克每升（mg/L）C_b 表示过程空白实验中对应 L-MSG 含量，单位为毫克每升（mg/L）；L 表示定容体积，单位为升（L）；d 表示不同样品基质的稀释倍数，包括提取和净化的所有稀释步骤，对于含酒精饮料、饮料与水、糖类、水果类及其制品、奶类及其制品等不添加 L-MSG 的食品基质，$d=4$；对于其他总膳食基质，$d=400$。

计算结果以重复条件下获得的两次独立测定结果的算术平均值表示，结果保留三位有效数字。

7. 精密度

在重复性条件下获得的两次独立测定结果的绝对差值不得超过算术平均值的 10%。

8. 检出限与定量限

本方法的仪器检出限为 3 ng/g，定量限为 10 ng/g。

16.4　方法性能的验证与评价

16.4.1　UPLC-MS/MS 的流动相优化

Guinchard 课题组研究表明，氨基酸的稳定性受到外界 pH 的影响[19,20]。在这一系列研究中，氨基甲酸的稳定性与 pH 的关系可以用非线性的范特霍夫等温方程（van't Hoff plot）进行表示。该研究认为 pH 为 5.5～6.5 时氨基甲酸处在稳定不带电荷的化合物状态。而随着 pH 上升，氨基甲酸更易受到温度等外界影响，变为离子态。根据这项研究，本研究对三种流动相体系进行了方法学优化，三种流动相体系分别为加入 0.2% 甲酸（V/V）的乙腈/水（1:1，V/V）、加入 0.2% 乙酸（V/V）的乙腈/水（1:1，V/V）和加入 0.5% 乙酸铵的乙腈/水（1:1，V/V）。分别以相同浓度的 L-MSG 在以上三种流动相体系中进行进样，L-MSG 的响应值如图 16-2 所示。在除流动相以外的条件均相同的条件下，L-MSG 在加入 0.2% 甲酸（V/V）的乙腈/水（1:1，V/V）的流动相中响应值最高，分别是后两种体系的 30 倍和 100 倍。因此，考虑到样品检测能力和含量水平的需要，选取第一种流动相为优化的流动相。

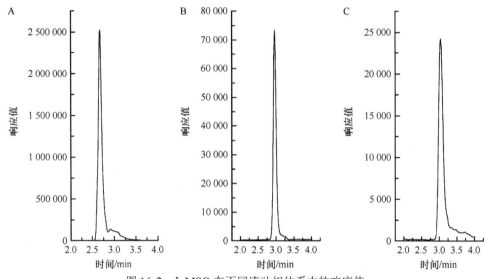

图 16-2　L-MSG 在不同流动相体系中的响应值

A：加入 0.2% 甲酸（V/V）的乙腈/水（1∶1，V/V）；B：加入 0.2% 乙酸的（V/V）的乙腈/水（1∶1，V/V）；
C：加入 0.5% 乙酸铵的乙腈/水（1∶1，V/V）

16.4.2　色谱柱优化

本实验首先对超高效液相色谱柱进行了筛选，最终选择了五氟苯基柱。为充分探索和选择最优的色谱柱，达到对以 L-MSG 为代表的谷氨酸（盐）进行色谱分离的目的，本实验以 C_{18} 柱、氨基柱、五氟苯基柱对 L-MSG 进行色谱分离优化。针对 L-MSG 的色谱分离，文献主要使用的材料为 C_{18} 柱。然而，L-MSG 分子量小，且有较强的分子极性，因此在本实验实际操作中，针对分子极性弱的有机化合物有较好的保留以及分离效果的 C_{18} 柱与苯基柱对 L-MSG 的保留效果欠佳，出峰时间早于 1 min，不利于分析定量时排

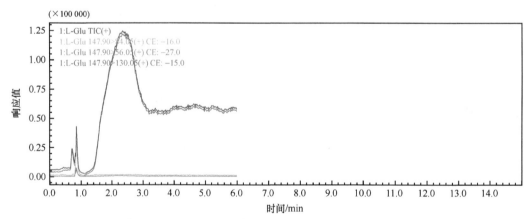

图 16-3　L-MSG 在 C_{18} 色谱柱中的总离子流图（100 ng/g）

除溶剂效应和基质干扰，对准确定量有影响（图 16-3）。五氟苯基柱和氨基柱对谷氨酸
（盐）有较好的保留，保留时间基本在 2.6 min 以后，五氟苯基柱较氨基柱对 *L*-MSG 的保
留稍有优势（图 16-4 ～图 16-5）。因此，选择五氟苯基柱为最优化选项，最大程度使保
留时间后延，克服溶剂效应和仪器的其他干扰。

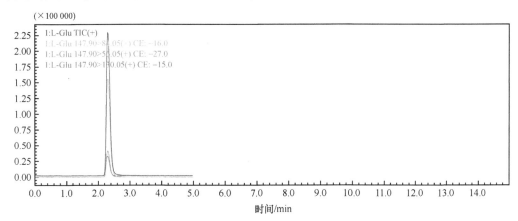

图 16-4　*L*-MSG 在氨基色谱柱中的总离子流图（100 ng/g）

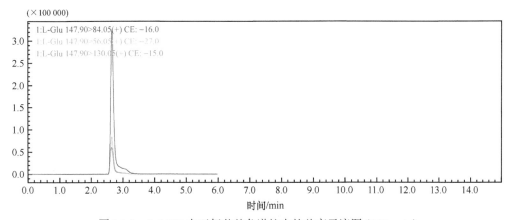

图 16-5　*L*-MSG 在五氟苯基色谱柱中的总离子流图（100 ng/g）

16.4.3　离子监测模式优化

本实验考察了质谱条件为正离子（+）模式下的多反应监测（MRM）模式，谷氨酸
（盐）的质谱监测信息如标准操作规程（SOP）所示。通过与负离子（-）模式下的谷氨酸
（盐）在质谱中的响应相对比，本实验最终确定选用正离子检测模式。尽管谷氨酸（盐）
极易电离为 H^+ 和 $C_4H_8NO^-$，然而在质谱仪中，谷氨酸（盐）的响应在负离子模式下极差。
而同浓度下的谷氨酸正离子的响应是负离子模式的 10 倍以上（图 16-6，图 16-7）。因此，
采用正离子模式检测。

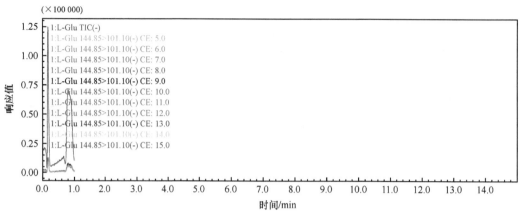

图 16-6　L-MSG 在负离子监测模式下的总离子流图（100 ng/g）

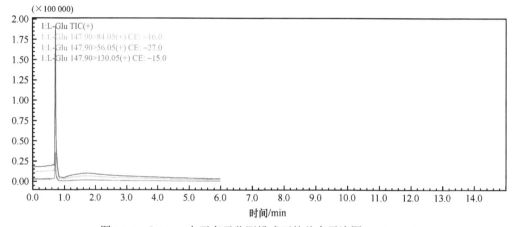

图 16-7　L-MSG 在正离子监测模式下的总离子流图（100 ng/g）

16.4.4　样品前处理过程优化

1. 样品衍生化和非衍生化的对比

L-MSG 是谷氨酸盐的代表性化合物，是化学结构简单的小分子，且不含共轭结构。由于 L-MSG 具有氨基酸的肽键结构，为了建立一种灵敏度高、重现性好的分析方法，在各种测定方法中通常通过衍生反应引入共轭结构[21~28]。由于肽键的存在，衍生反应一般为羟醛缩合和异氰酸酯与氨基间的缩合反应，羟醛缩合反应物一般而言结构稳定性欠佳，因此只能通过柱前衍生液相色谱法进行分析和测试。异氰酸酯类和 L-MSG 形成了具有硫脲桥键的化合物，虽然稳定性提升，但仍然不适合长期存放。综上所述，利用衍生化进行质谱检测，衍生物的稳定性是关键因素。本课题组对 L-MSG 与邻苯二甲醛（OPA）和苯基异氰酸酯反应生成的衍生物的稳定性进行了测试，同时探索了 L-MSG 的稳定性储存条件。如图 16-8 所示，L-MSG 和 OPA 反应生成的化合物在水中或盐酸水溶液中储存 7 天内完全分解。L-MSG 和 DMPI 的产品表现出更好的稳定性，但在 7 天内仍有近 30% 的分解。而 L-MSG 在 50% 乙腈溶液中不经衍生化而显示出极好的稳定性。7 天后，L-MSG 的分解程度不超过 15%，考虑到衍生化所需的时间、试剂的高毒性和衍生物的分解速率，这种方法不利于大量样品的长期保存和高通量分析检测。相反，储存在 50% 乙腈水溶液中的 *L*-MSG 可以直接注入分析仪器，因此，这种策略对于样品中 *L*-MSG 的前处理和长期的保存是最佳的。

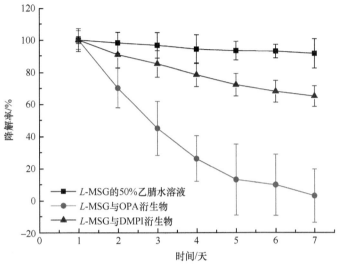

图 16-8　*L*-MSG 及其衍生物在 50% 乙腈中的稳定性

2. 样品前处理方法确定

根据前期实验基础和文献调研，针对膳食基质中的 *L*-MSG，本课题组采用了直接萃取法和萃取后阴离子交换柱样品净化的方法进行样品前处理方法的优化。如图 16-9 所示，

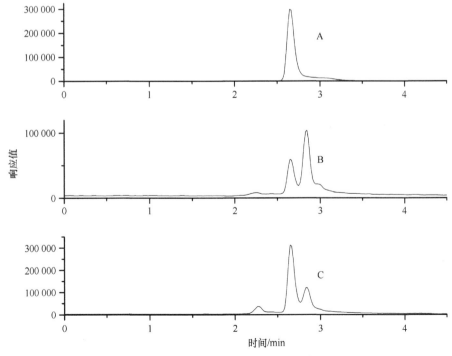

图 16-9　*L*-MSG 在肉类膳食基质中的三种处理方式
A：0.5 nmol/L HCl 萃取后 MAX 阴离子交换柱净化；B：吡啶萃取；C：0.5 nmol/L HCl 萃取

在 L-MSG 含量低于检出限（LOD）的样品中加入 100 ng/g 的 L-MSG，以 Cebia 等 [29] 的方式对样品以吡啶萃取比直接以 0.5 nmol/L HCl 进行萃取提取效率低，与 HCl 相比，吡啶的提取过程引起 60% 的 L-MSG 损失。由于吡啶为弱碱性化合物，对 L-MSG 的结构稳定性有影响，另外，吡啶可以与水以任意比例互溶，因此在复杂的总膳食基质中与水互溶也降低了吡啶的萃取效率。

而针对萃取后的样品，由于膳食基质复杂且带有多种杂质。以 MAX 阴离子交换柱进行样品净化，根据离子交换柱原理，在碱性环境下，L-MSG 主要以离子形态存在，因此可特异性地吸附于 MAX 填料中，此特性有利于萃取液中杂质的去除而不引起 L-MSG 的损失，对油脂类和水溶性蛋白质含量较多的膳食基质净化效果极为明显。

3. 基质效应

本次总膳食样品中 L-MSG 的基质效应考察主要为 7 类：谷类、豆类、薯类、蛋类、水产类、肉类和蔬菜类。对于上述 7 类食品基质，各自选取 L-MSG 含量水平低于 LOD 的样品分别进行 10 ng/g、100 ng/g 和 1000 ng/g 的基质加标，并按照样品前处理过程对样品进行提取净化后上机。同时，分别将 10 ng/g，100 ng/g 和 1000 ng/g 的标准溶液进行上机测试。通过比较每种食品基质的 L-MSG 和同浓度的标准溶液在仪器中的峰面积响应值比值进行基质效应的评价。按照百分比进行计算，在三种加标水平下，L-MSG 在 7 类膳食基质和标准溶液中的峰面积响应值比值在 90% ～ 110%，不存在基质增强或抑制效应。

4. 检测方法特异性

在实际样品检测中，谷类、薯类、蛋类、豆类、蔬菜类、水产类和肉类样品中的 L-MSG 在质谱中的峰型较好，且靠近峰的基线部分未见明显的干扰峰出现。因此，本方法对以上 7 类膳食基质具有方法特异性。

5. 实验技术参数

1）线性范围、检出限及定量限

本方法 L-谷氨酸（钠）的标准工作曲线（0.01 ～ 1.0 mg/L）$Y=193.792X+851.198$，$R^2=0.9999$，$r=0.9999$。

本检测方法的检出限（LOD）和定量限（LOQ）根据仪器信噪比进行计算，$S/N=3$ 和 $S/N=10$ 对应的浓度分别为 LOD（3 ng/g）与 LOQ（10 ng/g）。

2）方法的准确度和精密度

对于 7 类膳食食品基质，采取样品测试后吹干，并直接在样品中加入 10 100 ng/g 和 1000 ng/g 标准物质的方式进行加标回收实验。平行测定 6 次后，加标回收率如表 16-2 所示，在 77.0% ～ 122.1%，RSD 为 2.2% ～ 14.3%。

表16-2　方法检出限、定量限和加标回收率

食品基质	LOD/(μg/kg)	LOQ/(μg/kg)	样品理论值/(μg/kg)	实测值/(μg/kg)	回收率/%	RSD/%	加标回收率实验测定结果（n=6）								
							样品理论值/(μg/kg)	实测值/(μg/kg)	回收率/%	RSD/%	样品理论值/(μg/kg)	实测值/(μg/kg)	回收率/%	RSD/%
谷类	3	10	10	9.6	96.0	2.3	100	103.5	103.5	3.7	1000	1009.8	101.0	5.6
豆类	3	10	10	10.2	102.0	4.1	100	112.2	112.2	2.2	1000	1024.2	102.4	4.7
薯类	3	10	10	9.8	98.0	3.4	100	115.7	115.7	6.4	1000	1120.3	112.0	6.5
肉类	3	10	10	7.9	79.0	4.7	100	80.1	80.1	9.2	1000	956.3	95.6	12.5
蛋类	3	10	10	8.2	82.0	3.2	100	107.8	107.8	5.5	1000	1120.2	112.0	2.2
水产类	3	10	10	9.2	92.0	5.4	100	101.0	101.0	6.1	1000	1104.3	110.0	9.8
蔬菜类	3	10	10	7.7	77.0	6.0	100	122.1	122.1	8.9	1000	1190.2	119.0	14.3

16.5　操作关键点和注意事项

16.5.1　稳定性

L-MSG 是小分子化合物，化学结构受外界影响较大，标准储备液和工作液应现用现配。样品经过前处理后应尽快进样检测。

16.5.2　含量计算

L-MSG 是一种谷氨酸盐，在目前的液质检测方法中，由于检测的是 *L*-MSG 脱去 Na^+ 的阴离子结构，其与谷氨酸脱去 H^+ 和其他谷氨酸盐脱去金属离子的结构为同一物质，无法分辨几类物质。*L*-MSG 是我国居民膳食中应用最为广泛的鲜味剂，因此在本次定量分析中，所有谷氨酸和谷氨酸盐均折算成 *L*-MSG 的含量。

参 考 文 献

[1] 中华人民共和国国家卫生和计划生育健康委员会. GB 2760—2014《食品安全国家标准　食品添加剂使用标准》. 北京: 中国标准出版社, 2014.

[2] Schaumburg H H, Byck R, Gerstl R, et al. Monosodium l-glutamate: its pharmacology and role in the chinese restaurant syndrome. Science, 1969, 163(3869): 826.

[3] Mahieu S, Klug M, Millen N, et al. Monosodium glutamate intake affect the function of the kidney through NMDA receptor. Life Sci, 2016, 149: 114-119.

[4] Onaolapo O J, Onaolapo A Y, Akanmu M A, et al. Evidence of alterations in brain structure and antioxidant status following 'low-dose' monosodium glutamate ingestion. Pathophysiology, 2016, 23: 147-156.

[5] Shannon M, Green B, Willars G, et al. The endocrine disrupting potential of monosodium glutamate (MSG) on secretion of the glucagon-like peptide-1 (GLP-1) gut hormone and GLP-1 receptor interaction. Toxi Lett, 2017, 265: 97-105.

[6] Mortensen A, Aguilar F, Crebelli R, et al. Re-evaluation of glutamic acid (E 620), sodium glutamate (E 621), potassium glutamate (E 622), calcium glutamate (E 623), ammonium glutamate (E 624) and magnesium glutamate (E 625) as food additives. EFSA Journal. doi: 10.2903/j.efsa. 2017.4910.

[7] Wu Y N, Zhao Y F, Li J G. The Fifth China Total Diet Study. 北京: 科学出版社, 2018: 5.

[8] 国家食品药品监督管理总局, 国家卫生和计划生育委员会. GB 5009.124—2016《食品安全国家标准　食品中氨基酸的测定》. 北京: 中国标准出版社, 2016.

[9] 国家卫生和计划生育委员会. GB 5009.43—2016《食品安全国家标准　味精中麸氨酸钠 (谷氨酸钠) 的测定》. 北京: 中国标准出版社, 2016.

[10] Pérez-Ruiz T, Martínez-Lozano C, Sanz A, et al. Analysis of glutamate in beverages and foodstuffs by capillary electrophoresis with laser-induced fluorescence detection. Chromatographia, 2002, 52(9-10): 599-602.

[11] Krishna V N, Karthika D, Surya D M, et al. Analysis of monosodium l-glutamate in food products by

high performance thin layer chromatography. J Young Pharm, 2010, 2(3): 297-300.

[12] Khampha W, Yakovleva J, Isarangkul D, et al. Specific detection of l-glutamate in food using flow-injection analysis and enzymatic recycling of substrate. Anal Chim Acta, 2004, 518(1-2): 127-135.

[13] Montaño A, Sánchez A H, Castro D A. Changes in the amino acid composition of green olive brine due to fermentation by pure culture of bacteria. J Food Sci, 2000, 65: 1022-1027.

[14] Lau O W, Mok C S. Indirect conductometric detection of amino acids after liquid chromatographic separation. Part II. determination of monosodium glutamate in foods. Anal Chim Acta, 1995, 302(1): 45-52.

[15] Nicolelis D P. Kinetic-potentiometric determination of monosodium glutamate in soups and soup bases and of glutamic dehydrogenase. Analyst, 1987, 112(6): 763-765.

[16] Yılmaz D, Karakuş E. Construction of a potentiometric glutamate biosensor for determination of glutamate in some real samples. Artif Cell Blood Sub, 2011, 39(6): 385-391.

[17] Isa I M, Ghani S A. A non-plasticized chitosan based solid state electrode for flow injection analysis of glutamate in food samples. Food Chem, 2009, 112(3): 756-759.

[18] Afraa A, Mounir A, Zaid A. Colorimetric determination of monosodium glutamate in food samples using l-glutamate oxidase. Chin J Appl Environ Biol, 2013, 19(6): 1069-1072.

[19] Guillaume Y C, Guinchard C. Retention mechanism of weak polar solutes in reversed phase liquid chromatography. Anal Chem, 1996, 68(17): 2869-2873.

[20] Peyrin E, Guillaume Y C, Guinchard C. Interactions between dansyl amino acids and human serum albumin using high-performance liquid chromatography: mobile-phase pH and temperature considerations. Anal Chem, 1997, 69(24): 4979-4984.

[21] Boehlen P, Schroeder R. High sensitivity amino acid analysis: methodology for the determination of amino acid composition with less than 100 picomoles of peptides. Anal Biochem, 1982, 126(1): 144-152.

[22] Waterfieldt M, Haber E. Amino acid sequence analysis with methyl isothiocyanate resolution of the methyl thiohydantoins by gas-liquid partition chromatography. Biochem, 1970, 9(4): 832-839.

[23] Melucci D, Xie M, Reschiglian P, et al. FMOC-Cl as derivatizing agent for the analysis of amino acids and dipeptides by the absolute analysis method. Chromatographia, 1999, 49(5): 317-320.

[24] Bosch L, Alegría A, Farré R. Application of the 6-aminoquinolyl-N-hydroxysuccinimidyl carbamate (AQC) reagent to the RP-HPLC determination of amino acids in infant foods. J Chromatogr B, 2006, 831(1-2): 176-183.

[25] Liu H C, Xu W H, Shen J W, et al. Determination of amino acids in rhubarb seeds with DNFB pre-column derivatization by reversed-phase high performance liquid chromatography. Nat Prod Res, 2014, 26(7): 1056-1061.

[26] Márquez F J, Quesada A R, Sánchez-Jiménez F, et al. Determination of 27 dansyl amino acid derivatives in biological fluids by reversed-phase high-performance liquid chromatography. J Chromatogr B, 1986, 380(2): 275-283.

[27] Bütikofer U, Fuchs D, Bosset O J, et al. Automated HPLC-amino acid determination of protein hydrolysates by precolumn derivatization with OPA and FMOC and comparison with classical ion exchange chromatography. Chromatographia, 1991, 31(9): 441-447.

[28] Sun S W, Lin Y C, Weng Y M, et al. Efficiency improvements on ninhydrin method for amino acid quantification. J Food Compos Anal, 2006, 19(2-3): 112-117.

[29] Cebia N, Doganb C E, Olgun E O, et al. A survey of free glutamic acid in foods using a robust LC-MS/MS method. Food Chem, 2018, 248(MAY15): 8-13.

（苗宏健　李敬光）

第17章 农药多残留的测定

17.1 概 述

农药（pesticide）是一类驱除、消灭或控制害虫、杂草和真菌的化学物质或制剂，广泛应用于农业、畜牧业、林业和公共卫生等方面[1]。农药按防治对象分类可分为杀虫剂、杀螨剂、杀菌剂、杀线虫剂、杀鼠剂、除草剂和植物生长调节剂等；而按结构类型则可分为有机氯类、有机磷类、拟除虫菊酯类、氨基甲酸酯类、苯并咪唑类、三唑类、三嗪类、苯甲酰脲类、新烟碱类等。根据国家统计局发布的数据（http://data.stats.gov.cn），2019年我国农药使用量达到惊人的139.17万t，利用率约39.8%，超60%农药流失于水土。随着农药品种增多，多种农药的混合使用和滥用致使农产品中多种农药残留现象比较突出，农药残留问题已经成为国际共同关注的食品安全重大问题之一。不慎食用含有大量高毒、剧毒农药残留的食物会导致人、畜急性中毒。长期食用农药残留超标的食品，虽不会导致急性中毒，但是农药会在人体内逐渐蓄积，最终导致机体生理功能发生变化，引起慢性中毒。研究报道，在世界各地的环境基质（土壤、水和空气）中都检测到高水平的农药残留[2~4]，残留农药直接通过农作物或水体到达人、畜体内，或通过环境和食物链最终传递给人体，在人体血液[5]、尿液[6]中均检测出一定浓度水平的农药及其代谢物。食品中农药残留不仅包括农药本身的残留，还包括被认为具有毒理学意义的农药衍生物，如农药转化物、代谢物、反应产物和杂质残留，甚至通过食物链在人类或其他哺乳动物体内蓄积，从而引发健康问题。大量证据表明，农药暴露会导致诸多疾病，如癌症、阿尔茨海默病、帕金森病、肌萎缩侧索硬化、哮喘、支气管炎、不孕症、出生缺陷、多动症、自闭症等，大多数疾病主要是由有机磷、有机氯、苯氧乙酸和三嗪类化合物杀虫剂及除草剂引起的[7]。有报道称，农药有可能干扰人类或其他哺乳动物的肠道吸收功能及肝、脂肪组织和骨骼肌能量储存功能，从而诱发能量代谢紊乱。此外，胰腺和免疫细胞能量调节的内稳态也受到农药的影响，其引起的干扰最终导致血糖和血脂水平异常，进而导致相关代谢类疾病的发展，包括超重、体重过轻、胰岛素抵抗甚至糖尿病等[8,9]。

许多国家和国际性组织（如美国、日本、中国、韩国和欧盟等）针对农产品中农药残留的污染现状制定了农药最大残留限量标准，并呈现逐年严格的趋势[10]。联合国粮食及农业组织和世界卫生组织专门设置了农药残留联席会议（JMPR），并通过国际食品法典委员会（CAC）制定和颁布了各种农药在不同食品中的残留限量标准，即最大残留限量（MRL）。欧盟也制定和颁布了相关食品中的农药残留限量标准，并且其标准非常严格，甚至超过了CAC的标准，如对尚未确定MRL的农药一律采用0.01 mg/kg的严格限量标准。日本同样建立了系统的食品中农药残留限量标准和法规，并在食品中引入"肯定列表制度"，该制度对所有农业化学品在食品中的残留提出了限量要求。中国现行的农药最大残留限量标准《食品安全国家标准　食品中农药最大残留限量》（GB 2763—2021）基本涵盖了在中国获得农药登记、允许使用的和禁止使用的农药（548 种）。截至 2020 年，中国禁止生产销售和使用的农药达到 46 种，限制使用的农药有 20 种。此外，在《农药管理条例》中也规定：任何农药产品都不得超出该农药登记的使用范围使用。剧毒、高毒农药不得用于防治卫生害虫，不得用于蔬菜、瓜果、茶叶和中药材。

17.2　食品中农药多残留前处理方法进展

由于食品基质来源复杂、筛选对象繁多、成分复杂，找到有效的痕量水平的农药多残留检测技术犹如大海捞针，因此需要更高效、选择性强、环境友好、可自动化的样品前处理技术，以减少或去除基质干扰。仪器的高灵敏度同时要求待测样品溶液具有更高的纯净度，农药多残留多属于痕量分析，采用有机溶剂提取时往往带有大量的油脂、色素等大分子，基质效应显著，严重干扰目标污染物的准确测定，因此消除样本基质干扰，富集痕量农药多残留成为食品中农药多残留准确定量检测及提高检测灵敏度的关键。基质效应主要来源于样品共流出组分对目标物离子化效率的影响，基质效应分为增强和减弱两种，影响因素如下：①样品基质的种类和浓度；②待测化合物的结构和性质，热不稳定、极性、具有氢键结合能力的有机磷酸酯、羟基、咪唑、氨基化合物等容易产生基质效应；③待测物在样品基质中的浓度；④电离方式，如 ESI 模式比 APCI 模式更容易受到基质效应的影响；⑤进样方式，如大体积进样、脉冲进样、柱上进样、程序升温气化进样所产生的基质效应都不相同。

目前农药多残留检测常见的净化方式为固相萃取（solid phase extraction，SPE）柱净化 [11]，包括氨基柱、C$_{18}$ 柱、石墨化碳黑-氨基柱、弗罗里硅土柱等，以及基于分散固相萃取（dispersive solid phase extraction，dSPE）的 QuEChERS 方法 [12] 和凝胶渗透色谱法（gel permeation chromatography，GPC）[13]。经典的 SPE 方法净化效果显著，适用于较大体积浓缩样本的检测，但是操作费时，且有些化合物回收率差，只能针对部分基质干扰有选择性地去除，经处理的样本中仍存在较大的杂质负荷，可以采用溶剂稀释方法对样本进行多倍稀释，将有效减少复杂基质的荷载量，但前提是有较高灵敏度的检测器满足检测要求。QuEChERS 方法因具有样品通量高、快速、安全、稳定、操作简便及成本低等优点，广泛用于农药检测的前处理。AOAC 2007.1 缓冲体系，可以根据样品基质油脂富含程度选择不同配比的净化萃取填料，但是分散相填料对于复杂基质（芹菜、韭菜、茶叶等）的净化能力有限。表 17-1 对常见的分散净化填料作用及优缺点进行了总结。GPC 可通过高分子树脂对食品样品中的色素、脂肪、蛋白质等大分子干扰物和小分子化合物进行净化，可满足绝大多数农残分析，但离线的 GPC 需使用大量的有机溶剂洗脱后再进行浓缩，耗时较长，在线 GPC 净化系统既可以净化样品，同时也能将净化的样品大体积进入到气相色谱质谱系统进行分析 [13,14]，具有良好的除油效果，可以满足以乙腈作为提取溶剂的油脂去除，弥补了离线 GPC 和 EMR-Lipid（增强型脂质去除填料）的缺陷，节省了样本前处理的时间，但是油脂耐受量有限。除了上述前处理方法，一些高效、快捷、高富集倍数的净化方法应运而生，如冷冻诱导乙腈-水两相萃取（cold-induced acetonitrile aqueous two-phase system，CI-ATPS）法[15]，根据不同的膳食食品种类结合 QuEChERS，大大降低了基质效应，极大增强了仪器分析的灵敏度。

表 17-1　常见分散相净化填料

名称	作用	缺点
N-丙基乙二胺（PSA）	去除脂肪酸、极性色素、糖分	对酸性农药（pK$_a$ < 4.5）有吸附，如灭草松、溴苯腈、甲磺隆、乙氧氟草醚和五氟磺草胺等
石墨化碳黑（GCB）	去除果蔬中的色素、胡萝卜素、固醇和平面结构极性大的化合物	对平面结构农残有吸附作用，如拟除虫菊酯类、多菌灵、噻菌灵和嘧菌环胺等
C$_{18}$	去除大分子有机物，如脂类和固醇等	效果有限，一般结合其他填料一起使用
新型材料 常见的商业化填料有 EMR、Z-Sep$^+$、PRIME HLB、MWCNTs 等	具有巨大的比表面积和超强的吸附能力，去除提取液中油脂类物质，可用于去除色素和部分疏水性杂质等	新型填料均对部分农残如拟除虫菊酯类或具有较长碳链的化合物如邻苯二甲酸酯类有较强的吸附作用，价格昂贵；Z-Sep$^+$ 去基质能力强，但回收率差，主要是大多数含氮杂环杀菌剂、含氧的农药以及具有吸电子基团和给电子基团的农药（如百菌清）回收率差

17.3　食品中农药多残留分析方法研究进展

目前全世界使用的农药超过 1180 种，其中包含 435 种除草剂，335 种杀虫剂和 410 种杀菌剂。选择合适的分析方法，对保证样品测定的准确及精密度具有重要的意义。目前，国内外食品中农药多残留测定标准方法主要有：①气相色谱法；②液相色谱法；③气相色谱-串联质谱法（gas chromatography-tandem mass spectrometry，GC-MS）；④液相色谱-串联质谱法（liquid chromatography-tandem mass spectrometry，LC-MS）；⑤液相色谱-高分辨质谱法（liquid chromatography-high resolution mass spectrometry，HPLC-HRMS）；⑥气相色谱-高分辨质谱法（gas chromatography-high resolution mass spectrometry，GC-HRMS）。表 17-2 对国内现行有效的农药多残留测定标准技术指标进行了简单概述。除了上述金标准方法，分子印迹光学传感器法（MIP）[16]、纳米材料标记的侧流层析生物传感器法（LFSB）[17]、表面增强拉曼光谱术（surface-enhanced Raman spectroscopy，SERS）[18] 等新技术也被广泛用于农药多残留的测定，但是无法高通量测定，只能快速测定一种、多种或一类化合物，此处就不一一赘述了。

表 17-2　国内食品中农药多残留的测定标准比较（现行有效）

序号	标准名称	前处理方法	检测仪器	定量限/检出限	备注
1	《蔬菜和水果中有机磷、有机氯、拟除虫菊酯和氨基甲酸酯类农药多残留的测定》（NYT 761—2008）	乙腈提取，浓缩上机；提取液经固相萃取柱（弗罗里硅土柱）净化；提取液经固相萃取柱（氨基柱）净化、浓缩后经柱后衍生系统	GC-FPD GC-ECD GC-FLD	有机磷定量限 0.01～0.3 mg/kg；有机氯、拟除虫菊酯定量限 0.0001～0.01 mg/kg；氨基甲酸酯类定量限 0.008～0.02 mg/kg	双柱保留定性，外标法（单点校正）
2	《食品安全相关标准 粮谷中 475 种农药及相关化学品残留量的测定 气相色谱-质谱法》（GB 23200.9—2016）	ASE 提取，提取液经固相萃取柱（Envi-18 柱、Envi-Carb 柱、Sep Pak NH$_2$ 柱）净化	GC-MS（EI 源）	定量限 0.0050～2.4000 mg/kg；	内标法（环氧七氯）

续表

序号	标准名称	前处理方法	检测仪器	定量限/检出限	备注
3	《水果和蔬菜中 450 种农药及相关化学品残留量的测定 液相色谱-串联质谱法》（GB/T 20769—2008）	乙腈提取，盐析离心，Sep-Pak Vac 柱净化	HPLC-MS/MS（ESI 源）	定量限 0.01 ～ 0.606 μg/kg；	外标法（校正曲线）
4	《食品安全国家标准　茶叶中 448 种农药及相关化学品残留量的测定液相色谱-质谱法》（GB 23200.13—2016）	乙腈提取，提取液经固相萃取柱（Cleanert TPT）净化	HPLC-MS/MS（ESI 源）	定量限 0.06 ～ 9640 μg/kg；	外标法（校正曲线）
5	《食品安全相关标准　水果和蔬菜中 500 种农药及相关化学品残留量的测定　气相色谱-质谱法》（GB 23200.8—2016）	乙腈提取，盐析离心后，经固相萃取柱[Envi-18 柱、Envi-Carb 柱、Sep-Pak NH₂ 柱]净化	GC-MS（EI 源）	定量限 0.0126 ～ 0.4000 μg/kg；	内标法（环氧七氯）
6	《食品安全国家标准　植物源性食品中 9 种氨基甲酸酯类农药及其代谢物残留量的测定　液相色谱-柱后衍生法》（GB 23200.112—2018）	乙腈提取，提取液经固相萃取柱（氨基柱或石墨化碳黑-氨基复合柱）或分散固相萃取（PSA、C₁₈、GCB）净化	HPLC（FLD）	定量限 0.01 mg/kg；	外标法（校正曲线）
7	《食品安全国家标准　植物源性食品中 208 种农药及其代谢物残留量的测定　气相色谱-质谱联用法》（GB 23200.113—2018）	乙腈提取，提取液经固相萃取柱（石墨化碳黑-氨基复合柱）或分散固相萃取（PSA、C₁₈、GCB）或 GPC 净化	GC-MS/MS（EI 源）	定量限 0.01 ～ 0.05 mg/kg；	内标法（环氧七氯）或外标法
8	《食品安全国家标准　植物源性食品中 331 种农药及其代谢物残留量的测定　液相色谱-质谱联用法》（GB 23200.121—2021）	乙腈提取，提取液经分散固相萃取（PSA、C₁₈、GCB）净化	HPLC-MS/MS（ESI 源）	定量限 0.002 ～ 0.2 mg/kg；	外标法（基质匹配曲线）

17.3.1　气相色谱法（GC）和高效液相色谱法（HPLC）

气相色谱法是农残分析最常用的色谱分析方法，也是最早应用于食品中农药多残留检测的分析方法。火焰光度检测器（flame photometric detector，FPD）通过对含硫和含磷化合物燃烧时发出的特征波长光进行检测，适用于含磷类化合物（如有机磷）的高灵敏度检测；电子捕获检测器（electron capture detector，ECD）对电负性强的化合物具有较高灵敏度，适用于含氟、氯等化合物（如有机氯、拟除虫菊酯类）的高灵敏度检测。FPD 和 ECD 只能针对部分类别化合物进行检测，抗基质干扰能力较差。AOAC、EPA 等均推荐 GC 作为农药多残留的检测方法。AOAC 970.52 是 AOAC 较早公布的农药多残留检测标准方法，目标化合物为有机磷和有机氯类农残，根据样品水分、脂肪、糖分含量不同，选用不同的提取试剂及前处理方法，弗罗里硅土净化后，分别采用 FPD 与 ECD 进行定量分析和薄层色谱定性[19]。

氨基甲酸酯类传统测定方法一般采用液相色谱分析，荧光检测器（fluorescence detector，FLD）测定。现行有效的农业行业标准《蔬菜和水果中有机磷、有机氯、拟除虫菊酯和氨基甲酸酯类农药多残留的测定》（NY/T 761—2008）中氨基甲酸酯类农药多残留测定原理为试样用乙腈提取液过滤、浓缩，氨基柱净化后，使用带 FLD 和柱后衍生系统的高效液相色谱进行检测，保留时间定性，外标法定量，方法检出限为 0.008 ～ 0.02 mg/kg。

17.3.2　气相色谱-质谱法（GC-MS，GC-MS/MS）

当前，用于农药残留分析的气相色谱-质谱主要为单四极杆质谱，而单四极杆对化合物的特征离子碎片质荷比进行选择性和灵敏度兼顾的痕量分析时，小分子背景干扰较大，对有机氯与有机磷类分析物的灵敏度不如 ECD 和 FPD，采集的质谱信息少，选择性较差，结果存在很大的不确定性，存在过多的假阳性或假阴性结果。双重四极杆通过对分析物母离子进行碰撞后二级裂解的子离子进行分析，进一步提升了仪器的选择性，从而降低了基质背景，提高了灵敏度。国家标准《国家安全国家标准　植物源性食品中 208 种农药及其代谢物残留量的测定　气相色谱-质谱联用法》（GB 23200.113—2018）的实施，使得 GC-MS/MS 检测食品中农药残留的应用大众化。但是仪器方法的开发（母离子、子离子的选择和碰撞能量的优化）较为耗时，基质效应问题在 GC-MS/MS 的农药残留分析中仍比较突出，基质复杂的试样只能通过基质匹配曲线或标准加入法来降低共流出物基质干扰。

气相色谱-质谱联用技术用 70 eV 电子轰击（EI）方式得到的谱图，可与标准谱库 NIST17.0 对比，因此可用来对农药残留可疑物进行筛查。GC-MS/MS 筛选原则为：①保留时间与数据库的理论值偏差小于 0.3 min；②定量、定性的两个 MRM 离子对通道与空白基质相比均为阳性，信噪比大于 3；③结合数据库对可疑化合物添加的多个 MRM 离子对通道（4 组以上）进行采集，各个离子对丰度比与理论值偏差小于 50%。田丽等[14]采用 GPC-GC-MS/MS 系统，在无须标准品的情况下，建立了筛查食品中非目标物农药残留的筛查方法。通过其建立的 MRM 采集方法对目标组分进行灵敏度考察，在 10 μg/L 浓度下 10 种常见农药残留均被筛查出来，且组分响应信号高。杨静等[20]采用气相色谱-质谱法快速定性及半定量检测食物中毒后的呕吐物、血液中的 15 种农药残留，提取液经分散固相萃取法净化，方法在 0.1 ～ 3.0 μg/mL 线性关系良好，检出限为 0.001 ～ 0.005 μg/mL。李燕妹和连增维[21]通过气相色谱-负化学源质谱法对果蔬中 37 种农药残留量进行了测定，样品由乙腈提取、QuEChERS 净化，方法简便、快捷、回收率及精密度好，可以成为农药残留确证的另一手段。大气压气相色谱电离源（APGC）作为一种新型离子源技术，因其软电离的特性更易获得母离子的信息和专属性强的碎片信息，从而增强检测的灵敏度和选择性，拓宽了应用范围，相比 CI 电离源，APGC 不需要真空条件，具有更好的重现性和稳定性。郁欢欢等[22]采用多壁碳纳米管（MWCNTs）净化和 APGC-MS/MS 技术相结合，选取常见的有机磷类、拟除虫菊酯类、三嗪类、酰胺类、氨基甲酸酯类农药共 23 种为研究对象，建立了简单、快速、准确、灵敏的蔬菜中农药多残留检测方法，在 0.01 ～

20 μg/L 线性关系良好，方法检出限与定量限分别为 0.02 ～ 0.40 μg/kg 和 0.05 ～ 1.25 μg/kg，方法具有良好的灵敏度、重现性和特异性，适用于蔬菜中多种农药残留的快速检测。

17.3.3　液相色谱-质谱法（LC-MS，LC-MS/MS）

气相色谱-质谱联用技术局限于分析易挥发、热稳定性、易气化和分子量小于 1000 Da 的农药残留化合物[23]，相比之下，液相色谱-质谱联用技术能分析质量数范围更宽、更广的化合物（不挥发性化合物、极性化合物、热不稳定化合物和大分子量化合物，如蛋白质、多肽、多聚物等）。液相色谱-质谱仪由于其通用性强、灵敏度高，且具有选择特异性，是农药多残留检测的首选方案，方法的开发更利于推广使用。因此美国分析化学家协会认证的方法（AOAC 2007.1）和欧洲标准化委员会认证的欧盟标准方法（EN 15662-2008），以及我国《食品安全国家标准　植物源性食品中 331 种农药及其代谢物残留量的测定　液相色谱-质谱联用法》（GB 23200.121—2021）、《水果和蔬菜中 450 种农药及相关化学品残留量的测定　液相色谱-串联质谱法》（GB/T 20769—2008）均选用该方法为标准方案。李娜等[24]采用液相色谱-串联质谱法分析了 80 种非法添加农药成分，检出限为 0.001 ～ 0.01 μg/mL，适用于农业投入品中农药隐性成分的快速筛查与分析。Pang 等[25]首次以植物样品中色素等干扰物质为目标，合成了具有两种孔径的磁性共价有机骨架材料，可高效且具有选择性地净化样品基质中的叶绿素、叶黄素、胡萝卜素等色素干扰物，并结合液相色谱-串联质谱实现了复杂食品基质中痕量化学危害物的高精度确证[26]。

17.3.4　高分辨质谱法（LC-HRMS 和 GC-HRMS）

GC-MS/MS 和 LC-MS/MS 均为低分辨质谱，当碰到基质复杂样品，相近质量数的目标物和干扰物不能有效地区分易产生假阳性结果。由于仪器扫描速率受限，往往需要把几百种化合物分成多组进行分别检测[10,27]。LC-MS/MS 由于各仪器离子源以及离子传输等硬件设计上的差异，没有商品化的谱库可对比查询，只能自己建库或自己解析谱图，对于多种农药的筛查需要配制大量农药对照品，十分耗时费力[28]。总之，LC-MS/MS 对农药多残留筛查能力有限，近些年发展的高分辨质谱技术因其在质量精度、全质量数据采集、数据可溯源性和数据库检索等方面的优势，越来越多地受到农药多残留检测工作者的青睐[29]。

欧盟农药残留分析质量控制程序（SANCO/11945/2015）中规定：应用高分辨质谱进行筛查分析时，要求要有 2 对离子且质量偏差小于等于 5 ppm 才能判定是同一化合物[30]。美国食品药品监督管理局（FDA）关于残留分析判定的相关文件也有类似的规定，要求保留时间要小于 0.2 min，同时有 2 对离子且一级质谱质量偏差不得大于 5 ppm，二级质谱质量偏差不得大于 10 ppm，才能判定是同一化合物[31]。参考欧盟农药残留分析质量控制程序（SANCO/11945/2015）和美国食品药品监督管理局的相关推荐原则，本研究制定的 LC-HRMS 筛查结果的判定原则为：①保留时间窗口 ≤ 0.2 min；②准分子离子峰的质量偏差 ≤ 5 ppm；③至少找到 2 个碎片离子且碎片离子的质量偏差 ≤ 5 ppm。具体操作流程如下：先采用 Full MS-ddMS² 一级扫描，再用 Trace Finder 软件进行筛选（母离子 m/z 偏差＜ 5 ppm；同位素匹配度＞ 80%，响应偏差为 20%）；对可疑化合物使用 SIM-ddMS² 的采集方式进行二级碎片的扫描，至少存在 2 个理论碎片离子，且碎片的 m/z 偏差＜ 10 ppm。

　　面对农药的广泛使用及非法滥用，建立简便、高效的农药多残留快速筛查方法迫在眉睫；扩大检测范围也十分必要。简单有效的前处理技术和高灵敏度的农药多残留检测技术是农药多残留检测的发展趋势。彭国芳院士团队[32]通过 GC/LC-Q-TOFMS 组合技术同时对水果和蔬菜中 733 种农残残留及化学污染物进行了筛查，组合技术相比单一技术筛查能力分别提高了 51.1% 和 39.6%，方法检出限均满足 10 μg/kg 的要求，走在了世界同行的前列。王赵等[28]通过 QuEChERS 结合 APGC-Q-TOF 系统和沃特斯商业化谱库，在缺少对照品的情况下完成了对 71 种常用农药的快速筛查。所建立的前处理方法提取效率高，操作简便快捷，筛查方法灵敏度、准确性高。黄合田等[33]建立了 Sin-QuEChERS 结合超高效液相色谱-四极杆静电场轨道阱高分辨质谱法快速非靶向筛查绿茶中农药残留的分析方法。提取液经 Sin-QuEChERS Nano 净化柱净化，以 Full Ms/ddMS² 扫描模式进行分析，各物质的精确分子量偏差小于 3.8 ppm，定量限为 0.005 ～ 0.02 mg/kg。吴洁珊等[34]建立了 GC-Q-TOFMS 快速筛查水果（苹果、葡萄、橙子）中 283 种农药残留的分析方法。方法采用 EI 全扫描监测，通过 PCDL 谱库全离子筛查模式检索，以保留时间、特征离子精确质量数、分子离子同位素信息等作为定性依据，方法检出限可达 0.510 μg/kg。谢瑜杰等[35]应用 LC-Q-TOFMS 建立了一次进样可同时对紫甘蓝中 415 种农药残留进行快速筛查和准确确证的分析方法，全离子 MS/MS 扫描正离子模式下进行检测，基质匹配外标法定量分析，其中 411 种农药的筛查限（SDL）≤ 5 μg/kg，413 种农药的定量限（LOQ）≤ 10 μg/kg，适用于对紫甘蓝中多种农药残留的高通量定性筛查和准确定量，可以扩展到其他果蔬基质中多农残的高通量筛查。表 17-3 将近些年文献报道的国内外膳食样品中农药多残留筛查的检测技术进行了总结概述。

表 17-3　各国膳食样品中农药多残留筛查的检测技术

国家或地区/年份	前处理及净化方式	筛查对象	仪器分析方法	筛查方式
加拿大[36]，2019	QuEChERS	水果和蔬菜中 845 种农药	UHPLC/ESI Q-Orbitrap	nDATA 工作流程 Full MS/dd-MS²（DDA）建立化合物数据库（精确质量数 ± 5 ppm、保留时间 ± 0.5 min、响应阈值）；Full MS/mDIA → Trace Finder（母离子和碎片离子及保留时间信息）→ 确证
欧盟[37]，2021	QuEChERS	水果和蔬菜中 244 种农药及其降解产物	UHPLC/HESI Q-Orbitrap	靶标分析（FS、AIF、tMS²）；非靶标分析 A.FS 和 AIF；B.FS+3DIA；C.FS-ddMS²+AIF+tMS²
美国[38]，2021	QuEChERS	水果和蔬菜中 51 种农药	LC/HESI Q-Orbitrap LC-Q-TOFMS	nDATA 工作流程 LC-FS MS/DIA MS/MS
沙特阿拉伯[39]，2018	QuEChERS	水果中 62 种农药	LC-MS/MS	自建库筛查

国家或地区/年份	前处理及净化方式	筛查对象	仪器分析方法	筛查方式
中国[40]，2019	液态样品-液液萃取；QuEChERS；固态样品-固液萃取；压片；加热、溶剂喷雾、激光辅助；气态样品-固相微萃取	不同种类食品中唑类和有机磷类农药	敞开式离子化质谱 DART-Q-Orbitrap PS-Q-Orbitrap	基于特征性子离子和中性丢失（FS MS/AIF/NL dd-MS²）
中国[41]，2020	乙腈提取，m-PFC 净化（将多壁碳纳米管、PSA 和 C_{18} 固相材料填入柱体管中制成）	水果和蔬菜中 234 种农药	GCQ-TOFMS	TOF-Scan（50～550）（PCDL谱库）
中国[42]，2020	1% 醋酸铵-乙腈提取，Carbon/NH₂ 固相萃取柱净化	水果和蔬菜中 733 种农药及化学污染物	GC/LC-Q-TOFMS	构建 GC/LC-Q-TOFMS 数据库→结构式（精确质量数、保留时间、同位素丰度比等）→匹配分数（可疑物）→ GC/LC-Q-TOF/MS/MS →二级质谱库搜索→农残确证

17.4　总膳食样品中 77 种农药多残留的测定标准操作程序

17.4.1　适用范围

本程序适用于谷类、豆类、薯类、肉类、蛋类、水产类、乳类、蔬菜类、水果类、糖类、水及饮料类、酒类食品中 77 种农药多残留含量的测定。

17.4.2　原理

试样经乙腈-水提取，经 QuEChERS 和冷冻诱导的乙腈-水两相分层净化后，通过液相色谱-高分辨质谱检测，同位素内标法定量。

17.4.3　仪器设备与试剂

17.4.3.1　试剂和材料

乙腈（色谱纯）；甲酸（色谱纯）；甲醇（色谱纯）；水（超纯水）；N-丙基乙二胺（PSA）。
C_{18} 粉；有机微孔滤膜：0.22 μm；氯化钠、无水硫酸钠（分析纯，国药集团化学试剂有限公司）；有机磷类、氨基甲酸酯类、三唑类、新烟碱类等农药残留标准品（77 种）均购自德国 Dr.Ehrenstorfer 公司；多菌灵-d4（carbendazim-d4）、吡虫啉-d4（imidacloprid-d4）、啶虫脒-d3（acetamiprid-d3）、甲氧虫酰肼-d9（methoxyfenozide-d9）和戊菌唑-d7（penconazole-d7）购自德国 Dr.Ehrenstorfer GmbH 公司和加拿大 Toronto Research

Chemicals Inc.（TRC）公司；分散固相萃取净化剂（50 mg PSA+50 mg C_{18}+250 mg 无水硫酸钠）购自美国安捷伦科技有限公司。

17.4.3.2　仪器和设备

液相色谱-轨道阱高分辨质谱仪（Dionex U3000-Q-Exactive HRMS）；电子天平（感量0.1 mg）；超声波清洗器；涡旋混匀器；离心机；−20℃或−80℃冰箱。

17.4.3.3　标准品及溶液配制

农药混合标准溶液的配制：分别准确称取农药标准品适量，用甲醇溶解配制成质量浓度为 1000 mg/L 的标准储备液，于−20℃储存。用乙腈稀释各标准储备液制得农药标准混合中间液（10 mg/L），并逐级稀释至标准混合使用液（10 μg/L、100 μg/L 和 1 mg/L）。

农药混合内标溶液的配制：分别准确称取 5 种农药同位素内标适量，用甲醇溶解配制成浓度为 100 mg/L 的内标储备液，于−20℃储存。用乙腈稀释各内标储备液制得农药内标混合中间液（1 mg/L），并逐级稀释至内标混合使用液（40 μg/L）。

农药混合标准工作曲线溶液的配制：吸取适量标准混合使用液和内标混合使用液，用 40% 乙腈-水溶液稀释成质量浓度分别为 0.05 μg/L、0.1 μg/L、0.2 μg/L、0.5 μg/L、1.0 μg/L、2.0 μg/L、5.0 μg/L、10 μg/L、20 μg/L、50 μg/L 的标准工作曲线溶液，内标浓度为 2 μg/L，在−80℃冷冻 7 min 诱导相分离后，取上层乙腈相分析。

17.4.4　供试样品制备

精确称取 5 g 膳食样品于 50 mL 离心管中，加入内标混合中间液（1 mg/L）50 μL，静置 10 min 后，依据样品含水量，适量加入 3～6 mL 水，涡旋混匀后，加入 10 mL 乙腈，涡旋混匀 5 min，再加入 2 g 氯化钠和 8 g 无水硫酸钠剧烈振荡 2 min，以 8000 r/min 离心 5 min，取乙腈上清液 1.5 mL 加入预先装有 DSPE 混合净化剂的 2 mL 离心管中，旋涡30 s，以 10 000 r/min 离心 5 min，取 1.0 mL 上清液，加入 5 mL 离心管中，再加入 1.5 mL纯净水，混匀，在−80℃冷冻 7 min 诱导相分离后，取上层乙腈相，以 13 000 r/min 离心 5 min 后，待测定。

17.4.5　仪器参考条件

色谱条件：流动相 A 为含 0.1% 甲酸和 5 mmol/L 甲酸铵的水溶液，流动相 B 为含 0.1% 甲酸和 5 mmol/L 甲酸铵的甲醇溶液。进样量 5 μL；流速 400 μL/min；柱温 40℃；Accucore aQ C_{18} 色谱柱（2.6 μm，2.1 mm×150 mm）。梯度洗脱程序见表 17-4。

表 17-4　梯度洗脱程序

梯度洗脱时间/min	流动相 A/%	流动相 B/%
0	98	2
4	80	20
5.5	60	40

续表

梯度洗脱时间/min	流动相 A/%	流动相 B/%
12.5	0	100
14	0	100
15	98	2
20	98	2

质谱条件：采用 HESI 离子化方式；喷雾电压为 3.8 kV；毛细管温度为 320℃；加热温度为 400℃；鞘气为 40 arb，辅助气为 10 arb；全扫描/数据依赖的二级质谱数据采集模式（Full MS/ddMS^2），正离子采集，时间分段窗口和扫描范围见表 17-5；全扫描（full scan）分辨率采用 70 000 FWHM，自动增益控制（AGC）为 3e^6，最大注射时间为 200 ms；ddMS^2 采集分辨率为 17 500 FWHM，离子监测循环数（Loop Count）为 1，TopN 为 2，逐级碰撞裂解能量（NCE）分别为 15%、35% 和 55%，触发二级质谱采集的添加列表中包括分析的 74 种农药的一级质谱精确质量数。77 种农药的质谱采集信息、保留时间、碎片离子见表 17-5。

表 17-5　77 种农药的质谱采集信息、保留时间和碎片离子

序号	分析物	保留时间/min	[M+H]$^+$（m/z）	时间窗口/min	扫描范围（m/z）	碎片离子（m/z）
1	甲胺磷（methamidophos）	1.83	142.0086	0.5～4.3	140～220	112.0156，78.9942
2	灭蝇胺（cyromazine）	2.07	167.1039	0.5～4.3	140～220	85.0508，125.0822
3	乙酰甲胺磷（acephate）	2.65	184.0190	0.5～4.3	140～220	142.9925，112.9996
4	氧化乐果（omethoate）	3.54	214.0297	0.5～4.3	140～220	142.9924，182.9872
5	呋虫胺（dinotefuran）	4.00	203.1144	0.5～4.3	140～220	129.0894，114.1024
6	烯啶虫胺（nitenpyram）	4.76	271.0960	4.3～5.1	160～274	225.1024，126.0103
7	灭多威（methomyl）	4.84	163.0541	4.3～5.1	160～274	88.0214，106.0321
8	多菌灵（carbendazim）	5.38	192.0772	5.1～5.75	190～295	160.0503，132.0556
9	噻虫嗪（thiamethoxam）	5.49	292.0266	5.1～5.75	190～295	211.0645，131.9667
10	噻虫胺（clothianidin）	6.39	250.0159	5.75～7.26	200～265	131.9668，169.0540
11	乐果（dimethoate）	6.51	230.0065	5.75～7.26	200～265	142.9924，198.9644
12	噻菌灵（thiabendazole）	6.55	202.0433	5.75～7.26	200～265	175.0322，131.0602
13	吡虫啉（imidacloprid）	6.57	256.0594	5.75～7.26	200～265	209.0585，175.0976
14	3-羟基克百威（3-hydroxy-carbofuran）	6.72	238.1074	5.75～7.26	200～265	123.0438，127.0153
15	N-去甲基啶虫脒（acetamiprid-N-desmethyl）	6.79	209.0594	5.75～7.26	200～265	126.0103，90.0352
16	氯噻啉（imidaclothiz）	6.80	262.0165	5.75～7.26	200～265	181.0597，131.9669
17	啶虫脒（acetamiprid）	7.06	223.0745	5.75～7.26	200～265	126.0103，90.0352
18	噻虫啉（thiacloprid）	7.48	253.0315	7.26～8.01	237～256	126.0103，186.0135

续表

序号	分析物	保留时间/min	[M+H]⁺（m/z）	时间窗口/min	扫描范围（m/z）	碎片离子（m/z）
19	抗蚜威（pirimicarb）	7.72	239.1502	7.26～8.01	237～256	168.1140，98.0615
20	敌敌畏（dichlorvos）	8.21	220.9531	8.01～8.55	218～225	127.0156，78.9943
21	克百威（carbofuran）	8.27	222.1125	8.01～8.55	218～225	123.0438，127.0153
22	水胺硫磷（isocarbophos）	8.74	290.0616	8.55～9.55	214～305	121.0302，230.9887
23	抑霉唑（imazalil）	9.12	297.0556	8.55～9.55	214～305	158.9765，69.0448
24	粉唑醇（flutriafol）	9.14	302.1099	8.55～9.55	214～305	70.0407，123.0241
25	莠去津（atrazine）	9.14	216.1013	8.55～9.55	214～305	174.0542，96.0556
26	甲霜灵（metalaxyl）	9.31	280.1546	8.55～9.55	214～305	149.0231，220.1328
27	嘧霉胺（pyrimethanil）	9.88	200.1184	9.55～15	200～750	107.0602，82.0650
28	嘧菌酯（azoxystrobin）	9.91	404.1247	9.55～15	200～750	372.0979，329.0794
29	利谷隆（linuron）	9.95	249.0192	9.55～15	200～750	159.9717，182.0243
30	咯菌腈（fludioxonil）	10.11	266.0735	9.55～15	200～750	227.0455，185.0514
31	氟酰胺（flutolanil）	10.11	324.1205	9.55～15	200～750	242.0612，262.0675
32	多效唑（paclobutrazol）	10.11	294.1367	9.55～15	200～750	70.0407，125.0154
33	氟吡菌胺（fluopicolide）	10.16	382.9730	9.55～15	200～750	172.9556，364.9623
34	甲氧虫酰肼（methoxyfenozide）	10.21	369.2172	9.55～15	200～750	149.0595，133.0646
35	螺环菌胺（spiroxamine）	10.21	298.2740	9.55～15	200～750	144.1381，100.1119
36	三唑酮（triadimefon）	10.27	294.1003	9.55～15	200～750	69.0699，197.0731
37	烯酰吗啉（dimethomorph）	10.32	388.1311	9.55～15	200～750	301.0625，165.0547
38	腈菌唑（myclobutanil）	10.36	289.1214	9.55～15	200～750	70.0407，125.0154
39	三唑醇（triadimenol）	10.37	296.1160	9.55～15	200～750	70.0406，221.1175
40	环酰菌胺（fenhexamid）	10.42	302.0709	9.55～15	200～750	97.1011，170.0962
41	环唑醇（cyproconazole）	10.44	292.1211	9.55～15	200～750	70.0407，125.0155
42	三唑磷（triazophos）	10.46	314.0721	9.55～15	200～750	162.0664，114.9614
43	氟喹唑（fluquinconazole）	10.47	376.0162	9.55～15	200～750	349.0053，306.9837
44	溴菌唑（bromuconazole）	10.48	375.9613	9.55～15	200～750	158.9762，172.9555
45	乙嘧酚磺酸酯（bupirimate）	10.52	317.1638	9.55～15	200～750	166.0973，272.1058
46	氯苯嘧啶醇（fenarimol）	10.56	331.0399	9.55～15	200～750	268.0523，138.9946
47	灭菌唑（triticonazole）	10.56	318.1367	9.55～15	200～750	70.0407，125.0154
48	氟醚唑（tetraconazole）	10.65	372.0293	9.55～15	200～750	70.0407，158.9765
49	氟环唑（epoxiconazole）	10.78	330.0804	9.55～15	200～750	70.0407，123.0235
50	腈苯唑（fenbuconazole）	10.81	337.1214	9.55～15	200～750	70.0407，125.0154
51	氟硅唑（flusilazole）	10.94	316.1076	9.55～15	200～750	165.0701，187.0587
52	嘧菌环胺（cyprodinil）	11.10	226.1339	9.55～15	200～750	210.1025，93.0569

序号	分析物	保留时间/min	[M+H]⁺（m/z）	时间窗口/min	扫描范围（m/z）	碎片离子（m/z）
53	戊唑醇（tebuconazole）	11.10	308.1527	9.55～15	200～750	70.0407，125.0154
54	丙硫菌唑（prothioconazole）	11.12	344.0385	9.55～15	200～750	160.9736，69.0708
55	戊菌唑（penconazole）	11.19	284.0715	9.55～15	200～750	70.0407，158.9765
56	二嗪农（diazinon）	11.22	305.1081	9.55～15	200～750	169.0795，153.1024
57	丙环唑（propiconazole）	11.28	342.0770	9.55～15	200～750	69.0701，158.9765
58	己唑醇（hexaconazole）	11.30	314.0822	9.55～15	200～750	70.0407，158.9765
59	叶菌唑（metconazole）	11.34	320.1524	9.55～15	200～750	70.0407，125.0154
60	唑菌胺酯（pyraclostrobin）	11.36	388.1059	9.55～15	200～750	163.0629，194.0814
61	联苯三唑醇（bitertanol）	11.38	338.1866	9.55～15	200～750	70.0407，251.1431
62	咪鲜胺（prochloraz）	11.42	376.0384	9.55～15	200～750	308.0007，265.9538
63	甲拌磷（phorate）	11.51	261.0207	9.55～15	200～750	75.0264，114.9616
64	多杀菌素 A（spinosad A）	11.58	732.4681	9.55～15	200～750	142.1225，98.0961
65	茚虫威（indoxacarb）	11.64	528.0786	9.55～15	200～750	203.0185，168.0208
66	苯醚甲环唑（difenoconazole）	11.68	406.0723	9.55～15	200～750	251.0026，337.0393
67	肟菌酯（trifloxystrobin）	11.69	409.1372	9.55～15	200～750	186.0527，252.9996
68	甲基毒死蜱（chlorpyrifos-methyl）	11.75	321.9018	9.55～15	200～750	142.9930，124.9825
69	多杀菌素 D（spinosad D）	11.91	746.4837	9.55～15	200～750	142.1225，98.0961
70	噻嗪酮（buprofezin）	12.00	306.1635	9.55～15	200～750	201.1058，106.0652
71	丙溴磷（profenophos）	12.00	372.9426	9.55～15	200～750	302.8643，114.9615
72	蚊蝇醚（pyriproxyfen）	12.36	322.1438	9.55～15	200～750	96.0444，185.0599
73	毒死蜱（chlorpyrifos）	12.47	349.9341	9.55～15	200～750	114.9614，197.9276
74	克螨特（propargite）	12.50	368.1890	9.55～15	200～750	175.1121，107.0494
75	喹氧灵（quinoxyfen）	12.64	308.0039	9.55～15	200～750	196.9791，272.0267
76	螺螨酯（spirodiclofen）	12.68	411.1131	9.55～15	200～750	71.0854，313.0386
77	哒螨灵（pyridaben）	12.96	365.1451	9.55～15	200～750	147.1169，309.0824

17.4.6　测定及计算

17.4.6.1　计算方法

试样中农药含量按式（17-1）计算。

$$X_i = \frac{c_i \times V \times f \times 1000}{m \times 1000} \qquad (17\text{-}1)$$

式中，X_i 表示试样中各农药的含量，单位为毫克每千克（mg/kg）；c_i 表示待测定试样溶液中各农药的浓度，单位为毫克每升（mg/L）；V 表示待测定试样溶液的最终稀释体积，单位为毫升（mL）；m 表示试样的称样质量，单位为克（g）；f 表示稀释倍数；i 表示第 i 种农药。

试样中农药含量以重复条件下获得的两次独立测定结果的算术平均值表示，结果保留三位有效数字。

17.4.6.2　检出限和定量限

配制浓度为 0.05 ～ 50 μg/L 的系列标准混合溶液，分别加入 50 μL 同位素内标混合使用液（40 μg/L），进行测定，结果如表 17-6 所示：77 种农药残留在给定的质量浓度范围内，均呈良好的线性关系，相关系数（r^2）均大于 0.99。采用标准曲线低浓度水平进行空白加标，经样品前处理制备后分析测定，分别以 3 倍和 10 倍信噪比考察方法的检出限（LOD）和定量限（LOQ），测得 77 种农药的 LOD 为 0.02 ～ 0.20 μg/kg，LOQ 为 0.05 ～ 0.50 μg/kg。

表 17-6　本研究中 77 种农药的方法学数据

分析物	线性范围/（μg/L）	r^2	检出限/（μg/kg）	定量限/（μg/kg）	回收率/%	RSD/%	同位素内标
甲胺磷	0.05 ～ 50	0.9992	0.02	0.05	82.5 ～ 98.5	2.1 ～ 8.1	carbendazim-d4
灭蝇胺	0.05 ～ 50	0.9939	0.02	0.05	91.3 ～ 105	3.1 ～ 5.7	carbendazim-d4
乙酰甲胺磷	0.05 ～ 50	0.9994	0.02	0.05	80.5 ～ 106	1.2 ～ 8.1	carbendazim-d4
氧化乐果	0.05 ～ 50	0.9999	0.02	0.05	76.4 ～ 102	2.0 ～ 6.8	carbendazim-d4
呋虫胺	0.05 ～ 50	0.9992	0.02	0.05	93.7 ～ 109	3.5 ～ 9.2	carbendazim-d4
烯啶虫胺	0.05 ～ 50	0.9997	0.02	0.05	76.9 ～ 95.2	0.8 ～ 6.4	carbendazim-d4
灭多威	0.05 ～ 50	0.9991	0.02	0.05	83.1 ～ 107	3.1 ～ 11	carbendazim-d4
多菌灵	0.05 ～ 50	0.9989	0.02	0.05	95.1 ～ 105	1.4 ～ 7.3	carbendazim-d4
噻虫嗪	0.05 ～ 50	0.9997	0.02	0.05	81.1 ～ 98.0	2.4 ～ 6.9	imidacloprid-d4
噻虫胺	0.05 ～ 50	0.9970	0.02	0.05	83.2 ～ 107	4.3 ～ 13	imidacloprid-d4
乐果	0.05 ～ 50	0.9964	0.02	0.05	90.1 ～ 113	2.3 ～ 11	imidacloprid-d4
噻菌灵	0.05 ～ 50	0.9983	0.02	0.05	86.4 ～ 105	1.5 ～ 8.8	imidacloprid-d4
吡虫啉	0.05 ～ 50	0.9993	0.02	0.05	79.3 ～ 114	1.7 ～ 11	imidacloprid-d4
3-羟基克百威	0.05 ～ 50	0.9978	0.02	0.05	86.9 ～ 105	2.7 ～ 9.1	imidacloprid-d4
N-去甲基啶虫脒	0.05 ～ 50	0.9925	0.02	0.05	76.1 ～ 110	3.1 ～ 9.2	acetamiprid-d3
氯噻啉	0.05 ～ 50	0.9998	0.02	0.05	91.6 ～ 119	1.5 ～ 11	acetamiprid-d3
啶虫脒	0.05 ～ 50	0.9990	0.02	0.05	86.2 ～ 98.1	1.4 ～ 6.7	acetamiprid-d3
噻虫啉	0.05 ～ 50	0.9966	0.02	0.05	90.0 ～ 111	2.3 ～ 8.2	acetamiprid-d3
抗蚜威	0.05 ～ 50	0.9992	0.02	0.05	82.4 ～ 107	2.2 ～ 9.3	acetamiprid-d3
敌敌畏	0.2 ～ 50	0.9998	0.06	0.20	70.4 ～ 96.2	1.7 ～ 6.5	acetamiprid-d3
克百威	0.05 ～ 50	0.9989	0.02	0.05	82.9 ～ 109	3.4 ～ 10	acetamiprid-d3
水胺硫磷	0.05 ～ 50	0.9992	0.02	0.05	76.3 ～ 95.1	2.4 ～ 8.2	acetamiprid-d3

分析物	线性范围/ （μg/L）	r^2	检出限/ （μg/kg）	定量限/ （μg/kg）	回收率/%	RSD/%	同位素内标
抑霉唑	0.05～50	0.9991	0.02	0.05	93.2～115	1.5～6.4	methoxyfenozide-d9
粉唑醇	0.05～50	0.9968	0.02	0.05	91.1～107	2.4～8.3	methoxyfenozide-d9
莠去津	0.05～50	0.9974	0.02	0.05	72.6～89.4	2.5～8.1	methoxyfenozide-d9
甲霜灵	0.1～50	0.9997	0.03	0.10	91.7～108	3.6～7.2	methoxyfenozide-d9
嘧霉胺	0.05～50	0.9992	0.02	0.05	83.2～108	0.9～6.1	methoxyfenozide-d9
嘧菌酯	0.05～50	0.9994	0.02	0.05	76.8～95.5	1.6～6.8	methoxyfenozide-d9
利谷隆	0.1～50	0.9982	0.03	0.10	92.4～98.7	1.5～8.6	methoxyfenozide-d9
咯菌腈	0.1～50	0.9991	0.03	0.10	86.6～109	1.1～7.4	methoxyfenozide-d9
氟酰胺	0.05～50	0.9968	0.02	0.05	73.2～92.7	1.5～7.6	methoxyfenozide-d9
多效唑	0.05～50	0.9942	0.02	0.05	91.5～113	4.2～9.5	methoxyfenozide-d9
氟吡菌胺	0.05～50	0.9962	0.02	0.05	93.8～109	2.4～8.7	methoxyfenozide-d9
甲氧虫酰肼	0.05～50	0.9999	0.02	0.05	96.7～104	1.3～5.6	methoxyfenozide-d9
螺环菌胺	0.05～50	0.9998	0.02	0.05	84.3～97.3	2.3～5.8	methoxyfenozide-d9
三唑酮	0.05～50	0.9995	0.02	0.05	77.7～95.2	0.8～9.1	methoxyfenozide-d9
烯酰吗啉	0.05～50	0.9999	0.02	0.05	93.1～104	2.3～7.7	methoxyfenozide-d9
腈菌唑	0.05～50	0.9990	0.02	0.05	84.2～115	3.1～15	methoxyfenozide-d9
三唑醇	0.05～50	0.9944	0.02	0.05	74.5～98.2	5.1～15	methoxyfenozide-d9
环酰菌胺	0.05～50	0.9981	0.02	0.05	81.1～103	2.4～9.2	methoxyfenozide-d9
环唑醇	0.05～50	0.9930	0.02	0.05	72.6～96.3	1.4～6.3	penconazole-d7
三唑磷	0.05～50	0.9981	0.02	0.05	80.6～93.7	2.7～13	penconazole-d7
氟喹唑	0.2～50	0.9980	0.06	0.20	72.2～95.5	3.0～7.8	penconazole-d7
溴菌唑	0.1～50	0.9993	0.03	0.10	80.4～107	1.8～9.3	penconazole-d7
乙嘧酚磺酸酯	0.05～50	0.9994	0.02	0.05	91.3～102	2.3～6.6	penconazole-d7
氯苯嘧啶醇	0.05～50	0.9930	0.02	0.05	78.2～106	0.8～8.3	penconazole-d7
灭菌唑	0.05～50	0.9984	0.02	0.05	86.4～118	2.0～11	penconazole-d7
氟醚唑	0.05～50	0.9999	0.02	0.05	98.4～114	3.4～8.2	penconazole-d7
氟环唑	0.05～50	0.9999	0.02	0.05	92.4～108	3.7～12	penconazole-d7
腈苯唑	0.05～50	0.9989	0.02	0.05	81.7～114	2.8～11	penconazole-d7
氟硅唑	0.05～50	0.9997	0.02	0.05	84.6～95.7	1.9～8.5	penconazole-d7
嘧菌环胺	0.05～50	0.9992	0.02	0.05	83.9～96.4	2.3～8.4	penconazole-d7
戊唑醇	0.05～50	0.9978	0.02	0.05	92.2～107	1.4～11	penconazole-d7
丙硫菌唑	0.5～50	0.9998	0.20	0.50	90.7～106	4.7～14	penconazole-d7
戊菌唑	0.05～50	0.9995	0.02	0.05	86.2～113	2.0～9.1	penconazole-d7
二嗪农	0.05～50	0.9989	0.02	0.05	84.1～99.7	1.1～12	penconazole-d7
丙环唑	0.05～50	0.9963	0.02	0.05	82.9～108	2.1～6.8	penconazole-d7

续表

分析物	线性范围/ （μg/L）	r^2	检出限/ （μg/kg）	定量限/ （μg/kg）	回收率/%	RSD/%	同位素内标
己唑醇	0.05 ~ 50	0.9980	0.02	0.05	77.5 ~ 97.6	2.4 ~ 9.0	penconazole-d7
叶菌唑	0.05 ~ 50	0.9984	0.02	0.05	70.8 ~ 86.2	1.2 ~ 6.7	penconazole-d7
唑菌胺酯	0.05 ~ 50	0.9970	0.02	0.05	93.4 ~ 102	2.6 ~ 8.7	penconazole-d7
联苯三唑醇	0.05 ~ 50	0.9979	0.02	0.05	95.2 ~ 114	1.8 ~ 6.4	penconazole-d7
咪鲜胺	0.05 ~ 50	0.9991	0.02	0.05	85.2 ~ 102	1.7 ~ 9.5	penconazole-d7
甲拌磷	0.05 ~ 50	0.9993	0.02	0.05	81.9 ~ 99.6	1.9 ~ 7.9	penconazole-d7
多杀菌素 A	0.1 ~ 50	0.9956	0.03	0.10	72.6 ~ 88.9	2.1 ~ 6.7	penconazole-d7
茚虫威	0.05 ~ 50	0.9999	0.02	0.05	86.7 ~ 103	3.4 ~ 13	penconazole-d7
苯醚甲环唑	0.05 ~ 50	0.9999	0.02	0.05	91.6 ~ 106	2.4 ~ 4.6	penconazole-d7
肟菌酯	0.05 ~ 50	0.9994	0.02	0.05	96.4 ~ 119	1.5 ~ 7.4	penconazole-d7
甲基毒死蜱	0.5 ~ 50	0.9924	0.20	0.50	72.8 ~ 106	2.0 ~ 9.3	penconazole-d7
多杀菌素 D	0.2 ~ 50	0.9984	0.06	0.20	76.8 ~ 96.7	3.7 ~ 6.1	penconazole-d7
噻嗪酮	0.05 ~ 50	0.9998	0.02	0.05	90.8 ~ 106	1.0 ~ 8.4	penconazole-d7
丙溴磷	0.05 ~ 50	0.9999	0.02	0.05	84.0 ~ 109	2.4 ~ 8.8	penconazole-d7
蚊蝇醚	0.05 ~ 50	0.9999	0.02	0.05	84.6 ~ 103	2.9 ~ 11	penconazole-d7
毒死蜱	0.2 ~ 50	0.9978	0.06	0.20	83.2 ~ 92.5	3.7 ~ 8.5	penconazole-d7
克螨特	0.05 ~ 50	0.9998	0.02	0.05	90.1 ~ 98.8	0.7 ~ 6.3	penconazole-d7
喹氧灵	0.05 ~ 50	0.9994	0.02	0.05	92.6 ~ 115	2.2 ~ 6.9	penconazole-d7
螺螨酯	0.05 ~ 50	0.9993	0.02	0.05	82.4 ~ 96.5	1.3 ~ 5.5	penconazole-d7
哒螨灵	0.05 ~ 50	0.9999	0.02	0.05	76.1 ~ 104	3.9 ~ 11	penconazole-d7

17.4.6.3 回收率和精密度

分别选用代表性膳食样品作为空白基质进行准确度和精密度的测定实验，选定加标水平分别为 LOQ、10 LOQ、100 LOQ 和 100 μg/kg。样品处理后上机测定，每个浓度水平重复测定 6 次，考察方法的回收率和相对标准偏差（RSD）。在 4 个加标浓度水平下，77 种农药在空白基质中的平均回收率为 70.4% ~ 119%，RSD 为 0.7% ~ 15%（表 17-6）。上述结果表明该方法具有良好的准确度和精密度。

17.4.6.4 基质效应

基质效应（增强效应和抑制效应）会对某些待测物的准确定性与定量产生影响。本实验分别选取 10 种不同膳食基质样品，进行样品处理后上机测定，若未检测到含有任何目标化合物，则选用该样品提取液为空白基质。用上述空白基质提取液及 40% 乙腈-水溶液分别配制浓度范围在 0.05 ~ 50 μg/L 的基质混合标准溶液和溶剂混合标准溶液，以目标化合物的峰面积为纵坐标，以测定浓度为横坐标绘制标准曲线。依据不同基质溶液与纯溶剂配制的标准曲线斜率的比值来评价方法的基质效应，若斜率比值为 0.8 ~ 1.2，则认为基质效应对定量测定无显著影响，可以忽略；若斜率比值超过上述范围，则表明基质效应较强。

采用上述方法评价本实验方法中不同极性77种农药的基质效应，结果如图17-1所示，不同基质（$n=10$）对目标化合物的基质效应为0.66～1.27，且约97%的农药在膳食样品中的基质效应为0.8～1.2，说明本实验方法中，不同膳食样品对77种农药残留的基质效应影响在可控范围之内。此外，为弥补不同基质间所产生基质效应的差异以及样品前处理过程所产生的损失，本实验选用5种不同极性的同位素内标配制纯溶剂混合标准曲线进行内标法定量分析。

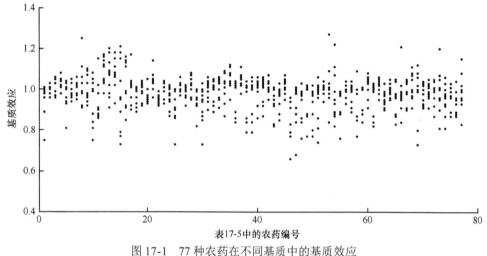

图 17-1　77 种农药在不同基质中的基质效应

17.5　总膳食样品中氟虫腈及其代谢物的测定标准操作程序

17.5.1　适用范围

本程序适用于谷类、豆类、薯类、肉类、蛋类、水产类、乳类、蔬菜类、水果类、糖类、水及饮料类、酒类食品中氟虫腈及其代谢物含量的测定。

17.5.2　原理

试样经乙腈-水提取，经 QuEChERS 和冷冻诱导的乙腈-水两相分层净化后，通过液相色谱高分辨质谱检测，同位素内标法定量。

17.5.3　仪器设备与试剂

17.5.3.1　试剂和材料

乙腈（色谱纯）；甲酸（色谱纯）；甲醇（色谱纯）；水（超纯水）；N-丙基乙二胺（PSA）；C_{18} 粉；有机微孔滤膜：0.22 μm；氯化钠、无水硫酸钠（分析纯，国药集团化学试剂有限公司）；氟虫腈、氟甲腈、氟虫腈砜和氟虫腈亚砜标准品（纯度＞98%）购自德国

Dr.Ehrenstorfer GmbH 公司；氟虫腈砜-$^{13}C_4^{15}N_2$（fipronil sulfone-$^{13}C_4^{15}N_2$,100 mg/L）购自美国 Cambridge Isotope Laboratories InC.；DSPE 净化剂（50 mg PSA+50 mg C_{18} 粉+250 mg 无水硫酸钠）购自美国安捷伦科技有限公司。

17.5.3.2　仪器和设备

液相色谱-轨道阱高分辨质谱仪（Dionex U3000-Q-Exactive HRMS）；电子天平（感量 0.1 mg）；超声波清洗器；涡旋混匀器；离心机；-20℃或-80℃冰箱。

17.5.3.3　标准品及溶液配制

混合标准溶液的配制：分别准确称取农药标准品适量，用甲醇溶解配制成质量浓度为 1000 mg/L 的标准储备液，于-20℃储存。用乙腈稀释各标准储备液制得农药标准混合中间液（10 mg/L），并逐级稀释至标准混合使用液（10 μg/L、100 μg/L 和 1 mg/L）。

内标使用溶液的配制：准确移取同位素内标适量，用乙腈稀释制得内标混合中间液（1 mg/L），并逐级稀释至内标使用液（100 μg/L 和 10 μg/L）。

农药混合标准工作曲线：吸取适量标准混合使用液和内标混合使用液，用 40% 乙腈-水溶液稀释成质量浓度分别为 0.005 μg/L、0.01 μg/L、0.02 μg/L、0.05 μg/L、0.1 μg/L、0.2 μg/L、0.5 μg/L、1.0 μg/L、2.0 μg/L、5.0 μg/L、10 μg/L 的标准工作曲线溶液，内标浓度为 0.1 μg/L，在-80℃冷冻 7 min 诱导相分离后，取上层乙腈相分析。

17.5.4　供试样品制备

供试样品制备方法同 17.4.4。

17.5.5　仪器参考条件

17.5.5.1　色谱条件

流动相 A 为含 0.1% 甲酸的水溶液，流动相 B 为甲醇。梯度洗脱：0 ~ 6 min，60% ~ 80% B；6 ~ 7min，80% ~ 100% B；7 ~ 8 min，100% ~ 100% B；8 ~ 11 min，100% ~ 60% B。进样量 5 μL；流速 300 μL/min；柱温 40℃；BEH C_{18} 色谱柱（100×2.1 mm i.d., 1.7 μm）。

17.5.5.2　质谱条件

加热电喷雾离子源（HESI）温度为 325℃；毛细管电压为 3.2 kV；鞘气为 40 arb，辅助气为 10 arb；tSIM/ddMS^2 扫描模式：定量分离宽度 4 Da，负离子采集，分辨率（R）tSIM 采用 70 000 FWHM，ddMS^2 采用 17 500 FWHM，逐级碰撞裂解能量（NCE）分别为 15%、35% 和 55%。详细定性、定量分析质谱参数见表 17-7。

表 17-7　氟虫腈及其代谢物的定性、定量质谱参数

分析物	保留时间/min	母离子 [M-H]$^-$（m/z）	碎片离子（m/z）
氟虫腈（fipronil）	4.99	434.9311	329.9596, 249.9582
氟甲腈（fipronil desulfinyl）	4.68	386.9690	350.9873, 281.9922

分析物	保留时间/min	母离子 [M-H]⁻（m/z）	碎片离子（m/z）
氟虫腈砜（fipronil sulfone）	5.71	450.9259	414.9498, 281.9922
氟虫腈亚砜（fipronil sulfide）	5.27	418.9362	382.9595, 313.9644

17.5.6 测定及计算

17.5.6.1 计算方法

试样中农药含量按式（17-2）计算。

$$X_i = \frac{c_i \times V \times f \times 1000}{m \times 1000} \qquad (17\text{-}2)$$

式中，X_i 表示试样中农药的含量，单位为毫克每千克（mg/kg）；c_i 表示待测定试样溶液中各农药的浓度，单位为毫克每升（mg/L）；V 表示待测定试样溶液的最终稀释体积，单位为毫升（mL）；m 表示试样的称样质量，单位为克（g）；f 表示稀释倍数；i 表示第 i 种农药。

试样中农药含量以重复条件下获得的两次独立测定结果的算术平均值表示，结果保留三位有效数字。

17.5.6.2 检出限和定量限

配制浓度为 0.005 ～ 10 μg/L 的系列标准混合溶液，同位素内标浓度为 0.1 μg/L，进行测定，结果如表 17-8 所示：氟虫腈及其代谢物在给定的质量浓度范围内，均呈良好的线性关系，相关系数（r^2）均大于 0.99。以标准曲线低浓度水平添加空白样品，经样品前处理制备后分析测定，分别以 3 倍和 10 倍信噪比考察方法的检出限（LOD）和定量限（LOQ），测得的 LOD 为 3 ～ 9 ng/kg，LOQ 为 10 ～ 30 ng/kg。

表 17-8　方法的线性范围、相关系数、LOD、LOQ 和基质效应

分析物	线性范围/（μg/L）	r^2	LOD/（ng/kg）	LOQ/（ng/kg）	绝对基质效应（n=12）	相对基质效应/%
氟虫腈	0.01 ～ 10	0.9982	9	30	0.93	6.9
氟甲腈	0.005 ～ 10	0.9992	5	15	0.96	7.3
氟虫腈砜	0.005 ～ 10	0.9993	3	10	1.06	11.8
氟虫腈亚砜	0.005 ～ 10	0.9990	5	15	0.97	8.5

17.5.6.3 回收率和精密度

分别选用代表性膳食样品作为空白基质进行准确度和精密度的测定实验，选定加标水平分别为 30 ng/kg、300 ng/kg 和 3000 ng/kg。样品处理后上机测定，每个浓度水平重复测定 6 次，考察方法的回收率和相对标准偏差（RSD）。在 3 个加标浓度水平下，氟虫腈及其代谢物在空白基质中的平均回收率为 80.4% ～ 108.6%，RSD 为 1.3% ～ 6.3%

（表 17-9）。表明该方法的准确性和可靠性良好，可用于测定膳食样品中的氟虫腈及其代谢物。

表 17-9　方法的准确度和精密度结果

分析物	加标水平/ （ng/kg）	谷类		肉类		蔬菜类		水和饮料类	
		平均 回收率/%	RSD/%	平均 回收率/%	RSD/%	平均 回收率/%	RSD/%	平均 回收率/%	RSD/%
氟虫腈	30	87.9	4.9	90.5	4.7	91.0	3.7	94.8	1.4
	300	97.2	3.7	88.3	2.9	97.4	1.3	98.9	2.9
	3000	95.3	2.9	98.3	3.2	104.2	1.9	104.1	1.7
氟甲腈	30	90.8	6.3	86.6	2.6	89.1	4.2	93.5	3.2
	300	103.3	4.1	99.3	3.6	95.7	2.8	102.2	3.9
	3000	98.1	2.1	103.5	3.0	99.2	3.1	99.4	2.5
氟虫腈砜	30	80.4	3.3	83.7	5.2	78.2	2.9	97.2	3.0
	300	90.7	3.9	88.2	3.5	93.8	3.6	101.3	3.6
	3000	98.3	2.8	95.1	1.7	97.3	2.6	105.3	2.8
氟虫腈亚砜	30	93.5	5.3	94.3	3.9	87.6	3.0	92.6	2.1
	300	95.4	2.5	104.3	4.1	103.1	1.9	99.2	1.9
	3000	100.8	1.5	108.6	2.2	98.7	2.3	97.9	3.0

17.5.6.4　基质效应

基质效应是分析方法中的关键参数，会影响分析方法的灵敏度、精密度和准确度。在本研究中，通过比较基质匹配标准曲线和溶剂标准曲线之间的平均斜率比来评估基质效应，结果如表 17-8 所示。表 17-8 显示了氟虫腈及其代谢物对 12 种膳食样本的绝对基质效应（0.93～1.06）。如果斜率比值在 0.8～1.2，则基质效应可被认为是可接受的。考虑到膳食样本的多样性和复杂性，根据《生物分析方法验证指南》进一步评估了相对基质效应，该指南要求不大于 15%。在此，12 种膳食基质中的绝对基质效应较弱，相对基质效应在 6.9%～11.8%。这表明，即使没有一对一可用的同位素内标，该方法也可以应用于多种膳食样品的准确分析。

17.5.6.5　质量控制

在建立并验证了氟虫腈及其代谢物的新分析方法后，有必要对该方法进行质量确证，以评估其可行性和对实际样品的适用性。本研究团队对来自瓦格宁根大学的动物源性能力验证样品（包括鸡蛋、鸡肉和鸡脂肪）中的氟虫腈和氟虫腈砜进行了检测。检测中使用了已建立的方法来测定这些样品，检测浓度和 Z 评分结果见表 17-10。根据 ISO 13528:2015 的指南，Z 评分介于 +2 和 -2 被认为是令人满意的表现，而 Z 评分超出此范围（＞+2 或＜ -2）被视为有问题或令人不满意的表现。本研究团队检测结果的 Z 评分的范围在 -0.94～0.88，这被认为是令人满意的结果。

表 17-10　能力验证样本中氟虫腈和氟虫腈砜的检测结果和 Z 评分

样品	氟虫腈			氟虫腈砜			总氟虫腈		
	检测结果/ （μg/kg）	能力验证值/ （μg/kg）	Z 评分	检测结果/ （μg/kg）	能力验证值/ （μg/kg）	Z 评分	检测结果/ （μg/kg）	能力验证值/ （μg/kg）	Z 评分
鸡蛋	4.8	5.0	−0.22	7.3	9.2	−0.94	12.1	14	−0.65
鸡肉	4.8	4.3	0.48	20.2	17	0.74	25	21	0.88
鸡脂肪	10.4	9.1	0.66	59.9	66	−0.41	70.3	74	−0.20

17.6　总膳食样品中有机氯农药的测定标准操作程序

17.6.1　适用范围

本程序适用于谷类、豆类、薯类、肉类、蛋类、水产类、乳类、蔬菜类、水果类食品中有机氯农药含量的测定。

17.6.2　原理

试样经乙腈-水提取，经 QuEChERS 和冷冻诱导的乙腈-水两相分层净化后，用正己烷溶液萃取，通过气相色谱-串联质谱法测定，其中 25 种持久性有机氯农药采用其本身的同位素内标进行定量，另外两种持久性有机氯农药采用同位素标记的类似物作为内标进行定量。

17.6.3　仪器设备与试剂

17.6.3.1　试剂和材料

乙腈（色谱纯）；甲酸（色谱纯）；甲醇（色谱纯）；正己烷（色谱纯）；水（超纯水）；N-丙基乙二胺（PSA）；C_{18} 粉；有机微孔滤膜：0.22 μm；氯化钠、无水硫酸钠（分析纯，国药集团化学试剂有限公司）；有机氯农药标准品溶液及内标溶液购自美国 Cambridge Isotope Laboratories InC.；DSPE 净化剂（50 mg PSA+50 mg C_{18} 粉+250 mg 无水硫酸钠）购自美国安捷伦科技有限公司。

17.6.3.2　仪器和设备

气相色谱-串联质谱仪（Agilent 7693GC-7010B）；电子天平（感量 0.1 mg）；超声波清洗器；涡旋混匀器；离心机；−20℃或−80℃冰箱。

17.6.4　供试样品制备

精确称取 5 g 膳食样品于 50 mL 离心管中，加入内标混合液（ES-5465-A-5X）40 μL，静置 10 min 后，依据样品含水量适量加入 3～6 mL 水，涡旋混匀后，加入 10 mL 乙腈，涡旋混匀 5 min，再加入 2 g 氯化钠和 8 g 无水硫酸钠剧烈振荡 2 min，以 8 000 r/min 离心 5 min，取乙腈上清液 1.5 mL，加入 1.0 mL 正己烷萃取，取上清液过有机滤膜，待测定。

17.6.5　仪器参考条件

17.6.5.1　色谱条件

色谱柱：DB-5ms 毛细管石英柱（30 m×0.25 mm×0.25 μm）；载气：氦气（纯度99.999%）；流速：1.0 mL/min；进样量：2 μL；柱温箱升温程序：初始温度 60℃保持 4 min，以 25℃/min 升温到 150℃，再以 8℃/min 升温到 300℃，保持 5 min，分析时间约 33 min；PTV 进样口升温程序：初始温度 65℃，保持 1 min，以 200℃/min 升温到 250℃，保持10 min；分流阀程序：0～0.9 min 分流比为 20∶1，0.9～3.5 min 分流阀关闭，3.5 min再次打开，分流比 20∶1。

17.6.5.2　质谱条件

电离方式：EI，电离能 70 eV；传输线温度 270℃；离子源温度 200℃；溶剂延迟 7 min。具体质谱参数见表 17-11。

表 17-11　27 种有机氯农药的质谱采集信息和保留时间

有机氯农药		保留时间/min	定量离子对（m/z）	碰撞能/eV	定性离子对（m/z）	碰撞能/eV
	五氯苯	8.052	250.00＞215.00	24	250.00＞179.00	28
	α-六六六	9.728	218.90＞182.90	8	218.90＞144.90	20
	六氯苯	9.827	283.80＞248.80	24	283.80＞213.80	28
	β-六六六	10.210	218.90＞182.90	8	218.90＞144.90	20
	γ-六六六	10.431	218.90＞182.90	8	218.90＞144.90	20
	δ-六六六	11.000	218.90＞182.90	10	218.90＞144.90	20
	七氯	12.203	271.80＞236.90	20	271.80＞117.00	32
	艾氏剂	13.178	262.90＞193.00	28	262.90＞203.00	26
	氧氯丹	14.283	352.80＞262.90	14	352.80＞281.90	12
	顺式环氧七氯	14.286	237.00＞162.00	10	237.00＞164.00	15
	反式环氧七氯	14.393	352.80＞289.00	6	352.80＞253.00	26
天然 OCPs	反式氯丹	14.988	372.80＞336.80	10	372.80＞263.90	28
	o,p'-DDE	15.073	246.00＞176.00	30	246.00＞211.00	22
	顺式氯丹	15.391	372.80＞336.80	10	372.80＞263.90	28
	硫丹-Ⅰ	15.393	338.90＞160.00	18	338.90＞266.90	8
	反式九氯	15.490	408.80＞372.90	16	408.80＞145.00	24
	p,p'-DDE	16.092	246.00＞176.00	30	246.00＞211.00	22
	狄氏剂	16.236	263.00＞193.00	25	263.00＞191.00	20
	o,p'-DDD	16.292	235.00＞165.00	24	235.00＞199.00	14
	硫丹-Ⅱ	16.893	262.90＞191.00	30	262.90＞193.00	28
	顺式九氯	17.229	338.90＞160.00	18	338.90＞266.90	8
	p,p'-DDD	17.419	408.80＞372.90	16	408.80＞145.00	24

续表

有机氯农药		保留时间/min	定量离子对（m/z）	碰撞能/eV	定性离子对（m/z）	碰撞能/eV
天然 OCPs	o,p'-DDT	17.437	235.00 > 165.00	24	235.00 > 199.00	14
	异狄氏剂	17.524	235.00 > 165.00	24	235.00 > 199.00	16
	硫丹硫酸盐	18.495	386.80 > 288.80	10	386.80 > 252.90	16
	p,p'-DDT	18.699	235.00 > 165.00	24	235.00 > 199.00	16
	灭蚁灵	22.211	272.00 > 237.00	20	272.00 > 235.00	20
同位素标记的 OCPs	¹³C-五氯苯	8.050	256.00 > 221.00	24	256.00 > 185.00	28
	¹³C-α-六六六	9.746	224.90 > 188.90	8	224.90 > 150.90	20
	¹³C-六氯苯	9.820	289.80 > 254.80	24	289.80 > 219.80	28
	¹³C-β-六六六	10.207	224.90 > 188.90	8	224.90 > 150.90	20
	¹³C-γ-六六六	10.415	224.90 > 188.90	8	224.90 > 150.90	20
	¹³C-δ-六六六	11.020	224.90 > 188.90	8	224.90 > 150.90	20
	¹³C-七氯	12.188	281.80 > 246.90	20	281.80 > 127.00	32
	¹³C-艾氏剂	13.160	274.90 > 205.00	28	274.90 > 215.00	26
	¹³C-氧氯丹	14.266	247.00 > 172.00	10	247.00 > 174.00	15
	¹³C-顺式环氧七氯	14.378	362.80 > 299.00	6	362.80 > 263.00	26
	¹³C-反式氯丹	14.966	382.80 > 346.80	10	382.80 > 273.90	28
	¹³C-o,p'-DDE	15.056	258.00 > 188.00	30	258.00 > 223.00	22
	¹³C-硫丹-Ⅰ	15.385	348.00 > 169.00	15	348.00 > 204.00	10
	¹³C-反式九氯	15.479	418.80 > 382.90	16	418.80 > 155.00	24
	¹³C-p,p'-DDE	16.082	258.00 > 188.00	30	258.00 > 223.00	22
	¹³C-狄氏剂	16.223	275.00 > 205.00	25	275.00 > 203.00	20
	¹³C-o,p'-DDD	16.277	247.00 > 177.00	24	247.00 > 211.00	14
	¹³C-硫丹-Ⅱ	16.874	348.00 > 169.00	15	348.00 > 204.00	10
	¹³C-顺式九氯	17.227	418.80 > 382.90	16	418.80 > 155.00	24
	¹³C-p,p'-DDD	17.404	247.00 > 177.00	24	247.00 > 211.00	14
	¹³C-o,p'-DDT	17.425	247.00 > 177.00	24	247.00 > 211.00	16
	¹³C-异狄氏剂	17.509	274.90 > 203.00	30	274.90 > 205.00	28
	¹³C-硫丹硫酸盐	18.489	395.80 > 297.80	15	395.80 > 261.90	25
	¹³C-p,p'-DDT	18.686	247.00 > 177.00	24	247.00 > 211.00	16
	¹³C-灭蚁灵	22.202	282.00 > 247.00	20	282.00 > 247.00	20

17.6.6　测定及计算

17.6.6.1　计算方法

由校正溶液的分析结果，绘制天然化合物与标记化合物的相对响应因子（RRF）对浓度的校正曲线或采用线性回归方程计算。由 5 个校正标准溶液测定各化合物的 RRF。

根据表 17-11 中定量离子的响应峰面积，按式（17-3）计算各化合物相对于其标记化合物的 RRF。

$$RRF = \frac{\left(A_{1_n} + A_{2_n}\right) \times c_1}{\left(A_{1_1} + A_{2_1}\right) \times c_n} \tag{17-3}$$

式中，A_{1_n} 与 A_{2_n} 分别表示 OCPs 的第一个和第二个离子对的峰面积；c_1 表示校正标准中 OCPs 的浓度，单位为微克每升（μg/L）；A_{1_1} 与 A_{2_1} 分别表示 OCPs 标记化合物的第一个和第二个离子对的峰面积；c_n 表示校正标准中定量 OCPs 内标化合物的浓度，单位为微克每升（μg/L）。

根据测定的相对响应因子和样品取样量与 $^{13}C_{12}$ 标记定量内标加入量，按式（17-4）计算样品中目标化合物的浓度。

$$c_{ex} = \frac{\left(A_{1_n} + A_{2_n}\right) \times m_1}{\left(A_{1_1} + A_{2_1}\right) \times RRF \times m_2} \tag{17-4}$$

式中，c_{ex} 表示样品中 OCPs 的浓度，单位为微克每千克（μg/kg）；A_{1_n} 与 A_{2_n} 分别表示 OCPs 的第一个和第二个离子对的峰面积；m_1 表示样品提取前加入的 $^{13}C_{12}$ 标记定量内标量，单位为纳克（ng）；A_{1_1} 与 A_{2_1} 分别表示 $^{13}C_{12}$ 标记定量内标的第一个和第二个离子对的峰面积；RRF 表示相对响应因子；m_2 表示试样量，单位为克（g）。

17.6.6.2　定量限

本方法选择各化合物 0.1 μg/L 作为最低浓度点并将其代入标准曲线中，计算各浓度点的 RRF 的相对标准偏差不高于 30%。将此最低浓度点折算为样品最低回收率（70%）、样品平均取样量（5 g）及定容体积（约 1 mL），最终得出的方法的线性范围和定量限见表 17-12。

表 17-12　方法的线性范围和定量限

分析物	线性范围/(μg/L)	LOQ/(μg/kg)
五氯苯	0.4 ～ 200	0.014
α-六六六	0.4 ～ 200	0.014
六氯苯	0.4 ～ 200	0.014
β-六六六	0.4 ～ 200	0.014
γ-六六六	0.4 ～ 200	0.014
δ-六六六	0.4 ～ 200	0.014
七氯	0.4 ～ 200	0.014
艾氏剂	0.4 ～ 200	0.014
氧氯丹	0.4 ～ 200	0.014
顺式环氧七氯	2.0 ～ 200	0.1
反式环氧七氯	2.0 ～ 200	0.1

续表

分析物	线性范围/(μg/L)	LOQ/(μg/kg)
反式氯丹	0.4 ～ 200	0.014
o,p'-DDE	0.4 ～ 200	0.014
顺式氯丹	0.4 ～ 200	0.014
硫丹- I	0.4 ～ 200	0.014
反式九氯	0.4 ～ 200	0.014
p,p'-DDE	0.4 ～ 200	0.014
狄氏剂	0.4 ～ 200	0.014
o,p'-DDD	0.4 ～ 200	0.014
硫丹- II	0.4 ～ 200	0.014
顺式九氯	0.4 ～ 200	0.014
p,p'-DDD	0.4 ～ 200	0.014
o,p'-DDT	0.4 ～ 200	0.014
异狄氏剂	2.0 ～ 200	0.1
硫丹硫酸盐	0.4 ～ 200	0.014
p,p'-DDT	0.4 ～ 200	0.014
灭蚁灵	0.4 ～ 200	0.014

17.6.6.3 回收率和精密度

分别选用代表性膳食样品作为空白基质进行准确度和精密度的测定实验，选定加标水平分别为 50 ng/kg 和 200 ng/kg。样品处理后上机测定，每个浓度水平重复测定 6 次，考察方法的回收率和相对标准偏差（RSD）。在 3 个加标浓度水平下，有机氯在空白基质中的平均回收率为 71.4% ～ 112.8%，RSD 为 4.3% ～ 16.5%。表明该方法的准确性和可靠性良好，可用于测定膳食样品中的有机氯农药。

17.6.6.4 质量控制

本实验的每一批次样品处理时，均进行了全程空白实验，即在不称样的前提下，按照样品前处理流程进行操作（包括内标的加入等），结果表明，实验所使用的所有耗材、试剂等均未引入 OCPs。

参 考 文 献

[1] Costa L G. Toxic effects of pesticides. Casarett and Doull's Toxicology: The Basic Science of Poisons, 2008, 8: 883-930.

[2] Fang W, Peng Y, Muir D, et al. A critical review of synthetic chemicals in surface waters of the US, the EU and China. Environment International, 2019, 131: 104994.

[3] Gereslassie T, Workineh A, Atieno O J, et al. Determination of occurrences, distribution, health impacts of organochlorine pesticides in soils of central China. International Journal of Environmental Research and Public Health, 2019, 16(1): 146.

[4] Jin X, Liu Y, Qiao X, et al. Risk assessment of organochlorine pesticides in drinking water source of the Yangtze River. Ecotoxicology and Environmental Safety, 2019, 182: 109390.

[5] Chen S, Gu S, Wang Y, et al. Exposure to pyrethroid pesticides and the risk of childhood brain tumors in East China. Environmental Pollution, 2016, 218: 1128-1134.

[6] Wang Y, Zhang Y, Ji L, et al. Prenatal and postnatal exposure to organophosphate pesticides and childhood neurodevelopment in Shandong, China. Environment International, 2017, 108: 119-126.

[7] Mostafalou S, Abdollahi M. Pesticides: an update of human exposure and toxicity. Archives of Toxicology, 2017, 91(2): 549-599.

[8] He B, Ni Y, Jin Y, et al. Pesticides-induced energy metabolic disorders. Science of The Total Environment, 2020, 729: 139033.

[9] Evangelou E, Ntritsos G, Chondrogiorgi M, et al. Exposure to pesticides and diabetes: a systematic review and meta-analysis. Environment International, 2016, 91: 60-68.

[10] Pang G F, Fan C L, Chang Q Y, et al. Screening of 485 pesticide residues in fruits and vegetables by liquid chromatography-quadrupole-time-of-flight mass spectrometry based on TOF accurate mass database and QTOF spectrum library. Journal of AOAC International, 2018, 101(4): 1156-1182.

[11] 胡秋辉, 张昌娟, 郑惠华, 等. 固相萃取-气相色谱-质谱联用法筛查食用菌中的农药残留. 食品科学, 2015, 36(14): 171-175.

[12] 黄武, 章晶晶, 刘辉, 等. QuEChERS 结合在线凝胶渗透色谱-气相色谱-质谱联用法快速检测水产品中农药残留. 食品安全质量检测学报, 2016, 7(2): 746-754.

[13] 欧阳运富, 唐宏兵, 吴英, 等. 加速溶剂萃取-在线凝胶渗透色谱-气相色谱-质谱联用法快速测定蔬菜和水果中多农药残留. 色谱, 2012, 30(7): 654-659.

[14] 田丽, 孙谦, 王玮, 等. 在线凝胶色谱净化结合三重四极杆气质联用仪在非目标物农药残留筛查中的应用. 环境化学, 2019, 38(4): 961-966.

[15] Li S, Chen D, Lv B, et al. Enhanced sensitivity and effective cleanup strategy for analysis of neonicotinoids in complex dietary samples and the application in the total diet study. Journal of Agricultural and Food Chemistry, 2019, 67(9): 2732-2740.

[16] Fang L, Jia M, Zhao H, et al. Molecularly imprinted polymer-based optical sensors for pesticides in foods: recent advances and future trends. Trends in Food Science & Technology, 2021, 116: 387-404.

[17] Zhang Q, Fang L, Jia B, et al. Optical lateral flow test strip biosensors for pesticides: recent advances and future trends. TrAC Trends in Analytical Chemistry, 2021, 144: 116427.

[18] Xu M L, Gao Y, Han X X, et al. Detection of pesticide residues in food using surface-enhanced Raman spectroscopy: a review. Journal of Agricultural and Food Chemistry, 2017, 65(32): 6719-6726.

[19] Principle A. AOAC Official Method 970.52 Organochlorine and Organophosphorus Pesticide Residues. 2000.

[20] 杨静, 刘超, 杨龙祥. 气相色谱-质谱法快速筛查食物中毒中 15 种农药残留. 食品安全质量检测学报, 2020, 11(20): 7269-7274.

[21] 李燕妹, 连增维. QuEChERS 结合气相色谱-负化学源质谱法测定蔬菜水果中 37 种农药残留. 食品安全质量检测学报, 2020, 11(15): 5074-5079.

[22] 郁欢欢, 杨奕, 张晶, 等. 大气压气相色谱电离源-串联质谱法测定蔬菜中 23 种农药残留. 中国食品卫生杂志, 2020, 32(1): 31-38.

[23] Liao W, Draper W M, Perera S K. Identification of unknowns in atmospheric pressure ionization mass spectrometry using a mass to structure search engine. Analytical Chemistry, 2008, 80(20): 7765-7777.

[24] 李娜, 卢娜, 邵辉, 等. 农业投入品中农药隐性成分的精准筛查方法. 食品安全质量检测学报, 2020, 11(21): 7898-7908.

[25] Pang Z F, Xu S Q, Zhou T Y, et al. Construction of covalent organic frameworks bearing three different kinds of pores through the heterostructural mixed linker strategy. Journal of the American Chemical Society, 2016, 138(14): 4710-4713.

[26] Zhou Y, Cao S, Xi C, et al. Controllable synthesis of magnetic nanoporous carbon with tunable porosity for the efficient cleanup of vegetable samples. Analytica Chimica Acta, 2018, 1041: 58-67.

[27] 庞国芳, 范春林, 李岩, 等. 茶叶中653种农药化学品残留GC-MS、GC-MS/MS与LC-MS/MS分析方法: 国际AOAC方法评价预研究. 分析测试学报, 2012, 31(9): 1017-1030.

[28] 王赵, 王莹, 郑征伟, 等. 采用APGC-QTof建立中药材中71种常见农药的快速筛查法. 药物分析杂志, 2018, 38(12): 2152-2159.

[29] Fowble K L, Shepard J R E, Musah R A. Identification and classification of cathinone unknowns by statistical analysis processing of direct analysis in real time-high resolution mass spectrometry-derived "neutral loss" spectra. Talanta, 2018, 179: 546-553.

[30] Sanco/11945/2015. Guidance document on analytical quality control and method validation procedures for pesticide residues analysis in food and feed. 2015.

[31] FDA. Acceptance criteria for confirmation of identity of chemical residues using exact mass data for the FDA foods and veterinary medicine Program. https://www.fda.gov/scienceresearch/analyticallaboratory methodsforfoodandfeedsafety/ucm520468.html[2015-12-30].

[32] Pang G, Chang Q, Bai R, et al. Simultaneous screening of 733 pesticide residues in fruits and vegetables by a GC/LC-Q-TOFMS combination technique. Engineering, 2020, 6(4): 432-441.

[33] 黄合田, 谢双, 涂祥婷, 等. Sin-QuEChERS结合超高效液相色谱-高分辨质谱法快速筛查绿茶中农药及代谢物残留. 分析化学, 2020, 48(3): 423-430.

[34] 吴洁珊, 倪清泉, 任永霞, 等. 气相色谱高分辨飞行时间质谱法快速筛查水果中283种农药残留. 食品安全质量检测学报, 2020, 11(6): 1797-1802.

[35] 谢瑜杰, 陈辉, 盖丽娟, 等. 液相色谱-四极杆-飞行时间质谱法快速筛查与确证紫甘蓝中415种农药残留. 色谱, 2021, 39(3): 301-315.

[36] Wang J, Chow W, Wong J W, et al. Non-target data acquisition for target analysis (nDATA) of 845 pesticide residues in fruits and vegetables using UHPLC/ESI Q-Orbitrap. Analytical and Bioanalytical Chemistry, 2019, 411(7): 1421-1431.

[37] Rajski J L, Petromelidou S, Díaz-Galiano F J, et al. Improving the simultaneous target and non-target analysis LC-amenable pesticide residues using high speed Orbitrap mass spectrometry with combined multiple acquisition modes. Talanta, 2021, 228: 122241.

[38] Wong J W, Wang J, Chang J S, et al. Multilaboratory collaborative study of a nontarget data acquisition for target analysis (nDATA) workflow using liquid chromatography-high-resolution accurate mass spectrometry for pesticide screening in fruits and vegetables. Journal of Agricultural and Food Chemistry, 2021, 69(44): 13200-13216.

[39] Picó Y, El-Sheikh M A, Alfarhan A H, et al. Target vs non-target analysis to determine pesticide residues

in fruits from Saudi Arabia and influence in potential risk associated with exposure. Food and Chemical Toxicology, 2018, 111: 53-63.

[40] 郭天洋, 李杨, 董益阳, 等. 基于特征性子离子和中性丢失快速筛查和识别食品中唑类和有机磷类农药. 质谱学报, 2019, 40(1): 13-20.

[41] 孟志娟, 黄云霞, 邸鹏月, 等. 快速滤过型净化法结合气相色谱-四极杆-飞行时间质谱同时筛查果蔬中 234 种农药残留. 食品科学, 2020, 41(16): 272-285.

（刘志斌　吕　冰　辛少鲲　陈达炜）

第18章　兽药多残留的测定

18.1　概　述

"瘦肉精"[1] "速成鸡"[2] "毒鸡蛋"[3] 等事件暴发以来，食品安全尤其是兽药原型及其代谢产物的残留引起人们广泛关注。兽药[4]（veterinary drug）是用于预防、治疗、诊断动物疾病，有目的地调节其生理机能并规定作用、用途、用法和用量的物质。兽药种类繁多，在残留毒理学意义上比较重要的药物，按用途主要分为以下几类：抗微生物（细菌、病毒、真菌、支原体等）类（主要包括抗生素和合成抗菌药物）、抗寄生虫类（驱虫、抗球虫和抗原虫类）、抗生素类生长促进剂、合成代谢荷尔蒙类生长促进剂以及其他药物。其中抗生素、合成抗菌及抗寄生虫类药物占比80%以上，抗生素按照化学结构划分主要有β-内酰胺类（头孢类和青霉素类）、氨基糖苷类、四环素类、氯霉素类、大环内酯类、磺胺类、喹诺酮类、林可胺类、多肽类、多糖类等化合物。合成抗菌药主要包括磺胺类、二氨基嘧啶类、硝基呋喃类、硝基咪唑类、喹诺酮类、喹噁啉类。兽药残留[4,5]（residue of veterinary drug）是指食品动物（禽畜、水产）在应用兽药（包括药物添加剂）后，蓄积或储存在细胞、组织或器官内，或进入泌乳动物的乳或产蛋禽的蛋中的药物原型以及有毒理学意义的代谢物和药物杂质。一般而言，畜禽产品兽药残留浓度较低，除少数药物的毒性呈现非剂量-效应关系外，引起急性毒性作用的可能性较小，但可产生蓄积性、慢性毒性和特殊毒性。从公共安全角度考虑，药物残留毒性主要表现为致癌、致畸、致突变和生殖发育毒性[6]。具体危害表现包括：长期食用不超标兽药残留也会蓄积引起慢性中毒，如红霉素、链霉素导致肝损伤、肾毒性、听觉失灵等；食用严重超标或过量摄入含兽药残留的动物性食品也可引发急性中毒；青霉素、磺胺类、四环素类，以及某些氨基糖苷类抗生素的残留可引起人体的过敏反应，如皮肤瘙痒、荨麻疹，严重的可能导致休克甚至死亡[7]；诸如喹诺酮类、磺胺类、硝基呋喃类[8]具有致癌、致畸、致突变性等，但是尚有许多致癌机制还不是很明确；由于科学知识的缺乏和经济利益的驱使，养殖业中存在抗菌药如抗生素广泛滥用现象，诱导细菌产生耐药性进而影响临床治疗[9]。除了上述对人体的危害外，一些性质稳定的药物被排放到自然环境中，污染土壤[10]和水源[11]，带来生态危害。另外超标兽药残留也会影响畜产品的出口贸易，对畜牧业的健康发展产生影响。

目前，我国现行有效的兽残限量标准《食品安全国家标准　食品中兽药最大残留限量》（GB 31650—2019）中明确规定最大残留限值的兽药有104种，允许用于食品动物但不需要制定残留限量的兽药有154种，此外不再收载禁止药物及化合物清单；允许治疗使用但不得在食品中检出的镇静剂、抗生素与激素等共9种。借鉴王鹤佳等[12]对GB 31650—2019的解读，GB 31650—2019参考了国际食品法典委员会（CAC）建立的62种药物最大残留限量标准并结合FAO/WHO食品添加剂联合专家委员会（JECFA）的药物评价资料，相比于欧盟135种和美国103种，此次国家标准采用国际标准的比率达90%，基本能够满足我国兽药残留的监控与风险评估需要。中国是世界第一大猪肉生产国,同时也是兽用化学制剂使用量最大的国家之一,其中抗菌药物使用量超过化学制剂总用量的 70%,约三分之二的抗菌药物用作饲料药物添加剂。从《2020 年中国兽用抗菌药使用情况报告》[13] 来看,当年中国境内使用的全部抗菌药总量为 3.28 万 t,相比 2019 年增加了 6.06%,但是与启动全国遏制动物源细菌耐药行动计划的 2017 年相比下降了 21.9%。使用量排名前 3 位的药物类别依次为四环素类、磺胺类及增效剂和 β-内酰胺类及抑制剂,具体占比见图 18-1。为了确保“十四五”时期兽用抗菌药的使用量继续保持下降趋势,肉、蛋、奶等畜禽产品的兽药残留监测抽检合格率保持在高水平,动物源细菌耐药趋势有效遏制,全面提升畜禽绿色健康养殖水平,促进畜牧业高质量发展,有力维护畜牧业生产安全、动物源性食品安全、公共卫生安全和生物安全,农业农村部制定了《全国兽用抗菌药使用减量化行动方案(2021—2025 年)》[14]。因此,亟需坚持开展膳食样品尤其是动物源性产品多种兽药残留高通量筛查和人群膳食暴露风险评估,以提高食品安全监管水平,保障公众健康和安全。

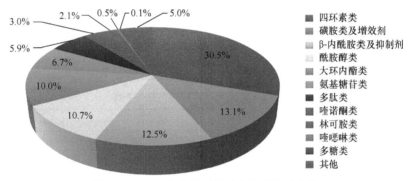

图 18-1　2020 年各类兽用抗菌药使用量占比

兽药残留高通量分析的相关标准和文献报道尚不多见,主要原因:一方面是兽药及其代谢物多达几百种,化学特性差异极大,既有强极性的水溶性化合物又有完全非极性的脂溶性化合物;另一方面,膳食样品尤其动物源性膳食样品含有较多的蛋白质、脂肪和磷脂,基质十分复杂。开发有效、快速、高通量的样品前处理方法成为实现对多种类兽药同时筛查和确证的必要前提;同时开发多兽药残留检测的方法也具有相当的挑战性,对仪器的灵敏度、抗基质干扰能力、分辨率等性能均有较高的要求。图 18-2 为膳食样品

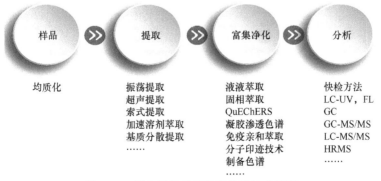

图 18-2　膳食样品兽药残留检测技术概图

兽药残留检测技术概图。接下来我们将聚焦和参考近些年的最新文献，以色谱质谱分析方法为主及与之匹配的样品前处理技术为综述重点，尽量全面地反映兽药多残留分析前沿技术进展。

18.2　膳食中兽药多残留分析的前处理技术研究进展

样品前处理（sample pretreatment）是通过物理的、化学的或者生化的手段处理待测样品，将目标待测组分提取出来，并净化基质以减少干扰，再通过浓缩、干燥、复溶等操作，最终将样本转化为符合仪器分析要求的可测状态。样品前处理的核心是提取与净化，它是决定检测结果准确性与可靠性的关键技术环节之一，是整个检测流程中人工操作最为繁复的瓶颈步骤。目前兽药残留检测中常用的样品前处理方法有液液萃取[15,16]、固相萃取[17]、QuEChERS[18] 等。表 18-1 对几种经典的前处理技术原理及优缺点进行了综合概述。与此同时，随着新材料如磁性纳米材料[19,20]、分子印迹材料[21]、金属有机框架材料[22,23]、有序介孔材料[24] 竞相涌现，不断改进开发广谱通用、自动化程度高、通量大、富集净化效率高、简便易行、成本低廉、污染小的前处理方法成为兽残检测领域的发展热点。本节对近年来各种前处理技术在兽药残留分析中的新应用进行了探讨，并对兽药残留检测技术在未来的发展方向做了进一步的展望。

表 18-1　常见兽药多残留前处理技术

名称	原理	优点	缺点
液液萃取（LLE）[25]	利用同一物质在两种不混溶的溶剂中会自发地从溶解度较低的溶剂中扩散至溶解度较高的溶剂中的原理，完成对样品中待测物的分离和提取，常用乙腈作为提取剂	传统技术，其适用范围极广，对大量兽药均有不错的提取效果，可用于某些基质中部分兽药残留的定量检验或兽药多残留的半定量筛查	受基质效应影响较大，净化效果相对较差，一般需结合其他净化方法；耗时长且溶剂用量大，分析物容易损失，样品易污染且灵敏度低
固相萃取（SPE）[26]	利用固体吸附剂将液体样品中的目标化合物吸附，与样品的干扰化合物分离，然后再用洗脱液洗脱，达到分离和富集目标化合物的目的	SPE 不需要大量互不相溶的溶剂，处理过程中不会产生乳化现象，采用高效、高选择性的吸附剂（固定相），可以净化很小体积的样品，能显著减少溶剂的用量。既可用于复杂样品中微量或痕量目标化合物的提取，又可用于净化、浓缩或富集，是目前兽药残留分析样品前处理中的主流技术	需根据各个待测物的理化性质，来选择适当的填料和萃取条件等对提取液进行净化，一些商品化固相萃取小柱净化、浓缩及富集效果好，如 HLB、WCX、WAX 等，但是价格昂贵；萃取过程较为烦琐，需多次洗脱
分散固相萃取（dSPE）[27]	将固相萃取吸附剂分散到样品的萃取液中，吸附干扰物，保留目标物质，净化液可直接进行色谱分析	与传统 SPE 方法相比，耗费时间短，有机试剂消耗少，操作步骤简单，样品不需浓缩处理	应用范围窄，净化效果稍差，部分化合物回收率低
QuEChERS[28]	乙腈作为萃取剂，并加入无机盐去除样品中水分，促使待测物由水相转移到有机相，之后通过离心使有机相与样品基质分离，将萃取液通过分散萃取净化后上机测定	QuEChERS 技术是在分散固相萃取技术基础上建立起来的，因其适用范围广、回收效果好、准确度高等优点被广泛应用于兽药残留检测中	净化材料对于其前处理效果有着较大的影响，对于高极性目标化合物效果稍差，因此要结合不同基质，选择不同净化材料

续表

名称	原理	优点	缺点
分散微固相萃取（DMSPE）[29]	该技术主要是在 dSPE 和 SPE 的基础上发展而来的	与分散固相萃取技术类似，具有快速、简单、溶剂消耗少等特点，但其净化效果与 SPE 相当。仪器简单，适于现场分析，也易于操作	只能针对一些特殊结构的化合物，对于结构多样的多残留检测分析存在困难
基质分散固相萃取（MSPD）[26]	MSPD 是一种在 SPE 的基础上改进后的样品处理技术，将样品（固态或液态）直接与 C$_{18}$ 等多种聚合物的担体固相萃取材料混合研磨，使样品均匀分散于固定相颗粒的表面，制成半固态装柱，然后采用类似于 SPE 的操作方法进行洗脱	通过使样品结构破碎并且在填料表面均匀分散，简化了传统的样品前处理中所需的样品匀化、组织细胞裂解、提取、净化等过程，避免了样品匀化、转溶、乳化、浓缩造成的待测物损失，而且固定相处理样品的比容量大，提取净化的效率较高	不仅需要根据样品的性质和待分析的物质，对分散剂、洗脱溶剂进行优化，还需要对洗脱液进行进一步的处理和纯化。与传统的样品萃取方法相比，其萃取效率有时不高，研磨的粒度大小和填装技术的差别可能会有所差异，方法不易标准化
固相微萃取（SPME）[30]	以石英纤维或其他材料为载体，将固体相涂于载体表面，以此来吸附、富集样品中的待测物质	与固相萃取技术相比，该技术无须柱填充物和使用大量有机溶剂，操作简单、省时省力，易于自动化和与其他技术联用	价格昂贵且石英纤维头易碎、寿命有限、不利于携带
免疫亲和色谱（IAC）[26]	利用抗原抗体特异性可逆结合特性的 IAC 技术，根据抗原抗体的高选择性，从复杂的待测样品中提取目标化合物	IAC 的最显著优点在于对待测物的高效、高选择性保留能力，特别适用于复杂样品极稀组分的净化与富集，可重复多次使用	仅可用于单组分或特定类别的兽药残留的净化，且价格昂贵；已有真菌毒素类 IAC 商品化产品，但兽药残留检测产品很少
分子印迹技术（MIT）[31,32]	在聚合物材料的合成过程中构建与模板分子在大小、形状和结构功能上都互补的特异性结合位点，这样的材料对其模板具有选择性结合能力	具有高度专一性和选择性，稳定性好、灵敏度高、适用范围广、成本低、耐极端分析环境，如高温、酸碱、有机溶剂等	对使用环境要求高，对复杂基质样品净化效果一般

18.2.1　SPE 研究新进展

近些年以 SPE 为基础的新型固相萃取技术，如基质分散固相萃取、分子印迹固相萃取等成为研究的热点。目前，固相萃取领域比较活跃的研究集中于寻找合适的新的 SPE 吸附剂，以选择性富集目标组分，如免疫亲和固相萃取材料、分子印迹固相萃取材料、纳米技术和纳米材料；在线净化技术是指简单样品提取后在线自动实现净化，可进一步减轻人工负担，目前主要有两种实现形式：在线固相萃取与在线涡流色谱法（TurboFlow chromatography）。在线固相萃取是通过液相流路的设计实现离线 SPE 的功能，在兽药残留检测中应用广泛[33]。吉尔森科技有限公司产品 ASPEC（au-tomatic sample preparation with extraction column，ASPEC）及一些国产研发的自动 SPE 装备可以不同程度的实现 SPE 自动化。涡流色谱利用的是粒径 50 ～ 100 μm 的填料，在 2 mL/min 以上高流速下，色谱柱内的流动相形成涡流，小分子分析物可扩散进填料孔隙内部与修饰基团发生相关作用，得以保留，而蛋白质等基质干扰物则因体积排阻或扩散速度慢等原因被快速带入废液。一般常用的 SPE 柱有 HLB 柱、C$_{18}$ 柱、氧化铝柱及各种离子交换柱等。表 18-2 简单概括了不同类型的 SPE 柱及其特点。除了传统最常用的 C$_{18}$、混合型离子交换填料、氨基吸附剂、石墨化碳黑等，涌现了越来越多的新型富集与净化材料，包括碳纳米管 (carbon nano tube，CNT)、分子印迹聚合物 (molecularly imprinted polymer，MIP) 和磁性材料等。磁性固相萃取 (magnetic solid-phase extraction，MSPE) 是一种基于固相萃取的技术，采用磁性吸附剂材料。磁性材料 [25] 通常包括磁性金属氧化物纳米颗粒核 Fe$_3$O$_4$，并具有无机或有机材料涂层，如二氧化硅、氧化铝、壳聚糖或聚吡咯，而涂层可以用官能团修饰，以提高吸附能力。徐潇颖等 [34] 采用自制磁性多壁碳纳米管吸附目标物对蜂蜜中三大类 44 种兽药残留进行了测定，检出限为 0.2 ～ 2.0 μg/kg，为蜂蜜中磺胺类、喹诺酮类以及硝基咪唑类兽药残留的测定提供了新途径，不仅能高效地捕集样品基质中的痕量目标分析物，而且很好地克服了传统固相萃取小柱在样品处理过程中易堵塞和操作烦琐等问题，使分离和富集过程变得简捷、快速和高效。王炳玲等 [35] 报道了一种利用涡流色谱在线净化技术测定畜禽肉中 20 种 (氟) 喹诺酮类兽药残留，样品使用甲醇-乙腈 (1∶1) 提取后直接进样，添加回收率可达 85.4% ～ 108.2%。Veach 等 [36] 报道的 RapidFire^{TM} 技术更是将分析通量推升到极致。他们将自动在线 SPE 直接与 MS/MS 质谱串联，不经色谱分离，20 s 可分析蜂蜜中 12 种磺胺抗生素残留。可见，在线自动净化技术的引入会大大减少人力投入与试剂消耗，有助于实现高通量化，是未来值得重点关注的。固相萃取法被广泛应用于动物性食品中兽药残留的提取，高效简单的提取工艺有利于多兽药残留的提取。此外，为了获得更高的提取效率，多种前处理策略的集成化更是百花齐放。Zhao 等 [37] 以 β-内酰胺、β-受体激动剂、大环内酯、四环素类、镇静剂、抗寄生虫药、氟喹诺酮、磺胺和甾体激素等药物为检测对象，检测的基质包括猪肉、肝等 6 种典型复杂基质，优化确定了集成两步固-液提取 (水相提取：EDTA 缓冲液；有机相提取：乙腈-甲酸-DMSO 混合相)，合并水相与有机相提取液以同时兼顾强极性与弱极性化合物，最后再使用 EMR-Lipid 填料进行脱脂净化的前处理方法。该方法对上述理化性质差异悬殊的 40 余种兽药残留的添加回收率为 60% ～ 120%，可实现对常见兽药残留的广谱覆盖。

表 18-2　不同类型 SPE 柱及其特点

柱子类型	特点及作用
氧化铝柱	去除芳香族、脂肪胺邻苯二甲酸酯类化合物等
弗罗里硅土柱	去除脂肪和含氮化合物
C$_{18}$ 柱	去除非极性化合物，如部分色素、脂肪等
硅胶柱	正相萃取，适合极性化合物分析，如乙醇、醛、酮、胺、染料、除草剂、含氮类化合物
离子交换柱	适用于酸性、碱性物质
石墨化碳黑氨基柱	主要去除基质中的色素等成分
免疫亲和柱	基于抗原抗体反应，特异性强
分子印迹柱	基于特定分子结构，特异性强

18.2.2 QuEChERS 研究新进展

2003 年美国农业部科学家首创的 QuEChERS 方法将盐析诱导液液萃取与分散固相萃取整合在一起，该方法具有简便、高效、稳健、环境友好等优势[38]，已成为农药多残留检测前处理的金标准方法，并且在兽药多残留检测应用领域不断拓展。本研究团队采用冷冻脂质过滤，结合分散固相萃取净化的 QuEChERS 方法，建立了超高效液相色谱-串联质谱法测定鸡蛋中 11 类（硝基咪唑类、苯并咪唑类、磺胺类、喹诺酮类、四环素类、大环内酯类、雄激素类、孕激素类、糖皮质激素类、雌激素类、氯霉素类）125 种兽药残留的检测方法。样品采用冷冻诱导处理后再经分散固相萃取法净化，该方法前处理简单、准确、成本较低，适用于鸡蛋中兽药残留的高通量快速检测分析[18]。《食品化学》杂志报道了一种改良的 QuEChERS 前处理方法，Na_2EDTA 缓冲液+1% 乙酸-乙腈提取，优化了磁式多壁碳纳米管 Fe_3O_4-MWCNTs 吸附剂净化条件，辅以超高压液相色谱-串联质谱法（UPLC-MS/MS）检测，LOQ 范围 0.1 ~ 17.3 μg/kg，可用于同时筛查蛋类食品中兽药、农药与真菌毒素[19] 等。Alcántara-Durán 等[39] 同样通过改进 QuEChERS 前处理方法提高了蜂蜜样品中四环素的残留分析效率，且针对牛奶、牛肉和鸡蛋样品采用盐析辅助液液萃取（SALLE）结合 SPE 方法进行提取净化，87 种典型的兽药残留回收率均满足要求，低浓度检出水平都远远低于其相应的最高残留限量。方法参数和 nanoLC-HRMS 条件的优化，归功于纳升液相色谱超高的灵敏度支持 100 倍样品稀释和 1 μL 进样体积，极大地削减了基质干扰的影响，精确质量数结合保留时间（RT）和所有离子碎片（AIF）片段信息被用于目标化合物的定性与定量。这项报道发人深思，提示我们随着技术的成熟，微升和纳升级 UPLC 在兽药残留检测中具有巨大的应用前景。QuEChERS 作为一种高效的前处理方法，净化材料对于其前处理效果有着较大的影响，因此要结合不同基质，选择不同净化材料。但总体来说，QuEChERS 法以其适用范围广、回收效果好、准确度高等优点被广泛应用于兽药残留检测之中。

18.3 膳食中兽药多残留分析方法研究进展

仪器分析是兽药多残留检测乃至整个食品安全领域中关注度最高、新观点最密集、科学报道最活跃，同时也是发展最迅猛的板块。膳食中兽药多残留检测仪器分析方法可概括为 4 种主要技术形态，即微生物抑制法、免疫分析法、传感器法与以色谱、质谱技术为核心的理化分析法。免疫分析法因其简便性与实时性等特点，是现场快检快筛的基础性方法；各式各样的生物传感器更是为全生产流程的食品安全监管提供了新的可能。微生物抑制法，亦称微生物学法，是最早应用于抗生素类兽残筛查的检测方法；基于适体的光学和电化学生物传感器在兽药残留实时检测分析中发挥着重要的作用，具有准确性、灵敏度高和耗时少的优点。有关微生物抑制法与传感器法的技术进展可分别参考吴芹等[40]、Gaudin[41] 和 Xie 等[42] 较全面的综述，限于篇幅以下将以液相色谱-质谱联用技术为综述重点。

18.3.1 液相色谱-串联质谱法

液相色谱串联三重四极杆质谱（LC-MS/MS）已经成为食品中兽药残留定性确证和定量测定的最广泛使用的技术[43]。多项国家强制性标准，如《食品安全国家标准 动物性食品中头孢类药物残留量的测定 液相色谱-串联质谱法》（GB 31658.4—2021）、《食品安全国家标准 动物性食品中四环素类、磺胺类和喹诺酮类药物残留量的测定 液相色谱-串联质谱法》（GB 31658.17—2021）等已于 2022 年 2 月 1 日实施，绝大部分是采用液相色谱-串联质谱法，因其在多反应监测（MRM）模式下能够显示出色的灵敏度、稳定性、选择性和线性范围，成为目标靶向物分析的首选。LC-MS/MS 虽然能够在一次分析进程中通过 MRM 模式进行多残留测定，但是仪器参数（如母离子、子离子的选择，碰撞能量等）需要针对每一个化合物进行优化，因此在兽药多残留方法建立时要消耗很多时间和精力。目前，针对食品中多类别、多组分兽药残留分析的实例已有大量的研究与实践，抗生素（磺胺类、氟喹诺酮类、四环素类、大环内酯类等）因其种类多、数量多、使用频率高，成为兽药多残留分析的主要对象。姜洁等[44]通过 PRIME HLB 固相萃取柱结合超高效液相色谱-串联质谱法建立了同时检测猪肉、鱼、虾等动物源性食品中磺胺类、喹诺酮类、糖皮质激素类、大环内酯类、β-受体激动剂类、类固醇激素类、四环素类、青霉素类、氯霉素类、头孢菌素类十大类 72 种兽药残留的分析方法，定量限为 0.5 ～ 5 μg/kg，各基质中回收率在 75.6% ～ 122.3%，适用于食品安全突发事件应急处置中兽药多残留的快速分析。来自 Talanta 的报道[45]显示，有研究人员通过全自动 urborFlow 线净化模式结合串联质谱，快速分析了牛奶中 88 种兽药残留，将整个样品分析周期压缩至 39 min，定量限（LOQ）在 0.5 ～ 10 μg/kg，平均加标回收率为 63% ～ 117%。查阅近 5 年文献[46-48]，纵观今天的兽药残留确证性检测，毫无疑问基于 LC-MS/MS 或者 LC-QqLIT 平台的选择/多反应监测（SRM/MRM）仍然是公认的金标准[49]，最新的 MS/MS 可实现高达 10 000 Da/s 的扫描速度、～ 550 SRM 离子对/s 及～ 15 ms 正负极性切换分析速率[50]，毋庸置疑在今后很长的一段时期内 MS/MS 作为兽药多残留检测主流技术的势态会持续。

18.3.2 高分辨质谱法（LC-TOFMS 和 LC-HRMS）

随着人们对食品安全关注度的提高，兽药残留成为普遍关注的问题，由于兽药种类及代谢物繁多，类别间差异大，兽药残留分析的趋势是开发高通量筛选的方法。LC-MS/MS进行靶向分析通常依赖离子通道在目标物选定范围内识别分析物，易造成假阳性结果，且对复杂基质缺乏抗干扰能力。高分辨质谱具有高灵敏度、高选择性及良好的重现性，可通过兽药分子离子精确质量数和高分辨碎片离子对非定向目标物进行筛查。近年来，基于高分辨质谱的兽残检测技术领域发展日新月异，以静电场轨道阱四极杆（Q-Orbitrap）和四极杆-飞行时间质谱（Q-TOF）为代表的高分辨质谱（high resolution mass spectrum，HRMS）法在灵敏度、扫描速度、稳定性等技术指标上进步斐然，使得 HRMS 具备了可与 MS/MS 比肩的定量性能。因此，HRMS 不单具备出色的化合物定性能力，由于具有较高的分辨率（≥ 10 000）和质量准确度（< 5×10⁶），抗基质干扰能力更强，可简化前

处理并且同时实现对数百种化合物的快速筛查和分析，是完成复杂基质中痕量残留物同时定性与定量分析的神器[51]。表 18-3 将近些年文献报道的国内外膳食样品中兽药多残留筛查的检测技术（前处理方法、筛查对象、采集模式、仪器方法等）进行了总结概述。HRMS 不仅可提供母离子精确质量数、同位素丰度比、精细同位素谱、碎片离子精确质量数，还能提供包括二级（MS^2）或多级质谱（MS^n）谱图等丰富化学信息，为筛查、确证提供了极大的技术支撑[52]。

经典的数据依赖采集（DDA）模式已经逐渐成为兽药残留筛查的常态化技术，如应用其筛查水产制品中 200 多种兽药残留[53]。相反的数据非依赖采集（DIA）技术也被应用到羊肉制品中七大类兽药残留的筛查中，其运用超高效液相色谱-四极杆-静电场轨道阱质谱（UHPLC-Q-Orbitrap MS）在全扫描数据非依赖筛查（Full MS/dd-MS^2）模式下建立了兽药的标准数据库，对七大类兽药的特征片段及断裂规律进行了研究。采用全扫描数据非依赖采集（Full MS/DIA）模式结合已知的特征碎裂片段建立深加工羊肉制品中兽药残留的非定向筛查方法，方法的检出限为 0.07 ~ 8.24 μg/kg，回收率为 79.4% ~ 110.0%。与此同时，也有团队[54]应用 UPLC-Q-TOF 建立了 117 种禁、限用兽药的标准数据库和谱库，通过将样品与标准谱库进行比对完成筛查和确证，实现了实际标物向电子标物的转化。HRMS 通过在极度窄的窗口内提取目标物的精确质量数，可以获得基线"干净"的色谱峰，实现定量的特异性。利用这一技术，高分辨筛查与定量往往同时开展，即同时定性、定量分析，近年来类似的报道很活跃，显示了高分辨质谱在兽药多残留检测领域中的潜力[55]。

18.4　总膳食样品中兽药多残留的测定标准操作方法

18.4.1　适用范围

本方法适用于谷类、豆类、薯类、肉类、蛋类、水产类、乳类、蔬菜类、水果类、糖类、饮料与水、酒类食品中兽药多残留含量的测定。

18.4.2　原理

试样经乙腈-水提取，经冷冻诱导的乙腈-水两相分层净化后，通过液相色谱高分辨质谱检测，同位素内标法定量。建立基于轨道阱（Orbitrap）技术的高分辨质谱（Q Exactive 质谱仪）大规模兽药筛查方案，采用多种扫描方式（FS-ddMS²、tSIM 等）进行扫描，获得高质量的一级、二级质谱图，保证了筛查结果的可靠和准确性。

18.4.3　仪器设备与试剂

18.4.3.1　试剂和材料

乙腈（色谱纯）；甲酸（色谱纯）；甲醇（色谱纯）；水（超纯水）；N-丙基乙二胺（PSA）；C_{18} 粉；有机微孔滤膜：0.22 μm。

表 18-3　各国膳食样品中兽药多残留筛查的检测技术

国家/年份	样品前处理方法	基质	筛查对象	仪器分析方法	筛查方式
西班牙[56], 2012	1% 甲酸-乙腈提取，QuEChERS 净化	蜂蜜	350 多种农药和兽药（包括抗生素）	UHPLC/HESI Q-Orbitrap	一级、二级质谱数据采集（+/-）→创建数据库和应用数据库来检测与识别样品中的分析物（ToxID™ 软件）
加拿大[57], 2020	固相微萃取（SPME）自动化高通量提取	牛肉组织	98 种兽药	DART-ESI-MS/MS	筛选物理化学性质（log P-1.85-9.36）的 98 种兽药建立谱库
比利时、英国[58], 2019	0.1% 甲酸-乙腈提取，固相支持液液萃取（SLE）	可食用昆虫	杀虫剂（25 种）、兽药（29 种）和真菌毒素（23 种）	UHPLC/HESI Q-Orbitrap	靶标分析（FS、AIF、tMS²）；非靶标分析 FS-ddMS²+AIF+tMS²
美国[59], 2010	乙腈提取后，样品通过分子质量为 3000 Da 的离心过滤器净化	牛奶	磺胺类、四环素类、β-内酰胺类和大环内酯类及部分代谢物	UPLC/ESI Q-TOFMS	通过一级全扫描（MS Scan100～1200 m/z）与数据库（200 余种）中目标化合物的精确质量数，保留时间进行匹配。MassHunter 软件对可疑化合物确证分子结构
印度[60], 2018	乙腈沉淀蛋白质，盐析后液液萃取净化	牛奶	238 种农药和 78 种兽药	UFLC-MS/MS GC-MS/MS	自建库筛查
中国[61], 2018	HyperSep Retain-PEP SPE 小柱净化	猪肉、鸡肉、鸭肉	喹诺酮类、β-受体激动剂类、磺胺类、大环内酯类、激素类、氯霉素类、头孢类、青霉素类（194 种）	UHPLC/HESI Q-Orbitrap	一级、二级质谱数据采集（+/-）建立主导方法→数据处理，自动搜库（TraceFinder 软件）→一级、二级，同位素丰度比自动确认
中国[62], 2019	乙腈提取，改进 QuEChERS，EMR、固相萃取（SPE）三种方式净化	牛奶、奶粉	138 种兽药残留（苯并咪唑类、类固醇激素类、磺胺类、硝基咪唑类、杀虫剂类、镇痛类、三芳基甲烷类、大环内酯抗生素、β-受体激动剂类、喹诺酮类、抗真菌药类）	UHPLC/HESI Q-Orbitrap	采用全扫描正模式和 PRM 模式，扫描范围 150～1000（m/z），分辨率为 35 000，建立兽药信息数据库，并用截断值（$V_{cut-off}$，判断阳性和阴性样品的临界界限值）作为评估筛查方法的指标
中国[54], 2021	0.1 mol/L 乙二胺四乙酸二钠分散样品再加入 5% 甲酸的乙腈提取，QuEChERS 净化	猪肉	117 种禁、限用兽药（β-内酰胺类抗生素、咪唑类、四环素类抗生素、喹诺酮类、杀虫剂类、β-受体激动剂类、大环内酯类抗生素、磺胺类等）	LC-Q-TOFMS	在正离子模式下，通过一级全扫描（full scan）对样品进行分析，与数据库中目标化合物的精确质量数。保留时间同进行匹配。对疑似阳性样品进一步通过二级碎片离子扫描（targeted MSMS）进行确证

18.4.3.2 仪器和设备

液相色谱-轨道阱高分辨质谱仪（Dionex U3000-Q-Exactive HRMS）；电子天平（感量 0.1 mg）；超声波发生器；涡旋混匀器；离心机；−20℃或−80℃冰箱。

18.4.3.3 标准品及溶液配制

1）兽药混合储备液

所有配制的标准溶液用容量瓶定容配制好后均需转移至密闭棕色容器中，于−20℃ 贮存。分别准确称取 0.01 g（精确至 0.0001 g）兽药标准品，用甲醇溶解后于 10 mL 容量 瓶中定容至刻度，摇匀。保存期为 12 个月。

2）兽药混合标准工作液制备

兽药混合标准使用液（1 mg/L）：分别准确吸取兽药混合储备液（1000 mg/L）0.1 mL 于 100 mL 容量瓶中，用甲醇定容至刻度，摇匀，保存期为 3 个月。兽药混合标准工作液： 各取 3 mL 10 μg/L、20 μg/L、50 μg/L、100 μg/L、200 μg/L、500 μg/L、1000 μg/L 不同 浓度下的 75% 乙腈-水混合兽药标准于 5 mL 离心管中置−20℃冰箱冷冻处理 1～2 h，取 上层液供上机测试。

18.4.4 供试样品制备

18.4.4.1 谷类、豆类、薯类、肉类、蛋类、水产类、乳类、蔬菜类、水果类、糖类、 水及饮料类样品制备

精确称取 5 g 膳食样品，加入适量同位素内标液，涡旋混匀，静置 30 min；依据样 品含水量，适量加入 0～4 mL 水，涡旋混匀后，加入 15 mL 乙腈超声提取 30 min。室 温下 9500 r/min 离心 5 min，取上清液 3 mL 于 5 mL 离心管中置−20℃冰箱冷冻处理 1 h； 取 1 mL 上清液转移至装有 250 mg 无水硫酸钠、50 mg C_{18} 粉和 50 mg PSA 粉末的 2 mL 离心管中，涡旋混匀后 15 000 r/min 离心 5 min。取离心上清液，待检测。

18.4.4.2 酒类样品制备

准确称取膳食样品 5.0 g 于 15 mL 离心管中，置水浴锅 80℃加热 2 h，挥发酒精，放 冷后用水定容至 5.0 mL，加适量同位素内标液，涡旋混匀，静置 30 min，加入 5 mL 乙腈， 涡旋混匀。室温下 8000 r/min 离心 5 min，取稀释液 3 mL 于 5 mL 离心管中置−20℃冰箱 冷冻处理 1 h；取上清液 13 000 r/min 高速离心 5 min，收集离心液于进样瓶中待分析。

18.4.4.3 质控样品制备

为了保证分析结果的准确，要求每批样品至少做一个加标回收实验，采用空白膳食 样品加标 10.0 μg/kg。

18.4.5　仪器参考条件

18.4.5.1　色谱条件

流动相 A 为含 0.1% 甲酸的水溶液，流动相 B 为含 0.1% 甲酸的甲醇溶液。进样量 5 μL；流速 400 μL/min；柱温 40℃；HSS T3 色谱柱（1.8 μm, 2.1 mm×100 mm）。具体梯度洗脱程序见表 18-4。

表 18-4　梯度洗脱程序表

梯度洗脱时间/min	流动相 A/%	流动相 B/%
0	98	2
4	80	20
5.5	60	40
10.5	0	100
12.9	0	100
18	98	2

18.4.5.2　质谱条件

加热电喷雾离子源（HESI）温度为 325℃；毛细管电压为 3.8 kV；离子传输管温度为 320℃；鞘气为 40 arb，辅助气为 10 arb；全扫描/实时二级质谱扫描（full scan/ddMS^2）扫描模式：采集范围为 100～1000 Da，正离子采集，自动增益控制（AGC）：3e^6，最大注入时间：100 ms；分辨率（R）full scan 采用 70 000 FWHM，ddMS$_2$ 采用 17 500 FWHM，逐级碰撞池能量（NCE）分别为 15%、35%、50%。

SIM-ddMS^2 确证模式：疑似物会使用 SIM-ddMS^2 作为二次确证的质谱扫描模式，其中 SIM 的扫描参数分辨率为 70 000 FWHM，AGC 为 1e^5，最大注射时间 100 ms，离子监测循环数（loop count）5，多离子扫描数（MSX count）1，质量扫描宽度（isolation window）4 Da，扫描范围通过添加列表设置分析目标物母离子参数获取，ddMS^2 采用 17 500 FWHM，NCE 分别为 15%、35%、50%。

对样品进行一级全扫描，根据建立的标准数据库中的保留时间和 m/z 的精确质量数对目标化合物进行筛查。当保留时间在 ±0.5 min 且 m/z 的精确质量数偏差在 5 ppm 范围内时，检测结果为疑似阳性样品，否则判定为阴性样品。根据欧盟 2002/657/EC 准则，应用高分辨质谱对目标化合物进行分析时，有 1 个母离子和 1 个子离子，或 2 个子离子匹配则确证分析的样品含有该化合物。对于疑似阳性样品，进一步在 SIM-ddMS^2 模式下针对疑似含有的化合物进行二级特征碎片离子扫描，当有 2 个或以上丰度较高的碎片离子与标准谱图中相应的碎片离子精确质量数偏差小于 10 ppm，且碎片离子的相对离子丰度在表 18-5 的最大允许偏差范围内时，确证含有该化合物。图 18-3 为 UPLC-HRMS 应用于兽药残留非靶向筛查分析的数据分析流程。

表 18-5　定性分析确证时相对离子丰度的最大允许偏差

相对离子丰度/%	$k > 50$	$50 \geqslant k > 20$	$20 \geqslant k > 10$	$k \leqslant 10$
最大允许偏差/%	±20	±25	±30	±50

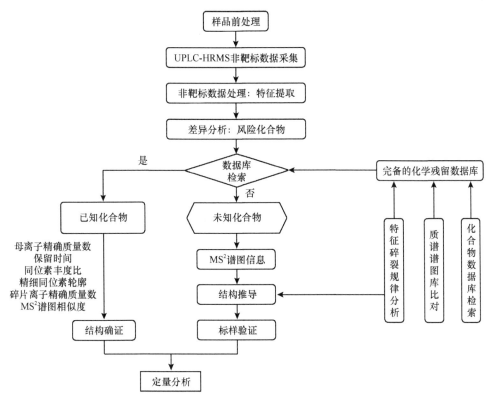

图 18-3　UPLC-HRMS 应用于兽药残留非靶向筛查分析的数据分析流程

18.4.6　测定及计算

18.4.6.1　计算方法

试样中兽药含量按式（18-1）计算。

$$X_i = \frac{c_i \times V \times f \times 1000}{m \times 1000} \qquad (18\text{-}1)$$

式中，X_i 表示试样中兽药的含量，单位为毫克每千克（mg/kg）；c_i 表示待测定试样溶液中各兽药的浓度，单位为毫克每升（mg/L）；V 表示待测定试样溶液的最终稀释体积，单位为毫升（mL）；m 表示试样的称样质量，单位为克（g）；f 表示稀释倍数；i 表示第 i 种兽药。

试样中兽药含量以重复条件下获得的两次独立测定结果的算术平均值表示，结果保留三位有效数字。

18.4.6.2　回收率和精密度

谷类、豆类、薯类、肉类、蛋类、水产类、乳类、蔬菜类、水果类、糖类、饮料与水、酒类中兽药的加标回收率在 60% ～ 120%，RSD ≤ 20%。在重复性条件下获得的两次独立测定结果的绝对差值不超过算术平均值的 25%。表 18-6 展示了鸡蛋样品中三个不同浓度水平下的加标回收率和 RSD 结果。

表 18-6　鸡蛋中兽药的加标回收率及 RSD（$n=5$）

兽药名称	加标水平 X/（μg/kg）	$1X$ 平均回收率/%	$1X$ RSD/%	$2X$ 平均回收率/%	$2X$ RSD/%	$5X$ 平均回收率/%	$5X$ RSD/%
4-nitroimidazole（4-硝基咪唑）	5.0	87.4	3.5	86.3	0.6	81.5	2.2
dimetridazole（地美硝唑）	5.0	82.8	11.5	85.2	9.6	89.9	2.2
2-hydroxymethyl-1-methyl-5-nitroimidazole（羟甲基甲硝咪唑）	5.0	93.8	3.2	94.2	1.9	99.9	4.8
chloro-1-methyl-4-nitroimidazole（氯-1-甲基-4-硝基咪唑）	5.0	77.0	8.2	76.7	7.1	80.5	0.8
5-nitrobenzimidazole（5-硝基苯并咪唑）	5.0	75.6	5.4	77.3	1.7	80.0	0.4
ipronidazole（异丙硝唑）	5.0	82.6	7.7	88.8	3.0	89.4	5.4
metronidazole（甲硝唑）	5.0	83.2	3.1	80.7	1.5	84.0	5.3
secnidazole（赛克硝唑）	5.0	79.6	4.6	83.4	4.7	83.2	3.5
ipronidazole-OH（异丙硝唑-OH）	5.0	82.0	6.4	82.4	1.7	83.9	3.7
ternidazole（特硝唑）	5.0	81.6	13.5	86.0	1.3	84.4	1.6
2-hydroxy-methyl-5-nitroimidazol（2-羟甲基-5-硝基咪唑）	5.0	89.0	4.9	88.7	1.3	84.4	2.6
ronidazole（罗硝唑）	5.0	78.2	4.9	83.7	2.8	77.2	5.8
levamisole（左旋咪唑）	5.0	90.3	5.0	95.9	9.0	92.0	9.0
ornidazole（奥硝唑）	5.0	77.5	2.1	82.8	8.0	82.3	2.0
carnidazole（卡硝唑）	5.0	76.2	5.1	80.7	5.7	81.5	0.3
tinidazole（替硝唑）	5.0	80.2	9.6	81.7	3.8	85.2	16.1
albendazole（阿苯达唑）	5.0	92.3	2.2	89.0	3.8	87.5	3.2
albendazole-2-aminosulfoxide（阿苯达唑-2-氨基砜）	5.0	86.8	12.8	88.4	6.4	93.5	2.6
albendazole-sulfoxide（阿苯达唑亚砜）	5.0	92.2	5.1	82.1	5.0	100.1	2.7
oxfendazole（奥芬达唑）	5.0	98.4	7.0	97.7	4.6	91.1	5.4
cambendazole（坎苯达唑）	5.0	85.2	4.6	90.1	0.8	99.0	4.9
2-aminoflubendazole（2-氨基氟苯哒唑）	5.0	96.6	4.3	88.0	8.8	89.3	2.0
sulphacetamide（磺胺醋酰）	2.5	90.1	3.4	87.6	1.1	92.4	2.7
sulfaguanidine（磺胺胍）	2.5	87.5	4.4	90.3	1.2	94.9	2.3
sulfapyridine（磺胺吡啶）	2.5	83.8	5.0	85.5	1.7	86.9	2.7

续表

兽药名称	加标水平 X/（μg/kg）	$1X$ 平均回收率/%	$1X$ RSD/%	$2X$ 平均回收率/%	$2X$ RSD/%	$5X$ 平均回收率/%	$5X$ RSD/%
sulfadiazine（磺胺嘧啶）	2.5	89.8	0.8	82.0	3.8	86.2	2.3
sulfamethoxazole（磺胺甲噁唑）	2.5	98.6	3.3	94.4	7.2	97.5	2.7
sulfathiazole（磺胺噻唑）	2.5	90.5	0.7	92.8	0.9	97.1	6.9
sulfamerazine（磺胺甲嘧啶）	2.5	94.1	6.4	87.5	5.1	94.1	3.8
sulfisoxazole（磺胺二甲基异噁唑）	2.5	89.3	7.0	102.7	5.3	95.5	4.6
sulfamethizole（磺胺甲噻二唑）	2.5	96.9	5.7	95.2	2.7	102.7	3.9
sulfabenzamide（磺胺苯酰）	2.5	92.1	7.1	94.1	11.8	119.3	1.6
sulfisomidine（磺胺二甲异嘧啶）	2.5	87.5	4.1	93.4	2.0	93.0	8.9
sulfadimidine（磺胺二甲嘧啶）	2.5	83.5	1.1	85.1	3.1	88.1	4.0
sulfameter（磺胺对甲氧嘧啶）	2.5	97.0	11.1	94.2	2.3	97.0	3.7
sulfamethoxypyridazine（磺胺甲氧哒嗪）	2.5	88.5	10.3	84.7	2.5	89.4	4.4
sulfamonomethoxine（磺胺间甲氧嘧啶）	2.5	89.8	8.0	89.9	0.9	90.6	10.5
sulfachloropyridazine（磺胺氯哒嗪）	5.0	82.1	7.7	89.3	8.0	90.3	4.3
sulfaclozine（磺胺氯吡嗪）	2.5	91.9	8.1	93.3	12.7	97.5	2.8
trimethoprim（甲氧苄啶）	2.5	85.4	6.5	86.6	6.2	96.2	5.9
sulfaquinoxaline（磺胺喹噁啉）	2.5	94.2	2.1	93.1	7.9	107.2	7.2
sulfadimethoxine（磺胺地索辛）	2.5	91.6	5.7	90.5	7.9	95.1	5.3
sulfadoxine（磺胺多辛）	2.5	85.4	3.4	89.0	7.3	93.2	5.2
sulfaphenazole（磺胺苯吡唑）	2.5	81.4	6.8	82.4	9.2	86.8	6.0
sulfanitran（磺胺硝苯）	2.5	94.7	6.6	94.3	8.9	99.7	2.7
nalidixic acid（萘啶酸）	5.0	83.1	6.8	88.8	6.7	87.1	5.4
flumequine（氟甲喹）	5.0	89.4	5.1	88.7	3.2	99.1	8.2
oxolinic acid（噁喹酸）	5.0	83.3	7.2	90.9	4.2	88.6	12.1
cinoxacin（西诺沙星）	5.0	80.2	9.2	83.4	4.1	88.3	8.9
pipemidic acid（吡哌酸）	5.0	62.7	5.1	70.6	4.4	64.9	1.5
norfloxacin（诺氟沙星）	5.0	70.0	10.9	77.4	6.1	72.5	5.1
enoxacin（依诺沙星）	5.0	91.3	14.1	94.5	7.9	75.8	9.2
ciprofloxacin（环丙沙星）	5.0	81.4	10.8	77.1	14.2	80.1	7.4
pefloxacin（培氟沙星）	5.0	89.4	11.4	101.9	6.2	97.3	8.9
lomefloxacin（洛美沙星）	5.0	80.1	1.9	87.5	7.7	83.7	8.5
danofloxacin（达氟沙星）	5.0	80.9	5.2	85.6	2.0	88.1	0.8
enrofloxacin（恩诺沙星）	20.0	98.2	4.6	93.9	5.6	103.0	4.3
ofloxacin（氧氟沙星）	20.0	85.3	5.7	86.2	13.4	87.5	9.4
marbofloxacin（麻保沙星）	30.0	89.5	5.1	90.5	10.8	91.7	4.9

续表

兽药名称	加标水平 X/（μg/kg）	$1X$平均回收率/%	$1X$ RSD/%	$2X$平均回收率/%	$2X$ RSD/%	$5X$平均回收率/%	$5X$ RSD/%
fleroxacin（氟罗沙星）	20.0	90.1	5.5	93.2	3.0	91.3	1.7
sarafloxacin（沙拉沙星）	20.0	86.2	6.3	99.0	4.3	98.0	3.0
sparfloxacin（司帕沙星）	5.0	78.7	8.6	83.4	7.4	88.4	15.7
orbifloxacin（奥比沙星）	5.0	80.9	2.8	81.9	5.9	88.8	3.5
difloxacin（二氟沙星）	20.0	90.0	2.6	87.8	5.0	93.2	13.5
tilmicosin（替米考星）	10.0	90.2	6.3	93.9	5.5	91.1	7.8
oleandomycin（竹桃霉素）	10.0	100.1	1.8	90.6	5.2	91.2	3.9
josamycin（交沙霉素）	10.0	88.8	4.3	92.9	9.7	79.3	10.8
tylosin（泰乐菌素）	10.0	60.4	10.2	72.1	4.0	85.7	4.9
erythromycin（红霉素）	20.0	96.7	11.7	90.2	9.0	92.2	4.1
leucomycin hydrate（水合白霉素）	60.0	72.6	11.5	80.9	5.3	81.8	7.5
roxithromycin（罗红霉素）	10.0	88.9	8.2	98.9	4.2	95.6	0.6
lincomycin（林可霉素）	10.0	79.2	3.7	88.5	3.7	88.6	2.4
tetracycline（四环素）	10.0	80.0	12.6	68.7	7.2	73.5	6.9
oxytetracycline（土霉素）	20.0	78.1	6.1	81.1	3.2	82.6	3.9
chlortetracycline（金霉素）	20.0	68.1	4.9	71.0	4.2	72.6	3.5
doxycycline（强力霉素）	50.0	70.4	3.8	71.9	7.4	76.1	1.5
metacycline（甲稀土霉素）	10.0	63.1	3.2	71.5	4.4	73.1	2.8
trenbolone（群勃龙）	5.0	98.0	6.2	87.2	4.1	92.3	7.7
norandrostenedione（去甲雄烯二酮）	5.0	95.6	4.4	91.6	1.4	104.0	1.9
nandrolone（诺龙）	5.0	89.2	2.9	87.6	6.7	92.5	1.7
androstenedione（雄烯二酮）	5.0	94.2	13.2	93.7	11.4	96.0	10.0
boldenone（勃地酮）	5.0	94.2	7.3	87.3	4.5	93.4	4.2
testosterone（睾酮）	5.0	104.6	10.2	87.0	4.8	94.0	3.7
dehydroepiandrosterone（脱氢表雄酮）	5.0	72.8	5.3	76.2	4.2	83.0	0.8
5-α-androstan-17-β-ol-3-one（5-α-雄甾烷-17-β-3-酮）	20.0	61.6	14.0	60.5	10.1	65.4	4.8
methyltestosterone（甲睾酮）	5.0	90.1	1.3	86.9	8.2	88.9	1.9
metandienone（美雄酮）	20.0	85.6	10.4	82.0	8.4	83.2	10.6
mestanolone（美雄诺龙）	20.0	61.1	8.4	68.5	3.3	65.3	2.1
stanozolol（康立龙）	5.0	78.3	6.5	72.5	8.8	74.7	5.8
danazole（达那唑）	5.0	72.9	2.5	80.2	1.9	76.8	1.6
fluoxymesterone（氟甲睾酮）	5.0	92.1	4.7	94.3	3.2	102.9	3.4

兽药名称	加标水平 X/ (μg/kg)	1X平均回收率/%	1X RSD/%	2X平均回收率/%	2X RSD/%	5X平均回收率/%	5X RSD/%
norethisterone（炔诺酮）	5.0	87.2	4.1	97.3	2.8	92.7	5.2
d-(−)-norgestrel（甲基炔诺酮）	5.0	93.9	6.6	88.8	4.7	88.3	6.0
progesterone（孕酮）	5.0	80.3	7.1	84.9	5.5	87.7	13.8
21α-hydroxyprogesterone（21α-羟孕酮）	5.0	105.1	5.4	92.8	7.5	96.2	3.5
17α-hydroxyprogesterone（17α-羟孕酮）	5.0	88.8	2.2	93.5	6.8	92.5	1.2
medroxyprogesterone（甲羟孕酮乙酸酯）	5.0	85.7	8.1	89.5	7.5	92.0	6.3
megestrol acetate（醋酸甲地孕酮）	5.0	83.9	6.3	87.3	5.9	92.7	0.4
medroxyprogesterone-17-acetate（17-甲羟孕酮乙酸酯）	5.0	79.2	4.5	86.0	6.3	88.1	1.7
chlormadinone acetate（醋酸氯地孕酮）	5.0	91.0	9.1	93.8	2.2	98.9	12.6
prednisone（泼尼松）	20.0	86.3	5.8	93.5	4.1	96.4	8.3
cortisone（可的松）	5.0	87.1	10.5	94.5	6.0	97.7	5.0
prednisolone（泼尼松龙）	5.0	80.8	3.3	81.4	4.8	89.7	0.5
hydrocortisone（氢化可的松）	5.0	88.1	3.2	97.5	4.9	98.9	0.5
methylprednisolone（甲基强的松龙）	5.0	89.1	5.8	91.1	9.3	102.0	3.2
fluoromethalone（氟米龙）	5.0	93.7	7.5	98.8	4.0	116.8	3.0
dexamethasone（地塞米松）	20.0	83.2	8.7	85.1	10.5	80.2	5.7
triamcinolone（曲安西龙）	20.0	86.2	9.3	90.3	3.8	93.9	10.6
beclomethasone（倍氯米松）	10.0	94.3	6.9	93.4	14.1	100.2	1.0
flumethasone（氟米松）	10.0	86.2	11.4	85.8	5.5	91.0	4.9
budesonide（布地奈德）	5.0	90.0	9.6	89.4	2.0	93.4	4.9
triamcinolone acetonide（曲安奈德）	5.0	95.2	3.4	97.7	6.0	96.8	1.4
fluocinolone acetonide（氟轻松）	10.0	85.2	14.2	97.8	4.7	102.2	0.6
clobetasol 17-propionate（氯倍他索丙酸酯）	10.0	82.3	12.3	86.3	5.8	87.5	1.7
dienestrol（双烯雌酚）	5.0	70.1	2.5	76.2	4.4	73.9	7.7
diethylstilbestrol（己烯雌酚）	10.0	71.9	9.1	70.8	2.5	74.7	9.6
estrone（雌酮）	10.0	84.2	10.0	80.9	5.8	83.2	9.9
hexestrol（己烷雌酚）	10.0	71.6	9.4	71.9	9.5	72.6	6.7
estradiol（雌二醇）	5.0	80.0	3.9	87.2	9.5	85.4	6.5
estriol（雌三醇）	5.0	90.1	1.4	95.7	7.7	110.2	7.0
ethynyl estradiol（炔雌醇）	10.0	80.9	4.1	90.1	3.4	87.4	5.0
florfenicol（氟苯尼考）	5.0	101.6	7.5	93.2	2.0	96.1	4.3
thiamphenicol（甲砜霉素）	5.0	103.7	9.7	110.7	4.4	105.6	6.3

兽药名称	加标水平 X/（μg/kg）	1X 平均回收率/%	1X RSD/%	2X 平均回收率/%	2X RSD/%	5X 平均回收率/%	5X RSD/%
chloramphenicol（氯霉素）	10.0	97.9	10.1	110.2	8.7	102.2	3.0
florfenicol amine（氟苯尼考胺）	5.0	73.5	13.1	80.0	11.3	82.5	1.9

18.4.6.3 检出限和定量限

以基质空白加标溶液测定，按信噪比等于 3 确定方法的检出限，信噪比等于 10 确定方法的定量限。各兽药残留的检出限均低于 0.002 mg/kg，定量限均低于 0.005 mg/kg。

18.4.6.4 质量控制

本实验的每一批次样品处理时，均进行了全程空白实验，即在不称样的前提下，按照样品前处理流程进行操作（包括内标的加入等），结果表明，实验所使用的所有耗材、试剂等均未引入相关分析目标物。

参 考 文 献

[1] 路平, 肖肖, 张衍海, 等. 我国"瘦肉精"监管现状分析及对策建议. 中国动物检疫, 2011, 28(4): 4-6.

[2] 黄炎坤, 程璞. 从"速成鸡"事件反思我国肉鸡安全生产. 中国畜牧杂志, 2013, 49(2): 47-49+54.

[3] 郑仙珏. "毒鸡蛋"事件凸显农药滥用危害. 生态经济, 2017, 33(10): 2-5.

[4] 吴永宁, 邵兵, 沈建忠. 兽药残留检测与监控技术. 北京: 化学工业出版社, 2007.

[5] 国家卫生健康委员会, 农业农村部, 国家市场监督管理总局.《食品安全国家标准 食品中兽药最大残留限量》（GB 31650—2019）. 2019.

[6] 陈一资, 胡滨. 动物性食品中兽药残留的危害及其原因分析. 食品与生物技术学报, 2009, 28(2): 162-166.

[7] 石建军. 肉制品中抗生素残留的危害和控制. 肉类研究, 2009, 23(8): 69-71.

[8] 万建春, 王文君, 占春瑞, 等. 高效液相色谱-串联质谱法同时测定水产品中硝基呋喃和硝基咪唑类药物残留量. 理化检验 (化学分册), 2015, 51(8): 1168-1173.

[9] 李银生, 曾振灵. 兽药残留的现状与危害. 中国兽药杂志, 2002, (1): 29-33.

[10] Albero B, Tadeo J L, Escario M, et al. Persistence and availability of veterinary antibiotics in soil and soil-manure systems. Science of the Total Environment, 2018, 643: 1562-1570.

[11] Charuaud L, Jardé E, Jaffrézic A, et al. Veterinary pharmaceutical residues from natural water to tap water: sales, occurrence and fate. Journal of Hazardous Materials, 2019, 361: 169-186.

[12] 王鹤佳, 郝利华, 谷红, 等.《食品安全国家标准 食品中兽药最大残留限量》(GB 31650—2019) 的解读. 中国兽药杂志, 2021, 55(10): 64-72.

[13] 2020 年中国兽用抗菌药使用情况报告. 中国畜牧兽医报, 2021-11-14(003).

[14] 农业农村部. 农业农村部关于印发《全国兽用抗菌药使用减量化行动方案（2021—2025 年）》的通知. http://www.moa.gov.cn/govpublic/xmsyj/202110/t20211025_6380448.htm[2021-10-25].

[15] Zhang D, Park J A, Kim S K, et al. Simple extraction method for quantification of phenothiazine residues in pork muscle using liquid chromatography-triple quadrupole tandem mass spectrometry. Biomedical

Chromatography, 2017, 31(6): e3891.

[16] Storey J M, Clark S B, Johnson A S, et al. Analysis of sulfonamides, trimethoprim, fluoroquinolones, quinolones, triphenylmethane dyes and methyltestosterone in fish and shrimp using liquid chromatography−mass spectrometry. Journal of Chromatography B, 2014, 972: 38-47.

[17] Chen D, Li X, Tao Y, et al. Development of a liquid chromatography-tandem mass spectrometry with ultrasound-assisted extraction method for the simultaneous determination of sudan dyes and their metabolites in the edible tissues and eggs of food-producing animals. Journal of Chromatography B, 2013, 939: 45-50.

[18] 方从容, 高洁, 王雨昕, 等. QuEChERS-超高效液相色谱-串联质谱法测定鸡蛋中 125 种兽药残留. 色谱, 2018, 36(11): 1119-1131.

[19] Xu X, Xu X, Han M, et al. Development of a modified QuEChERS method based on magnetic multiwalled carbon nanotubes for the simultaneous determination of veterinary drugs, pesticides and mycotoxins in eggs by UPLC-MS/MS. Food Chemistry, 2019, 276: 419-426.

[20] Dong M, Si W, Jiang K, et al. Multi-walled carbon nanotubes as solid-phase extraction sorbents for simultaneous determination of type A trichothecenes in maize, wheat and rice by ultra-high performance liquid chromatography-tandem mass spectrometry. Journal of Chromatography A, 2015, 1423: 177-182.

[21] Song X, Zhou T, Liu Q, et al. Molecularly imprinted solid-phase extraction for the determination of ten macrolide drugs residues in animal muscles by liquid chromatography−tandem mass spectrometry. Food Chemistry, 2016, 208: 169-176.

[22] Jia X, Zhao P, Ye X, et al. A novel metal-organic framework composite MIL-101 (Cr)@ GO as an efficient sorbent in dispersive micro-solid phase extraction coupling with UHPLC-MS/MS for the determination of sulfonamides in milk samples. Talanta, 2017, 169: 227-238.

[23] Li L, Chen Y, Yang L, et al. Recent advances in applications of metal−organic frameworks for sample preparation in pharmaceutical analysis. Coordination Chemistry Reviews, 2020, 411: 213235.

[24] Casado N, Morante-Zarcero S, Pérez-Quintanilla D, et al. Application of a hybrid ordered mesoporous silica as sorbent for solid-phase multi-residue extraction of veterinary drugs in meat by ultra-high-performance liquid chromatography coupled to ion-trap tandem mass spectrometry. Journal of Chromatography A, 2016, 1459: 24-37.

[25] 钱琛, 李静, 陈桂良. 动物源性食品兽药残留分析中样品前处理方法的研究进展. 食品安全质量检测学报, 2015, 6(5): 1666-1674.

[26] 庄宛, 叶玫, 刘海新, 等. 兽药残留分析中的样品处理技术进展. 中国卫生检验杂志, 2003, (6): 780-783.

[27] 李涛, 周艳华, 向俊, 等. 分散固相萃取-超高效液相色谱-三重四极杆质谱法快速检测奶粉中 16 种喹诺酮药物残留. 中国乳品工业, 2021, 49(11): 54-58+64.

[28] 李娜, 张玉婷, 刘磊, 等. QuEChERS-超高效液相色谱-串联质谱法测定动物源食品中 4 类 29 种禁限用兽药残留. 色谱, 2014, 32(12): 1313-1319.

[29] 韦昱, 方从容, 赵云峰, 等. 分散微固相萃取/超高效液相色谱-高分辨质谱法测定茶叶中高氯酸盐. 分析测试学报, 2021, 40(4): 583-588.

[30] 张建伟, 孟蕾, 吴志明, 等. 牛奶中兽药残留检测前处理技术研究进展. 食品安全质量检测学报, 2021, 12(22): 8745-8751.

[31] 邱思聪, 陈孝建, 陈鹏飞, 等. 分子印迹技术在食品中兽药残留分析中的应用. 食品安全质量检测学报, 2015, 6(6): 2248-2255.

[32] 王晓通, 张晓彤, 谢晓程, 等. 分子印迹技术在兽用抗生素残留分析中的应用进展. 中国兽药杂志, 2021, 55(9): 50-56.

[33] Tetzner N F, Maniero M G, Rodrigues-Silva C, et al. On-line solid phase extraction-ultra high performance liquid chromatography-tandem mass spectrometry as a powerful technique for the determination of sulfonamide residues in soils. Journal of Chromatography A, 2016, 1452: 89-97.

[34] 徐潇颖, 罗金文, 陈万勤, 等. 磁性多壁碳纳米管固相萃取/高效液相色谱-串联质谱法测定蜂蜜中多组分兽药残留. 分析测试学报, 2017, 36(1): 61-66.

[35] 王炳玲, 田霁昕, 项佳林, 等. TurboFlow 在线净化-液相色谱-串联质谱法测定畜禽肉中 20 种 (氟) 喹诺酮类兽药残留量. 肉类研究, 2018, 32(5): 30-38.

[36] Veach B T, Mudalige T K, Rye P. Rapidfire mass spectrometry with enhanced throughput as an alternative to liquid−liquid salt assisted extraction and LC/MS analysis for sulfonamides in honey. Analytical Chemistry, 2017, 89(6): 3256-3260.

[37] Zhao L, Lucas D, Long D, et al. Multi-class multi-residue analysis of veterinary drugs in meat using enhanced matrix removal lipid cleanup and liquid chromatography-tandem mass spectrometry. Journal of Chromatography A, 2018, 1549: 14-24.

[38] Anastassiades M, Lehotay S J, Stajnbaher D, et al. Fast and easy multiresidue method employing acetonitrile extraction/partitioning and "dispersive solid-phase extraction" for the determination of pesticide residues in produce. Journal of AOAC International, 2003, 86(2): 412-431.

[39] Alcántara-Durán J, Moreno-González D, Gilbert-López B, et al. Matrix-effect free multi-residue analysis of veterinary drugs in food samples of animal origin by nanoflow liquid chromatography high resolution mass spectrometry. Food Chemistry, 2018, 245: 29-38.

[40] 吴芹, 王玉莲, 袁宗辉. 动物源性食品中抗菌药残留的微生物学检测技术研究进展. 中国畜牧兽医, 2017, 44(11): 3340-3350.

[41] Gaudin V. Advances in biosensor development for the screening of antibiotic residues in food products of animal origin-a comprehensive review. Biosensors and Bioelectronics, 2017, 90: 363-377.

[42] Xie M, Zhao F, Zhang Y, et al. Recent advances in aptamer-based optical and electrochemical biosensors for detection of pesticides and veterinary drugs. Food Control, 2022, 131: 108399.

[43] Peters R, Stolker A, Mol J, et al. Screening in veterinary drug analysis and sports doping control based on full-scan, accurate-mass spectrometry. TrAC Trends in Analytical Chemistry, 2010, 29(11): 1250-1268.

[44] 郝杰, 姜洁, 余建龙, 等. 固相萃取-超高效液相色谱-串联质谱法同时测定动物源性食品中多种兽药残留. 食品科学, 2017, 38(12): 266-272.

[45] Zhu W X, Yang J Z, Wang Z X, et al. Rapid determination of 88 veterinary drug residues in milk using automated TurborFlow online clean-up mode coupled to liquid chromatography-tandem mass spectrometry. Talanta, 2016, 148: 401-411.

[46] 刘柏林, 谢继安, 赵紫微, 等. 固相萃取-超高效液相色谱-串联质谱法同时测定动物源性食品中 11 种禁限兽药及代谢物. 色谱, 2021, 39(4): 406-414.

[47] 陈兴连, 林涛, 刘兴勇, 等. 超高效液相色谱-串联质谱法快速测定鱼和虾中多类禁、限用兽药残留. 色谱, 2020, 38(5): 538-546.

[48] 蒋定之, 辛丽娜, 谭喜梅, 等. PRiME HLB 固相萃取-高效液相色谱-串联质谱法同时快速测定鸡蛋中 48 种兽药残留. 食品工业科技, 2019, 40(22): 259-266.

[49] Hird S J, Lau B P Y, Schuhmacher R, et al. Liquid chromatography-mass spectrometry for the determination of chemical contaminants in food. TrAC Trends in Analytical Chemistry, 2014, 59: 59-72.

[50] O'mahony J, Clarke L, Whelan M, et al. The use of ultra-high pressure liquid chromatography with tandem mass spectrometric detection in the analysis of agrochemical residues and mycotoxins in food-challenges and applications. Journal of Chromatography A, 2013, 1292: 83-95.

[51] Rochat B. From targeted quantification to untargeted metabolomics: why LC-high-resolution-MS will become a key instrument in clinical labs. TrAC Trends in Analytical Chemistry, 2016, 84: 151-164.

[52] Wang X, Liu Y, Su Y, et al. High-throughput screening and confirmation of 22 banned veterinary drugs in feedstuffs using LC-MS/MS and high-resolution orbitrap mass spectrometry. Journal of Agricultural and Food Chemistry, 2014, 62(2): 516-527.

[53] Kong C, Wang Y, Huang Y, et al. Multiclass screening of > 200 pharmaceutical and other residues in aquatic foods by ultrahigh-performance liquid chromatography-quadrupole-Orbitrap mass spectrometry. Analytical and Bioanalytical Chemistry, 2018, 410(22): 5545-5553.

[54] 王聪, 赵晓宇, 董喆, 等. 超高效液相色谱-四极杆串联飞行时间高分辨质谱法筛查和确证猪肉中 117 种兽药残留. 食品安全质量检测学报, 2021, 12(9): 3684-3693.

[55] León N, Pastor A, Yusà V. Target analysis and retrospective screening of veterinary drugs, ergot alkaloids, plant toxins and other undesirable substances in feed using liquid chromatography-high resolution mass spectrometry. Talanta, 2016, 149: 43-52.

[56] Gómez-Pérez M L, Plaza-Bolaños P, Romero-González R, et al. Comprehensive qualitative and quantitative determination of pesticides and veterinary drugs in honey using liquid chromatography-orbitrap high resolution mass spectrometry. Journal of Chromatography A, 2012, 1248: 130-138.

[57] Khaled A, Belinato J R, Pawliszyn J. Rapid and high-throughput screening of multi-residue pharmaceutical drugs in bovine tissue using solid phase microextraction and direct analysis in real time-tandem mass spectrometry (SPME-DART-MS/MS). Talanta, 2020, 217: 121095.

[58] de Paepe E, Wauters J, van der Borght M, et al. Ultra-high-performance liquid chromatography coupled to quadrupole orbitrap high-resolution mass spectrometry for multi-residue screening of pesticides, (veterinary) drugs and mycotoxins in edible insects. Food Chemistry, 2019, 293: 187-196.

[59] Turnipseed S B, Storey J M, Clark S B, et al. Analysis of veterinary drugs and metabolites in milk using quadrupole time-of-flight liquid chromatography− mass spectrometry. Journal of Agricultural and Food Chemistry, 2011, 59(14): 7569-7581.

[60] Jadhav M R, Pudale A, Raut P, et al. A unified approach for high-throughput quantitative analysis of the residues of multi-class veterinary drugs and pesticides in bovine milk using LC-MS/MS and GC-MS/MS. Food Chemistry, 2019, 272: 292-305.

[61] 郭藤, 王伟, 温海燕, 等. 基于 Orbitrap 技术的高分辨质谱 Q Exactive 大规模兽药筛查整体解决方案. https://m.instrument.com.cn/application/solution-903069.html[2018-12-21].

[62] 覃璐璐, 汪龙飞, 鲍蕾. 高分辨质谱定性筛查牛奶和奶粉中兽药残留. 食品安全质量检测学报, 2019, 10(24): 8211-8230.

（刘志斌　方从容　韦　昱　陈达炜）

第 19 章　真菌毒素的测定

19.1　概　述

真菌毒素是真菌产生的有毒次生代谢产物，可导致急、慢性中毒，主要表现为致癌性、致突变性、肝毒性、肾毒性、免疫毒性、神经毒性、致畸性及类雌激素样作用[1-4]。真菌毒素广泛存在于各类食品中，作为最受关注的一类天然污染物，一直以来威胁着食品安全和人类健康[5]。世界卫生组织（WHO）指出，在全球范围内，真菌毒素是食源性疾病的主要原因之一[6]。它们在不同食物中的含量受各种因素的影响，包括作物类型、敏感性、全球气候变暖、储存和运输条件以及卫生标准。

迄今为止，已有超过 500 种真菌毒素被发现，但研究主要集中于对人类和动物健康有确定毒性作用的约 20 种化合物[7]。按照真菌毒素的化学结构及与人类和动物健康的相关性，可将其划分为主要真菌毒素（包括：黄曲霉毒素、赭曲霉毒素、单端孢霉烯族毒素、伏马菌素、棒曲霉素和玉米赤霉烯酮类毒素）、新兴真菌毒素［链格孢霉毒素和新兴镰刀菌毒素（白僵菌素和恩镰孢菌素）］和其他真菌毒素等[8,9]。这些毒素可通过多种方式污染食品，如直接感染谷类等农作物，原料污染导致咖啡、果汁等加工食品的污染，饲料中的毒素迁移导致肉、蛋、奶等动物源性食品的污染等。膳食摄入是一般人群暴露真菌毒素的主要途径[10,11]。

联合国粮食及农业组织（FAO）、世界卫生组织、FAO/WHO 食品添加剂联合专家委员会（JECFA）、欧盟食品科学委员会（SCF），欧洲食品安全局（EFSA）等对真菌毒素的污染及对人体的健康影响开展了持续跟踪研究，现已发布大量具体研究报告，并制定了部分毒素的健康指导值（health-based guidance value，HBGV）。以健康指导值为依据，结合居民的食物消费量数据，一些国际组织[12,13]和国家相继制定或等效采纳了真菌毒素限量标准，并通过良好的种植、储存和加工规范，尽可能地降低真菌毒素水平，以保护消费者健康。我国《食品安全国家标准　食品中真菌毒素限量》（GB 2761—2017）中规定了一些典型食品中黄曲霉毒素 B1、黄曲霉毒素 M1、脱氧雪腐镰刀菌烯醇、展青霉素、赭曲霉毒素 A 及玉米赤霉烯酮的限量标准。配套的检验方法有《食品安全国家标准　食品中黄曲霉毒素 B 族和 G 族的测定》（GB 5009.22—2016）、《食品安全国家标准　食品中黄曲霉毒素 M 族的测定》（GB 5009.24—2016）、《食品安全国家标准　食品中脱氧雪腐镰刀菌烯醇及其乙酰化衍生物的测定》（GB 5009.111—2016）、《食品安全国家标准　食品中展青霉素的测定》（GB 5009.185—2016）、《食品安全国家标准　食品中赭曲霉毒素 A 的测定》（GB 5009.96—2016）、《食品安全国家标准　食品中玉米赤霉烯酮的测定》（GB 5009.209—2016）。

19.2 真菌毒素检测方法进展

食品中真菌毒素的检测通常包括样品前处理（提取、净化）和测定[14]。在真菌毒素发现的早期，薄层色谱法（TLC）曾作为主要的检测方法，应用于食品中黄曲霉毒素及其他真菌毒素的检测[15,16]。随着色谱技术的发展，真菌毒素的检测技术也随之进步，出现了 GC[17]、GC-MS[18]、GC-MS/MS[19]、HPLC[20-23] 和 LC-MS/MS[3,24-31] 等食品中真菌毒素的检测方法。近年来，LC-MS/MS 作为一种高选择性、高灵敏度的真菌毒素多组分检测方法得到了越来越多的应用。LC-MS/MS 方法配合同位素内标试剂的使用，可实现对样品提取、净化、仪器测定全过程的回收率校准，实现精准定量检测。同位素稀释LC-MS/MS 方法也被作为我国真菌毒素国标检测方法及确证方法[32-38]。真菌毒素的检测技术发展趋势主要有：由单一种类毒素检测向多毒素乃至多类型食品污染物同时检测发展；高分辨质谱技术用于毒素的非靶向筛查及隐蔽型毒素的发现确证；新兴毒素的发现及检测技术的建立等。植物和动物等生命体受到真菌毒素污染后，可以通过 I 相代谢（氧化、还原、水解等）或 II 相代谢（与氨基酸、葡萄糖、硫酸基团和谷胱甘肽结合等）作用改变真菌毒素的化学结构，形成隐蔽型真菌毒素。隐蔽型毒素可与其母体毒素共存污染食品或饲料，当被哺乳动物摄入后，隐蔽型毒素可被水解释放出母体毒素，从而增加人类/动物对于真菌毒素的暴露风险。至今为止，单端孢霉烯族毒素、玉米赤霉烯酮、伏马菌素、链格孢霉毒素和赭曲霉毒素 A 的隐蔽型真菌毒素已陆续被发现[39-41]。EFSA报告统计，玉米赤霉烯酮、脱氧雪腐镰刀菌烯醇、T-2 毒素和 HT-2 毒素、伏马菌素的隐蔽型毒素分别占其原型的 100%、30%、10% 和 60%[42]。发现并监测隐蔽型毒素是保障食品安全面临的重大挑战。液相色谱-质谱技术，特别是高分辨质谱[43] 和离子淌度质谱[44,45]在这一领域发挥了重要作用。

总膳食研究（TDS）通过测定烹调加工后的、即食状态的代表性膳食中各种化学成分含量，研究和评估特定人群的膳食暴露[46]。代表性膳食食品种类广泛，样品基质复杂，混样稀释对检测方法灵敏度提出了更高要求。目前国际上开展真菌毒素总膳食研究的国家和地区（表 19-1）主要有：法国（21 种真菌毒素）、荷兰（37 种真菌毒素、13 种麦角生物碱）、西班牙（19 种真菌毒素）、爱尔兰（16 种真菌毒素）、澳大利亚和新西兰（11 种真菌毒素）、黎巴嫩（4 种真菌毒素）、越南（3 种真菌毒素）、加拿大（1 种）、中国香港（13 种真菌毒素）。采用的检测方法见表 19-1，ELISA，LC-UV，LC-FLD，GC-MS，GC-MS/MS，LC-MS/MS 等方法均在总膳食研究中被采用，特别是对于毒素种类较多的总膳食研究（如法国、荷兰等），会组合采用不同方法，实现多毒素检测。

除总膳食研究外，EFSA 针对典型的真菌毒素（黄曲霉毒素、伏马菌素、玉米赤霉烯酮、脱氧雪腐镰刀菌烯醇、赭曲霉毒素 A、二乙酰镳草镰刀菌烯醇、杂色曲霉素、串珠镰刀菌素、交链孢霉毒素、白僵菌素和恩镰孢菌素等）开展了一系列基于食品污染数据和膳食消费量的风险评估[47-53]。这些数据由欧盟成员国提交，采用的分析方法不拘一格，但均为完善的并通过能力验证的分析方法，如免疫分析、荧光分析、HPLC、LC-MS、LC-MS/MS 等。

表 19-1 各个国家及地区总膳食真菌毒素检测方法汇总

国家/地区	真菌毒素种类	食物类别	检测方法	参考文献
法国	AFB1、AFB2、AFG1、AFG2、AFM1、OTA、PAT、ZEN、FB1、FB2、DON、NIV、3AcDON、15AcDON、T-2、T-2 triol、HT-2、NEO、Fus-X、DAS、MAS	素斋、饼干、早餐谷类食品、面包、米饭、蛋糕、巧克力、坚果及种子、蔬菜、鸡蛋、糖、黄油、乳制品、咖啡、肉类、内脏、水果、软饮料、酒类、比萨、盐蛋糕、蛋饼、三明治、羹汤、混合菜肴、沙拉、蜜饯	AFBG、OTA、FB1、B2: HPLC; PAT: HPLC-UV; 单端孢霉烯族毒素: GC-MS; AFM1、OTA、ZEN: HPLC-FD	[54]
法国	AFB1、AFB2、AFG1、AFG2、AFM1、OTA、OTB、PAT、T-2、HT-2、NIV、DON、3-Ac-DON、15-Ac-DON、ZEN、α-ZOL、β-ZAL、α-ZOL、β-ZOL、FB1、FB2	面包、早餐麦片、面食、米饭、牛角包、糕点、蛋糕、牛奶及乳制品、蛋类、黄油、肉脏、熟肉、蔬菜、水果、干果、坚果及种子、巧克力、非酒精饮料、酒类、咖啡、比萨、三明治、点心、混合菜肴、蜜饯	AFB1、AFB2、AFG1、AFG2、AFM1: LC-FD; FB1、FB2、OTA、PAT、ZEA: LC-MS/MS	[55] [56]
荷兰	AFB1、AFB2、AFG1、AFG2、AFM1、AOH、AME、BEA、CIT、ENNA、ENNA1、ENNB、ENNB1、OTA、PAT、ZEN、α-ZOL、β-ZOL、STE、FB1、FB2、FB3、DON、DON-3G、Fus-X、NEO、DAS、NIV、3A-DON、15A-DON、T-2、HT-2、MON、MPA、NPA、PeA、ROC 和 13 种麦角生物碱	谷物及其制品、豆类、肉及内脏、坚果及种子、油及脂肪、豆制品、块茎、蔬菜	PAT: HPLC-MS/MS; AFB1、AFB2、AFG1、AFG2、AFM1: HPLC-FLD; 单端孢霉烯族毒素: GC-MS/MS; 其他真菌毒素: LC-MS/MS	[57, 58]
中国香港	AFB1、AFB2、AFG1、AFG2、OTA、FB1、FB2、FB3、DON、AcDONs、ZEN、α-ZOL、β-ZOL	谷类及其制品、蔬菜及其制品、豆类、坚果和种子及其制品、水果、肉类、家禽和野味及其制品、油及脂肪、饮料、酒类、菜肴、点心、糖及蜜饯、调味品、调味汁和香草	UPLC-MS/MS	[59]
西班牙	AFM1	牛奶、乳制品	HPLC-FD	[60] [61]
西班牙	AFB1、AFB2、AFG1、AFG2、OTA、ZEN、FB1、FB2、DON、NIV、3A-DON、15A-DON、T-2、HT-2、T-2、NEO、Fus-X、DAS	谷类及谷物制品、橄榄、泡菜、苹果、梨、蛋类、牛奶、奶昔、蛋挞、大豆制品、奶酪、酒类、果汁、油	UHPLC	[62]

续表

国家/地区	真菌毒素种类	食物类别	检测方法	参考文献
黎巴嫩	AFB1、AFM1、OTA、DON	面包及吐司、饼干、牛角包、蛋糕及糕点、面食及其他谷类食品、比萨及大米及大米制品、豆类、橄榄油、芝麻油及其他油、坚果、种子、橄榄及干枣、奶酪、牛奶及乳制品、牛奶冰淇淋和布丁、酸奶和酸奶制品、含咖啡因饮料、酒类	LC-FD	[63]
加拿大	OTA	谷物及谷物制品、酒类、咖啡、茶、豆类、水果、糖、巧克力、奶酪、牛奶、鸡蛋、甜点、肉类、香草及香料、干果、豆制品、混合菜肴	LC-MS/MS	[64]
澳大利亚和新西兰	AFB1、AFB2、AFG1、AFG2、AFM1、AFM2	酒及非酒精饮料、谷类及各类谷类产品、调味品、乳制品、脂类、脂肪及油、鱼类、水果、肉类、坚果及种子、点心、糖、蔬菜、婴儿食品	HPLC-UV	[65]
澳大利亚和新西兰	AFB1、AFB2、AFG1、AFG2、OTA	酒及非酒精饮料、谷物及谷物制品、调味品、乳制品、蛋类、脂肪及油、鱼、海鲜、鱼类制品、水果、肉制品、坚果及种子、点心、糖、蔬菜、婴儿食品	—	[66]
澳大利亚和新西兰	AFB1、AFB2、AFG1、AFG2、AFM1、OTA、PAT、ZEA、FB1、FB2、DON	酒及非酒精饮料、谷类制品、调味品、乳制品、蛋类、脂肪及油、鱼、水果、肉、坚果及种子、点心、糖、蔬菜、婴儿食品、饮料、快餐	—	[67]
越南	AFB1、OTA、FBs	大米及其制品、小麦及其制品、其他谷类、块根及其他谷类、豆类及其制品、豆腐、油籽、蔬菜、糖、蜜饯、调味品、饮料、点心、蛋、奶、鱼、其他水产品	ELISA	[68]
爱尔兰	AFB1、AFB2、AFG1、AFG2、AFM1、OTA、FB1、FB2、DON、3A-DON、15A-DON、DAS、T-2、HT-2、ZEN、PAT	谷类、乳制品、蛋类、肉类、鱼类、薯类、蔬菜、水果、干果、坚果种子、香草香料、羹汤、调味汁、糖和蜜饯、饮料、油脂、点心、复合食品	AFB1、AFB2、AFG1、AFG2、AFM1、OTA、FB1、FB2、ZEN、PAT: HPLC; DON、3A-DON、15A-DON、DAS、T-2、HT-2: LC/MS	[69]
撒哈拉以南非洲	AFB1、AFB2、AFG1、AFG2、FB1、FB2、FB3、FB4、STC、OTA、CIT、ZEN、麦角生物碱、T2、HT2	谷类、块茎、豆类、蔬菜、坚果和种子、乳制品、油、饮料及其他	LC-MS/MS	[70,71]

第六次中国总膳食研究采用同位素稀释-液相色谱-串联质谱法，对 12 类膳食样品（谷类、豆类、薯类、肉类、蛋类、水产类、乳类、蔬菜类、水果类、糖类、饮料及水、酒类）中 43 种真菌毒素进行了测定。毒素种类包括：黄曲霉毒素 B1（AFB1）、黄曲霉毒素 B2（AFB2）、黄曲霉毒素 G1（AFG1）、黄曲霉毒素 G2（AFG2）、黄曲霉毒素 M1（AFM1）、黄曲霉毒素 M2（AFM2）、赭曲霉毒素 A（OTA）、赭曲霉毒素 B（OTB）、脱氧雪腐镰刀菌烯醇（DON）、雪腐镰刀菌烯醇（NIV）、3-乙酰脱氧雪腐镰刀菌烯醇（3-A-DON）、15-乙酰脱氧雪腐镰刀菌烯醇（15-A-DON）、镰刀菌酮（Fus-X）、脱氧雪腐镰刀菌烯醇-3-葡萄糖苷（DON-3-G）、去环氧-脱氧雪腐镰刀菌烯醇（DOM-1）、HT-2毒素（HT-2）、T-2 毒素、二乙酰镳草镰刀菌烯醇（DAS）、新茄病镰刀菌烯醇（NEO）、杂色曲霉毒素（SMC）、桔青霉毒素（CIT）、环匹阿尼酸（CPA）、串珠镰刀菌素（MON）、玉米赤霉烯酮（ZEN）、玉米赤霉酮（ZAN）、α-玉米赤霉烯醇（α-ZOL）、β-玉米赤霉烯醇（β-ZOL）、α-玉米赤霉醇（α-ZAL）、β-玉米赤霉醇（β-ZAL）、伏马菌素 B1（FB1）、伏马菌素 B2（FB2）、伏马菌素 B3（FB3）、展青霉素（PAT）、白僵菌素（BEA）、恩镰孢菌素 A（ENNA）、恩镰孢菌素 A1（ENNA1）、恩镰孢菌素 B（ENNB）、恩镰孢菌素 B1（ENNB1）、细交链孢菌酮酸（TeA）、交链孢酚（AOH）、交链孢烯（ALT）、交链孢酚单甲醚（AME）、腾毒素（TEN）。

19.3　膳食样品中真菌毒素多组分测定
（同位素稀释-液相色谱-串联质谱法）

19.3.1　材料与试剂

LC-MS 级乙腈（ACN）、甲醇（MeOH）、乙酸铵、甲酸、氨水、碳酸氢铵、磷酸二氢铵购于 Fisher Scientific 公司。

真菌毒素标准品：AFB1（2.02 μg/mL），AFB2（0.500 μg/mL），AFG1（2.02 μg/mL），AFG2（0.503 μg/mL），AFM1（0.508 μg/mL），AFM2（0.497 μg/mL），HT-2（100.2 μg/mL），T-2（100.4 μg/mL），3-A-DON（100.1 μg/mL），15-A-DON（100.3 μg/mL），MON（101.4 μg/mL），DON（101.4 μg/mL），NIV（100.6 μg/mL），Fus-X（100.3 μg/mL），ZEN（100.1 μg/mL），ZAN（10.0 μg/mL），α-ZOL（10.4 μg/mL），β-ZOL（10.1 μg/mL），α-ZAL（10.2 μg/mL），β-ZAL（10.0 μg/mL），PAT（100.3 μg/mL），DON-3-G（50.4 μg/mL），DOM-1（50.3 μg/mL），NEO（100.4 μg/mL），DAS（101.5 μg/mL），SMC（50.3 μg/mL），FB1（50.2 μg/mL），FB2（50.0 μg/mL），FB3（50.0 μg/mL），OTA（10.34 μg/mL），OTB（10.40 μg/mL），AOH（100.0 μg/mL），AME（100.3 μg/mL），TeA（100.1 μg/mL），BEA（102.0 μg/mL），TEN（100.0 μg/mL），ALT（100.0 μg/mL），CIT（102.1 μg/mL），CPA（100.3 μg/mL）购于 Biopure（图伦，奥地利）。ENNs（1 mg/mL，ENNA1、ENNA、ENNB1、ENNB）购于 PriboLab（生物工程有限公司，新加坡）。所有标准品均为乙腈溶液配制。

同位素标准品：^{13}C-DON（10 μg/mL），^{13}C-3-A-DON（25 μg/mL），^{13}C-NIV（25 μg/mL），^{13}C-AFB1（0.5 μg/mL），^{13}C-AFB2（0.5 μg/mL），^{13}C-AFG1（0.5 μg/mL），^{13}C-AFG2

（0.5 μg/mL）、^{13}C-AFM1（0.5 μg/mL）、^{13}C-ZEN（3 μg/mL）、^{13}C-T-2（1 μg/mL）、^{13}C-HT-2（10 μg/mL）、^{13}C-PAT（25 μg/mL）、^{13}C-DAS（25 μg/mL）、^{13}C-SMC（25 μg/mL）、^{13}C-FB1（5 μg/mL）、^{13}C-FB2（5 μg/mL）、^{13}C-FB3（10 μg/mL）、^{13}C-OTA（10 μg/mL）、^{13}C-CIT（10.3 μg/mL）、^{13}C-TeA（50.3 μg/mL）、TEN-d3（1 mg/mL）购于 Biopure（图伦，奥地利）。所有内标 ^{13}C 纯度大于 99%，对目标化合物无干扰。

实验用水由 Milli-Q 系统制备（Millipore）。MycoSep 226 多功能柱和 MultiSep 211 多功能柱购于 Romer Labs。Oasis HLB SPE 柱（200 mg，6 mL）购于 Waters 公司。

19.3.2 标准工作曲线的制备

43 种真菌毒素以化合物的结构、性质为基础，以化合物的前处理回收率选择合适的前处理方法，以化合物的灵敏度选择合适的色谱、质谱条件，最终确定将 43 种化合物分 3 组进行测定，每组分别配制标准溶液、标准同位素内标溶液。

混合标准溶液 A：5 μg/mL 的 MON、PAT、ZEN、NIV、Fus-X、DON、3-A-DON、15-A-DON、T-2、HT-2；2.5 μg/mL 的 NEO、DAS、DON-3-G、DOM-1；0.5 μg/mL 的 ZAN、α-ZEL、α-ZAL、β-ZEL、β-ZAL、SMC；0.1 μg/mL 的 AFB1、AFG1；0.025 μg/mL 的 AFB2、AFM1、AFM2、AFG2。

混合同位素内标溶液 A：25 ng/mL 的 ^{13}C-AFB1、^{13}C-AFB2、^{13}C-AFG1、^{13}C-AFG2、^{13}C-AFM1；50 ng/mL 的 ^{13}C-T-2；0.5 μg/mL 的 ^{13}C-HT-2、^{13}C-DON、^{13}C-3-A-DON、^{13}C-NIV、^{13}C-PAT、^{13}C-DAS、^{13}C-SMC；0.15 μg/mL 的 ^{13}C-ZEN。

混合标准溶液 B：2.5 μg/mL 的 FB1、FB2、FB3；0.5 μg/mL 的 OTA、OTB。

混合同位素内标溶液 B：同位素内标 0.5 μg/mL 的 ^{13}C-FB3、^{13}C-OTA；0.25 μg/mL 的 ^{13}C-FB1，^{13}C-FB2。

混合标准溶液 C：5 μg/mL 的 ALT、AME、AOH、TeA、BEA、CPA、CIT；0.5 μg/mL 的 ENNs、BEA。

混合同位素内标溶液 C：25 ng/mL 的 ^{13}C-AFB2；0.5 μg/mL 的 ^{13}C$_{17}$-TeA；10 μg/mL 的 TEN-d3。

以乙腈为溶剂，将上述混合储备液逐步稀释配制成混合标准工作液，并配制多个浓度点，以满足不同真菌毒素灵敏度不同、线性范围不同的需要。

19.3.3 样品的分析

43 种目标化合物的分析均采用结合同位素内标稀释技术的 UPLC-MS/MS 方法完成。其中 21 种真菌毒素采用其本身的同位素内标进行定量，另 22 种真菌毒素采用相应的参考同位素内标进行定量。各毒素对应的内标见表 19-2。

表 19-2　毒素及其对应的内标

毒素	内标	毒素	内标
AFB1	^{13}C-AFB1	α-ZAL	^{13}C-ZEN
AFB2	^{13}C-AFB2	β-ZOL	^{13}C-ZEN

毒素	内标	毒素	内标
AFM1	^{13}C-AFM1	β-ZAL	^{13}C-ZEN
AFM2	^{13}C-AFM1	FB1	^{13}C-FB1
AFG1	^{13}C-AFG1	FB2	^{13}C-FB2
AFG2	^{13}C-AFG2	FB3	^{13}C-FB3
T-2	^{13}C-T-2	PAT	^{13}C-PAT
HT-2	^{13}C-HT-2	AOH	^{13}C-TeA
NEO	^{13}C-DAS	AME	^{13}C-AFB2
DAS	^{13}C-DAS	TEN	TEN-d$_3$
DON	^{13}C-DON	TeA	^{13}C-TeA
3-A-DON	^{13}C-3-A-DON	ALT	^{13}C-AFB2
15-A-DON	^{13}C-3-A-DON	BEA	^{13}C-TeA
DON-3-G	^{13}C-DON	ENN A	^{13}C-TeA
DOM-1	^{13}C-DON	ENN A1	^{13}C-TeA
NIV	^{13}C-NIV	ENN B	^{13}C-TeA
Fus-X	^{13}C-NIV	ENN B1	^{13}C-TeA
OTA	^{13}C-OTA	CIT	^{13}C-CIT
OTB	^{13}C-OTA	SMC	^{13}C-SMC
ZON	^{13}C-ZEN	CPA	^{13}C-SMC
ZAN	^{13}C-ZEN	MON	^{13}C-AFB1
α-ZOL	^{13}C-ZEN		

1. 样品中伏马菌素（FB1、FB2、FB3）与赭曲霉毒素（OTA、OTB）的分析

样品中伏马菌素与赭曲霉毒素的分析使用结合同位素内标的 UPLC-MS/MS 方法。

1）样品的提取

准确称取膳食样品 2 g（水和饮料 2 mL）于 40 mL 的离心管中，加入同位素内标（^{13}C-FB1、^{13}C-FB2、^{13}C-FB3、^{13}C-OTA）后，以 10 mL 乙腈/水溶液（V/V，50/50）浸泡 1 h 后，采用高速均质机均质 5 min，15 000 r/min 下离心 10 min。准确吸取上层清液 5 mL 用 NaOH 溶液（0.1 mol/L）调 pH 至 6～9，与 10 mL 甲醇/水溶液（V/V，75/25）混合。

2）样品的净化

准确吸取上层清液 5 mL 过 MultiSep 211 Fum 固相萃取柱，10 mL 甲醇/水溶液（V/V，75/25）淋洗，10 mL 含 1% 甲酸的甲醇溶液洗脱，洗脱液在 40℃下氮气吹干，用 1 mL 乙腈/0.2% 甲酸水溶液（V/V，20/80）定容，涡旋 30 s 后，过 0.22 μm 微孔滤膜，进样。

3）仪器测定

使用 Exion LC AD 超高效液相色谱串联 QTRAP® AB SCIEX 6500+ 三重四极杆质谱；色谱柱：Waters CORTECS UPLC® C$_{18}$ 柱（2.1 mm×100 mm，1.6 μm）。流动相A：

0.1%的甲酸水溶液；流动相 B：乙腈。流动相梯度洗脱条件：初始流动相为 30%的流动相 B，0~2 min B%从30%到45%，2~5 min B%从45%到55%，1 min内 B%从 55%到100%，保持 2 min，0.1 min 内 B% 从 100%降到 30%，保持 1.9 min，总运行时间 10 min；柱温：50℃；进样体积：5 μL。

质谱条件采用正离子模式（ESI+）；监测模式：多反应监测（MRM）。具体参数如表 19-3 和表 19-4 所示。

表 19-3　正离子模式质谱条件参数

质谱参数	数值
喷撞气（CAD）	9
气帘气（CUR）/psi	25.0
喷雾气（GS1）/psi	55.0
辅助加热气（GS2）/psi	65.0
离子化电压（IS）/V	5500.0
温度（TEM）/℃	550.0

注：1psi=6.894 76×10³ Pa

表 19-4　5 种真菌毒素的质谱参数

毒素	母离子（m/z）	去簇电压/V	定量离子（m/z）	碰撞能/eV	定性离子（m/z）	碰撞能/eV	离子模式
OTA	404.1（+H）	50	239.1	34	358.1	20	ESI+
OTB	371.1（+H）	40	205.9	31	188.1	35	ESI+
FB1	722.3（+H）	40	704.2	41	334.3	55	ESI+
FB2	707.2（+H）	50	689.3	40	337.4	52	ESI+
FB3	707.2（+H）	50	337.3	50	355.3	46	ESI+
^{13}C-OTA	424.1（+H）	50	250.0	34	377.3	20	ESI+
^{13}C-FB1	756.3（+H）	50	738.5	56	356.4	43	ESI+
^{13}C-FB2	740.4（+H）	50	358.4	53	722.4	42	ESI+
^{13}C-FB3	740.4（+H）	75	358.3	53	376.4	47	ESI+

2. 样品中 26 种真菌毒素的分析

样品中 26 种真菌毒素（NEO、AFM2、AFM1、AFG2、AFG1、AFB2、AFB1、DAS、HT-2、T-2、SMC、MON、DON、NIV、3-A-DON、15-A-DON、Fus-X、ZEN、ZAN、α-ZOL、β-ZOL、α-ZAL、β-ZAL、PAT、DOM-1、DON-G）的分析使用结合同位素内标的 UPLC-MS/MS 方法。

1）样品的提取

准确称取膳食样品 2 g（水和饮料 2 mL）于 50 mL 的离心管中，分别加入 40 μL（浓度分别是 0.5 ng/mL 的 ^{13}C-AFB1、0.5 ng/mL 的 ^{13}C-AFB2、0.5 ng/mL 的 ^{13}C-AFG1、0.5 ng/mL

的 ^{13}C-AFG2、0.5 ng/mL 的 ^{13}C-AFM1、1 ng/mL 的 ^{13}C-T-2、10 ng/mL 的 ^{13}C-HT-2、3 ng/mL 的 ^{13}C-ZEN、10 ng/mL 的 ^{13}C-DON、10 ng/mL 的 ^{13}C-NIV、10 ng/mL 的 ^{13}C-3-A-DON、10 ng/mL 的 ^{13}C-PAT、10 ng/mL 的 ^{13}C-SMC 和 10 ng/mL 的 ^{13}C-DAS）同位素内标后，再加入 9 mL 乙腈/水（86/14）溶液，室温下浸泡 0.5 h，超声波超声 0.5 h，9000 r/min 下离心 10 min。取上清液，待净化。

2）样品的净化

准确吸取上层清液 5 mL 过 MycoSep 226 净化柱，用 3 mL 乙腈洗脱净化柱，抽干后合并洗脱液于 10 mL 试管中，用氮气在 40℃下吹干。复溶于 1 mL（10/90）乙腈/0.2% 甲酸水溶液中。混合液涡旋 30 s 后，20 000 r/min 下离心 30 min，取上清液待进样。

3）仪器测定

（1）色谱条件

色谱柱：Waters CORTECS UPLC® C$_{18}$ 柱（2.1 mm×100 mm，1.6 μm）。流动相 A：水；流动相 B：甲醇/乙腈溶液（V/V，1/1）。流动相梯度洗脱条件：1 ～ 3 min B% 从 5% 到 11%，3 ～ 12 min B% 保持在 11%，在 0.1 min 内 B% 从 11% 到 28%，保持 4.9 min，17 ～ 19 min B% 从 28% 到 42%，19 ～ 26 min B% 从 42% 到 48%，在 1 min 内 B% 从 48% 到 100%，27 ～ 30 min 保持 B% 为 100%，在 0.1 min 内 B% 从 100% 降至 5%，保持 1.9 min，总用时 32 min；柱温：50℃；进样体积：5 μL。

（2）质谱条件

离子源：ESI+、ESI−；监测模式：多反应监测（MRM），具体参数如表 19-5 ～ 表 19-7 所示。

表 19-5　负离子模式质谱条件中离子源气与化合物的参数

质谱参数	数值
喷撞气（CAD）	9
气帘气（CUR）/psi	20.0
喷雾气（GS1）/psi	50.0
辅助加热气（GS2）/psi	40.0
离子化电压（IS）/V	−4500.0
温度（TEM）/℃	550.0

表 19-6　正离子模式质谱条件中离子源气与化合物的参数

质谱参数	数值
喷撞气（CAD）	9
气帘气（CUR）/psi	20.0
喷雾气（GS1）/psi	50.0
辅助加热气（GS2）/psi	40.0
离子化电压（IS）/V	5500.0
温度（TEM）/℃	550.0

表 19-7　26 种真菌毒素的质谱参数

真菌毒素	母离子（m/z）	去簇电压/V	定量离子（m/z）	碰撞能/eV	定性离子（m/z）	碰撞能/eV	离子模式
NEO	400.1（+NH$_4^+$）	30	305.1	17	215.2	23	ESI+
AFM2	331.0（+H）	120	257.0	42	245.0	44	ESI+
AFM1	329.2（+H）	135	259.1	35	273.2	32	ESI+
AFG2	331.0（+H）	120	245.0	44	257.0	42	ESI+
AFG1	329.1（+H）	125	311.1	33	243.3	38	ESI+
AFB2	315.0（+H）	120	287.1	40	259.2	38	ESI+
AFB1	313.1（+H）	120	240.9	55	284.9	28	ESI+
DAS	384.2（+NH$_4^+$）	20	307.1	15	247.1	20	ESI+
HT-2	447.1（+NH$_4^+$）	100	345.0	25	285.1	28	ESI+
T-2	489.1（+Na）	150	387.2	30	245.1	36	ESI+
SMC	325.1（+H）	120	310.0	35	280.9	52	ESI+
MON	97.0（−Na）	−40	40.8	−21	—	—	ESI−
DON	297.1（+H）	40	231.0	20	249.0	15	ESI+
NIV	371.2（+CH$_3$COO$^-$）	−20	—	—	281.0	−13	ESI−
	311.2（−H）	−20	281.0	−20	—	—	
3-A-DON	339.1（+H）	60	137.1	15	231.1	20	ESI+
15-A-DON	337.1（−H）	−20	150.1	−20	277.1	−12	ESI−
Fus-X	353.4（−H）	−50	262.9	−15	204.6	−18	ESI−
ZEN	317.2（−H）	−140	175.1	−40	131.3	−35	ESI−
ZAN	319.3（−H）	−130	275.0	−25	205.0	−28	ESI−
α-ZOL	319.3（−H）	−135	274.9	−30	160.0	−39	ESI−
β-ZOL	319.2（−H）	−150	275.3	−25	159.8	−40	ESI−
α-ZAL	321.2（−H）	−150	277.0	−30	303.2	−30	ESI−
β-ZAL	321.2（−H）	−155	277.3	−30	303.1	−30	ESI−
PAT	152.8（−H）	−60	109.0	−12	81.0	−16	ESI−
DOM−1	281.1（+H）	30	233.0	20	109.0	17	ESI+
DON-3-G	517.4（+CH$_3$COO$^-$）	−60	457.3	−20	—	—	ESI−
	457.0（+H）	−100	—	—	427.0	−20	
^{13}C-AFB1	330.3（+H）	115	301.2	31	255.2	57	ESI+
^{13}C-AFB2	332.0（+H）	100	303.2	38	273.1	45	ESI+
^{13}C-AFG1	346.3（+H）	70	328.2	30	257.1	40	ESI+
^{13}C-AFG2	348.2（+H）	55	330.2	39	259.3	45	ESI+
^{13}C-AFM1	346.1（+H）	100	288.1	32	273.0	30	ESI+
^{13}C-3-A-DON	356.3（+H）	60	245.2	15	145.2	45	ESI+
^{13}C-DAS	403.2（+NH$_4^+$）	30	244.3	23	213.2	24	ESI+
^{13}C-SMC	343.3（+H）	100	297.2	35	327.0	50	ESI+
^{13}C-HT-2	469.3（+NH$_4^+$）	120	362.2	29	300.3	26	ESI+

真菌毒素	母离子（m/z）	去簇电压/V	定量离子（m/z）	碰撞能/eV	定性离子（m/z）	碰撞能/eV	离子模式
^{13}C-T-2	513.1（+Na）	163	406.3	33	334.2	32	ESI+
^{13}C-DON	312.2（+H）	60	263.2	17	245.1	15	ESI+
^{13}C-NIV	326.1（−H）	−67	295.1	−15	—	—	ESI−
^{13}C-ZEN	335.0（−H）	−150	185.2	−30	140.0	−35	ESI−
^{13}C-PAT	160.1（−H）	−160	115.0	−13	86.2	−15	ESI−

3. 样品中 10 种新兴真菌毒素、CIT 和 CPA 的分析

样品中 10 种真菌毒素（AOH、ALT、AME、TeA、TEN、BEA、ENNA1、ENNA、ENNB、ENNB1），以及 CIT 和 CPA 的分析使用结合同位素内标的 UPLC-MS/MS 方法。

1）样品的提取

准确称取 2.000 g 膳食试样（精确至 0.001 g）于 50 mL 离心管中，加入 40 μL 同位素混标（浓度均为 10 ng/mL 的 ^{13}C-TeA、TEN-d$_3$ 与浓度为 0.5 μg/mL 的 ^{13}C-AFB$_2$），涡旋 30 s 混匀，加入 9 mL 样品提取液（450 mL 乙腈、100 mL 甲醇与 450 mL 0.05 mol/L pH 3.0 的磷酸二氢钠溶液混匀），室温下振荡提取 30 min，再超声提取 30 min，冷却至室温，于 9000 r/min 低温（4℃）离心 10 min，准确移取 5.0 mL 上清液于另一 50 mL 离心管中，加入 15 mL 0.05 mol/L 磷酸二氢钠溶液（pH 3.0），涡旋混匀，待净化。

2）样品的净化

使用 Gilson GX-274 ASEPC 全自动固相萃取系统进行样品净化处理。依次用 5 mL 甲醇、5 mL 水和 5 mL 乙腈活化。将稀释后的样品提取液全部过柱，再用 10 mL 20% 甲醇溶液淋洗，于负压状态下抽干柱子 5 min。依次用 5 mL 甲醇和 5 mL 乙腈洗脱，抽干柱子，合并洗脱液于小试管中，于 45℃ 水浴中氮吹至近干，复溶于 1 mL 乙腈-水溶液（V/V，10/90）中，混合涡旋 30 s，于 20 000 r/min 低温（4℃）离心 30 min，上清液供 UPLC-MS/MS 分析。

3）仪器测定

（1）色谱条件

色谱柱：Waters CORTECS UPLC® C$_{18}$ 柱（2.1 mm×100 mm，1.6 μm）。流动相 A：0.01% 氨水+5 mmol/L 乙酸铵水溶液；流动相 B：乙腈。流动相梯度洗脱条件：0～1 min，10% B；1～4 min，10%～35% B；4～6 min，35%～76% B；6～7.5 min，76% B；7.5～8 min，76%～100% B；8～10 min，100% B；10～10.1 min，100%～10% B；10.1～12 min，10% B。柱温：50℃；进样量：5 μL；流速：0.4 mL/min。

（2）质谱条件

离子源：ESI+、ESI−；监测模式：多反应监测（MRM），具体参数如表 19-8～表 19-10 所示。

表 19-8　负离子模式质谱条件参数

质谱参数	数值
喷撞气（CAD）	10
气帘气（CUR）/psi	20.0
喷雾气（GS1）/psi	65.0
辅助加热气（GS2）/psi	50.0
离子化电压（IS）/V	−4500.0
温度（TEM）/℃	600.0

表 19-9　正离子模式质谱条件参数

质谱参数	数值
喷撞气（CAD）	10
气帘气（CUR）/psi	20.0
喷雾气（GS1）/psi	65.0
辅助加热气（GS2）/psi	50.0
离子化电压（IS）/V	5500.0
温度（TEM）/℃	600.0

表 19-10　12 种新兴真菌毒素的质谱参数

毒素	母离子（m/z）	去簇电压/V	定量离子（m/z）	碰撞能/eV	定性离子（m/z）	碰撞能/eV	离子模式
AOH	258.8（+H）	150	185.1	43	213.0	37	ESI+
ALT	292.9（+H）	30	275.1	13	257.0	25	ESI+
AME	270.9（−H）	−110	256.0	−29	228.0	−39	ESI−
TeA	196.2（−H）	−50	139.0	−28	112.2	−34	ESI−
TEN	415.3（+H）	120	312.2	29	301.9	19	ESI+
BEA	784.5（+H）	220	244.2	38	262.3	34	ESI+
ENNA1	668.2（+H）	200	210.0	32	228.2	33	ESI+
ENNA	682.3（+H）	220	210.0	34	228.2	37	ESI+
ENNB	640.3（+H）	180	196.4	34	214.2	33	ESI+
ENNB1	654.4（+H）	180	196.0	33	214.1	35	ESI+
CIT	250.9（+H）	50	232.8	40	205.1	37	ESI+
CPA	334.9（−H）	−120	140.0	−36	180.1	−37	ESI−
^{13}C-TeA	198.2（−H）	−50	141.0	−28	114.0	−36	ESI−
TEN-d$_3$	440.2（+H）	140	404.4	35	412.4	37	ESI+
^{13}C-AFB2	332.0（+H）	100	303.2	38	273.1	45	ESI+
^{13}C-CIT	264.2（+H）	60	246.2	24	217.1	38	ESI+

19.3.4 结果计算

1. 有同位素内标的 21 种真菌毒素

按内标法进行计算。

2. 无同位素内标的 22 种真菌毒素

选择合适的参考内标，按内标法计算，校正待测真菌毒素在前处理过程中的损失。

19.4 方法验证与评价

19.4.1 43 种真菌毒素测定方法的优化

43 种真菌毒素以化合物的结构、性质为基础，以化合物的前处理回收率选择合适的前处理方法，以化合物的灵敏度选择合适的色谱、质谱条件，最终确定将 43 种化合物分 3 组进行测定。

1. MS/MS 条件的优化

采用真菌毒素标准溶液对 MS/MS 条件进行优化。对电离模式、去簇电压（DP）、碰撞气能量（CE）、离子喷雾电压、气帘气、离子源温度、鞘气和干燥气体分别进行优化，得到了信号强度最强的母离子。负离子和正离子模式，离子喷射电压分别为-4.5 kV 和 5.5 kV。根据真菌毒素的电离特性选择合适的电离模式。然后，对影响灵敏度的主要因素 CE 和 DP 进行手动优化，确定每种毒素的 MS/MS 碎片及相应的最佳 DP 和 CE。因膳食基质较为复杂，应多选择几个子离子进行比较，最终确定不同基质合适的子离子碎片。

2. 色谱条件的优化

为了使目标真菌毒素得到较好分离，对色谱柱、洗脱液、流动相（如甲酸、乙酸铵、乙酸和氨水溶液）、流速、洗脱梯度和柱温进行了评价。最终选择了 Waters CORTECS UPLCRC®$_{18}$ 柱（2.1 mm×100 mm，1.6 μm）。第一组 26 个真菌毒素，包括了 ESI+模式和 ESI-模式，因此，选择纯水为流动相。赭曲霉毒素和伏马菌素为 ESI+检测模式，酸性流动相能增加其离子响应强度，第二组以 0.1% 的 FAc 和 ACN 作为流动相。第三组为新兴真菌毒素 ATs（TeA、AOH、ALT 和 AME）、TEN、ENN$_s$（ENNA、ENA1、ENNB 和 ENNB1）和 BEA，碱性条件下离子响应强度和分离度较好，洗脱液的水相添加了 5 mol/L 乙酸铵和 0.01% 氨水。在中性和酸性条件下，CIT 和 CPA 均呈现拖尾峰，因此将 CIT 和 CPA 也被分到第三组。

3. 前处理条件的优化

对 MycoSep 226、Multisep 211-Fum 和 Oasis-HLB-SPE 三种色谱柱进行了评估。赭曲霉毒素和伏马菌素含有羧基，具有很强的水溶性和对酸的敏感性，对有机萃取溶剂的酸性有一定的要求。MycoSep 226 色谱柱对赭曲霉毒素和伏马菌素有吸附作用，回收率低于 40%。添加 0.1% 甲酸后，Multisep 211-Fum 色谱柱可提高赭曲霉毒素和伏马菌素的回收率。CIT 和 CPA 为酸性真菌毒素，极性强，易被 MycoSep 226 柱吸收，Oasis-HLB-SPE 柱回收率高。10 种新兴真菌毒素在 Oasis-HLB-SPE 柱上也有较高的回收率，因此，选择 Oasis-HLB-SPE 柱进行 CIT、CPA 和 10 种新兴真菌毒素的检测。其他 26 种真菌毒素选择 MycoSep 226 色谱柱进行检测。

19.4.2　方法的线性结果

43 种真菌毒素的线性标准曲线、相关系数（r）及线性范围见表 19-11。

表 19-11　43 种真菌毒素的线性标准曲线、相关系数（r）及线性范围

毒素名称	标准曲线	相关系数（r）	线性范围/（ng/mL）
NEO	$Y=1.37X+2.83\mathrm{e}^{-4}$	0.9963	$0.05 \sim 500$
AFM2	$Y=0.14X+0.0034$	0.9965	$0.01 \sim 2.5$
AFM1	$Y=0.80X+0.0019$	0.9941	$0.001 \sim 2.5$
AFG2	$Y=0.71X+0.0026$	0.9946	$0.0025 \sim 2.5$
AFG1	$Y=1.23X+0.0044$	0.9954	$0.001 \sim 10$
AFB2	$Y=0.95X+0.0015$	0.9976	$0.000\,25 \sim 2.5$
AFB1	$Y=0.91X+0.0013$	0.9967	$0.002 \sim 10$
DAS	$Y=2.86X+6.78\mathrm{e}^{-4}$	0.9932	$0.05 \sim 500$
HT-2	$Y=1.09X+0.0051$	0.9977	$0.05 \sim 500$
T-2	$Y=1.25X+0.014$	0.9912	$0.05 \sim 500$
SMC	$Y=1.36X+1.33\mathrm{e}^{-4}$	0.9947	$0.05 \sim 500$
MON	$Y=0.06X-0.009$	0.9946	$0.1 \sim 500$
DON	$Y=1.04X+0.0076$	0.9975	$0.05 \sim 500$
NIV	$Y=1.27X+5.45\mathrm{e}^{-4}$	0.9955	$0.05 \sim 500$
3-A-DON	$Y=1.07X+2.35\mathrm{e}^{-4}$	0.9961	$0.05 \sim 500$
15-A-DON	$Y=0.51X-6.42\mathrm{e}^{-5}$	0.9986	$0.05 \sim 500$
Fus-X	$Y=2.29X+6.01\mathrm{e}^{-5}$	0.9986	$0.05 \sim 500$
ZEN	$Y=0.92X+0.0018$	0.9983	$0.05 \sim 500$
ZAN	$Y=1.02X+5.73\mathrm{e}^{-4}$	0.9986	$0.01 \sim 50$
α-ZOL	$Y=0.36X-4.15\mathrm{e}^{-5}$	0.9982	$0.005 \sim 50$
β-ZOL	$Y=0.25X+3.05\mathrm{e}^{-4}$	0.9979	$0.005 \sim 50$
α-ZAL	$Y=1.43X-0.0014$	0.9984	$0.02 \sim 50$
β-ZAL	$Y=1.18X+0.0013$	0.9995	$0.002 \sim 50$
PAT	$Y=0.32X+6.90\mathrm{e}^{-4}$	0.9965	$0.2 \sim 500$
DOM-1	$Y=1.31X+0.0028$	0.9962	$0.05 \sim 500$
DON-3-G	$Y=0.41X+3.09\mathrm{e}^{-4}$	0.9968	$0.05 \sim 500$
CPA	$Y=4.69X-1.83$	0.9925	$0.02 \sim 200$

毒素名称	标准曲线	相关系数（r）	线性范围/（ng/mL）
CIT	$Y=3.85X+0.48$	0.9935	0.05～200
OTA	$Y=1.33X+9.83e^{-3}$	0.9983	0.005～50
OTB	$Y=0.98X+0.0063$	0.9985	0.005～50
FB1	$Y=4.32X+0.28$	0.9985	0.025～250
FB2	$Y=2.31X+0.36$	0.9972	0.025～250
FB3	$Y=2.41X+0.09e^{-3}$	0.9968	0.025～250
AOH	$Y=0.15X-4.36e^{-5}$	0.9946	0.2～500
AME	$Y=1.88X+0.001$	0.9941	0.05～500
ALT	$Y=0.63X+0.02$	0.9982	0.05～500
TEN	$Y=12.48X+0.005$	0.9985	0.05～500
TeA	$Y=0.36X+6.14e^{-4}$	0.9957	0.05～500
BEA	$Y=6.30X+0.009$	0.9778	0.05～50
ENNA	$Y=19.17X-0.23$	0.9902	0.5～50
ENNA1	$Y=17.85X-0.02$	0.9923	0.05～50
ENNB	$Y=20.90X-2.39e^{-4}$	0.9943	0.005～50
ENNB1	$Y=19.72X-0.001$	0.9945	0.005～50

19.4.3　检出限和定量限

通过空白基质加标法，确定各毒素在不同膳食基质中的检出限（LOD）和定量限（LOQ），以 $S/N=3$ 作为检出限，$S/N=10$ 作为定量限。每种毒素在不同基质中的检出限和定量限略有差异，最终选择各食品基质中 LOD 与 LOQ 的较大值作为各毒素相应的 LOD 和 LOQ，结果见表 19-12。

表 19-12　各毒素的检出限与定量限

真菌毒素	Mycotoxins	检出限（μg/kg）	定量限（μg/kg）
新茄病镰刀菌烯醇	NEO	0.02	0.06
黄曲霉毒素 M2	AFM2	0.004	0.01
黄曲霉毒素 M1	AFM1	0.004	0.01
黄曲霉毒素 G2	AFG2	0.004	0.01
黄曲霉毒素 G1	AFG1	0.004	0.01
黄曲霉毒素 B2	AFB2	0.002	0.006
黄曲霉毒素 B1	AFB1	0.002	0.006
二乙酰镰草镰刀菌烯醇	DAS	0.04	0.1
桔青霉素	CIT	0.04	0.1
HT-2 毒素	HT-2	0.08	0.2
T-2 毒素	T-2	0.04	0.1

真菌毒素	Mycotoxins	检出限（μg/kg）	定量限（μg/kg）
杂色曲霉毒素	SMC	0.002	0.006
赭曲霉毒素 A	OTA	0.004	0.01
赭曲霉毒素 B	OTB	0.004	0.01
环匹阿尼酸	CPA	0.02	0.06
串珠镰刀菌素	MON	0.8	2
脱氧雪腐镰刀菌烯醇	DON	0.2	0.6
雪腐镰刀菌烯醇	NIV	0.1	0.3
3-乙酰脱氧雪腐镰刀菌烯醇	3-A-DON	0.2	0.6
15-乙酰脱氧雪腐镰刀菌烯醇	15-A-DON	0.1	0.3
镰刀菌烯酮	Fus-X	0.2	0.6
玉米赤霉烯酮	ZEN	0.02	0.06
玉米赤霉酮	ZAN	0.02	0.06
α-玉米赤霉烯醇	α-ZOL	0.01	0.03
β-玉米赤霉烯醇	β-ZOL	0.04	0.1
α-玉米赤霉醇	α-ZAL	0.02	0.06
β-玉米赤霉醇	β-ZAL	0.01	0.03
展青霉素	PAT	1	3
去环氧-脱氧雪腐镰刀菌烯醇	DOM-1	0.2	0.6
脱氧雪腐镰刀菌烯醇-3-葡萄糖苷	DON-3-G	0.1	0.3
伏马菌素 B1	FB1	0.01	0.03
伏马菌素 B2	FB2	0.02	0.06
伏马菌素 B3	FB3	0.02	0.06
交链孢酚甲基醚	AME	0.02	0.06
细交链孢菌酮酸	TeA	0.2	0.6
腾毒素	TEN	0.05	0.1
交链孢酚	AOH	0.2	0.6
交链孢烯	ALT	0.2	0.6
白僵菌素	BEA	0.02	0.06
恩镰孢菌素 A	ENNA	0.02	0.06
恩镰孢菌素 A1	ENNA1	0.02	0.06
恩镰孢菌素 B	ENNB	0.004	0.01
恩镰孢菌素 B1	ENNB1	0.02	0.06

19.4.4　准确度和精密度

方法准确度通过样品加标回收实验进行评价（$n=6$），方法回收率为 R_M，方法精密度以日内（n=6）和日间（连续 3 d，n=18）相对标准偏差（relative standard deviation，RSD）表示，各毒素在不同膳食基质中的准确度、精密度见表 19-13。

表 19-13　43 种真菌毒素的准确度、精密度

毒素	加标浓度/（ng/mL）	谷类				豆类			
		实际浓度/（ng/mL）	R_M /%	RSD/%		实际浓度/（ng/mL）	R_M/%	RSD/%	
				日内（n=6）	日间（n=18）			日内（n=6）	日间（n=18）
ZEN	2	2.02	101.0	3.4	5.2	1.94	97.4	7.2	8.2
	20	19.11	95.5	3.5	7.3	18.72	93.6	0.5	3.8
	200	179.74	89.9	4.2	6.8	178.91	89.5	6.8	4.5
Fus-X	2	2.08	103.9	3.6	2.5	1.92	95.8	4.3	6.2
	20	20.06	100.3	4.5	5.8	18.74	93.7	2.3	7.3
	200	199.76	99.9	1.7	9.6	209.03	104.5	2.1	5.1
MON	2	1.20	60.2	8.2	10.8	2.06	103.5	10.2	11.8
	20	12.58	62.9	1.5	6.3	12.66	63.3	7.6	8.1
	200	134.15	67.1	7.7	6.1	187.0	93.5	10.0	6.5
PAT	2	1.49	74.6	8.6	10.2	1.86	93.2	2.5	5.1
	20	17.18	85.9	11.8	12.5	17.86	89.3	4.0	10.8
	200	178.48	89.2	11.6	12.9	181.98	92.0	6.0	11.3
15-A-DON	2	2.33	116.8	3.2	2.6	2.22	110.9	4.2	6.5
	20	23.2	116.0	1.8	3.8	22.23	111.1	1.6	3.3
	200	232.96	116.5	2.7	6.5	252.90	126.4	4.3	6.9
NIV	2	2.044	102.0	5.6	6.8	1.74	87.0	8.4	7.4
	20	19.2	96.1	4.4	6.9	17.70	88.5	7.4	10.1
	200	182.5	91.3	2.1	7.2	181.13	90.6	5.9	6.8
β-ZAL	0.2	0.23	114.0	4.3	2.8	0.29	145.8	11.3	10.9
	2	2.21	110.4	5.2	8.2	3.33	166.6	2.4	3.6
	20	22.49	112.4	6.0	6.4	31.81	159.0	11.6	10.1
β-ZOL	0.2	0.29	147.7	6.9	8.2	0.35	173.0	9.2	11.2
	2	2.22	111.0	2.6	5.6	3.06	153.2	5.5	6.3
	20	23.23	116.2	3.1	6.8	30.19	150.9	6.1	5.1
ZAN	0.2	0.20	102.0	4.0	4.3	0.2	100.5	7.7	6.1
	2	1.96	98.0	2.6	4.9	2.04	101.8	2.1	3.5
	20	20.52	102.6	3.1	5.1	20.50	102.5	3.3	4.2
α-ZAL	0.2	0.23	117.6	2.5	3.5	0.27	135.3	3.7	4.9
	2	2.15	107.4	2.5	4.9	2.60	130.0	5.4	8.5
	20	21.71	108.6	1.4	2.6	25.00	125.0	1.2	3.6
α-ZOL	0.2	0.14	70.0	10.2	11.6	0.18	90.6	6.5	8.1
	2	1.38	68.9	4.8	6.9	1.26	62.9	5.4	6.3
	20	14.6	73.0	2.2	3.5	14.01	70.0	1.2	3.8

续表

毒素	加标浓度/（ng/mL）	谷类				豆类			
		实际浓度/（ng/mL）	R_M /%	RSD/%		实际浓度/（ng/mL）	R_M /%	RSD/%	
				日内（n=6）	日间（n=18）			日内（n=6）	日间（n=18）
DON-3-G	1	1.07	107.1	10.0	11.5	0.88	88.3	5.8	6.2
	10	14.26	142.6	5.4	6.9	10.27	102.7	7.6	10.3
	100	138.6	138.6	3.2	4.1	137.4	137.4	4.2	6.5
T-2	2	2.76	137.8	9.2	10.2	2.26	113.1	1.2	3.3
	20	21.82	109.1	9.4	10.5	22.35	111.8	2.2	4.1
	200	214.64	107.3	9.8	11.8	214.39	107.2	2.7	3.5
HT-2	2	2.22	110.8	10.0	11.2	2.04	102.1	5.3	8.9
	20	20.22	101.1	1.4	2.4	20.75	103.8	3.5	6.1
	200	184.21	92.1	2.6	3.1	185.29	92.6	3.8	6.5
DON	2	3.37	168.5	2.0	2.5	2.25	112.6	2.0	2.6
	20	28.18	140.9	4.4	6.8	18.75	93.7	1.8	3.8
	200	206.91	103.5	1.0	7.5	193.32	96.7	4.7	5.5
DOM-1	1	1.16	116.0	4.3	8.1	1.33	132.8	13.2	10.2
	10	11.85	118.5	1.1	2.6	12.11	121.1	3.9	5.3
	100	131.31	131.3	2.4	8.4	136.88	136.9	3.3	6.2
3-A-DON	2	1.96	97.8	1.4	6.2	2.07	103.4	6.0	4.5
	20	19.5	97.5	2.9	10.2	18.73	93.6	2.8	5.1
	200	183.44	91.7	4.8	2.8	186.77	93.4	10.5	6.9
AFB1	0.04	0.036	89.9	1.2	3.9	0.038	94.8	5.0	8.1
	0.4	0.37	92.7	3.1	6.7	0.39	96.7	1.8	6.2
	4	3.51	87.7	5.4	10.1	3.71	92.7	4.7	7.2
AFB2	0.01	0.009	88.0	1.6	3.6	0.007	72.8	8.2	10.9
	0.1	0.09	91.3	5.3	10.2	0.09	89.6	3.9	6.1
	1	0.92	91.9	5.1	6.4	0.87	87.4	8.3	6.3
AFG1	0.04	0.038	88.0	9.4	10.1	0.04	91.1	6.0	8.1
	0.4	0.37	91.3	6.0	7.5	0.38	95.3	2.8	4.3
	4	3.49	87.2	6.6	7.8	3.51	87.7	10.5	6.8
AFG2	0.01	0.010	100.0	7.5	9.2	0.007	69.7	7.9	6.1
	0.1	0.096	95.7	9.1	10.3	0.09	87.0	6.0	4.5
	1	0.9	89.6	1.9	5.7	0.94	94.4	5.5	6.9
AFM1	0.01	0.011	110.4	6.6	6.2	0.005	52.0	8.0	9.1
	0.1	0.095	95.5	6.0	7.6	0.09	91.8	9.9	5.5
	1	0.88	87.7	4.7	6.9	0.89	88.7	5.4	6.2
AFM2	0.01	0.0063	63.3	10.4	11.1	0.008	80.0	7.3	9.1
	0.1	0.15	147.2	4.6	6.1	0.075	75.0	8.7	6.7
	1	0.60	60.4	2.6	3.8	1.24	124.2	10.8	11.2

续表

毒素	加标浓度/（ng/mL）	谷类				豆类			
		实际浓度/（ng/mL）	R_M/%	RSD/%		实际浓度/（ng/mL）	R_M/%	RSD/%	
				日内（$n=6$）	日间（$n=18$）			日内（$n=6$）	日间（$n=18$）
DAS	1	0.95	94.8	7.3	6.9	1.03	102.6	5.2	6.9
	10	9.39	93.9	4.5	6.1	9.07	90.7	6.5	8.3
	100	94.73	94.7	2.8	3.6	103.65	103.7	7.6	8.9
NEO	1	0.95	95.3	0.7	2.9	0.97	96.9	4.8	5.1
	10	9.89	98.9	1.4	5.1	8.55	85.5	2.9	3.6
	100	100.34	100.3	3.2	4.5	94.57	94.6	3.3	4.9
SMC	0.2	0.18	87.8	7.8	8.1	0.28	140.0	11.4	10.2
	2	1.92	96.2	5.4	6.3	1.92	96.1	4.7	6.5
	20	17.65	88.2	7.2	9.1	18.81	94.1	3.6	8.3
OTA	0.2	0.18	92.6	1.1	2.5	0.20	100.8	2.0	3.5
	2	1.96	94.6	3.5	4.9	1.88	94.0	1.1	4.2
	20	18.12	94.2	3.8	5.0	19.05	95.3	4.2	8.3
OTB	0.2	0.17	83.5	0.7	2.6	0.28	140.0	2.9	6.3
	2	1.81	92.3	0.2	3.6	2.20	109.9	7.6	8..2
	20	18.17	90.2	2.0	8.2	19.87	99.4	1.1	2.1
FB1	1	0.86	85.9	5.4	7.3	0.65	64.7	4.3	2.5
	10	8.19	81.9	3.9	4.9	7.72	77.2	7.4	6.6
	100	88.19	88.2	9.7	5.6	81.46	81.5	5.7	7.3
FB2	1	0.76	76.3	1.2	4.3	1.24	124.3	2.5	5.2
	10	10.24	102.0	1.3	5.2	9.13	91.3	3.3	4.1
	100	87.91	87.9	1.9	2.8	103.83	103.8	2.4	3.9
FB3	1	1.06	106.2	1.1	3.9	1.05	104.5	2.1	7.1
	10	11.62	116.2	4.2	7.6	9.73	97.3	0.2	2.6
	100	98.42	98.44	3.2	4.8	103.42	103.4	2.4	4.3
CPA	2	1.78	89.1	3.6	6.2	1.64	82.4	5.1	8.5
	20	16.54	82.7	2.5	4.3	25.66	128.3	3.2	5.9
	200	173.77	86.9	5.2	6.3	156.23	78.1	4.6	8.2
CIT	2	1.46	72.8	4.7	7.2	1.69	84.5	3.8	7.5
	20	17.96	89.8	5.5	8.3	15.79	79.0	4.7	8.1
	200	180.16	90.0	3.4	6.2	163.92	82.0	5.6	9.5
AME	2	1.26	62.8	2.9	4.2	1.66	83.0	11.8	12.2
	20	14.47	72.3	1.2	5.2	14.79	74.0	4.8	6.6
	200	110	94.0	2.4	5.2	130.97	65.5	7.2	8.2
TeA	2	2.45	122.5	3.4	5.6	1.93	96.3	4.3	6.5
	20	18.38	91.9	1.5	3.3	18.60	93.0	1.5	3.2
	200	180.61	90.3	0.9	3.2	176.46	88.2	5.2	6.6

续表

毒素	加标浓度/(ng/mL)	谷类				豆类			
		实际浓度/(ng/mL)	R_M/%	RSD/%		实际浓度/(ng/mL)	R_M/%	RSD/%	
				日内(n=6)	日间(n=18)			日内(n=6)	日间(n=18)
TEN	2	2.49	124.6	5.9	10.8	2.02	101.1	9.5	11.8
	20	20.48	102.4	2.0	5.3	19.18	95.9	2.9	5.6
	200	184.77	92.4	1.9	3.4	168.83	84.4	1.9	2.3
ALT	2	2.25	112.4	2.4	5.6	2.28	114.0	1.6	5.8
	20	25.26	126.3	3.8	6.3	17.26	86.3	1.6	6.6
	200	257.18	128.6	4.2	6.8	156.63	78.3	6.5	7.8
AOH	2	1.77	88.5	5.2	11.2	2.78	139.1	4.1	6.2
	20	14.72	73.6	8.5	10.9	13.65	68.3	11.1	12.3
	200	20.02	100.1	1.6	4.2	151.81	75.9	4.7	6.8
BEA	0.2	0.3	149.1	2.8	4.8	0.25	123.9	9.6	11.2
	2	1.96	97.8	2.5	4.1	1.37	68.4	7.7	9.6
	20	14.07	70.4	3.6	6.2	12.31	61.5	5.6	6.2
ENNA1	0.2	0.31	154.3	3.3	6.3	0.168	84.0	8.1	9.8
	2	2.05	102.4	2.6	7.8	1.405	70.2	3.5	3.9
	20	20.86	104.3	2.3	5.6	12.24	61.2	4.6	5.6
ENNA	0.2	0.33	164.4	6.5	8.8	0.13	64.3	5.4	9.5
	2	2.57	128.6	4.5	5.2	1.23	61.6	2.7	6.4
	20	18.72	93.6	10.1	12.0	13.96	69.8	9.9	12.1
ENNB1	0.2	0.24	121.9	4.2	8.8	0.15	72.7	1.1	3.8
	2	2.20	110.0	9.1	10.2	1.55	77.5	1.7	3.6
	20	20.36	101.8	7.4	10.6	12.94	64.7	3.2	5.6
ENNB	0.2	0.28	138.8	2.6	4.2	0.15	72.8	4.2	9.5
	2	2.43	121.5	3.5	8.3	1.48	73.9	7.5	7.9
	20	25.37	126.9	5.8	8.5	12.16	60.8	1.9	2.3

毒素	加标浓度/(ng/mL)	薯类				肉类			
		实际浓度/(ng/mL)	R_M/%	RSD/%		实际浓度/(ng/mL)	R_M/%	RSD/%	
				日内(n=6)	日间(n=18)			日内(n=6)	日间(n=18)
ZEN	2	1.88	93.9	6.7	5.3	1.85	92.6	2.7	3.9
	20	18.43	92.1	3.4	6.1	18.85	94.3	4.3	5.2
	200	174.61	87.3	1.2	5.9	176.42	88.2	2.8	4.3
Fus-X	2	1.97	98.6	3.2	5.3	1.68	84.0	4.2	6.5
	20	18.87	94.3	4.4	6.1	16.92	84.6	3.3	6.9
	200	195.82	97.9	4.0	5.3	183.00	81.5	3.6	7.2

毒素	加标浓度/ （ng/mL）	薯类				肉类			
		实际浓度/ （ng/mL）	R_M/%	RSD /%		实际浓度/ （ng/mL）	R_M/%	RSD/%	
				日内 （$n=6$）	日间 （$n=18$）			日内 （$n=6$）	日间 （$n=18$）
MON	2	1.25	62.5	5.6	6.9	2.44	122.0	4.3	6.1
	20	13.76	68.8	3.6	5.8	18.64	93.2	6.7	5.2
	200	140.93	70.5	6.3	5.7	186.67	93.3	1.8	3.1
PAT	2	2.27	113.7	7.0	11.2	1.25	62.5	8.9	7.5
	20	14.39	72.0	11.1	12.8	16.00	80.0	9.3	10.2
	200	183.12	91.6	6.2	10.3	181.52	90.8	7.3	8.1
15-A-DON	2	2.15	107.6	11.5	12.8	2.08	104.0	3.4	5.3
	20	20.09	100.5	5.3	6.4	22.12	110.6	1.2	4.1
	200	214.89	107.4	2.6	5.6	235.00	117.5	2.9	6.5
NIV	2	1.79	89.4	5.0	8.1	1.91	95.5	7.6	8.3
	20	19.26	96.3	7.5	8.9	17.98	89.9	3.8	5.5
	200	185.17	92.6	3.3	5.2	177.87	88.9	3.3	7.8
β-ZAL	0.2	0.24	117.5	6.5	5.9	0.34	171.9	9.6	5.1
	2	2.33	116.6	9.8	11.2	3.15	157.3	3.8	10.2
	20	23.50	117.5	5.5	6.9	30.61	153.1	0.3	11.2
β-ZOL	0.2	0.27	133.2	9.2	10.2	0.20	101.2	3.2	6.5
	2	2.11	105.7	2.0	6.5	2.89	144.6	4.5	4.1
	20	22.90	114.5	2.2	3.7	27.92	139.6	7.7	10.2
ZAN	0.2	0.20	99.2	2.2	3.2	0.22	109.9	2.4	9.6
	2	2.03	101.3	2.6	6.4	2.08	104.1	0.5	3.5
	20	20.23	101.1	1.1	3.5	21.75	139.6	9.3	6.1
α-ZAL	0.2	0.25	125.9	4.1	5.6	0.27	134.1	4.1	12.1
	2	2.30	114.9	3.6	7.5	2.68	133.8	0.3	8.8
	20	21.75	108.8	0.9	3.9	25.62	128.1	5.5	8.7
α-ZOL	0.2	0.16	79.9	4.7	6.1	0.14	71.0	3.5	7.1
	2	1.51	75.7	2.4	5.8	1.57	78.4	3.2	6.5
	20	15.77	78.9	2.6	5.4	16.67	83.3	5.5	4.6
DON-3-G	1	0.88	88.6	5.5	12.9	0.91	91.0	6.8	5.1
	10	13.19	131.9	6.0	7.1	7.34	73.4	5.1	6.2
	100	103.52	103.5	2.3	5.3	113.24	113.2	10.2	11.3
T-2	2	2.34	117.2	10.2	11.2	2.08	104.1	7.6	8.1
	20	22.83	114.9	10.8	11.9	28.57	142.9	4.2	6.3
	200	212.47	108.8	3.6	6.7	238.49	119.2	9.8	10.1
HT-2	2	1.95	97.3	4.7	5.1	1.57	78.6	6.1	8.3
	20	19.84	99.2	10.1	11.2	20.30	101.5	5.9	6.5
	200	180.41	90.2	3.0	4.6	155.44	77.7	9.9	10.9

续表

毒素	加标浓度/（ng/mL）	薯类				肉类			
		实际浓度/（ng/mL）	R_M /%	RSD /%		实际浓度/（ng/mL）	R_M /%	RSD/%	
				日内（n=6）	日间（n=18）			日内（n=6）	日间（n=18）
DON	2	1.84	92.0	2.4	3.5	1.67	83.4	9.1	11.6
	20	20.18	100.9	1.7	5.1	18.11	90.5	10.2	12.3
	200	193.15	96.6	7.0	11.5	210.44	105.2	4.8	6.9
DOM-1	1	1.51	151.4	8.5	11.8	1.38	138.3	13.0	10.5
	10	15.14	151.4	4.5	10.7	15.59	155.9	3.6	6.6
	100	135.12	135.1	1.7	11.1	146.23	146.2	10.7	9.3
3-A-DON	2	1.82	90.9	4.8	6.5	2.03	101.7	6.1	10.8
	20	18.47	92.3	3.3	4.6	18.24	91.2	0.6	5.1
	200	190.61	95.3	2.6	8.1	186.87	93.4	5.2	3.9
AFB1	0.04	0.037	93.1	3.5	6.9	0.038	94.3	4.5	5.2
	0.4	0.34	85.5	2.7	4.2	0.37	91.4	5.3	3.6
	4	3.66	91.5	3.4	5.5	3.42	85.5	7.0	11.0
AFB2	0.01	0.009	90.1	2.1	6.1	0.007	69.1	5.7	5.8
	0.1	0.087	87.9	1.8	3.7	0.093	93.1	9.5	12.6
	1	0.91	90.1	3.4	5.9	0.87	87.5	2.3	3.5
AFG1	0.04	0.04	99.0	8.1	6.5	0.043	106.6	6.8	13.9
	0.4	0.34	85.8	3.5	6.6	0.39	98.3	6.1	8.3
	4	3.74	93.6	7.8	10.2	3.46	86.5	3.5	9.1
AFG2	0.01	0.006	62.1	11.9	12.6	0.008	80.0	7.3	9.6
	0.1	0.1	99.4	4.1	5.7	0.087	86.9	3.6	5.7
	1	0.81	81.0	4.7	8.3	0.84	84.4	2.5	5.3
AFM1	0.01	0.012	120.6	7.6	6.1	0.01	98.4	11.0	12.5
	0.1	0.099	98.6	3.2	4.8	0.11	110.2	9.8	10.3
	1	0.87	87.4	6.9	10.2	0.94	94.1	11.9	12.9
AFM2	0.01	0.096	95.6	8.4	9.3	0.008	81.4	10.4	12.3
	0.1	0.067	67.5	5.2	11.9	0.12	123.5	9.3	10.0
	1	0.86	85.6	7.0	4.8	0.82	82.1	4.3	11.6
DAS	1	1.08	108.1	4.3	6.7	1.16	115.6	6.3	8.2
	10	9.53	95.3	2.3	5.4	10.08	100.8	4.2	6.5
	100	93.68	93.7	8.3	9.3	91.42	91.4	1.1	7.3
NEO	1	0.85	84.5	2.4	6.3	0.93	92.5	3.9	10.3
	10	7.41	74.1	7.1	10.2	8.73	87.4	2.3	6.5
	100	74.39	74.4	6.6	8.1	79.87	79.9	7.0	10.2
SMC	0.2	0.13	64.1	8.7	6.2	0.25	127.0	8.1	9.3
	2	1.98	99.2	5.7	11.4	1.94	97.2	2.3	11.6
	20	18.52	92.6	9.1	12.8	17.49	87.5	7.9	6.5

毒素	加标浓度/ （ng/mL）	薯类				肉类			
		实际浓度/ （ng/mL）	R_M /%	RSD /%		实际浓度/ （ng/mL）	R_M/%	RSD/%	
				日内 （n=6）	日间 （n=18）			日内 （n=6）	日间 （n=18）
OTA	0.2	0.16	79.3	1.6	3.5	0.19	96.0	1.9	5.2
	2	1.57	78.4	0.9	2.6	1.79	89.5	1.0	4.8
	20	15.96	79.8	3.5	4.3	17.44	87.2	0.3	3.9
OTB	0.2	0.17	83.5	2.1	5.2	0.22	112.0	3.0	8.2
	2	1.77	88.3	6.7	7.4	1.78	89.2	4.8	6.3
	20	16.84	84.2	1.5	6.3	18.92	94.6	3.5	4.8
FB1	1	0.93	93.0	3.6	4.8	0.80	79.5	2.6	5.5
	10	10.44	104.4	0.9	5.5	7.27	72.7	0.2	4.3
	100	100.71	100.7	1.9	4.9	74.13	74.1	6.6	5.8
FB2	1	1.09	109.5	5.0	5.8	1.18	117.5	7.6	8.2
	10	11.63	116.3	6.9	8.2	9.83	98.3	5.1	6.3
	100	111.71	117.1	5.4	4.3	89.25	89.3	7.0	8.1
FB3	1	1.54	153.8	1.1	3.9	0.84	84.3	7.9	9.2
	10	16.16	161.6	9.2	10.2	9.34	93.4	4.2	5.5
	100	151.79	152.8	4.7	5.8	95.58	95.6	0.8	3.8
CPA	2	1.63	81.4	3.5	8.5	1.52	76.7	5.2	6.8
	20	16.38	81.9	2.5	6.7	15.87	79.4	4.8	8.3
	200	191.70	95.8	3.1	7.9	162.58	81.3	4.2	5.9
CIT	2	1.66	83.6	4.5	8.1	1.75	87.5	6.8	9.4
	20	17.36	86.8	2.4	5.9	16.36	81.8	4.8	7.7
	200	161.54	80.1	6.5	4.3	173.55	86.8	6.3	8.5
AME	2	1.46	72.9	3.8	4.6	1.53	76.5	2.2	8.2
	20	15.25	76.3	5.2	8.7	15.84	79.2	1.5	5.4
	200	167.42	83.7	4.5	9.5	164.59	82.3	7.3	9.2
TeA	2	1.62	81.0	1.5	4.2	2.16	108.2	1.5	6.8
	20	19.69	98.5	8.2	8.6	20.25	101.3	4.6	8.3
	200	178.42	89.2	5.5	6.8	193.96	97.0	2.9	5.4
TEN	2	2.20	109.8	2.3	5.6	2.26	113.1	4.6	8.2
	20	23.39	117.0	1.2	3.3	22.58	112.9	3.5	10.8
	200	167.34	83.7	1.6	4.8	216.53	108.3	1.8	2.3
ALT	2	2.68	134.0	1.8	3.6	2.34	117.1	3.8	7.2
	20	25.25	126.2	6.6	8.8	22.68	113.4	4.6	8.2
	200	215.83	107.9	4.2	7.2	161.22	80.6	3.6	4.8
AOH	2	2.39	119.3	8.1	10.3	1.44	72.3	4.5	8.6
	20	19.1	95.5	4.2	5.8	17.62	88.1	7.2	9.5
	200	225.91	112.9	9.8	10.2	165.96	83.0	1.5	6.9

续表

毒素	加标浓度/（ng/mL）	薯类				肉类			
		实际浓度/（ng/mL）	R_{M} /%	RSD /%		实际浓度/（ng/mL）	R_{M} /%	RSD/%	
				日内（n=6）	日间（n=18）			日内（n=6）	日间（n=18）
BEA	0.2	0.17	84.4	7.5	8.6	0.28	141.2	1.5	6.8
	2	1.99	99.3	2.5	5.5	2.64	132.2	7.2	9.5
	20	16.77	83.9	3.2	5.3	22.35	111.8	4.3	8.2
ENNA1	0.2	0.3	150.3	4.5	7.8	0.25	125.6	1.5	5.5
	2	2.08	104.2	5.5	8.2	2.57	128.5	2.2	4.3
	20	15.16	75.8	7.4	10.3	26.81	134.1	9.2	11.5
ENNA	0.2	0.22	107.9	2.6	5.3	0.28	141.5	6.3	4.8
	2	2.66	133.1	2.8	4.8	2.39	145.3	3.2	4.3
	20	14.08	70.4	3.8	2.1	27.64	138.1	1.2	5.8
ENNB1	0.2	0.31	154.9	3.2	5.2	0.16	79.2	4.5	6.4
	2	3.14	156.8	5.8	6.6	1.72	86.9	4.5	8.8
	20	16.37	81.9	6.8	6.9	23.66	118.3	6.2	10.6
ENNB	0.2	0.27	136.7	5.2	10.5	0.25	125.3	3.8	4.5
	2	2.03	101.7	1.3	5.6	2.53	126.5	2.8	6.3
	20	16.2	81.0	2.6	5.8	32.19	161.0	7.7	11.2

毒素	加标浓度/（ng/mL）	蛋类				水产			
		实际浓度/（ng/mL）	R_{M} /%	RSD/%		实际浓度/（ng/mL）	R_{M} /%	RSD /%	
				日内（n=6）	日间（n=18）			日内（n=6）	日间（n=18）
ZEN	2	1.86	92.9	3.6	5.3	1.84	92.0	5.9	6.1
	20	19.12	95.6	4.4	6.1	19.06	95.3	4.4	5.2
	200	182.60	91.3	6.5	10.3	177.32	88.7	2.1	9.6
Fus-X	2	1.45	72.5	3.1	5.5	1.71	85.4	2.9	8.5
	20	13.79	69.0	1.4	3.9	16.80	84.0	2.7	6.6
	200	127.79	63.9	3.9	6.1	156.63	78.3	6.6	9.1
MON	2	1.37	68.5	2.9	10.8	1.26	63.2	2.3	8.2
	20	12.72	63.6	5.3	11.3	12.25	61.3	4.8	8.7
	200	122.56	61.3	8.1	6.8	130.03	65.0	3.3	6.1
PAT	2	1.91	95.5	6.4	7.3	1.62	81.2	3.3	5.5
	20	22.69	113.5	5.7	6.3	17.82	89.1	2.4	4.9
	200	194.34	97.2	1.6	3.8	266.82	133.4	2.2	1.1
15-A-DON	2	1.64	82.1	4.7	6.9	2.15	107.6	5.8	6.2
	20	16.83	84.1	1.2	5.3	20.85	104.3	4.1	10.3
	200	160.74	80.4	2.1	5.5	196.20	98.1	4.7	8.9

续表

毒素	加标浓度/ （ng/mL）	蛋类				水产			
		实际浓度/ （ng/mL）	R_M/%	RSD/%		实际浓度/ （ng/mL）	R_M/%	RSD/%	
				日内 （n=6）	日间 （n=18）			日内 （n=6）	日间 （n=18）
NIV	2	1.78	89.0	1.1	3.9	2.14	106.8	4.7	6.3
	20	18.38	91.9	1.1	2.5	18.38	91.9	1.2	8.1
	200	179.18	89.6	2.2	9.2	178.58	89.3	5.0	8.9
β-ZAL	0.2	0.25	126.6	5.7	8.3	0.28	148.4	14.5	6.5
	2	2.82	141.1	2.8	5.3	2.72	185.8	5.3	6.9
	20	27.24	136.2	3.2	6.1	26.78	134.0	8.6	9.6
β-ZOL	0.2	0.25	126.5	6.7	6.8	0.23	114.8	3.4	6.3
	2	2.72	136.2	1.2	2.1	2.15	107.3	2.4	6.5
	20	26.32	131.6	0.8	5.7	28.56	142.8	3.4	5.9
ZAN	0.2	0.22	107.6	4.8	6.5	0.23	114.3	4.4	8.2
	2	2.06	103.2	2.8	3.9	2.12	106.1	2.0	7.3
	20	20.82	104.1	5.4	6.7	22.03	110.1	1.0	5.6
α-ZAL	0.2	0.27	132.2	5.4	6.6	0.28	137.5	4.9	6.9
	2	2.49	124.6	2.4	3.7	3.07	153.6	5.5	7.2
	20	23.80	119.0	1.8	3.9	24.73	123.6	5.6	7.1
α-ZOL	0.2	0.21	103.3	3.4	4.8	0.17	83.4	5.0	6.5
	2	1.87	93.3	3.8	6.1	1.68	84.0	3.7	4.9
	20	17.28	86.4	4.2	10.6	17.46	87.3	6.9	7.6
DON-3-G	1	0.89	105.2	2.5	5.1	1.12	112.4	7.8	10.2
	10	16.70	93.5	2.7	11.2	8.22	82.2	5.7	11.9
	100	88.29	86.4	4.2	6.5	122.34	122.3	3.9	6.3
T-2	2	2.91	145.3	7.5	9.3	2.36	117.9	6.5	8.1
	20	23.54	117.7	2.2	6.4	23.60	168.0	8.5	9.2
	200	217.85	112.2	7.6	8.1	188.75	94.4	6.9	11.3
HT-2	2	2.11	105.7	3.2	6.6	2.23	111.7	5.6	8.9
	20	19.96	99.8	6.9	7.1	21.48	107.4	6.6	7.1
	200	194.00	97.0	2.7	4.5	192.55	96.3	2.5	6.5
DON	2	2.19	109.4	7.7	8.3	2.01	100.5	3.2	6.9
	20	20.22	101.1	7.2	9.1	17.79	88.9	5.8	8.1
	200	204.43	102.2	7.0	8.6	206.13	103.1	2.2	6.8
DOM-1	1	1.67	167.3	4.5	6.2	1.54	153.9	2.6	7.9
	10	16.15	161.5	6.1	8.0	13.31	133.1	4.5	7.6
	100	151.74	151.7	1.9	3.6	156.85	156.9	5.3	6.8
3-A-DON	2	1.98	99.2	3.1	4.2	1.92	96.1	6.6	7.2
	20	19.12	95.6	5.8	6.9	18.96	94.8	1.5	5.4
	200	193.51	96.8	1.9	3.5	183.27	91.6	3.0	8.2

续表

毒素	加标浓度/ （ng/mL）	蛋类				水产			
		实际浓度/ （ng/mL）	R_M/%	RSD/%		实际浓度/ （ng/mL）	R_M/%	RSD/%	
				日内 （n=6）	日间 （n=18）			日内 （n=6）	日间 （n=18）
AFB1	0.04	0.035	86.3	10.8	11.2	0.04	89.5	2.5	5.9
	0.4	0.36	91.1	9.8	10.6	0.35	86.7	4.8	5.8
	4	3.84	96.0	5.1	6.7	3.73	93.1	2.8	7.3
AFB2	0.01	0.009	93.4	3.8	5.5	0.01	95.1	5.4	6.9
	0.1	0.09	91.1	12.2	12.7	0.09	94.3	5.4	9.1
	1	0.96	96.0	8.0	10.3	0.97	97.3	3.6	6.5
AFG1	0.04	0.039	98.0	7.8	8.1	0.04	107.5	9.1	8.9
	0.4	0.41	103.2	10.9	13.8	0.35	88.6	4.8	8.6
	4	3.77	94.3	6.3	8.1	3.94	98.6	6.4	8.6
AFG2	0.01	0.008	84.5	11.5	13.7	0.01	84.6	5.4	9.9
	0.1	0.097	96.9	7.1	6.5	0.06	84.3	9.3	10.5
	1	0.91	91.0	5.7	9.9	0.63	83.3	2.2	8.5
AFM1	0.01	0.013	127.6	2.0	6.7	0.01	95.0	1.0	7.9
	0.1	0.094	93.8	11.3	13.6	0.09	89.0	4.9	6.1
	1	0.92	92.3	7.5	9.7	0.86	85.7	9.9	8.2
AFM2	0.01	0.01	98.4	6.9	13.9	0.01	91.6	3.9	10.5
	0.1	0.067	67.3	5.3	12.8	0.11	108.2	3.2	6.3
	1	0.63	63.1	6.6	6.1	0.73	73.3	7.1	10.1
DAS	1	0.98	97.7	3.2	5.5	1.01	101.3	7.5	8.3
	10	9.99	99.9	5.3	10.2	10.21	102.1	3.2	6.4
	100	101.10	101.1	7.5	11.3	94.31	94.3	3.9	9.6
NEO	1	1.05	104.9	7.8	9.4	0.99	99.0	3.5	5.8
	10	10.85	108.5	7.6	8.2	9.96	99.6	5.4	6.7
	100	106.00	106.0	7.6	8.8	87.61	87.6	4.9	8.3
SMC	0.2	0.23	164.2	6.4	9.1	0.16	82.9	7.1	9.7
	2	18.14	95.1	1.4	5.3	1.83	91.6	6.9	8.4
	20	19.71	98.5	8.7	9.3	16.55	82.8	7.2	10.2
OTA	0.2	0.20	101.4	3.5	6.9	0.23	119.3	2.3	3.5
	2	1.92	96.2	2.4	4.6	2.18	109.1	4.2	5.2
	20	18.12	90.6	3.5	5.2	18.69	93.5	2.1	4.3
OTB	0.2	0.14	72.0	2.9	4.5	0.19	96.0	5.2	8.5
	2	1.40	70.2	6.8	7.2	1.99	99.6	4.8	7.6
	20	14.51	72.6	5.1	6.8	16.23	85.3	1.3	3.3
FB1	1	0.67	66.7	7.5	9.1	0.84	84.3	2.5	4.6
	10	8.16	81.6	2.9	3.5	8.55	85.5	4.1	8.2
	100	60.85	60.1	7.2	8.2	99.42	99.4	6.7	7.6

续表

毒素	加标浓度/（ng/mL）	蛋类				水产			
		实际浓度/（ng/mL）	R_M /%	RSD/%		实际浓度/（ng/mL）	R_M /%	RSD /%	
				日内（$n=6$）	日间（$n=18$）			日内（$n=6$）	日间（$n=18$）
FB2	1	0.96	98.6	5.1	6.7	0.82	82.3	4.5	6.3
	10	9.87	98.7	1.9	3.4	11.04	110.4	2.1	4.8
	100	85.61	85.6	7.2	8.2	105.56	105.6	2.5	5.2
FB3	1	1.03	103.3	2.1	3.6	1.23	123.2	3.8	6.6
	10	11.88	118.8	1.5	4.8	12.37	123.7	4.2	4.8
	100	96.94	96.9	4.6	5.1	123.56	123.6	3.3	3.9
CPA	2	1.64	81.8	4.5	5.2	2.25	112.6	2.2	3.8
	20	24.46	122.3	3.8	7.5	14.06	70.3	5.4	4.3
	200	192.26	96.1	2.6	5.3	153.27	76.6	2.8	5.6
CIT	2	2.24	112.2	3.2	6.6	1.64	80.2	1.8	5.3
	20	19.95	99.7	4.8	7.9	21.40	107.0	5.4	8.2
	200	214.65	107.3	4.2	6.2	213.38	106.7	4.7	5.5
AME	2	1.54	76.9	5.8	10.5	1.63	81.4	1.2	5.5
	20	15.06	75.3	3.8	4.6	15.24	76.2	2.2	5.6
	200	166.26	83.1	2.8	5.2	154.59	77.3	6.5	7.7
TeA	2	2.58	129.1	4.2	6.3	2.06	102.8	3.2	5.5
	20	17.38	86.9	3.8	9.5	20.05	100.3	2.8	8.4
	200	179.89	89.9	2.4	6.4	183.96	92.0	2.5	6.2
TEN	2	2.30	115.1	2.8	4.4	2.40	120.1	3.8	4.9
	20	25.32	126.6	3.5	8.2	22.88	103.4	3.9	7.2
	200	229.78	114.9	3.6	7.8	210.93	75.8	5.3	6.5
ALT	2	1.71	85.5	5.2	8.5	2.44	122.1	3.4	7.9
	20	22.78	113.9	2.4	9.9	20.68	103.4	7.8	9.3
	200	194.5	97.2	7.5	9.3	151.52	75.8	7.8	10.2
AOH	2	1.41	70.7	4.5	7.2	2.88	143.8	3.4	6.4
	20	13.59	67.9	6.2	10.2	17.12	85.6	3.5	7.4
	200	136.16	68.1	1.6	9.2	162.84	81.4	3.6	7.2
BEA	0.2	0.27	134.8	7.3	9.9	0.23	113.7	2.8	10.8
	2	2.2	110.2	2.5	8.5	2.04	102.2	5.6	9.5
	20	23.94	119.7	5.6	8.8	24.75	123.8	2.9	10.9
ENNA1	0.2	0.25	127.2	6.8	9.2	0.21	102.6	2.2	6.3
	2	2.11	105.3	1.5	8.3	1.57	78.5	4.8	8.5
	20	20.14	100.7	5.2	8.4	25.41	127.0	3.6	6.4
ENNA	0.2	0.25	124.8	3.4	8.2	0.18	90.0	5.2	8.4
	2	2.06	102.9	3.6	6.3	1.99	99.4	3.8	6.2
	20	21.02	105.1	7.2	10.3	26.44	132.2	1.2	7.9

续表

毒素	加标浓度/ (ng/mL)	蛋类				水产			
		实际浓度/ (ng/mL)	R_M/%	RSD/%		实际浓度/ (ng/mL)	R_M/%	RSD /%	
				日内 (n=6)	日间 (n=18)			日内 (n=6)	日间 (n=18)
ENNB1	0.2	0.3	147.6	4.9	8.5	0.16	78.8	2.5	4.3
	2	1.32	66.2	3.8	8.3	1.42	70.9	2.1	4.9
	20	15.41	77.1	2.8	5.3	26.66	133.3	3.8	9.1
ENNB	0.2	0.31	153.4	4.8	6.6	0.23	116.0	2.4	6.1
	2	1.88	94	2.3	9.2	2.35	117.4	8.2	9.6
	20	12.67	63.3	9.1	10.4	35.19	175.9	9.1	11.5

毒素	加标浓度/ (ng/mL)	乳类				蔬菜			
		实际浓度/ (ng/mL)	R_M/%	RSD /%		实际浓度/ (ng/mL)	R_M/%	RSD /%	
				日内 (n=6)	日间 (n=18)			日内 (n=6)	日间 (n=18)
ZEN	2	1.93	96.3	0.9	5.3	1.81	90.5	2.4	6.3
	20	18.57	92.8	2.6	6.1	17.89	89.4	0.5	4.1
	200	171.52	85.8	1.6	4.5	177.93	89.0	2.8	6.8
Fus-X	2	1.85	92.7	6.9	7.9	1.44	72.3	2.4	7.5
	20	15.62	78.1	5.3	6.8	21.90	109.5	5.1	9.2
	200	145.07	72.5	3.4	6.9	212.32	106.2	2.0	6.9
MON	2	1.36	67.9	7.6	7.6	1.65	82.5	2.7	5.5
	20	12.04	60.2	7.1	8.8	14.11	70.6	9.0	8.6
	200	143.41	71.7	3.5	10.5	131.54	65.8	2.0	10.5
PAT	2	1.22	68.8	9.0	11.9	1.94	97.1	9.4	9.3
	20	21.81	109.1	5.2	5.3	161.11	80.5	2.6	9.8
	200	182.91	91.5	3.5	6.2	181.80	90.9	2.9	6.7
15-A-DON	2	1.99	99.4	4.4	8.5	2.18	108.9	5.5	9.3
	20	17.40	87.0	3.9	6.1	24.45	122.3	5.1	7.5
	200	182.91	90.6	5.3	6.6	252.27	126.1	2.1	6.3
NIV	2	1.77	88.6	3.1	8.1	1.56	78.2	5.6	5.1
	20	17.40	87.9	1.6	8.2	18.68	93.4	3.4	6.5
	200	181.19	92.3	4.2	7.5	189.19	94.6	1.1	4.9
β-ZAL	0.2	0.26	131.5	5.0	8.9	0.21	103.1	5.7	8.1
	2	2.37	118.4	11.2	12.1	2.28	113.8	1.4	6.2
	20	24.73	123.6	0.6	6.3	23.24	116.2	2.2	7.6
β-ZOL	0.2	0.28	141.4	1.6	5.1	0.16	81.5	3.6	8.8
	2	2.35	117.3	1.8	10.3	2.11	105.3	0.7	7.5
	20	23.38	116.9	0.9	6.8	22.28	111.4	0.3	6.2

毒素	加标浓度/（ng/mL）	乳类				蔬菜			
		实际浓度/（ng/mL）	R_M/%	RSD /%		实际浓度/（ng/mL）	R_M/%	RSD /%	
				日内（n=6）	日间（n=18）			日内（n=6）	日间（n=18）
ZAN	0.2	0.20	98.5	2.9	5.1	0.17	83.5	0.7	4.3
	2	2.07	103.7	7.5	8.5	1.96	97.8	2.2	6.2
	20	21.81	109.0	2.3	7.9	20.52	102.6	3.5	4.5
α-ZAL	0.2	0.24	121.1	2.3	6.1	0.17	85.3	2.1	5.9
	2	2.24	112.0	2.9	10.5	2.19	109.3	2.3	6.4
	20	22.89	114.4	2.1	6.2	21.17	105.9	0.5	8.1
α-ZOL	0.2	0.15	74.6	3.7	9.6	0.19	97.1	5.1	6.5
	2	1.53	76.4	0.8	6.7	1.54	76.9	1.1	7.8
	20	15.77	78.9	1.5	6.2	14.50	72.5	2.0	6.9
DON-3-G	1	1.46	145.5	5.4	9.9	0.65	65.0	9.9	6.1
	10	16.18	161.8	2.5	8.3	8.68	86.8	6.5	8.3
	100	162.98	163.0	4.4	8.1	89.88	89.9	5.1	7.1
T-2	2	2.00	99.7	8.5	7.1	2.11	105.7	8.7	9.3
	20	26.31	131.5	8.8	9.6	18.59	93.0	9.0	7.8
	200	269.03	134.5	10.8	11.9	212.66	106.3	6.4	10.1
HT-2	2	1.85	92.6	6.5	10.3	1.93	96.4	6.5	8.5
	20	19.50	97.5	2.3	7.5	20.69	103.4	1.8	2.9
	200	166.85	83.4	5.6	8.3	201.46	100.7	3.1	6.1
DON	2	1.98	99.1	3.2	6.5	2.52	125.9	2.8	5.5
	20	21.05	97.4	7.0	9.1	19.48	97.4	1.7	6.3
	200	205.56	102.8	3.6	5.5	205.20	102.6	3.0	8.1
DOM-1	1	1.81	181.2	4.4	7.3	1.75	175.4	4.9	6.7
	10	18.56	185.6	3.7	8.3	16.23	162.3	1.2	7.2
	100	141.04	141.0	8.4	9.3	149.24	149.2	7.0	11.9
3-A-DON	2	2.00	100.2	1.9	6.1	1.86	93.1	5.1	8.3
	20	18.556	90.5	2.4	8.6	19.01	95.1	3.8	7.9
	200	184.26	92.1	4.3	7.6	181.69	90.8	2.9	5.1
AFB1	0.04	0.03	85.8	6.1	9.3	0.036	90.8	6.7	9.6
	0.4	0.36	89.2	4.7	7.5	0.35	87.3	4.4	6.9
	4	3.36	84.0	6.4	8.8	3.45	86.3	4.5	8.2
AFB2	0.01	0.009	90.6	3.0	6.3	0.01	109.1	8.7	10.5
	0.1	0.087	87.2	4.4	7.1	0.89	89.3	4.4	7.3
	1	0.89	88.6	5.4	9.2	0.88	88.1	4.5	6.3

续表

毒素	加标浓度/（ng/mL）	乳类				蔬菜			
		实际浓度/（ng/mL）	R_M /%	RSD /%		实际浓度/（ng/mL）	R_M /%	RSD /%	
				日内（n=6）	日间（n=18）			日内（n=6）	日间（n=18）
AFG1	0.04	0.04	93.8	1.1	6.2	0.036	64.1	9.1	10.2
	0.4	0.36	91.0	7.5	8.3	0.35	87.5	1.4	8.3
	4	3.59	89.7	5.9	7.2	3.45	86.6	4.2	6.5
AFG2	0.01	0.009	89.7	8.9	10.1	0.01	100.4	3.7	5.5
	0.1	0.097	97.0	2.0	6.5	0.09	90.4	8.1	8.3
	1	0.91	90.6	11.1	12.3	0.88	93.9	4.7	6.9
AFM1	0.01	0.01	96.6	9.5	8.6	0.01	96.5	9.8	11.2
	0.1	0.10	93.5	2.5	10.7	0.08	78.7	5.3	8.3
	1	0.74	84.1	5.4	6.5	0.92	91.7	3.9	4.5
AFM2	0.01	0.01	117.4	2.1	5.5	0.01	93.0	10.7	11.2
	0.1	0.12	102.2	6.8	7.2	0.12	120.6	10.4	11.8
	1	0.74	73.7	8.6	9.3	1.12	111.8	3.3	6.5
DAS	1	0.90	90.2	4.5	6.8	1.04	104.0	1.8	5.9
	10	8.43	84.3	9.7	10.2	9.79	97.9	3.1	6.3
	100	98.39	98.4	10.9	11.3	97.12	97.1	5.1	4.7
NEO	1	0.70	66.9	2.0	9.6	0.92	91.9	3.6	5.5
	10	9.57	95.7	7.0	6.5	8.75	87.5	0.6	8.3
	100	96.33	96.3	3.8	4.6	82.19	82.2	10.8	11.1
SMC	0.2	0.16	78.5	5.1	8.3	0.21	106.6	2.5	4.7
	2	1.86	93.2	7.5	10.3	2.04	102.2	8.5	9.3
	20	20.43	102.1	6.8	8.9	21.07	105.3	8.0	10.2
OTA	0.2	0.21	104.0	0.9	2.1	0.20	97.9	6.5	8.3
	2	1.81	90.6	2.0	5.1	1.83	91.4	0.4	3.5
	20	17.71	88.6	1.1	3.2	18.28	91.4	2.2	4.6
OTB	0.2	0.17	84.7	0.4	4.6	0.18	91.5	6.3	8.2
	2	2.18	108.8	3.0	7.2	2.99	149.5	0.7	6.2
	20	16.82	86.1	2.6	6.5	18.96	94.8	2.4	3.5
FB1	1	0.77	77.0	2.7	4.8	1.00	100.0	2.4	4.9
	10	6.95	69.5	5.7	8.1	7.83	78.3	2.4	3.3
	100	71.22	71.2	5.9	6.3	69.40	69.4	5.6	6.6
FB2	1	107.12	107.1	3.5	4.9	1.23	122.9	1.9	7.2
	10	12.33	123.3	4.1	5.2	8.90	89.0	1.3	2.3
	100	95.47	95.5	8.8	9.3	90.54	90.5	2.1	5.6

续表

毒素	加标浓度/ （ng/mL）	乳类				蔬菜			
		实际浓度/ （ng/mL）	R_M /%	RSD /%		实际浓度/ （ng/mL）	R_M /%	RSD /%	
				日内 （$n=6$）	日间 （$n=18$）			日内 （$n=6$）	日间 （$n=18$）
FB3	1	0.93	93.3	1.5	2.8	1.08	108.4	4.4	3.9
	10	8.97	89.7	0.4	3.2	9.32	93.2	2.2	4.6
	100	90.09	90.1	7.5	9.4	91.94	91.9	2.7	6.1
CPA	2	1.75	87.3	5.2	6.8	1.71	85.5	2.8	5.5
	20	18.60	93.0	4.3	8.9	21.94	109.7	5.8	4.2
	200	167.74	83.9	3.5	4.3	243.33	121.7	4.9	8.1
CIT	2	1.72	86.2	7.6	9.0	2.39	102.0	3.3	2.5
	20	18.32	91.5	1.3	2.2	18.23	91.1	1.9	3.8
	200	181.7	90.9	0.8	2.6	193.52	96.8	2.9	5.8
AME	2	2.63	131.1	5.2	6.3	1.41	70.5	5.2	9.5
	20	21.86	109.3	5.1	8.6	14.36	71.8	2.5	6.6
	200	166.63	83.3	2.4	4.2	140.9	70.5	3.8	4.2
TeA	2	1.91	95.4	1.8	6.3	1.88	94.2	6.9	9.3
	20	18.63	93.2	3.5	5.9	17.5	87.5	3.2	5.5
	200	180.07	90.0	6.4	10.1	171.39	85.7	3.4	6.4
TEN	2	2.46	123.2	3.8	7.4	2.26	112.8	7.2	9.5
	20	21.50	107.5	5.2	10.2	20.06	100.3	2.8	3.2
	200	213.13	106.6	3.7	5.8	205.79	102.9	6.3	9.8
ALT	2	1.83	91.5	2.6	8.5	2.69	134.6	8.1	10.2
	20	15.98	80.0	6.4	9.2	24.00	120.0	1.2	6.9
	200	218.53	109.3	3.5	6.3	199.52	99.8	3.5	4.3
AOH	2	2.56	127.9	8.2	9.1	1.62	81.0	2.1	6.2
	20	19.57	97.8	6.5	8.2	24.16	120.8	3.5	6.4
	200	14.95	74.7	2.3	7.2	25.76	128.8	6.1	9.2
BEA	0.2	0.22	112.4	2.6	6.9	0.15	75.3	7.2	10.5
	2	2.84	141.9	3.5	7.6	1.99	99.7	2.4	7.1
	20	15.15	75.7	2.6	9.5	14.72	73.6	6.2	8.8
ENNA1	0.2	0.26	127.6	4.5	4.2	0.26	128.5	1.2	3.7
	2	2.02	100.8	1.3	6.3	1.83	91.4	2.4	2.5
	20	21.59	107.9	4.2	9.8	14.11	70.5	5.1	8.4
ENNA	0.2	0.26	130.5	3.4	7.2	0.15	75.5	3.2	10.1
	2	2.70	135.1	3.2	6.3	1.51	75.5	2.5	7.1
	20	26.02	130.1	8.2	11.3	14.23	71.2	7.2	11.2

续表

毒素	加标浓度/（ng/mL）	乳类				蔬菜			
		实际浓度/（ng/mL）	R_M /%	RSD /%		实际浓度/（ng/mL）	R_M /%	RSD /%	
				日内（n=6）	日间（n=18）			日内（n=6）	日间（n=18）
ENNB1	0.2	0.24	117.8	5.9	8.1	0.17	87.1	4.2	10.2
	2	1.97	98.4	2.4	6.3	1.95	97.4	3.1	5.8
	20	21.85	109.3	2.1	4.3	14.32	71.6	2.4	4.6
ENNB	0.2	0.19	93.9	5.2	7.6	0.14	71.9	4.1	6.6
	2	1.56	77.9	3.5	7.2	1.36	68.2	2.1	10.5
	20	18.01	90.0	5.8	11.4	16.73	83.7	5.8	6.3

毒素	加标浓度/（ng/mL）	水果				糖类			
		实际浓度/（ng/mL）	R_M /%	RSD /%		实际浓度/（ng/mL）	R_M /%	RSD /%	
				日内（n=6）	日间（n=18）			日内（n=6）	日间（n=18）
ZEN	2	1.83	91.5	2.3	6.5	1.87	93.5	3.0	4.6
	20	16.37	81.9	2.8	8.2	18.57	92.9	2.5	3.8
	200	182.32	91.2	1.6	3.1	175.79	87.9	2.8	6.2
Fus-X	2	1.82	91.4	2.9	5.6	1.75	87.5	4.3	6.7
	20	16.72	83.6	5.3	3.8	17.71	88.5	8.8	9.9
	200	152.37	76.2	8.4	9.1	168.78	94.4	3.8	7.2
MON	2	1.24	62.0	10.6	12.5	1.21	60.5	10.6	12.8
	20	12.14	60.7	8.1	3.6	12.76	63.8	3.8	8.2
	200	123.61	61.8	1.5	10.8	140.1	70.1	3.5	8.4
PAT	2	1.42	71.8	2.0	5.4	1.68	81.2	3.6	8.1
	20	17.51	87.6	6.2	10.2	16.84	84.2	0.3	4.6
	200	181.41	90.7	2.5	5.3	185.03	92.5	2.6	5.8
15-A-DON	2	1.79	89.5	6.5	9.3	2.06	102.8	7.2	9.3
	20	18.30	91.5	4.9	8.8	21.36	106.8	6.7	7.9
	200	181.71	90.9	5.3	7.9	230.81	115.4	3.3	5.1
NIV	2	1.67	83.5	8.1	9.3	1.86	93.2	2.6	6.5
	20	16.30	81.5	2.6	5.5	16.71	83.6	5.8	7.9
	200	175.16	87.6	4.2	4.9	191.42	145.7	0.5	2.6
β-ZAL	0.2	0.22	110.0	7.2	6.5	0.23	113.4	0.7	3.6
	2	2.67	133.5	8.2	9.2	2.51	125.7	2.6	4.9
	20	23.53	117.7	3.6	8.9	26.44	132.2	1.5	3.8
β-ZOL	0.2	0.25	125.0	3.6	7.3	0.36	180.0	0.4	7.5
	2	2.45	122.5	6.8	5.1	2.15	107.7	1.5	6.9
	20	24.28	121.4	0.9	3.8	22.67	113.3	2.0	4.1

续表

毒素	加标浓度/ （ng/mL）	水果				糖类			
		实际浓度/ （ng/mL）	R_M /%	RSD /%		实际浓度/ （ng/mL）	R_M /%	RSD /%	
				日内 （n=6）	日间 （n=18）			日内 （n=6）	日间 （n=18）
ZAN	0.2	0.22	110.5	3.2	3.1	0.20	102.0	0.7	6.2
	2	2.17	108.5	8.5	7.7	2.07	103.4	2.6	5.5
	20	22.41	112.1	5.3	8.5	22.44	112.2	1.5	8.8
α-ZAL	0.2	0.23	115.8	6.3	6.9	0.22	108.1	0.4	4.2
	2	2.14	107.4	4.9	7.7	2.29	114.5	1.5	2.4
	20	22.69	113.5	2.1	5.6	21.45	107.3	2.0	3.1
α-ZOL	0.2	0.16	80.6	2.7	4.7	0.16	82.0	1.0	2.5
	2	1.63	81.5	2.8	3.5	1.83	91.3	1.9	5.8
	20	16.77	83.9	6.5	4.9	18.24	91.2	4.1	8.5
DON-3-G	1	1.26	126.7	8.4	6.6	0.56	56.2	6.8	8.8
	10	12.18	121.8	6.5	10.6	6.21	62.1	11.6	13.6
	100	142.98	143.8	3.4	7.1	124.60	124.6	4.6	6.4
T-2	2	1.80	90.1	5.5	10.2	1.70	85.1	4.6	5.2
	20	22.31	111.6	7.8	8.5	24.88	124.4	2.9	6.2
	200	239.03	119.5	4.8	6.3	192.76	96.4	12.0	12.8
HT-2	2	1.83	91.5	6.5	7.4	1.95	97.5	8.7	10.9
	20	18.50	92.5	3.3	6.1	1.84	98.6	1.8	6.7
	200	176.35	88.2	5.6	7.6	179.85	89.9	11.8	10.1
DON	2	1.88	94.5	4.2	8.1	2.18	108.9	7.5	6.6
	20	18.05	90.3	3.2	6.5	19.75	98.8	0.8	5.2
	200	195.56	97.8	4.6	7.3	191.74	95.9	2.9	4.4
DOM-1	1	1.11	111.8	4.2	9.1	1.50	149.7	1.7	6.1
	10	13.96	139.6	2.7	4.6	14.37	143.7	9.0	8.5
	100	121.04	121.7	6.4	5.2	114.96	115.0	4.6	7.8
3-A-DON	2	2.05	102.5	5.2	6.0	1.91	95.4	5.7	6.2
	20	18.57	92.9	3.4	6.2	18.87	94.3	3.1	5.3
	200	184.26	92.1	4.1	5.8	190.50	95.2	6.6	5.9
AFB1	0.04	0.03	75.4	5.8	6.1	0.04	99.5	0.2	4.2
	0.4	0.38	95.9	4.8	8.1	0.38	93.9	1.0	5.6
	4	3.46	86.5	7.4	6.5	3.68	92.1	5.7	8.9
AFB2	0.01	0.009	90.7	6.2	4.1	0.005	42.2	4.4	6.1
	0.1	0.082	82.6	4.1	9.2	0.10	96.4	1.1	9.1
	1	0.83	83.8	5.3	5.5	0.72	91.8	2.9	4.8

续表

毒素	加标浓度/（ng/mL）	水果				糖类			
		实际浓度/（ng/mL）	R_M/%	RSD /%		实际浓度/（ng/mL）	R_M/%	RSD /%	
				日内（n=6）	日间（n=18）			日内（n=6）	日间（n=18）
AFG1	0.04	0.04	92.6	7.2	9.1	0.037	92.1	7.5	10.9
	0.4	0.32	85.2	6.5	7.1	0.35	88.0	6.1	9.1
	4	3.69	92.3	5.9	8.2	3.83	95.6	7.5	5.6
AFG2	0.01	0.009	92.5	5.2	6.5	0.01	97.6	8.3	9.9
	0.1	0.092	92.8	3.5	4.3	0.09	90.2	1.9	7.1
	1	0.83	83.4	2.1	4.6	1.00	99.7	6.9	8.5
AFM1	0.01	0.01	92.4	8.5	9.1	0.09	87.8	1.2	6.1
	0.1	0.09	91.2	5.5	6.3	0.08	82.5	0.1	4.3
	1	0.84	84.8	5.8	8.1	0.83	83.2	9.8	6.1
AFM2	0.01	0.01	85.9	3.9	6.1	0.01	95.6	2.4	8.2
	0.1	0.10	105.2	2.8	4.6	0.79	78.7	2.8	6.5
	1	0.84	84.8	4.9	7.1	0.70	70.4	7.5	10.8
DAS	1	0.89	89.5	4.5	6.5	0.96	95.5	9.4	10.4
	10	8.73	87.3	7.7	8.1	10.86	108.6	6.0	6.7
	100	92.39	92.4	3.9	4.6	100.12	100.1	3.1	4.3
NEO	1	0.80	80.8	8.0	8.9	1.15	115.4	3.8	5.2
	10	9.17	91.7	7.5	10.2	11.76	117.6	0.8	4.9
	100	91.33	91.3	3.8	7.3	97.03	97.0	5.9	6.8
SMC	0.2	0.17	85.9	5.1	6.2	0.79	49.5	1.6	7.4
	2	1.86	93.4	3.5	4.3	1.82	91.1	6.5	8.2
	20	19.43	97.2	6.8	8.0	17.64	88.2	10.4	11.0
OTA	0.2	0.21	106.5	8.9	6.5	0.19	92.9	3.1	5.2
	2	1.86	92.9	5.4	6.8	1.83	91.3	3.6	6.3
	20	17.71	88.5	0.1	3.2	18.22	91.1	1.1	4.2
OTB	0.2	0.26	132.1	7.1	8.2	0.22	91.2	2.6	5.8
	2	1.85	92.6	2.3	4.5	1.70	84.9	4.2	6.9
	20	18.84	94.9	1.8	3.4	15.61	78.1	3.9	4.2
FB1	1	0.61	60.5	1.9	3.9	0.85	85.1	2.2	6.4
	10	7.80	78.0	1.9	4.6	8.55	85.5	5.1	8.2
	100	60.81	60.8	4.6	5.2	84.11	84.1	7.1	7.4
FB2	1	90.41	90.4	2.6	6.3	1.02	102.2	2.9	3.8
	10	10.36	103.6	4.2	5.8	10.72	107.2	3.8	4.3
	100	70.22	70.2	4.8	7.3	102.02	102.0	2.0	6.5

续表

毒素	加标浓度/（ng/mL）	水果				糖类			
		实际浓度/（ng/mL）	R_M /%	RSD /%		实际浓度/（ng/mL）	R_M /%	RSD /%	
				日内（n=6）	日间（n=18）			日内（n=6）	日间（n=18）
FB3	1	0.85	85.4	0.6	3.5	0.95	94.8	2.6	4.8
	10	9.62	96.2	5.1	6.9	10.08	100.8	3.7	7.1
	100	72.41	72.4	4.8	8.2	103.06	103.1	3.2	5.5
CPA	2	2.16	107.9	1.5	3.2	1.76	87.8	6.2	9.3
	20	16.03	80.2	4.8	6.9	14.97	74.9	4.2	6.8
	200	178.68	89.3	5.2	8.3	165.15	82.6	5.5	8.3
CIT	2	1.56	78.8	3.8	7.3	1.91	95.6	6.2	9.9
	20	17.35	86.8	5.2	7.7	17.18	85.9	1.4	5.8
	200	168.61	84.3	3,4	9.2	174.52	87.3	4.5	6.0
AME	2	2.28	114.0	3.5	5.5	2.01	100.7	1.5	3.6
	20	14.69	73.3	2.4	3.6	19.19	95.9	3.2	8.6
	200	144.86	72.4	2.1	2.8	176.0	88.0	2.8	5.2
TeA	2	1.98	98.9	3.3	5.3	1.92	96.0	3.4	9.3
	20	17.07	85.3	8.2	10.9	18.89	94.5	1.8	5.5
	200	173.15	86.6	6.1	7.6	179.78	89.9	6.4	7.8
TEN	2	2.41	120.6	2.5	6.4	1.87	93.5	3.2	4.6
	20	21.19	105.9	9.2	10.8	16.35	81.8	2.1	6.4
	200	209.02	104.5	3.5	9.8	176.82	88.4	3.1	7.1
ALT	2	2.17	108.7	2.4	10.5	2.54	126.9	2.8	6.5
	20	22.42	112.1	3.9	9.7	25.42	127.1	3.2	7.6
	200	252.39	126.2	2.1	4.4	232.45	116.2	2.4	6.9
AOH	2	1.65	82.4	5.4	7.2	1.97	98.7	4.2	9.1
	20	23.33	116.7	3.6	8.1	15.29	76.5	2.4	8.2
	200	20.66	103.3	2.7	8.2	162.73	81.4	1.5	5.2
BEA	0.2	0.25	123.0	3.9	7.5	0.26	133.3	1.7	6.3
	2	1.31	65.3	2.6	7.9	1.54	76.8	3.8	9.2
	20	13.90	69.5	9.1	10.3	15.70	78.5	7.5	10.8
ENNA1	0.2	0.25	123.5	2.1	2.4	0.19	94.2	6.2	8.8
	2	1.33	66.6	1.6	6.3	1.66	82.9	2.5	5.1
	20	14.92	74.6	5.1	4.4	16.88	84.4	5.1	7.3
ENNA	0.2	0.29	144.5	3.9	5.6	0.21	105.9	3.2	9.7
	2	1.54	77.1	3.7	8.3	1.60	79.9	4.8	2.3
	20	15.52	77.6	3.9	8.3	16.85	84.2	8.7	11.8

续表

毒素	加标浓度/ （ng/mL）	水果				糖类			
		实际浓度/ （ng/mL）	R_M /%	RSD /%		实际浓度/ （ng/mL）	R_M /%	RSD /%	
				日内 （n=6）	日间 （n=18）			日内 （n=6）	日间 （n=18）
ENNB1	0.2	0.23	114.9	5.2	9.4	0.21	105.3	2.3	9.5
	2	1.34	66.9	2.5	3.8	1.62	80.9	5.7	9.1
	20	14.12	70.6	2.1	6.3	14.00	70.0	3.6	5.1
ENNB	0.2	0.15	77.2	4.2	7.6	0.16	82.2	5.6	10.8
	2	1.32	65.9	5.1	6.2	1.60	80.0	2.1	4.3
	20	13.96	69.8	5.6	7.4	16.59	82.9	6.6	11.4

毒素	加标浓度/ （ng /mL）	水及饮料				酒类			
		实际浓度/ （ng/mL）	R_M /%	RSD /%		实际浓度/ （ng/mL）	R_M /%	RSD /%	
				日内 （n=6）	日间 （n=18）			日内 （n=6）	日间 （n=18）
ZEN	2	1.87	93.5	2.7	4.9	1.96	97.8	2.8	4.2
	20	18.47	92.4	1.4	8.7	19.21	96.1	4.0	6.3
	200	181.19	90.6	3.3	6.1	181.63	90.8	0.9	4.5
Fus-X	2	1.80	90.2	5.1	3.6	1.48	74.0	8.2	9.3
	20	18.23	91.2	2.2	4.2	15.50	77.5	3.7	8.1
	200	194.27	97.1	3.2	6.6	136.37	68.2	1.8	3.5
MON	2	1.27	63.5	1.6	5.1	0.34	171.8	0.5	4.9
	20	12.69	63.5	5.5	7.5	13.22	66.1	2.1	6.1
	200	130.26	65.1	2.7	7.9	126.68	63.3	2.1	6.3
PAT	2	1.29	64.5	1.8	9.2	2.13	106.4	1.6	7.6
	20	17.42	87.1	3.5	6.3	22.20	111.0	9.6	9.8
	200	178.53	89.3	1.7	4.7	196.00	98.0	2.1	4.5
15-A-DON	2	2.00	100.2	3.7	6.2	2.35	117.4	6.1	7.2
	20	22.38	112.0	2.5	7.6	16.18	80.9	5.6	6.3
	200	205.86	102.9	4.1	8.9	163.88	81.9	4.8	8.2
NIV	2	2.00	99.9	4.7	6.1	2.37	118.6	8.9	9.5
	20	18.36	91.8	2.5	6.7	20.59	102.9	3.9	6.1
	200	202.17	101.1	4.1	6.8	204.34	102.2	4.7	7.9
β-ZAL	0.2	0.21	103.6	6.4	9.9	0.22	110.0	1.4	3.1
	2	1.92	96.1	5.0	7.1	1.93	96.4	3.9	4.2
	20	20.10	100.5	4.2	6.6	21.64	108.2	4.7	8.2
β-ZOL	0.2	0.19	95.8	5.7	7.9	0.30	150.2	9.3	10.9
	2	1.96	97.9	3.9	5.1	1.79	89.4	8.6	7.1
	20	17.65	88.3	5.5	8.5	19.82	99.1	2.2	6.3

续表

毒素	加标浓度/ (ng /mL)	水及饮料				酒类			
		实际浓度/ (ng/mL)	R_M /%	RSD /%		实际浓度/ (ng/mL)	R_M /%	RSD /%	
				日内 (n=6)	日间 (n=18)			日内 (n=6)	日间 (n=18)
ZAN	0.2	0.21	103.2	3.7	8.9	0.17	83.6	2.2	11.1
	2	2.02	101.2	7.0	9.3	2.01	100.7	4.6	8.3
	20	22.28	111.4	3.8	10.1	20.50	102.5	0.9	4.8
α-ZAL	0.2	0.22	111.9	3.8	6.3	0.19	96.9	7.9	8.1
	2	2.18	108.9	0.4	4.1	1.91	95.5	1.5	3.5
	20	21.81	109.1	2.7	6.1	21.22	106.1	1.1	6.2
α-ZOL	0.2	0.16	78.2	6.3	7.5	0.21	102.9	0.5	4.1
	2	1.53	76.3	1.6	3.2	1.68	84.0	0.7	3.5
	20	16.60	83.0	4.9	4.0	16.77	83.8	1.7	4.2
DON-3-G	1	1.80	180.8	1.6	8.5	0.61	62.0	6.8	8.1
	10	10.75	107.5	4.9	6.6	17.06	170.6	4.5	6.7
	100	131.87	131.9	3.5	7.1	120.43	120.4	5.8	8.2
T-2	2	2.50	124.8	3.2	6.2	2.39	119.3	5.0	7.9
	20	23.06	115.3	9.5	8.8	23.50	93.1	3.5	8.3
	200	222.56	111.3	5.6	4.2	239.46	94.5	9.0	6.9
HT-2	2	1.95	97.5	2.7	10.3	2.01	100.5	3.7	8.1
	20	19.27	96.3	3.0	9.5	18.62	93.1	2.8	4.6
	200	184.46	92.2	1.8	6.3	189.03	94.5	7.8	10.9
DON	2	2.02	101.1	5.3	9.1	2.51	151.0	8.0	6.2
	20	19.29	96.5	1.4	4.5	25.13	150.6	7.9	8.5
	200	206.19	103.1	6.1	10.9	238.63	119.3	7.7	9.3
DOM-1	1	1.37	137.2	9.8	11.1	1.68	168.2	4.6	6.9
	10	14.27	142.7	4.1	6.5	18.04	180.4	1.4	4.2
	100	126.10	126.1	10.7	11.6	134.65	134.7	6.9	8.1
3-A-DON	2	1.89	94.7	1.5	3.8	2.33	116.5	4.8	5.2
	20	19.58	97.9	3.8	8.5	20.23	101.1	3.8	4.1
	200	194.94	97.5	7.3	10.2	180.20	90.1	4.2	8.5
AFB1	0.04	0.04	96.6	3.8	4.3	0.04	95.8	0.6	5.2
	0.4	0.37	92.2	3.7	5.2	0.36	89.2	2.9	4.1
	4	3.60	90.0	1.7	3.5	3.88	97.0	2.6	5.3
AFB2	0.01	0.009	91.2	5.4	6.9	0.01	85.0	2.4	9.1
	0.1	0.09	89.8	3.9	6.4	0.10	100.1	6.5	8.5
	1	0.92	92.6	3.4	7.1	0.97	97.1	3.9	8.1
AFG1	0.04	0.04	92.1	6.8	6.9	0.04	132.0	2.2	6.5
	0.4	0.39	97.3	3.2	7.8	0.54	135.4	2.1	7.8
	4	3.92	98.0	4.3	5.9	3.93	98.3	1.2	4.1

续表

毒素	加标浓度/(ng /mL)	水及饮料				酒类			
		实际浓度/(ng/mL)	R_M /%	RSD /%		实际浓度/(ng/mL)	R_M /%	RSD /%	
				日内(n=6)	日间(n=18)			日内(n=6)	日间(n=18)
AFG2	0.01	0.01	125.0	6.1	6.8	0.01	120.2	3.5	6.2
	0.1	0.09	86.8	1.6	6.3	0.11	106.5	0.4	7.2
	1	0.99	98.9	5.2	7.1	0.96	96.0	9.9	9.5
AFM1	0.01	0.01	92.0	7.2	9.3	0.01	113.5	2.9	5.1
	0.1	0.09	92.6	6.7	8.8	0.12	117.2	7.0	8.2
	1	0.92	92.5	5.8	6.1	0.90	90.0	2.1	6.6
AFM2	0.01	0.01	147.7	3.1	7.5	0.01	126.8	3.1	4.5
	0.1	0.14	140.8	3.0	5.9	0.13	121.3	1.9	3.1
	1	1.04	104.5	8.3	6.1	0.71	71.2	2.9	7.1
DAS	1	1.01	100.7	3.7	7.5	1.12	112.1	4.4	7.8
	10	9.65	96.5	4.9	8.3	9.49	95.0	6.9	10.7
	100	87.08	87.1	11.9	9.1	84.94	84.9	1.6	3.1
NEO	1	0.71	71.5	8.8	7.7	1.43	142.5	3.8	6.3
	10	7.76	77.6	3.2	6.2	7.27	72.7	8.2	10.6
	100	66.69	66.7	9.9	11.9	94.42	94.4	4.5	6.1
SMC	0.2	0.18	89.8	8.5	6.2	0.21	104.1	10.8	7.2
	2	1.77	88.4	4.3	9.8	1.79	89.9	7.0	9.3
	20	19.46	97.3	10.3	7.6	17.68	88.4	2.4	6.5
OTA	0.2	0.19	95.9	3.5	6.3	0.16	89.3	4.3	5.5
	2	1.75	87.4	2.4	5.2	1.65	89.1	4.1	6.3
	20	18.42	92.4	3.2	4.7	19.69	97.5	1.2	5.6
OTB	0.2	0.16	81.5	5.3	4.2	0.17	86.0	4.2	7.5
	2	1.86	89.5	0.9	5.2	1.89	95.6	3.8	5.6
	20	18.36	91.8	1.4	3.2	15.23	75.3	1.5	4.2
FB1	1	0.85	85.0	2.6	4.3	0.83	83.3	2.7	4.6
	10	8.83	88.3	4.2	5.3	8.65	86.5	5.1	5.2
	100	79.50	79.4	3.6	4.6	89.42	89.4	3.7	6.6
FB2	1	0.86	85.9	3.8	7.1	0.85	85.3	6.5	4.3
	10	8.93	89.3	2.3	5.3	10.84	108.4	4.1	7.8
	100	90.75	90.8	4.1	3.6	112.58	112.6	3.5	5.7
FB3	1	1.22	122.4	3.4	6.4	1.13	113.2	6.8	4.6
	10	9.12	91.2	5.2	6.7	11.35	113.4	3.2	3.5
	100	82.43	82.4	6.1	7.8	117.66	117.7	5.2	6.9
CPA	2	2.10	105.9	1.2	3.5	1.52	75.9	4.5	8.2
	20	24.8	124,2	4.6	7.3	16.56	82.8	5.2	7.2
	200	205.71	102.9	2.8	6.3	150.26	75.1	6.2	8.6

毒素	加标浓度/ （ng /mL）	水及饮料				酒类			
		实际浓度/ （ng/mL）	R_M /%	RSD /%		实际浓度/ （ng/mL）	R_M /%	RSD /%	
				日内 （n=6）	日间 （n=18）			日内 （n=6）	日间 （n=18）
CIT	2	1.43	71.7	6.9	8.3	1.58	78.9	5.1	7.9
	20	16.61	83.1	4.8	9.3	17.59	88.0	2.2	6.4
	200	163.59	81.8	6.2	8.2	159.51	79.8	4.5	8.5
AME	2	1.46	73.2	3.1	5.4	1.31	65.5	4.8	6.5
	20	15.58	77.9	2.2	6.2	16.61	83.0	3.2	5.8
	200	149.82	74.9	7.6	10.3	157.0	78.5	6.2	8.2
TeA	2	1.77	88.46	2.4	6.4	2.53	126.4	1.2	3.3
	20	18.65	93.2	1.4	4.6	18.52	92.6	3.1	4.5
	200	178.54	89.3	7.8	10.5	172.65	86.3	2.7	6.4
TEN	2	2.06	103.1	2.3	5.5	2.52	125.9	2.2	5.4
	20	19.98	99.9	3.0	6.3	26.34	131.7	1.6	3.2
	200	222.83	114.2	4.4	5.8	232.86	116.4	2.6	8.8
ALT	2	1.99	99.7	5.3	10.2	2.41	120.5	3.7	4.5
	20	17.45	87.2	8.4	11.3	24.31	121.6	4.5	6.9
	200	222.56	111.3	1.6	5.3	199.39	99.7	5.7	7.3
AOH	2	1.57	78.6	2.2	4.8	2.67	133.4	4.8	6.2
	20	14.1	70.5	2.5	5.1	14.08	70.4	6.0	10.2
	200	136.67	68.3	3.5	6.2	166.38	83.2	1.5	3.2
BEA	0.2	0.15	75.3	2.8	5.8	0.13	63.1	7.4	8.9
	2	1.55	77.3	4.3	7.5	1.35	67.6	2.0	4.5
	20	14.94	74.7	2.1	5.9	12.69	63.5	6.5	8.8
ENNA1	0.2	0.18	89.7	1.8	4.5	0.13	64.5	8.1	10.2
	2	1.49	74.6	5.6	8.8	1.21	60.6	1.3	3.3
	20	17.15	85.8	2.4	6.9	12.22	61.1	2.5	5.4
ENNA	0.2	0.17	82.5	3.8	8.6	0.12	60.3	3.3	6.2
	2	1.54	77.2	1.3	3.5	1.3	64.8	2.7	5.3
	20	16.47	82.3	2.3	6.2	14.0	70.2	7.5	10.3
ENNB1	0.2	0.17	84.6	1.4	5.5	0.17	84.2	3.9	5.5
	2	1.42	70.8	2.9	5.6	1.52	76.0	4.5	8.2
	20	16.91	84.6	1.4	8.3	15.1	75.5	8.4	11.3
ENNB	0.2	0.15	72.9	3.2	5.9	0.14	72.5	3.8	5.6
	2	1.35	67.3	5.5	10.2	1.77	88.8	10.3	11.2
	20	16.77	83.9	7.3	11.2	15.87	79.3	2.1	5.4

19.4.5　色谱图

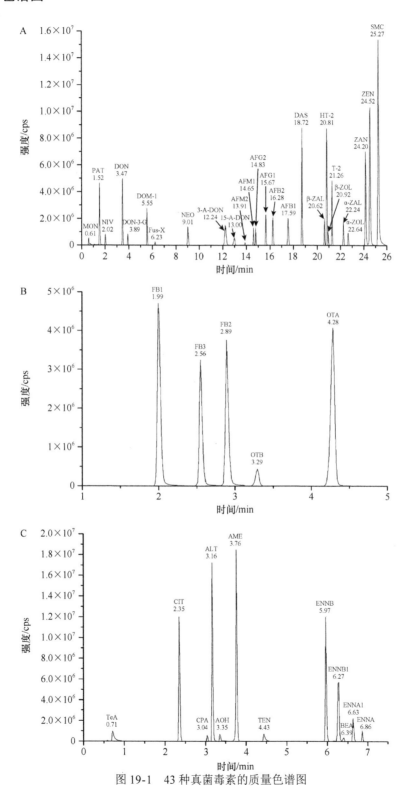

图 19-1　43 种真菌毒素的质量色谱图

A：26 种真菌毒素色谱图；B：伏马菌素和赭曲霉毒素色谱图；C：10 种新兴真菌毒素、CIT 和 CPA 色谱图

19.5　操作关键点及注意事项

19.5.1　取样的均匀性

真菌毒素在样品中的分布是不均匀的，因此在分析过程中取样的代表性非常重要，往往影响含量的测定结果。为保证测定结果的准确性，在进行样品检测时应做到混样均匀，总膳食样品都是冷冻样品，测定前应解冻完全、均质后进行取样。

19.5.2　标准品的使用

应使用有证标准品或标准溶液，注意其质量问题，必要时可采用核磁或紫外分光光度等方法进行纯度确认和校正，避免交叉污染和弄错标准品；标准曲线的浓度一定要准确。黄曲霉毒素应保存于干燥阴凉处，避光保存。实际应用中，如需对黄曲霉毒素标准品进行校准，需采用吸光光度法，见《食品安全国家标准　食品中黄曲霉毒素 B 族和 G 族的测定》（GB 5009.22—2016）。内标法定量时，同位素内标使用前需经过验证，保证对目标化合物无干扰。

19.5.3　质量控制

采用多种手段，对所用试剂、实验过程及结果进行质量控制。同时测定试剂空白、过程空白、质控样及样品加标回收率；质控样品应与检测样品具有相似基质、相似的物理状态和相近的目标物含量范围。选择加标回收及定值参考物是评价定量结果的有效手段。本次总膳食检测的 43 种真菌毒素，涉及 12 种复杂食品基质，调味品和油被加入到 12 类混样中增加了基质的复杂程度。有标准参考物质的，如谷类中的伏马菌素、黄曲霉毒素即采用标准参考物质进行质量控制，对于新兴毒素组，目前暂未获得交链孢毒素和新兴镰刀菌毒素的标准参考物质，其他未获得标准参考物质的基质，为确保实验结果的准确性，每批样品的测定过程中加入空白加标样品作为质量控制样品。

19.5.4　检测方法

对检测方法进行优化及方法学评价，确保方法的准确性和适用性。首先，根据目标毒素性质及食品基质中的主要干扰物，选择合适的提取溶剂和净化柱，以获得满意的前处理回收率。本次总膳食样品检测，即根据前处理回收率选择了 3 种净化柱分别进行检测。采用质谱检测器测定时，需特别注意基质效应的影响，若离子化过程中产生明显的离子抑制/增强现象，应配制基质匹配校准曲线或采用同位素内标法，尽量消除基质效应对定量的干扰。本次总膳食样品均采用同位素内标法，对 12 种基质分别加标进行测定，在内标法定量时，应尽量保证以相同的方式吸取同一瓶内标溶液来配制标准曲线和加入样品；采用参考同位素内标定量，需对回收率进行验证。

19.5.5　方法比对及人员比对

在有条件的情况下，可以采用不同仪器或不同操作人员，对实验结果进行比对验证，避免操作失误，以确保结果的可靠性。

19.6　质量控制与质量保证

19.6.1　伏马菌素和赭曲霉毒素组

伏马菌素和赭曲霉毒素组以小麦粉 BRM003018- M14072F（美国 Biopure 公司）为参考物质，参考值：FB1 为 270 μg/kg±110 μg/kg，FB2 ＜ 80 μg/kg，FB3 ＜ 80 μg/kg。通过测定标准参考物质 BRM003018 玉米面中的 FB1、FB2 和 FB3 含量，进行质量控制。测定结果见图 19-2。多次测定结果均在参考值所给出的范围内。

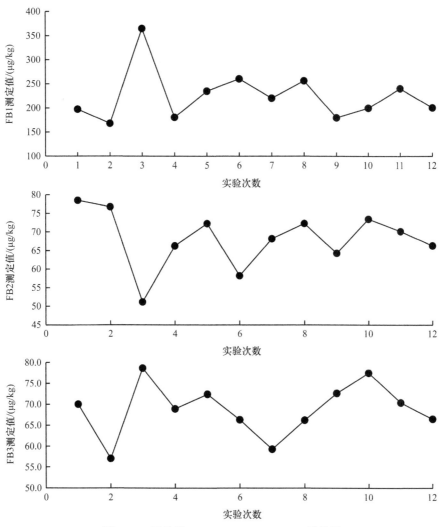

图 19-2　质控样 BRM003018- M14072F 质控图

19.6.2　多毒素组

多毒素组以玉米粉 BRM003028-M13243A（美国 Biopure 公司）为标准参考物质，参考值：AFB1 为 9.62 μg/kg±2.70 μg/kg，AFB2 为 0.74 μg/kg±0.26 μg/kg，AFG1 为 0.68 μg/kg±0.28 μg/kg，AFG2 < LOD。通过测定该标准参考物质中的 AFB1、AFB2 和 AFG1 含量，进行质量控制。测定结果见图 19-3。多次测定结果均在参考值所给出的范围内。

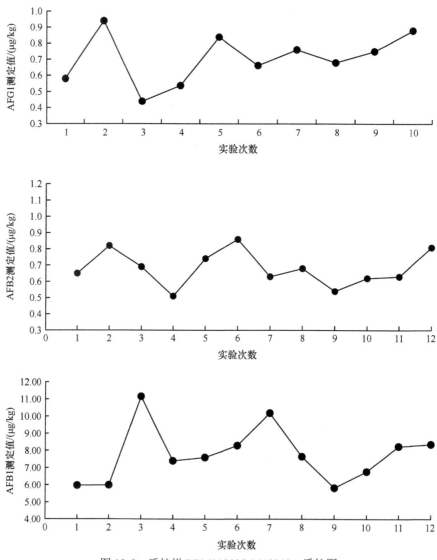

图 19-3　质控样 BRM003028-M13243A 质控图

19.6.3　新兴毒素组

新兴毒素组目前暂未获得交链孢毒素和新兴镰刀菌毒素的标准参考物质，为确保实验结果的准确性，每批样品的测定过程中加入空白加标样品作为质量控制样品。每批样品中选择一个无目标化合物检出的膳食样品，进行加标回收实验。加入交链孢霉毒素浓度为 100 ng/mL，BEA 及 ENNs 浓度为 10 ng/mL。每次实验 AME、TeA、TEN 的回收率均在 90% ～ 110%，AOH 和 ALT 的回收率在 80% ～ 90%，ENNs 的回收率为 90% ～ 130%，BEA 的回收率为 80% ～ 130%。说明实验结果准确、可靠。

19.6.4　比对考核

本实验室多次参加 FAO-Texas A&M 举办的玉米粉中黄曲霉毒素国际比对考核，结果见表 19-14，均取得满意结果。本实验室在真菌毒素检测方面具有良好的实验室质量保证和质量控制手段，结果准确可靠，具有可比性。

表 19-14　玉米粉中黄曲霉毒素国际比对考核结果

考核名称		毒素	测定值/(mg/kg)	参考值/(mg/kg)	Z 评分
2017 年 FAO-Texas A&M 玉米粉黄曲霉毒素国际比对	第一轮	AFB1	12.08	10.6	0.44
		AF 总量	13.20	11.9	0.35
	第二轮	AFB1	116.00	85.8	1.52
		AF 总量	126.70	93.9	1.53
2018 年 FAO-Texas A&M 玉米粉黄曲霉毒素国际比对	第一轮	AFB1	50.9	43.6	0.65
		AF 总量	56.8	49.2	0.61
	第二轮	AFB1	8.75	7.0	0.74
		AF 总量	9.33	7.5	0.73
2019 年 FAO-Texas A&M 玉米粉黄曲霉毒素国际比对	第一轮	AFB1	73.37	61.9	0.76
		AF 总量	80.75	68.1	0.67
	第二轮	AFB1	12.54	12.9	0.09
		AF 总量	13.51	13.8	0.07
2020 年 FAO-Texas A&M 玉米粉黄曲霉毒素国际比对	第一轮	AFB1	298.4	229	1.52
		AF 总量	345.4	277	1.27
	第二轮	AFB1	32.39	27.5	0.65
		AF 总量	35.74	32	0.43

（周　爽　邱楠楠　张　烁）

参 考 文 献

[1] Brera C, de Santis B, Debegnach F, et al. Chapter 12 Mycotoxins, In Comprehensive Analytical Chemistry; Elsevier, 2008, 51: 376-377.

[2] Freire L, Sant'Ana A S. Modified mycotoxins: an updated review on their formation, detection, occurrence, and toxic effects. Food Chem Toxicol, 2018, 111: 189-205.

[3] IARC. Monographs on the Evaluation of Carcinogenic Risks to Humans. Some Naturally Occurring Substances: Food Items and Constituents, Heterocyclic Aromatic Amines and Mycotoxins. Lyon, 1994, 15-22.

[4] Milićević D R, Škrinjar M, Baltić T. Real and perceived risks for mycotoxin contamination in foods and feeds: challenges for food safety control. Toxins, 2010, 2: 572-592.

[5] Wu F, Groopman J D, Pestka J J. Public health impacts of foodborne mycotoxins. Annu Rev Food Sci Technol, 2014, 5: 351-372.

[6] WHO. Food safety. Fact sheet N 399. Geneva, 2015.

[7] Haque M A, Wang Y, Shen Z, et al. Mycotoxin contamination and control strategy in human, domestic animal and poultry: a review. Microbial Pathogenesis, 2020, 142: 104095.

[8] Horky P, Skalickova S, Baholet D, et al. Nanoparticles as a solution for eliminating the risk of mycotoxins. Nanomaterials, 2018, 8: 727-748.

[9] Ukwuru M U, Ohaegbu C G, Muritala A. An overview of mycotoxin contamination of foods and feeds. J Biochem Microb Toxicol, 2017, 1: 101-112.

[10] WHO. International Programme on Chemical Safety of WHO. Selected mycotoxins: ochratoxins, trichothecenes, egrot. Environmental Health Criteria 105. Geneva, 1990.

[11] Grenier B, Oswald I. Mycotoxin co-contamination of food and feed: meta-analysis of publications describing toxicological interactions, World Mycotoxin J, 2011, 4: 285-313.

[12] CXS 93-1995. General Standard for Contaminants and Toxins in Food and Feed.

[13] EC 1881/2006. Setting maximum levels for certain contaminants in food stuffs.

[14] 吴永宁. 食品中真菌毒素检测方法标准操作程序. 北京: 中国质检出版社, 中国标准出版社, 2018.

[15] Welke J E, Hoeltz M, Dottori H A, et al. Quantitative analysis of patulin in apple juice by thin-layer chromatography using charge coupled device detector. Food Additives & Contaminants, 2009, 26(5): 754-758.

[16] Klarić M Š, Cvetnić Z, Pepeljnjak S, et al. Co-occurrence of aflatoxins, ochratoxin A, fumonisins, and zearalenone in cereals and feed, determined by competitive direct enzyme-linked immunosorbent assay and thin-layer chromatography. Arhiv Za Higijenu Rada I Toksikologiju, 2009, 60(4): 427-434.

[17] Valle-Algarra F M, Medina A, Gimeno-Adelantado J V, et al. Comparative assessment of solid-phase extraction clean-up procedures, GC columns and perfluoroacylation reagents for determination of type B trichothecenes in wheat by GC-ECD. Talanta, 2005, 66: 194-201.

[18] Eke Z, Kende A, Torkos K. Simutaneous detection A and B trichothecenes by gas chromatography with flame ionization or mass selective detection. Microchem, 2004, 78: 211-216.

[19] Carballo D, Font G, Ferrer E, et al. Evaluation of mycotoxin residues on ready-to-eat food by chromatographic methods coupled to mass spectrometry in tandem. Toxins, 2018, 10: 243-256.

[20] Barros G, García D, Oviedo M, et al. Survey of T-2 and HT-2 toxins in soybean and soy meal from Argentina using immunoaffinity clean-up and high performance liquid chromatography. World Mycotoxin Journal, 2011, 4: 189-197.

[21] Barros G, Zanon M S, Abod A, et al. Natural deoxynivalenol occurrence and genotype and chemotype determination of a field population of the *Fusarium graminearum* complex associated with soybean in Argentina. Food Addit Part A Chem Anal Control Expo Risk Assess, 2012, 29: 293-303.

[22] Janati S S F, Beheshti H R, Fahim N K, et al. Aflatoxins and ochratoxinin A in bean from Iran. Bull Environ ContamToxicol, 2011, 87: 194-197.

[23] Fan C, Cao X, Liu X, et al. Determination of *Alternaria* mycotoxins in wine and juice using ionic liquid

modified countercurrent chromatography as a pretreatment method followed by high-performance liquid chromatography. J Chromatogr A, 2016, 1436: 133-140.

[24] de Berardis S, de Paola E L, Montevecchi G, et al. Determination of four *Alternaria alternata* mycotoxins by QuEChERS approach coupled with liquid chromatography-tandem mass spectrometry in tomato-based and fruit-based products. Food Research International, 2018, 106: 677-685.

[25] Ren Y, Zhang Y, Shao S, et al. Simultaneous determination of multi-component mycotoxin contaminants in foods and feeds by ultra-performance liquid chromatography tandem mass spectrometry, J Chromatogr A, 2007, 1143: 48-64.

[26] Kunz B M, Wanko F, Kemmlein S, et al. Development of a rapid multi-mycotoxin LC-MS/MS stable isotope dilution analysis for grain legumes and its application on 66 market samples. Food Control, 2020, 109: 106949.

[27] Zhang K, Schaab M R, Southwood G, et al. A collaborative study: determination of mycotoxins in corn, peanut butter, and wheat flour using stable isotope dilution assay (SIDA) and liquid chromatography-tandem mass spectrometry (LC-MS/MS). J Agric Food Chem, 2017, 65: 7138-7152.

[28] de Santis B, Debegnach F, Gregori E, et al. Development of a LC-MS/MS method for the multi-mycotoxin determination in composite cereal-based samples. Toxins, 2017, 9: 169.

[29] Gruber-Dorninger C, Novak B, Nagl V, et al. Emerging mycotoxins: beyond traditionally determined food contaminants. J Agric Food Chem, 2017, 65: 7052-7070.

[30] Berthiller F, Brera C, Iha M H, et al. Developments in mycotoxin analysis: an update for 2015-2016. World Mycotoxin J, 2017, 10: 5-29.

[31] Bueno D, Istamboulie G, Munoz R, et al. Determination of mycotoxins in food: a review of bioanalytical to analytical methods, Appl Spectrosc Rev, 2015, 50: 728-774.

[32] GB 5009. 22—2016《食品安全国家标准 食品中黄曲霉毒素 B 族和 G 族的测定》.

[33] GB 5009. 24—2016《食品安全国家标准 食品中黄曲霉毒素 M 族的测定》.

[34] GB 5009. 25—2016《食品安全国家标准 食品中杂色曲霉素的测定》.

[35] GB 5009. 96—2016《食品安全国家标准 食品中赭曲霉毒素 A 的测定》.

[36] GB 5009. 111—2016《食品安全国家标准 食品中脱氧雪腐镰刀菌烯醇及其乙酰化衍生物的测定》.

[37] GB 5009. 185—2016《食品安全国家标准 食品中展青霉素的测定》.

[38] GB 5009. 209—2016《食品安全国家标准 食品中玉米赤霉烯酮的测定》.

[39] Berthiller F, Crews C, Dall'Asta C, et al. Masked mycotoxins: a review. Molecular Nutrition & Food Research, 2013, 57(1): 165-186.

[40] de Boevre M, Jacxsens L, Lachat C, et al. Human exposure to mycotoxins and their masked forms through cereal-based foods in Belgium. Toxicology Letters, 2013, 218(3): 281-292.

[41] Falavigna C, Lazzaro I, Galaverna G, et al. Fatty acid esters of fumonisins: first evidence of their presence in maize. Food Additives & Contaminants Part A Chemistry Analysis Control Exposure & Risk Assessment, 2013, 30(9): 1606-1613.

[42] EFSA Panel on Contaminants in the Food Chain (CONTAM). Scientific opinion on the risks for human and animal health related to the presence of modified forms of certain mycotoxins in food and feed. EFSA Journal, 2014, 12(12): 3916.

[43] Righetti L, Paglia G, Galaverna G, et al. Recent advances and future challenges in modified mycotoxin

analysis: why HRMS has become a key instrument in food contaminant research. Toxins, 2016, 8(12): 361.

[44] Fenclová M, Lacina O, Zachariášová M, et al. Application of ion-mobility Q-TOF LC/MS platform in masked mycotoxins research//Pulkrabová J, Tomaniová M, Nielen M, et al. Proceedings of the Recent Advances in Food Analysis. Prague: UCT Prague Press, 2015: 122.

[45] Stead S, Joumier J M, McCullagh M, et al. Using ion mobility mass spectrometry and collision cross section areas to elucidate the α and β epimeric forms of glycosilated T-2 and HT-2 toxins//Pulkrabová J, Tomaniová M, Nielen M, et al. Proceedings of the Recent Advances in Food Analysis. Prague: UCT Prague Press, 2015: 338.

[46] EFSA/Food and Agriculture Organization of the United Nations, and World Health Organization. Joint guidance of EFSA, FAO and WHO. Towards a harmonized total diet study approach: a guidance document. EFSA Journal, 2011, 9: 2450.

[47] EFSA Panel on Contaminants in the Food Chain (CONTAM). Scientific opinion on the risks for human and animal health related to the presence of modified forms of certain mycotoxins in food and feed. EFSA Journal, 2013, 11(6): 3254.

[48] EFSA Panel on Contaminants in the Food Chain (CONTAM). Risks to human and animal health related to the presence of deoxynivalenol and its acetylated and modified forms in food and feed. EFSA Journal, 2017, 15: 4718.

[49] EFSA Panel on Contaminants in the Food Chain (CONTAM). Appropriateness to set a group health-based guidance value for fumonisins and their modified forms. EFSA Journal, 2018, 16: 5172.

[50] EFSA Panel on Contaminants in the Food Chain (CONTAM). Risk to human and animal health related to the presence of 4,15-diacetoxyscirpenol in food and feed. EFSA Journal, 2018, 16: 5367.

[51] EFSA Panel on Contaminants in the Food Chain (CONTAM). Risks for animal health related to the presence of fumonisins, their modified forms and hidden forms in feed. EFSA Journal, 2018, 16: 5242.

[52] EFSA Panel on Contaminants in the Food Chain (CONTAM). Risks to human and animal health related to the presence of moniliformin in food and feed. EFSA Journal, 2018, 16: 5082.

[53] EFSA Panel on Contaminants in the Food Chain (CONTAM). Risk assessment of ochratoxin A in food. EFSA Journal, 2020, 18: 6113.

[54] Leblancb J C, Tard A, Volatier J L, et al. Estimated dietary exposure to principal food mycotoxins from the first French Total Diet Study. Food Addit Contam, 2005, 22: 652-672.

[55] Sirot V, Volatier J L, Calamassi-Tran G, et al. Core food of the French food supply: second Total Diet Study. Food Addit Contama A, 2009, 26: 623-639.

[56] Sirot V, Fremy J, Leblanc J. Dietary exposure to mycotoxins and health risk assessment in the second French total diet study. Food Chem Toxicol, 2013, 52: 1-11.

[57] Sprong R C, de Wit-Bos L, Zeilmaker M J, et al. A mycotoxin-dedicated total diet study in the Netherlands in 2013: Part Ⅰ-Design. World Mycotoxin J, 2016, 9: 73-88.

[58] Sprong R C, de Wit-Bos L, TeBiesebeek J D, et al. A mycotoxin-dedicated total diet study in the Netherlands in 2013: Part Ⅲ-exposure and risk assessment. World Mycotoxin J, 2016, 9: 109-128.

[59] Yau A T C, Chen M Y Y, Lam C H, et al. Dietary exposure to mycotoxins of the Hong Kong adult population from a Total Diet Study. Food Addit Contam A, 2016, 33: 1026-1035.

[60] Urieta I, Jalon M, Garcia J, et al. Food surveillance in the Basque country (Spain) Ⅰ. The design of a

total diet study. Food Addit Contam, 1991, 8: 371-380.

[61] Urieta I, Jalon M, Eguileor I. Food surveillance in the Basque country (Spain) Ⅱ. Estimation of the dietary intake of organochlorine pesticides, heavy metals, arsenic, aflatoxin M1, iron and zinc through the total diet study, 1990/91. Food Additives & Contaminants, 1996, 13: 29-52.

[62] Beltrán E, Ibáñez M, Portolés T, et al. Development of sensitive and rapid analytical methodology for food analysis of 18 mycotoxins included in a total diet study. Anal Chim Acta, 2013, 783: 39-48.

[63] Raad F, Nasreddine L, Hilan C, et al. Dietary exposure to aflatoxins, ochratoxin A and deoxynivalenol from a total diet study in an adult urban Lebanese population. Food Chem Toxicol, 2014, 73: 35-43.

[64] Tam J, Pantazopoulos P, Scott P M, et al. Application of isotope dilution mass spectrometry: determination of ochratoxin A in the Canadian Total Diet Study. Food Addit Contam, 2011, 28: 754-761.

[65] FSANZ-Food Standards Australia New Zealand. The 19th Australian total diet study. http:// www.foodstandards.gov.au/publications/Pages/19thaustraliantotaldietsurveyapril2001/ 19thaustraliantotaldietsurvey/Default.aspx[2001-12-30].

[66] FSANZ-Food Standards Australia New Zealand. The 20th Australian total diet study. http://www. foodstandards.gov.au/publications/Pages/20thaustraliantotaldietsurveyjanuary2003/20thaustraliantotaldi etsurveyfullreport/Default.aspx[2003-10-28].

[67] FSANZ-Food Standards Australia New Zealand. The 23rd Australian total diet study. http://www. foodstandards.gov.au/publications/pages/23rdaustraliantotald5367.aspx[2011-11-30].

[68] Huong B T M, Brimer L, Dalsgaard A. Dietary exposure to aflatoxin B 1, ochratoxin A and fuminisins of adults in Lao Cai province, Viet Nam: a total dietary study approach. Food Chem Toxicol, 2016, 98: 127-133.

[69] FSAI-Food Safety Authority of Ireland. Report on a Total Diet Study Carried Out by the Food Safety Authority of Ireland in the Period 2012-2014. https://www.fsai.ie/publications_TDS_2012- 2014/[2016-07-28].

[70] Ingenbleek L, Jazet E, Dzossa A D, et al. Methodology design of the Regional Sub-Saharan Africa Total Diet Study in Benin, Cameroon, Mali and Nigeria. Food Chem Toxicol, 2017, 109: 155-169.

[71] Ingenbleek L, Sulyok M, Adegboye A, et al. Regional Sub-Saharan Africa Total Diet Study in Benin, Cameroon, Mali and Nigeria Reveals the presence of 164 mycotoxins and other secondary metabolites in foods. Toxins, 2019, 11: 54.

第 20 章　多元素的测定

20.1　概　　述

矿物质是人体必需的六大营养素之一，是维持人体健康的重要元素，具有一系列重要的生理功能。骨骼和牙齿中含有大量的磷、钙、镁，是构成机体组织的重要成分；钠、钾和氯是维持机体电解质与体液平衡的重要离子；一些微量元素是构成机体某些功能物质的重要成分，如铁是血红蛋白的重要组成部分，参与氧的转运，碘是甲状腺激素的重要成分；当然，矿物质对人体的作用远远不止我们谈到的这些，而且矿物质种类繁多，对人体的作用几乎涵盖各个方面，与人的生存和健康息息相关，对人的生命起至关重要的作用。它们的摄入过量、不平衡或缺乏都会不同程度地引起人体生理的异常或疾病发生，如钙缺乏会引起佝偻病及骨软化症，并影响心血管系统功能等；但过量盲目服用钙剂会产生高钙血症，使机体组织产生异常钙化，甚至导致肾功能衰竭等。同样血钾过低可引起肌肉无力、食欲减退、肠麻痹、心肌损伤和精神异常等；但血钾过高，会导致心脏骤停等严重后果。有一些元素如铅、镉、汞等对人体没有已知的益处，长期高水平膳食暴露还可对人体产生慢性危害。例如，铅具有神经毒性，主要损害人的中枢神经系统、骨骼系统、造血系统等；镉可在肾尤其是肾上腺蓄积从而造成肾损害。这些元素主要通过食物和饮水进入人体，因此，一些重金属和微量元素在各类食物中的含量与人们的摄入量状况备受各国关注，对这些元素摄入量的研究和监测在各国广泛开展，全球环境监测规划/食品污染监测与评估计划（GEMS/FOOD）将铅、镉、汞、砷列入核心监测名单。《中国居民膳食营养素参考摄入量 Chinese DRIs》给出了一些营养元素的参考摄入量和可耐受最高摄入量；《食品安全国家标准　食品中污染物限量》（GB 2762—2022）中对一些污染元素在各类食品中的限量进行了明确的规定，JECFA 对一些污染元素的可耐受摄入量也给出了指导值。

20.2　多元素测定方法的进展

食品样品前处理是元素分析的关键步骤，方法主要分为湿法消解和干法灰化，其中湿法消解依据操作技术不同又分为敞口消化法、回流消化法、压力罐消化法和微波消解法。干法灰化具有操作简单、试剂用量少、适合范围广、可以一次处理大批量样品等优点。缺点是灰化温度高，易导致部分元素的挥发损失，不适合易挥发的砷、汞等元素的分析；另外高温下坩埚材料对被测元素的吸留作用可导致回收率降低。敞口消化法无须复杂的仪器设备，样品消解过程直观，取样量范围较宽，可以批量处理样品，是目前基层应用较广泛的消解方法。缺点是试剂消耗量大，引入干扰成分的可能性大大增加，带入较高的空白值，影响测定方法检出限；敞开式环境令挥发性成分挥发损失机会增大，对环境造成的污染大。回流消化法可避免易挥发元素的损失，防止干烧，但耗时长，无法进行大批量样品处理。压力罐消化法有试剂用量少、速度快、密闭环境不易污染和损失样品、一次可消解样品数量多等优点，但对密封程度要求高，压力消解罐的使用寿命有限。微波消解法加热快、升温高、消解能力强，大大缩短了溶样时间，由于消耗溶剂少，因此空白值低，同时减少了试剂带入的干扰，对环境及人体健康影响小。微波消解系统能准确控制密闭消解罐内的压力、温度和时间三个参数，反应重复性好，提高了准确度和精密度，因此目前微波消解法是应用越来越广泛的样品消解方法。微波消解法的不足之处是消解不直观，样品取样量范围较窄[1,2]。此外稀酸浸提作为快速检测技术也在食品分析中有所应用[3,4]，并作为行业标准在粮油行业中进行推广，该方法的优点是高效快速、污染小、试剂消耗量少，缺点是适用的样品类型和可测量的元素范围不如经典方法。

　　元素检测方法被普遍认可和广泛应用的主要有紫外分光光度法、原子荧光光谱法[5]、原子吸收光谱法[6]、电感耦合等离子体发射光谱法和电感耦合等离子体质谱法等方法[7]。其他检测方法如电化学法、生物传感技术、酶联免疫吸附法等，在食品中元素分析领域的应用不如上述方法广泛。紫外分光光度法所用仪器及其维护费用低廉，但检出限相对较高，不适用于微量和痕量元素检测，且某些显色剂毒性较高，危害操作人员的身体健康，在实际检测中较少使用。原子吸收光谱（AAS）的原理是元素在原子化装置中转变为原子蒸气，气态原子吸收特定波长的光辐射，中外层电子从基态跃迁到激发态，通过测定特征光谱信息信号减弱的程度来判定元素的含量。原子吸收光谱法作为食品元素分析的主要检测方法之一，主要应用火焰原子化、石墨炉原子化和氢化物发生原子化技术在痕量水平进行精确分析，其特点是选择性强、分析速度快、灵敏度高、分析范围广，缺点是线性响应范围窄，只能测定某一数量级内的元素含量，检测元素的灵敏度只是针对部分元素较高，因此在实际的检测应用中具有一定的局限性。我国的前三次总膳食研究中铅、镉、铜、锌等大部分元素均采用原子吸收光谱法进行测定[8,9]。原子荧光光谱法（AFS）是利用基态原子吸收光源的能量而变成激发态，激发态原子在去活化过程中将吸收的能量以荧光的形式释放出来的机理，通过测量荧光强度对被测元素进行定量。原子荧光光谱法能够测定汞元素及能形成气态氢化物的砷、镉、铅、锡等十几种元素，原子荧光光谱法是我国拥有自主知识产权的技术，具有谱线简单、干扰少、灵敏度高、检出限低、线性范围宽等优点，在我国已经得到普及应用，在我国总膳食研究砷、硒等元素的测定中均有采用[8,10]。原子荧光光谱法的缺点是由于荧光猝灭效应的影响，对高含量元素和复杂成分样品的检测准确度不高，另外散射光的干扰也一定程度影响原子荧光检测的准确性。电感耦合等离子体发射光谱法分析速度快，可以同时进行多元素分析，测定灵敏度较高，具有良好的精密度和重复性，基质效应较低，测定范围宽，可以测定几乎所有紫外和可见光区的谱线。电感耦合等离子体发射光谱法的不足之处在于设备和操作费用较高，且对有些元素检测优势并不明显。电感耦合等离子体质谱（ICP-MS）是 20 世纪 80 年代发展起来的一种新兴痕量分析技术，与电感耦合等离子体发射光谱法特点相似，相比电感耦合等离子体发射光谱法具有更高的灵敏度、更低的检出限，且动态线性范围宽（可达 8 个数量级），不仅可以进行元素浓度测定，还能采用同位素进行示踪研究，并可以和其他质谱型分析技术联合使用，因而成为目前元素分析最有力的检测技术[11,12]，ICP-MS 也应用到了中国总膳食研究的元素分析中[13~15]。ICP-MS 的缺点是仪器及其耗材成本高，在我国基层实验室还没有普及应用。现代元素的检测技术正在向高通量、高度自动化、低劳动强度、低污染的方向发展。

随着分析技术的发展和不断更新提升，中国总膳食研究采用的元素测定方法从最初的原子吸收光谱法、原子荧光光谱法只能进行单元素分析，发展到目前的电感耦合等离子体质谱法，提高了灵敏度，降低了检出限，不仅可以更准确地测量超痕量元素，而且可以同时测定几十种元素，包括营养元素、污染元素，以及稀土元素，大幅度提高了检测效率。从测定元素总量发展到某些元素形态的测定，如采用液相色谱-电感耦合等离子体质谱联用技术测定甲基汞、无机砷形态。

20.3 膳食样品中多元素测定的电感耦合等离子体质谱法标准操作程序

20.3.1 范围

本程序适用于膳食样品中钠、镁、铝、钾、钙、铬、锰、铁、铜、锌、砷、硒、钼、镉、铅、磷、汞及钪、钇、镧、铈、镨、钕、钐、铕、钆、铽、镝、钬、铒、铥、镱、镥的测定。

20.3.2 原理

试样经消解后，由电感耦合等离子体质谱仪测定，以元素特定质量数（质荷比，m/z）定性，采用外标法，以待测元素质谱信号与内标元素质谱信号的强度比与待测元素的浓度成正比进行定量分析。

20.3.3 试剂和材料

本程序所用水为 GB/T 6682 规定的一级水。

1. 试剂

硝酸（MOS 级或更高纯度）。

2. 气体

氩气（≥99.995%）或液氩；氦气（≥99.995%）。

3. 试剂配制

硝酸溶液（5+95）：取 50 mL 硝酸，缓慢加入 950 mL 水中，混匀。

4. 标准品

1）元素贮备液

钠、镁、钾、钙、铁（1000 μg/mL），铝、铬、锰、铜、锌、砷、硒、钼、镉、铅（10 μg/mL），磷（1000 μg/mL），稀土元素钪、钇、镧、铈、镨、钕、钐、铕、钆、铽、镝、钬、铒、铥、镱、镥（10 μg/mL），汞（1000 μg/mL），均采用单元素或多元素的有证标准物质。

2）内标元素贮备液

锗、铟、铋（10 μg/L），铑、铼（1000 μg/mL），均采用单元素或多元素的有证标准物质。

5. 标准溶液配制

1）标准工作溶液

吸取适量单元素标准贮备液或多元素混合标准贮备液，用硝酸溶液（5+95）逐级稀释配成以下 4 套标准工作溶液（表 20-1）。

表 20-1　多元素标准工作溶液系列浓度（ng/mL）

序号	元素	标准系列浓度							
		1	2	3	4	5	6	7	8
1	K、Na、Mg、Ca、Fe	0	20	50	200	1 000	5 000	10 000	20 000
	Al、Cr、Mn、Cu、Zn、As、Se、Mo、Cd、Pb	0	0.2	0.5	2	10	50	100	200
2	P	0	1 000	2 000	5 000	10 000	15 000	20 000	/
3	Sc、Y、La、Ce、Pr、Nd、Sm、Eu、Gd、Tb、Dy、Ho、Er、Tm、Yb、Lu	0	0.01	0.05	0.1	0.2	0.5	1.0	2.0
4	Hg	0	0.20	0.50	1.00	1.50	2.00	/	/

注：可依据样品消解溶液中元素质量浓度水平，适当调整标准系列中各元素质量浓度范围；/ 表示该元素标准工作溶液系列中不需配制此浓度

2）内标使用液

取适量内标元素贮备液，用硝酸溶液（5+95）配制成浓度为 500 μg/L 的混合内标使用液。

内标使用液既可在配制混合标准工作溶液和样品消化液中手动定量加入，又可由仪器在线加入。

20.3.4　仪器和设备

电感耦合等离子体质谱仪（ICP-MS）；天平（感量为 0.1 mg、1 mg）；微波消解仪（配有聚四氟乙烯消解内罐）；控温电热装置；超声水浴箱。

20.3.5　分析步骤

1. 试样消解

称取样品 0.3 ～ 2 g（精确至 0.001 g）于微波消解内罐中，含乙醇或二氧化碳的样品先在控温电热装置上低温加热除去乙醇或二氧化碳，然后加入 5 mL 硝酸，加盖放置过夜，旋紧罐盖，按照微波消解仪标准操作步骤进行消解（消解条件参考表 20-2）。冷却后取出，缓慢打开罐盖排气，用少量水冲洗内盖，超声去除氮氧化物，用水定容至 25 mL，

混匀备用，同时做空白实验。

表 20-2　样品消解参考条件

步骤	最大功率/W	温度/℃	升温时间/min	保温时间/min
1	1800	140	10	5
2	1800	170	5	5
3	1800	200	5	20
4	—	降温	15	—

2. 仪器操作参考条件

电感耦合等离子体质谱仪操作参考条件见表 20-3。

表 20-3　电感耦合等离子体质谱仪操作参考条件

仪器参数	数值	仪器参数	数值
射频功率/W	1550	采样深度/mm	10
等离子体气流速/(L/min)	15	雾化器温度/℃	2
载气流速/(L/min)	0.83	蠕动泵转速/(r/s)	0.1
辅助气流速/(L/min)	0.37	样品提升速度/(r/s)	0.3
氦气流速/(mL/min)	4～5	每峰测定点数	3
分析方式	氦碰撞反应池	重复取样次数	3

3. 标准曲线的制作

将标准系列溶液注入电感耦合等离子体质谱仪中，测定待测元素和内标元素的信号响应值，以待测元素的浓度为横坐标，待测元素与所选内标元素信号响应值的比值为纵坐标，绘制标准曲线。

4. 试样溶液的测定

将空白和试样溶液分别注入电感耦合等离子体质谱仪中，测定待测元素和内标元素的信号响应值，根据标准曲线得到消解液中待测元素的浓度。

20.3.6　分析结果的计算

结果按式（20-1）计算。

$$X = \frac{(\rho - \rho_0) \times V \times f}{m \times 1000} \qquad (20\text{-}1)$$

式中，X 表示试样中待测元素含量，单位为毫克每千克（mg/kg）；ρ 表示试样溶液中待测元素浓度，单位为纳克每毫升（ng/mL）；ρ_0 表示试样空白溶液中待测元素浓度，单位为纳克每毫升（ng/mL）；V 表示试样消化液定容体积，单位为毫升（mL）；f 表示试样稀释倍数；m 表示试样的质量，单位为克（g）。

20.3.7　精密度

样品中稀土元素含量大于 10 μg/kg 时，在重复性条件下获得的两个独立测量结果的绝对差值不得超过算数平均值的 10%，样品中稀土元素含量小于 10 μg/kg 时，在重复性条件下获得的两个独立测量结果的绝对差值不得超过算数平均值的 20%。除稀土元素外的其他元素，样品中含量大于 1 mg/kg 时，在重复性条件下获得的两个独立测量结果的绝对差值不得超过算数平均值的 10%，样品中含量小于或等于 1 mg/kg 且大于 0.1 mg/kg 时，在重复性条件下获得的两个独立测量结果的绝对差值不得超过算数平均值的 15%，小于或等于 0.1 mg/kg 时，在重复性条件下获得的两个独立测量结果的绝对差值不得超过算数平均值的 20%。

20.3.8　检出限和定量限

当样品称样量为 0.5 g，定容体积为 25 mL 时，各元素的检出限和定量限见表 20-4。

表 20-4　电感耦合等离子体质谱法检出限和定量限（μg/kg）

元素	元素符号	检出限	定量限	元素	元素符号	检出限	定量限
钠	Na	125	400	钪	Sc	1.3	4.0
镁	Mg	15	50	钇	Y	0.3	1.0
铝	Al	50	150	镧	La	0.3	1.0
磷	P	200	600	铈	Ce	0.2	0.6
钾	K	80	250	镨	Pr	0.05	0.2
钙	Ca	150	450	钕	Nd	0.3	1.0
铬	Cr	1.0	3.0	钐	Sm	0.2	0.6
锰	Mn	1.0	3.0	铕	Eu	0.02	0.06
铁	Fe	8.0	25	钆	Gd	0.02	0.06
铜	Cu	2.0	6.0	铽	Tb	0.05	0.2
锌	Zn	4.0	15	镝	Dy	0.2	0.6
砷	As	0.25	0.8	钬	Ho	0.05	0.2
硒	Se	0.25	0.8	铒	Er	0.05	0.2
钼	Mo	0.5	2.0	铥	Tm	0.01	0.03
镉	Cd	0.05	0.2	镱	Yb	0.05	0.2
汞	Hg	0.1	0.3	镥	Lu	0.02	0.06
铅	Pb	0.08	0.3				

20.3.9　说明

1. 仪器调谐

仪器在使用前需用调谐液进行调谐，调整仪器参数，保证调谐指标符合要求后，方可进行实验，不同品牌的 ICP-MS 仪器调谐指标会有所差别，本方法使用的仪器调谐指标见表 20-5。采用的仪器调谐贮备液为 Li、Y、Ce、Tl、Co（10 μg/L）。

表 20-5　仪器调谐控制指标（Agilent）

项目	范围
灵敏度（0.1 s，1 μg/L）	Li ≥ 3 000
	Y ≥ 12 000
	Tl ≥ 6 000
质量轴　　　Li（7）	±0.1 Da
Y（89）	±0.1 Da
Tl（205）	±0.1 Da
氧化物 CeO/Ce	≤ 1.5%
双电荷 Ce^{2+}/Ce	≤ 3%

调谐使用液配制：取适量仪器调谐贮备液，用硝酸溶液（5+95）配制成浓度为 1 μg/L 的调谐使用液。

2. 分析元素推荐质量数及内标

分析时选择的元素质量数及内标见表 20-6。

表 20-6　选择的质量数及内标

元素	质量数	内标	元素	质量数	内标
Na	23	^{72}Ge	Mg	24	^{72}Ge
Al	27	^{72}Ge	P	31	^{72}Ge
K	39	^{72}Ge	Ca	43	^{72}Ge
Sc	45	^{103}Rh	Cr	53	^{72}Ge
Mn	55	^{72}Ge	Fe	56	^{72}Ge
Cu	63	^{72}Ge	Zn	66	^{72}Ge
As	75	^{72}Ge	Se	78	^{72}Ge
Y	89	^{103}Rh	Mo	95	^{103}Rh
Cd	111	^{115}In	La	139	^{103}Rh
Ce	140	^{103}Rh	Pr	141	^{103}Rh
Nd	146	^{103}Rh	Sm	147	^{103}Rh
Eu	153	^{185}Re	Gd	157	^{185}Re
Tb	159	^{185}Re	Dy	163	^{185}Re
Ho	165	^{185}Re	Er	166	^{185}Re
Tm	169	^{185}Re	Yb	172	^{185}Re
Lu	175	^{185}Re	Hg	202	^{209}Bi
Pb	208	^{209}Bi			

注：He 碰撞/反应模式下，Ca 质量数选择 43、44 均可，Cr 选择 52、53 均可，Fe 选择 56、57 均可，Se 选择 78、82 均可，Pb 选择 206、207、208 均可

3. 干扰校正方程

对于多原子离子和同量异位素干扰，需采用干扰校正方程对 Pb 测定结果进行校正，干扰校正方程为 [Pb]Mc（208）=M（206）×1+M（207）×1+M（208）×1。

20.4 方法性能验证和评价

20.4.1 前处理方法的选择

目前检测机构常用的适用于多元素检测的前处理方法主要有干法灰化、电热湿法消解、压力罐消解和微波消解法，这 4 种消解方法的特点见表 20-7。鉴于 ICP-MS 法可同时测定多种元素的特点，在选择前处理方式时，既要考虑到尽量减少易挥发元素的损失，又要保证样品测定液中待测元素空白值低，还要尽量提高效率，因此选择了微波消解法作为总膳食测定的前处理方法。

表 20-7 各种前处理方法的特点

指标	干法灰化	电热湿法消解	密封罐消解	微波消解
取样量/g	1～5	0.5～5	0.5～3	0.2～1
消解时间	1 d	0.5～2 d	4～6 h	1～2 h
密闭性	敞口	敞口	密闭	密闭
试剂消耗量	少	多	较少	较少
空白值	较高	一般	低	低

20.4.2 方法准确度考察

样品中元素的测定参照《食品安全国家标准 食品中多元素的测定》（GB 5009.268—2016）和《食品安全国家标准 植物性食品中稀土元素的测定》（GB 5009.94—2012），制定了总膳食样品中元素测定的标准操作程序（SOP）。为了验证方法的准确度，选取不同基质定值参考物质（SRM 1577c 牛肝、SRM 1568b 大米粉、SRM 1566b 牡蛎、SRM 1570a 菠菜、BD 150 奶粉、INCT-TL-1 茶叶），采用 SOP 方法进行分析检测，对方法测定样品的准确性进行了考察，定值参考物质的实际测定值均与标示值相符，表明方法准确可靠。具体测定结果见表 20-8、表 20-9。

表 20-8 定值参考物质（INCT-TL-1 茶叶）中稀土元素测定结果（μg/kg）

元素	测定值	标示值	元素	测定值	标示值
Sc	249	266±24	Eu	44.6	49.9±9.4
La	997	1000±70	Tb	24.8	26.5±2.4
Ce	787	790±76	Tm	15.4	17
Nd	738	810	Yb	107	118±13
Sm	156	177±22	Lu	14.8	16.8±2.4

表20-9　不同基质定值参考物质中元素含量测定结果（mg/kg）

元素	SRM 1577c 牛肝		SRM 1568b 大米粉		SRM 1566b 牡蛎		SRM 1570a 菠菜		BD 150 奶粉	
	测定值	标示值	测定值	标示值	测定值	标示值	测定值	标示值	测定值	标示值
K	10 060	10 230±640	1 273	1 282±11	6 440	6 520±90	28 810	29 000±260	17 262	17 000±700
Na	1 980	2 033±64	6.57	6.74±0.19	3 250	3 297±53	18 020	18 210±230	4 297	4 180±190
Ca	134	131±10	120	118.4±3.1	819	838±20	15 461	15 260±660	14 291	13 900±800
Mg	604	620±42	553	559±10	1 065	1 085	8 860	9 000	1 294	1 260±100
Pb	0.063 2	0.062 8±0.001 0	0.01	0.008±0.003	0.312	0.308±0.009	0.22	0.2	0.02	0.019±0.004
As	0.019 3	0.019 6±0.001 4	0.287	0.285±0.014	7.26	7.65±0.65	0.061	0.068±0.012	0.009 8	0.011 4±0.002 9
Cd	0.096 3	0.097 0±0.001 4	0.022 6	0.022 4±0.001 3	2.49	2.48±0.08	2.867	2.876±0.058	0.010 4	0.010 6±0.001 3
Hg	*5.34	*5.36±0.17	*5.84	*5.91±0.36	0.036 3	0.037 1±0.001 3	0.027 6	0.029 7±0.002 1	0.053	0.060±0.007
P	11 686	11 750±270	1 543	1 530±40	—	—	5 103	5 187±67	11 118	11 000±600
Mn	10.33	10.46±0.47	19.2	19.2±1.8	18.6	18.5±0.2	77.1	75.9±1.9	0.31	0.29±0.03
Fe	197.51	197.94±0.65	7.56	7.42±0.44	209.3	205.8±6.8	—	—	4.8	4.6±0.5
Zn	179	181.1±1	18.63	19.42±0.26	1 387	1 424±46	83.1	82.3±3.9	43.6	44.9±2.3
Cr	0.052	0.053±0.014	—	—	—	—	—	—	—	—
Al	—	—	4.09	4.21±0.34	192	197.2±6.0	300	310±11	—	—
Mo	3.21	3.30±0.13	1.412	1.451±0.048	—	—	—	—	—	—
Cu	275.8	275.2±4.6	2.4	2.35±0.16	72.6	71.6±1.6	12.3	12.2±0.6	1.04	1.08±0.06
Se	1.996	2.031±0.045	0.341	0.365±0.029	1.96	2.06±0.15	0.119	0.117±0.009	0.181	0.188±0.014

* 表示单位为 μg/kg；表示没有此元素定值

20.4.3　测定动物性样品中稀土元素适用性考察

由于《食品安全国家标准　植物性食品中稀土元素的测定》(GB 5009.94—2012)涵盖的食品类别为植物性食品，总膳食样品中的肉、蛋、乳、水产品等类别不在检测范围内，为了确保方法可以应用于这几类动物性膳食，在进行方法学验证时在肉类、蛋类、水产类、乳类膳食基质中开展了加标回收试验，对其精密度和准确度进行了验证，结果见表 20-10。16 种稀土元素的加标回收率在 85.5% ～ 119.9%，RSD 在 0.6% ～ 9.8%，表明此方法可以用于动物性膳食中稀土元素的测定。

20.5　操作关键点和注意事项

A. 尽量选购高纯度级别的硝酸。参考样品前处理方法，依据样品测定溶液中酸的浓度对购买的试剂用超纯水进行稀释后上机测定，进行试剂验收，各待测元素的测定浓度应在可接受范围内，如购买的酸不符合要求应购买更高级别的或将酸进行重蒸。

B. 玻璃器皿及聚四氟乙烯消解内罐均需以硝酸溶液(1+4)浸泡 24 h 以上，用自来水反复冲洗，再用超纯水冲洗干净备用。一次性使用耗材需用硝酸溶液(5+95)进行溶出实验，各待测元素浓度应低于检出限。

C. 浸泡玻璃仪器等的酸溶液不能长期反复使用，要定期更换，要避免使用铬酸洗液，以免造成铬污染。

D. 样品制备过程中应避免样品受到污染，样品消解时应保证样品消解完全。

E. 标准溶液的选择和配制：最好选用混合标准溶液配制标准溶液系列，当使用单元素标准溶液配制混合标准溶液时，查看标准物质证书确认该标准溶液基体中是否含有其他待测元素，若含有其他待测元素，应避免使用该标准溶液或含有的其他待测元素应单独配制。

F. 汞元素分析时，需单独配制标准溶液系列，不能与其他元素混合配制，且标准曲线最高浓度控制在 3.0 ng/mL 以下，以减少汞在管壁上的吸附，当测定完高含量汞的样品溶液时，建议采用 0.2% 半胱氨酸-3% 硝酸混合溶液、5% 硝酸溶液或 10 μg/mL 的金溶液依次清洗管路，以去除汞的记忆效应。

G. 利用标准曲线测定样品浓度时，样品浓度必须在标准曲线的浓度范围内，否则要稀释，不得将标准曲线任意外延。

H. As、Se 干扰严重时可采用加氧模式进行测定。

I. 多元素混合标准溶液的标准曲线跨度大，处理数据时要根据不同元素在样品中的实际浓度分段选取标准点进行处理。

20.6　质量保证措施

为了保证样品检测结果准确可靠，采取如下质控措施。

A. 购买具有标准物质证书的各单元素标准溶液或混合标准溶液，按照标准物质证书

表20-10　本方法在动物性膳食样品中稀土元素测定中的精密度、准确度（n=6）

元素	加标量/(μg/kg)	肉类			蛋类			水产类			乳类		
		测定值/(μg/kg)	回收率%	RSD%	测定值/(μg/kg)	回收率%	RSD%	测定值/(μg/kg)	回收率%	RSD%	测定值/(μg/kg)	回收率%	RSD%
Sc	5	5.996	119.9	2.9	5.399	108.0	5.4	5.303	106.1	3.9	5.509	110.2	2.9
	10	10.37	103.7	4.3	10.25	102.5	3.6	10.16	101.6	2.5	9.99	99.9	1.8
	50	50.25	100.5	2.6	51.16	102.3	2.0	49.36	98.7	1.2	48.99	98.0	0.9
Y	1	1.030	103.0	6.7	1.110	111.0	5.0	1.022	102.2	4.2	1.130	113.0	4.1
	2.5	2.620	104.8	2.3	2.817	112.7	3.3	2.698	107.9	3.3	2.512	100.5	0.6
	10	9.808	98.1	2.1	10.21	102.1	1.4	9.787	97.9	1.3	10.06	100.6	2.0
La	1	0.986	98.6	4.7	0.940	94.0	3.2	1.110	111.0	3.7	1.078	107.8	5.7
	2.5	2.388	95.5	3.8	2.563	102.5	3.9	2.645	105.8	4.7	2.660	106.4	1.5
	10	9.825	98.3	0.9	10.43	104.3	2.4	10.45	104.5	2.3	9.783	97.8	1.3
Ce	1	0.927	92.7	3.2	0.919	91.9	4.5	0.885	88.5	4.3	0.935	93.5	5.7
	2.5	2.138	85.5	3.3	2.247	89.9	3.4	2.226	89.0	3.4	2.141	85.7	1.9
	10	9.633	96.3	1.7	9.562	95.6	2.0	9.551	95.5	1.9	9.560	95.6	2.9
Pr	0.2	0.185	92.3	6.4	0.189	94.5	5.4	0.205	102.7	4.9	0.185	92.6	4.7
	1	0.976	97.6	3.2	0.974	97.4	7.5	1.077	107.7	4.1	1.061	106.1	6.9
	2.5	2.471	98.9	1.8	2.655	106.2	2.2	2.435	97.4	1.6	2.510	100.4	0.6
Nd	1	1.015	101.5	1.2	1.033	103.3	4.5	1.068	106.8	5.2	1.014	101.4	3.5
	2.5	2.496	99.9	1.6	2.400	96.0	3.9	2.187	87.5	5.3	2.318	92.7	3.0
	10	9.509	95.1	3.6	10.37	103.7	3.6	10.26	102.6	2.2	10.43	104.3	3.4
Sm	1	0.939	93.9	4.9	1.088	108.8	5.0	0.948	94.8	2.7	1.107	110.7	2.4
	2.5	2.361	94.5	4.1	2.515	100.6	1.0	2.202	88.1	6.9	2.354	94.1	2.1
	10	10.40	104.0	1.7	10.24	102.4	1.9	9.428	94.3	2.0	9.594	95.9	2.8
Eu	0.1	0.108	107.8	5.9	0.110	109.5	9.8	0.107	107.4	8.4	0.097	96.8	9.4
	0.2	0.209	104.4	2.7	0.208	103.9	3.1	0.192	95.8	2.2	0.190	95.1	3.3
	1	9.643	96.4	2.4	1.079	107.9	6.0	0.939	93.9	5.1	1.023	102.3	2.1

续表

元素	加标量/(μg/kg)	肉类			蛋类			水产类			乳类		
		测定值/(μg/kg)	回收率 %	RSD%	测定值/(μg/kg)	回收率 %	RSD%	测定值/(μg/kg)	回收率 %	RSD%	测定值/(μg/kg)	回收率 %	RSD%
Gd	0.1	0.099	99.0	4.3	0.109	109.3	5.0	0.102	101.8	3.6	0.099	98.5	5.6
	0.2	0.199	99.7	4.8	0.191	95.5	1.6	0.205	102.5	3.9	0.208	104.0	2.5
	1	0.936	93.6	6.6	1.071	107.1	4.7	1.036	103.6	2.5	1.068	106.8	4.6
Tb	0.2	0.206	103.0	3.3	0.190	94.9	2.8	0.205	102.4	4.0	0.194	97.0	4.3
	1	0.904	90.4	6.0	1.020	102.0	5.3	0.952	95.2	3.5	0.901	90.1	3.4
	2.5	2.371	94.8	3.7	2.559	102.4	1.7	2.249	89.9	3.7	2.339	93.6	2.6
Dy	1	0.980	98.0	3.3	0.953	95.3	5.7	1.032	103.2	4.0	0.892	89.2	4.6
	2.5	2.401	96.1	3.5	2.496	99.8	4.1	2.303	92.1	1.8	2.283	91.3	2.6
	10	10.11	101.1	2.2	9.179	91.8	4.3	10.14	101.4	0.8	9.871	98.7	4.8
Ho	0.2	0.201	100.4	2.3	0.194	96.9	4.3	0.204	102.0	3.2	0.193	96.3	2.4
	1	0.982	98.2	5.1	1.097	109.7	5.4	0.913	91.3	6.0	1.066	106.6	4.6
	2.5	2.399	96.0	2.7	2.562	102.5	1.1	2.307	92.3	3.5	2.361	94.4	1.1
Er	0.2	0.204	102.1	2.6	0.191	95.6	3.1	0.196	97.8	3.6	0.201	100.6	2.6
	1	1.015	101.5	6.4	0.910	91.0	4.6	1.125	112.5	2.8	1.037	103.7	2.6
	2.5	2.467	98.7	3.0	2.702	108.1	4.9	2.343	93.7	2.3	2.367	94.7	1.8
Tm	0.1	0.095	95.2	6.4	0.101	101.0	6.9	0.101	100.7	6.8	0.089	89.0	5.6
	0.2	0.193	96.7	3.4	0.198	98.9	5.3	0.210	104.8	2.8	0.191	95.6	3.2
	1	1.042	104.2	2.0	1.039	103.9	6.2	0.965	96.5	3.2	0.909	90.9	4.8
Yb	0.2	0.194	96.8	1.95	0.208	103.8	3.0	0.211	105.6	2.4	0.208	104.1	2.0
	1	0.904	90.4	3.6	0.938	93.8	4.8	1.066	106.6	3.2	1.030	103.0	1.8
	2.5	2.390	95.6	0.9	2.619	104.7	1.0	2.433	97.3	3.2	2.344	93.8	4.7
Lu	0.1	0.093	93.2	4.4	0.091	90.7	2.4	0.092	91.8	4.7	0.094	94.2	8.7
	0.2	0.196	97.8	1.7	0.201	100.7	4.1	0.195	97.7	3.3	0.195	97.3	2.9
	1	0.979	97.9	1.8	0.959	95.9	3.5	1.058	105.8	3.1	0.964	96.4	3.0

要求的条件进行保存，并按要求进行标准物质管理，保证其量值溯源。

B. 样品进行双平行样测定，并进行平行操作空白测定，排除本底污染对测定的影响。

C. 每批次样品检测时采用定值参考物质作为质控样品同时进行检测，定值参考物质的测定值应在标示值范围内，否则需分析查找原因。

D. 绘制质控图，进行质量结果评价。图 20-1、图 20-2 分别为定值参考物质 SRM 1577c 牛肝在不同时间采用 SOP 方法进行分析，检测铅元素和钙元素的日间质控结果，铅和钙的 9 次分析结果均在标示值范围内，表明不同批次间的测定结果具有可比性。

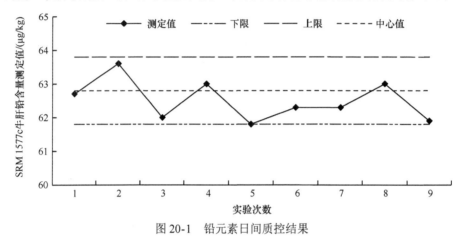

图 20-1　铅元素日间质控结果

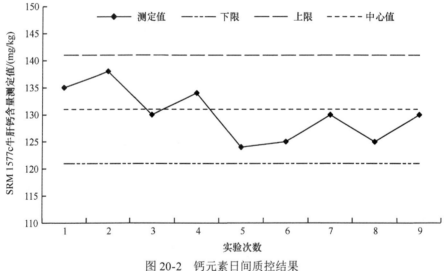

图 20-2　钙元素日间质控结果

20.7　参加国内外考核比对

采用 SOP 方法参加了 2019 年由国家市场监督管理总局认可检测司组织的食品复检申报机构盲样考核中铅、镉、总砷含量测定，国家认证认可监督管理委员会（CNCA）能力验证计划中蒸馏酒中铅元素含量测定，FAPAS-07348 婴幼儿米粉中铅、镉、总汞、总砷含量测定（国际比对）能力验证项目中均取得满意结果。表 20-11 为在国际比对中的 Z 评分。通过参加国内外实验室比对考核可以表明，本实验室采用 SOP 方法测定总膳食样品中元素含量具有良好的实验室质量保证和质量控制手段，获得的结果准确可靠，具有可比性。

表 20-11　FAPAS-07348 婴幼儿米粉中元素国际比对考核结果

元素名称	测定值/(μg/kg)	参考值/(μg/kg)	Z 评分
镉	30.88	29.6	0.2
铅	29.15	29.4	0
总砷	118.1	122	−0.1
铬	405.15	391	0.2
硒	130.90	128	0.1
总汞	20.26	24.1	−0.7

参 考 文 献

[1] 张洁琼, 周明慧, 陈曦, 等. 谷物中多种元素测定的不完全消解快速前处理方法研究. 分析试验室, 2019, 38(3): 355-359.

[2] 吴欢. 浅析食品重金属测定中的几种样品消解方法. 计量与测试技术, 2016, 43(5): 64-66.

[3] 周雷, 罗勇, 黄朝耿, 等. 超声辅助酸提取-ICP-MS 快速测定水产品中多种重金属. 食品科技, 2020, 45(8): 292-297.

[4] 伍燕湘, 周明慧, 张洁琼, 等. 稀酸提取-ICP-MS 法快速测定大米中锰、铜、锌、铅、镉、铷、锶的含量. 中国粮油学报, 2019, 34(2): 112-116.

[5] 王乳馨. 原子荧光光谱分析在粮油食品检测污染物中的应用. 科学技术创新, 2019(20): 159-160.

[6] 谷正伟. 原子吸收技术检测食品中金属元素含量的应用进展. 食品安全导刊, 2020(12): 151-152.

[7] 叶少丹, 姚春霞, 杨海锋, 等. 电感耦合等离子体质谱法测定大米中 35 种元素的含量. 上海农业科技, 2019, (4): 22-24.

[8] 曲宁, 高俊全, 李卫东, 等. 1992 年中国总膳食研究: 常量和微量元素. 卫生研究, 1997, 26(2): 117-121.

[9] 高俊全, 李筱薇, 赵京玲. 2000 年中国总膳食研究: 膳食铅、镉摄入量. 卫生研究, 2006, 35(6): 750-754.

[10] 李筱薇, 高俊全, 王永芳, 等. 2000 年中国总膳食研究: 膳食砷摄入量. 卫生研究, 2006, 35(1): 63-66.

[11] 杨红本, 杨凡, 胡赠彬, 等. 食品中无机元素分析方法研究进展. 食品安全质量检测学报, 2017, 8(10): 3935-3943.

[12] 李营, 孙海录, 魏利民, 等. 食品中的重金属污染及其检测技术研究. 现代食品, 2019, 8: 158-159.

[13] 李筱薇, 刘卿, 刘丽萍, 等. 应用中国总膳食研究评估中国人膳食铅暴露分布状况. 卫生研究, 2012, 41(3): 379-384.

[14] 吴永宁, 李筱薇. 第四次中国总膳食研究. 北京: 化学工业出版社, 2015.

[15] 吴永宁, 赵云峰, 李敬光, 等. 第五次中国总膳食研究. 北京: 科学出版社, 2018.

（赵　馨　马　兰　尚晓虹　赵云峰）

第 21 章　甲基汞的测定

21.1　概　　述

汞是一种有毒重金属元素，在自然界中有金属单质汞（水银）、无机汞和有机汞等几种形式。汞的工业用途广泛，如金矿提炼、燃煤发电、水泥生产等。汞的工业使用及排放，造成了汞的环境污染。为减少汞对环境和人类健康造成的危害，2013 年 1 月 19 日，由联合国环境规划署主持召开的有关汞问题政府间谈判委员会第五次会议发布新闻公告，通过了旨在全球范围内控制和减少汞排放的《水俣公约》，就具体限排范围做出详细规定。汞及其化合物的毒性与其赋存形态相关。烷基汞的毒性大于芳基汞和无机汞，烷基汞中以甲基汞毒性最强。甲基汞的毒性主要表现在对中枢神经系统的危害，特别是对胎儿、婴幼儿的大脑发育具有阻滞作用。一般人群主要通过膳食途径摄入甲基汞。食品中甲基汞多发现在鱼类等水产动物中。水中的无机汞可通过生物甲基化作用转化成甲基汞，甲基汞沿着水生食物链逐级富集和放大，在鱼体内可达到极高浓度，进入人体后造成健康危害。20 世纪 50 年代在日本暴发的水俣病使人们认识到甲基汞急性中毒对健康的严重损害。之后国际上开展的大量研究表明，长期低剂量的膳食摄入甲基汞会影响胎儿、婴幼儿神经系统发育[1,2]。《食品安全国家标准　食品中污染物限量》（GB 2762—2017）中规定肉食性鱼类及其制品中甲基汞限量为 1.0 mg/kg，肉食性鱼类及其制品之外的水产动物及其制品的甲基汞限量为 0.5 mg/kg。配套的检测方法有《食品安全国家标准　食品中总汞及有机汞的测定》（GB 5009.17—2021）。

21.2　甲基汞分析方法进展

食品中甲基汞的提取方法主要有酸提取法与碱消解法。两种方法提取机制不同，酸主要使生物基体细胞破碎后蛋白质变性，释放汞化合物；碱主要使生物基体及蛋白质水解，释放汞化合物。常用的提取试剂有盐酸[3]、硝酸[4]、四甲基羟胺[5]、氢氧化钾溶液[6]等。常用的提取方式有超声辅助提取[7]、微波辅助提取[8]等。

目前食品中甲基汞的检测主要通过联用技术实现，即分离方法与元素选择性检测方法联用。从分离方法看，气相色谱（GC）是应用较早的方法，该方法灵敏度较高[9]，缺点是样品溶液需要进行柱前衍生，比较费时。AOAC 颁布的鱼和贝类中汞（甲基汞）测定的 988.11 方法即采用盐酸提取、甲苯萃取海产品中甲基汞，通过电子捕获气相色谱法进行分析测定。香港第一次总膳食研究采用气相色谱-电感耦合等离子体质谱法（GC-ICP-MS）进行了甲基汞含量分析[10]。相比于气相色谱法，液相色谱法（LC）分离快速、连接简便，对于热不稳定化合物的分离不需经过衍生化，比较省时[7,8,11~13]。此外毛细管电泳也被用于汞化合物的分离，但实际样品分析中应用较少。从检测技术来看，有原子荧光光谱法（AFS）[7~9,11~13]、原子吸收光谱法（AAS）[14]、电感耦合等离子体质谱法（ICP-MS）[15,16]。AOAC 颁布的海产品中甲基汞测定的 990.04 方法采用盐酸提取，液相色谱分离甲基汞，加热后产生汞蒸气，经氮气吹扫进入原子吸收分光光度计测定。由于 AFS 是我国自有知识产权的分析技术，在我国已得到普及应用，因此 LC-AFS 联用技术在食品中甲基汞的测定中也得到广泛应用 [7,8,11~13]。与 AAS、AFS 相比，ICP-MS 作为元素检测领域最有力的分析技术，与液相色谱联用进行甲基汞分析在近些年得到了比较广泛的应用。我国《食品安全国家标准　食品中总汞及有机汞的测定》（GB5009.17—2021）中在原有甲基汞检测的第一法 LC-AFS 基础上增加了第二法 LC-ICP-MS，其与 LC-AFS 方法相比具有灵敏度高、线性范围宽等优点。第六次中国总膳食研究采用 LC-ICP-MS 方法作为总膳食样品中甲基汞的检测方法。

21.3　膳食样品中甲基汞测定的 LC-ICP-MS 标准操作程序

21.3.1　范围

本程序适用于膳食样品中甲基汞含量的测定。

21.3.2　原理

膳食样品中甲基汞经 5 mol/L 盐酸超声水浴提取后，使用 C_{18} 反相色谱柱分离，分离后的甲基汞采用电感耦合等离子体质谱仪测定，以保留时间和质荷比定性，外标法峰面积定量。

21.3.3　试剂和材料

除非另有说明，本程序所用试剂均为优级纯，所用水为 GB/T 6682 规定的一级水。

1. 试剂、气体

甲醇（色谱纯）；氨水；盐酸；L-半胱氨酸（生化试剂）：纯度≥ 98.5%；乙酸铵（分析纯）。

氩气（纯度≥ 99.995%）；氦气（纯度≥ 99.995%）。

2. 试剂配制

A. 流动相 3% 甲醇-3 g/L 乙酸铵-1 g/L L-半胱氨酸：称取 1.0 g L-半胱氨酸，3.0 g 乙酸铵，用水溶解，加入 30 mL 甲醇，最后用水定容至 1000 mL。经 0.45 μm 有机滤膜过滤，于超声水浴中脱气 30 min，备用。

B. HCl 溶液（5 mol/L）：量取 208 mL 盐酸，溶于水并稀释至 500 mL，混匀。

C. HCl 溶液（1+99）：量取 1.0 mL 盐酸，溶于水并稀释至 100 mL，混匀。

D. 氨水溶液（1+1）：量取 50 mL 氨水，缓慢倒入 50 mL 水中，混匀。

E. L-半胱氨酸溶液（10 g/L）：称取 0.1 g L-半胱氨酸，溶于 10 mL 水中，混匀。现用现配。

3. 标准品

A. 汞单元素溶液标准物质 GBW 08617：有证标准物质。

B. 甲基汞溶液标准物质 GBW 08675：有证标准物质。

4. 标准溶液配制

A. 氯化汞标准中间液（10 μg/mL，以 Hg 计）：用盐酸溶液（1+99）将汞单元素溶液标准物质 GBW 08617 稀释为 10 μg/mL 的氯化汞标准中间液。于 4℃ 冰箱中避光保存。

B. 甲基汞标准中间液（10 μg/mL，以 Hg 计）：用盐酸溶液（1+99）将甲基汞溶液标准物质 GBW 08675 稀释为 10 μg/mL 的甲基汞标准中间液。于 4℃ 冰箱中避光保存。

C. 混合标准使用液（0.10 μg/mL，以 Hg 计）：准确移取 0.10 mL 氯化汞标准中间液和 0.10 mL 甲基汞标准中间液，置于 10 mL 容量瓶中，以流动相稀释至刻度，摇匀。此混合标准使用液中，两种汞化合物的浓度均为 0.10 μg/mL。现用现配。

21.3.4 仪器设备

LC-ICP-MS；天平：感量为 0.1 mg；离心机：最大转速 10 000 r/min；超声波清洗器。玻璃器皿均需以硝酸溶液（1+4）浸泡 24 h，用自来水反复冲洗，最后用水冲洗干净。

21.3.5 分析步骤

1. 试样提取

称取样品 1～2 g（精确至 0.001 g）于 15 mL 塑料离心管中，加入 10 mL 的 5 mol/L 盐酸溶液，放置过夜。室温下超声水浴提取 60 min（超声过程中如水浴温度升高则在水浴中加入冰块降温），其间振摇数次。8000 r/min 离心 15 min。准确吸取 2.0 mL 上清液，逐滴加入氨水溶液（1+1），调节样品溶液 pH 在 3～7。加入 0.2 mL 10 g/L 的 *L*-半胱氨酸溶液，最后用水定容至 5 mL。0.45 μm 有机滤膜过滤，待测。同时做空白实验。

滴加氨水溶液时应缓慢逐滴加入，避免酸碱中和产生的热量来不及扩散，使温度很快升高，导致汞化合物挥发，造成测定值偏低。

2. 仪器参考条件

1）液相色谱条件

色谱柱：MP C$_{18}$ 分析柱（柱长 150 mm，内径 4.6 mm，Agela Technologies Venusil）；MP C$_{18}$ 预柱（柱长 10 mm，内径 4.6 mm，Agela Technologies Venusil）；流动相组成：3% 甲醇-3 g/L 乙酸铵-1 g/L *L*-半胱氨酸；流速：1.0 mL/min。进样体积：20 μL。

2）ICP-MS 仪器条件

射频功率 1550 W；等离子体气流速 15 L/min；载气流速 0.77 L/min；补偿气流速 0.43 L/min；氦气流速 4 mL/min；采集时间 4 min；蠕动泵转速 0.5 r/s；采样深度 10 mm；雾化室温度 2℃；检测质量数 202。

3. 标准曲线制作

取 7 支 10 mL 容量瓶，分别准确加入 0.10 μg/mL 混合标准使用液 0 mL、0.02 mL、0.10 mL、0.20 mL、0.40 mL、0.60 mL 和 1.00 mL，用流动相稀释至刻度并摇匀。此标准系列溶液的浓度分别为 0 μg/L、0.2 μg/L、1.0 μg/L、2.0 μg/L、4.0 μg/L、6.0 μg/L 和 10.0 μg/L。将标准系列溶液导入 LC-ICP-MS 进行测定，以标准系列溶液中甲基汞的浓度为横坐标，以色谱峰面积为纵坐标，绘制标准曲线。

4. 试样溶液的测定

将试样溶液导入 LC-ICP-MS 进行测定，得到色谱图，以保留时间定性，以外标法峰面积定量。

21.3.6 结果计算

试样中甲基汞的含量按式（21-1）计算。

$$X = \frac{(c - c_0) \times V \times f \times 1000}{m \times 1000 \times 1000} \tag{21-1}$$

式中，X 表示试样中甲基汞的含量，单位为毫克每千克（mg/kg）；c_0 表示经标准曲线得到的空白溶液中甲基汞的浓度，单位为微克每升（μg/L）；c 表示经标准曲线得到的测定液中甲基汞的浓度，单位为微克每升（μg/L）；V 表示加入提取试剂的体积，单位为毫升（mL）；m 表示试样称样量，单位为克（g）；f 表示稀释因子；1000 为换算系数。

当甲基汞含量 ≥1.00 mg/kg 时，计算结果保留三位有效数字；当甲基汞含量 <1.00 mg/kg 时，计算结果保留两位有效数字。

21.3.7 检出限

当样品称样量为 1 g 时，按照上述操作程序测定，检出限为 0.003 mg/kg，定量限为 0.010 mg/kg。

21.4 方法验证与评价

21.4.1 样品前处理方法

样品中甲基汞的提取方法采用超声辅助 5 mol/L HCl 提取。本研究比较了超声辅助下 1 ～ 6 mol/L HCl 对水产动物等样品中汞形态化合物的提取效率。实验结果表明，5 mol/L HCl、6 mol/L HCl 提取，定值参考物的甲基汞测定值能够达到标示值的范围，实际样品中的甲基汞加标回收率达到 80% ～ 120%。因此选择 5 mol/L HCl 作为甲基汞的提取试剂。为保证实际样品中甲基汞提取完全，选择超声波辅助提取时间为 60 min。

21.4.2 流动相优化

汞形态分析通常采用反相液相色谱法。色谱流动相通常包括有机改性剂（甲醇、乙腈等）、配位剂或离子对试剂，以及缓冲溶液。配位剂/离子对试剂与汞化合物反应，形成非极性化合物后分离。常用的配位剂有 L-半胱氨酸、吡咯烷二硫代氨基甲酸铵、巯基乙醇等。采用巯基乙醇所需的分离时间较长，并且试剂有毒，气味难闻，属于管制试剂。采用吡咯烷二硫代氨基甲酸铵的流动相含有很高比例的有机溶剂。因此选择无毒的 L-半胱氨酸作为流动相中的配位剂，并且流动相中甲醇的比例很低，最终优化的流动相组成为 3%（V/V）甲醇-3 g/L 乙酸铵-1 g/L L-半胱氨酸。可实现无机汞、甲基汞在 4 min 内快速分离。

21.4.3 方法线性范围

配制浓度为 0 μg/L、0.2 μg/L、1.0 μg/L、2.0 μg/L、4.0 μg/L、6.0 μg/L 和 10.0 μg/L 的无机汞、甲基汞混合标准系列溶液。吸取标准系列溶液 20 μL 进样，以标准系列溶液中甲基汞的浓度为横坐标，以色谱峰面积为纵坐标，绘制标准曲线，在 0.2 ～ 10.0 μg/L 呈良好线性，相关系数大于 0.999。图 21-1 为标准溶液的分离色谱图。

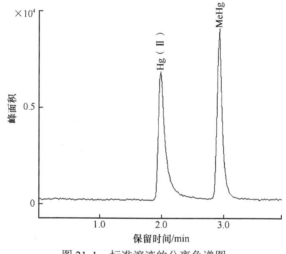

图 21-1　标准溶液的分离色谱图

21.4.4 方法精密度

选取水产类膳食样品进行甲基汞含量测定，7 次平行测定结果的相对标准偏差小于 5%，方法的精密度良好。

21.4.5 方法准确度

1. 采用定值参考物质验证方法的准确性

以定值参考物质作为测试样品，每个样品平行测定 3 次，结果列于表 21-1。定值参考物质的实际测定值均与标示值相符，表明方法准确可靠。

表 21-1　定值参考物质测定结果

定值参考物质名称	甲基汞标示值/(mg/kg)	甲基汞测定值/(mg/kg)（$n=3$）	平均值/(mg/kg)	RSD/%
TORT-3 龙虾肝胰腺	0.137±0.012	0.126 0.133 0132	0.130	2.9
SRM 1566B 牡蛎组织	0.0132±0.0007	0.0129 0.0128 0.0133	0.0130	4.1

2. 样品加标回收实验

因甲基汞通常在水产动物及其制品中有检出，其他类食物中一般无检出，因此重点对水产膳食样品进行了加标回收实验。分别加入低、中、高三个浓度水平的甲基汞标准溶液，每个样品测定 6 个平行，计算加标回收率，结果列于表 21-2。加标回收率在 85.3% ～ 94.3%，表明此方法能够准确定量膳食样品中甲基汞含量。

表 21-2　膳食样品中甲基汞加标回收实验结果

样品		水产膳食样品-1			水产膳食样品-2		
本底值/(mg/kg)		0.016			0.037		
甲基汞添加量/(mg/kg)		0.025	0.125	0.250	0.025	0.125	0.250
甲基汞加标 测定值/(mg/kg)	1	0.035	0.125	0.250	0.055	0.145	0.272
	2	0.036	0.133	0.245	0.063	0.146	0.268
	3	0.038	0.128	0.263	0.058	0.149	0.274
	4	0.038	0.123	0.250	0.060	0.158	0.273
	5	0.038	0.128	0.255	0.057	0.148	0.258
	6	0.039	0.128	0.248	0.060	0.151	0.268
平均值/(mg/kg)		0.037	0.128	0.252	0.059	0.150	0.269
平均回收率/%		85.3	89.2	94.3	87.3	90.0	92.7

21.4.6　方法检出限和定量限

以 3 倍基线噪声时甲基汞的浓度为仪器检出限（$S/N=3$），以 10 倍基线噪声时甲基汞的浓度为仪器定量限。在空白样品提取液中由低浓度到高浓度加入甲基汞标准溶液，以能够准确定量的最低加标量计算方法的定量限，推算检出限。当样品称样量为 1 g，加入 10 mL 提取剂，稀释倍数为 2.5 倍时，甲基汞的方法定量限为 0.010 mg/kg，检出限为 0.003 mg/kg。结果列于表 21-3。

表 21-3　甲基汞的检出限和定量限

仪器检出限/(μg/L)	仪器定量限/(μg/L)	方法检出限/(mg/kg)	方法定量限/(mg/kg)
0.1	0.3	0.003	0.010

21.5　操作关键点和注意事项

A. 提取试剂为 5 mol/L 盐酸溶液，酸度很高，因此样品提取之后必须调节样品提取溶液的 pH 在 3 ～ 7，否则会影响色谱柱的使用寿命。特别需要注意的是调节 pH 时应缓慢逐滴加入氨水溶液，同时振摇，避免酸碱中和产生的热量来不及扩散，导致溶液温度很快升高，汞化合物挥发，造成测定结果偏低。

B. 色谱柱用流动相平衡至少 30 min，基线稳定后再进样分析。新色谱柱在初次使用时平衡时间要更长一些。

21.6　质量保证措施

为保证样品检测结果准确可靠，采取如下质量保证措施。

A. 使用具有标准物质证书的标准溶液，按照标准物质证书要求的条件进行保存，并按要求进行标准物质管理。保证其量值溯源。

B. 样品进行双平行样测定，每批次样品测定时做两个平行操作空白，排除本底对测定的影响。

C. 每批次样品检测时采用定值参考物质作为质控样品同时进行检测，定值参考物质的测定值应在标示值范围内，否则需分析查找原因。

D. 标准曲线线性相关系数 $(R) \geqslant 0.999$。

E. 样品溶液的上机测定浓度应在标准曲线线性范围内。

F. 绘制质控图进行质控结果评价。图 21-2 为定值参考物质 SRM 1566b 在总膳食样品测定中的质控图，实际测定值在标示值范围内。

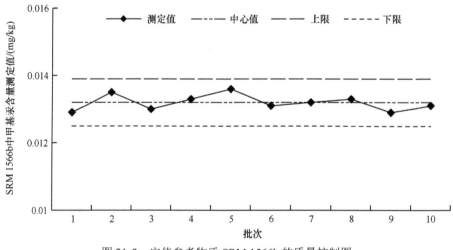

图 21-2　定值参考物质 SRM 1566b 的质量控制图

21.7　比对考核结果

本实验室曾多次参加 FAPAS、IAEA 组织的水产动物中甲基汞分析国际比对考核，考核结果列于表 21-4，考核结果均为满意。表明本实验室在进行甲基汞检测时具有良好的实验室质量保证和质量控制手段，检测结果准确可靠，具有可比性。

表 21-4　食品基质中甲基汞分析国际比对考核结果

考核名称	本实验室编号	甲基汞测定值/(mg/kg)	参考值/(mg/kg)	Z 评分
2009 年 FAPAS-07115 鱼肉中元素国际比对	34	149	136	0.5
2010 年 IAEA-452 贝类样品中元素国际比对	37	0.0238	0.0217	1.52
2013 年 IAEA-461 海洋生物中元素国际比对	14	0.0647	0.0643	0

参 考 文 献

[1] 蔡文洁, 江研因. 甲基汞暴露与人体健康影响. 上海环境科学, 2008, 27(3): 129-134.

[2] 韦丽丽. 食品中汞与汞形态分析方法研究进展. 职业与健康, 2020, 36(9): 1291-1296.

[3] Chen X P, Han C, Cheng H Y, et al. Determination of mercurial species in fish by inductively coupled plasma mass spectrometry with anion exchange chromatographic separation. Analytica Chimica Acta, 2013, 796: 7-13.

[4] Baumam Z, Mason R P, Conver D O, et al. Mercury bioaccumulation increases with latitude in a coastal marine fish (Atlantic silverside *Menidia menidia*). Canadian Journal of Fisheries & Aquatic Sciences, 2017, 74(7): 1009-1015.

[5] Ropero M J P, Fariñas N R, Mateo R, et al. Mercury species accumulation and trophic transfer in biological systems using the Almadén mining district (Ciudad Real, Spain)as a case of study. Environmental Scienceand Pollution Research, 2016, 23(7): 6074-6081.

[6] Siedlikowski M, Bradley M, Kubow S, et al. Bioaccessibility and bioavailability of methylmercury from seafood commonly consumed in North America: *In vitro* and epidemiological studies. Environmental Research, 2016, 149: 266-273.

[7] 曾云想, 梁婷婷, 汤明河, 等. 液相色谱-原子荧光光谱法测定水产品中汞形态的含量. 理化检验-化学分册, 2017, 53(10): 1226-1228.

[8] Liang L N, Jiang G B, Liu J F, et al. Speciation analysis of mercury in seafood by using high-performance liquid chromatography on-line coupled with cold-vapor atomic fluorescence spectrometry via a post column microwave digestion. Analytica Chimica Acta, 2003, 477 (1): 131-137.

[9] 史建波, 廖春阳, 王亚伟, 等. 气相色谱和原子荧光联用测定生物和沉积物样品中甲基汞. 光谱学与光谱分析, 2006, 26(2): 336-339.

[10] 香港食物安全中心. 香港首个总膳食研究第五号报告: 金属污染物. https://www.cfs.gov.hk/sc_chi/programme/programme_firm/files/Report_on_1st_HKTDS_Metallic_Contaminants.pdf[2013-12-30].

[11] 周晓雅, 孔佳, 李煜, 等. 高效液相色谱-原子荧光光谱联用法测定海鱼中甲基汞. 食品工业, 2019, 40(3): 303-305.

[12] 陈东洋, 卢岚, 张昊, 等. 固相萃取-液相色谱原子荧光光谱联用法测定食品中烷基汞. 分析试验室, 2020, 10: 1179-1182.

[13] Shang X H, Li X W, Zhang L, et al. Estimation of methylmercury intake from the 2007 Chinese Total Diet Study. Food Additives and Contaminants Part B Surveillance, 2010, 3(4): 236-245.

[14] Gil S, Fragueiro S, Lavilla I, et al. Determination of methylmercury by electrothermal atomic absorption spectrometry using headspace single-drop microextraction with in situ hydride generation. Spectrochimica Acta Part B: Atomic Spectroscopy, 2005, 60(1): 145-150.

[15] 刘丽萍, 吕超, 王颖. 液相色谱-电感耦合等离子质谱联用技术测定水产品中汞化合物形态分析方法探讨. 分析测试学报, 2010, 8: 767-771+776.

[16] Vallant B, Kadnar R, Goessler W. Development of a new HPLC method for the determination of inorganic and methylmercury in biological samples with ICP-MS detection. Journal of Analytical Atomic Spectrometry, 2007, 22(3): 322-325.

（尚晓虹　赵　馨　马　兰　赵云峰）

第 22 章 无机砷的测定

22.1 概 述

砷是一种普遍存在于环境中的类金属元素。在岩石、土壤、沉积物、水以及陆生植物中主要以亚砷酸根 [As(Ⅲ)]、砷酸根 [As(Ⅴ)]、一甲基砷(MMA)和二甲基砷(DMA)形态存在;在水产品中以砷甜菜碱(AsB)和砷胆碱(AsC)及更为复杂的砷化合物,如砷糖、砷脂等形式存在。砷化合物的毒性与形态密切相关,且相差甚远。无机砷形态 [As(Ⅲ) 和 As(Ⅴ)] 具有很强的毒性,已被国际癌症机构确认为致癌物。MMA 和 DMA 的毒性较弱。而砷甜菜碱、砷胆碱、砷糖、砷脂等复杂砷化合物通常被认为毒性很低或是无毒的 [1]。

FAO/WHO 食品添加剂联合专家委员会(JECFA)于 1983 年以无机砷含量设置人体安全摄入量,其暂定最大每日耐受摄入量(provisional maximum tolerable daily intake,PMTDI)为 0.002 mg/kg bw;1988 年 JECFA 又提出无机砷的暂定每周耐受摄入量(provisional tolerable weekly intake,PTWI)为 0.015 mg/kg bw。2010 年 JECFA 第 72 次会议明确了无机砷为致癌物,纳入致癌物管理,并取消了无机砷的 PTWI 值。建议采用暴露边界值(margin of exposure,MOE)进行膳食无机砷暴露评估 [2]。

我国《食品安全国家标准 食品中污染物限量》(GB 2762—2022)中规定了食品中无机砷的限量指标 [3]。配套的检测方法《食品安全国家标准 食品中总砷及无机砷的测定》(GB 5009.11—2014) [4] 中规定了无机砷测定方法的第一法是液相色谱-原子荧光光谱联用(LC-AFS)检测方法,第二法是液相色谱-电感耦合等离子体质谱(LC-ICP-MS)法。

22.2 食品中无机砷检测方法进展

食品中无机砷提取试剂有低浓度硝酸溶液 [5,6]、乙酸溶液 [7]、盐酸溶液 [8]、甲醇-水 [9] 等,提取方式有超声提取 [10]、微波辅助提取 [8,11]、热浸提 [4,5]、加速溶剂萃取 [12] 等,提取时间从 20 分钟到数小时不等。

砷形态分析主要采用液相色谱(LC)等色谱分离技术与电感耦合等离子体质谱(ICP-MS) [5,6]、原子吸收光谱(AAS) [13]、原子荧光光谱(AFS)等的联用技术 [14]。LC-AAS 直接测定砷化合物噪声干扰大,检出限高。若利用氢化物发生反应将砷化合物还原为气态氢化物可改善其灵敏度。AFS 是我国具有自主知识产权的检测技术,已在国内普及应用,因而 LC-AFS 法检测食品中无机砷在国内应用较多,具有操作简便、分析成本较低的优势,但是灵敏度不及 LC-ICP-MS 方法。目前 LC-ICP-MS 由于具有灵敏度高、检出限低等优点已成为最有前景的砷形态检测方法。也是一些国家及地区总膳食研究中无机砷测定采用的方法[15]。从第五次中国 TDS[16] 开始采用 LC-ICP-MS 方法进行膳食样品中无机砷的测定。

22.3 总膳食样品中无机砷测定的液相色谱-电感耦合等离子体质谱法标准操作程序

22.3.1 范围

本程序适用于膳食样品中无机砷含量的测定。

22.3.2 原理

膳食样品中无机砷经 0.15 mol/L 硝酸提取后，以液相色谱进行分离，分离后的目标化合物由电感耦合等离子体质谱仪测定，以保留时间和质荷比定性，以外标法峰面积定量。

22.3.3 试剂、气体、标准

除非另有说明，本程序所用试剂均为优级纯，所用水为 GB/T 6682 规定的一级水。

1. 试剂、气体

硝酸（HNO_3）；柠檬酸（$C_6H_8O_7$）；己烷磺酸钠（$C_6H_{13}NaO_3S$）：生化试剂；氨水（$NH_3 \cdot H_2O$）；正己烷 [$CH_3(CH_2)_4CH_3$]：色谱纯。

氩气（Ar）：纯度 ≥ 99.995%；氦气（He）：纯度 ≥ 99.995%。

2. 试剂配制

A. 硝酸溶液（0.15 mol/L）：量取 10 mL 浓硝酸，缓慢加入 990 mL 水中，混匀。

B. 流动相：20 mmol/L 柠檬酸与 5 mmol/L 己烷磺酸钠的混合溶液（pH=4.3）。分别称取 3.84 g 柠檬酸和 0.94 g 己烷磺酸钠，溶于 1000 mL 水中，滴加浓氨水调节 pH 为 4.3，经 0.45 μm 滤膜过滤后，于超声水浴中脱气 30 min，备用。

3. 标准品

A. 亚砷酸根 [As(Ⅲ)] 溶液标准物质（GBW 08666）：有证标准物质。

B. 砷酸根 [As(Ⅴ)] 溶液标准物质（GBW 08667）：有证标准物质。

C. 一甲基砷（MMA）溶液标准物质（GBW 08668）：有证标准物质。

D. 二甲基砷（DMA）溶液标准物质（GBW 08669）：有证标准物质。

E. 砷甜菜碱（AsB）溶液标准物质（GBW 08670）：有证标准物质。

4. 标准溶液配制

A. As(Ⅲ) 标准中间液（10.0 μg/mL，以 As 计）：准确称取一定量的 As(Ⅲ) 溶液标准物质，用水配制成浓度为 10.0 μg/mL 的 As(Ⅲ) 标准中间液。

B. As(Ⅴ) 标准中间液（10.0 μg/mL，以 As 计）：准确称取一定量的 As(Ⅴ) 溶液标准物质，用水配制成浓度为 10.0 μg/mL 的 As(V) 标准中间液。

C. MMA 标准中间液（10.0 μg/mL，以 As 计）：准确称取一定量的 MMA 溶液标准物质，用水配制成浓度为 10.0 μg/mL 的 MMA 标准中间液。

D. DMA 标准中间液（10.0 μg/mL，以 As 计）：准确称取一定量的 DMA 溶液标准物质，用水配制成浓度为 10.0 μg/mL 的 DMA 标准中间液。

E. AsB 标准中间液（10.0 μg/mL，以 As 计）：准确称取一定量的 AsB 溶液标准物质，用水配制成浓度为 10.0 μg/mL 的 AsB 标准中间液。

F. 砷形态混合标准使用液（1.0 μg/mL，以 As 计）：分别准确移取 As(Ⅲ)、As(Ⅴ)、MMA、DMA 和 AsB 标准中间液各 1 mL 于 10 mL 容量瓶中，用水稀释定容至刻度，摇匀。5 种砷形态的浓度均为 1.0 μg/mL。当日配制使用。

22.3.4　仪器设备

液相色谱-电感耦合等离子体质谱联用仪（LC-ICP-MS）：由液相色谱仪与电感耦合等离子体质谱仪组成；离心机：最大转速 10 000 r/min；pH 计：精度为 0.01；天平：感量为 0.1 mg、1.0 mg；恒温干燥箱（50 ~ 300℃）；超声波清洗器。

玻璃器皿均需以硝酸溶液（1+4）浸泡 24 h，用水反复冲洗，最后用去离子水冲洗干净。

22.3.5　分析步骤

1. 试样提取

称取样品 1 ~ 2 g（准确至 0.001 g）于 50 mL 塑料离心管中，加入 20 mL 的 0.15 mol/L 硝酸溶液，放置过夜。于 90℃恒温箱中热浸提 2.5 h，每半小时振摇一次。提取完毕，取出冷却至室温，8000 r/min 离心 15 min，取 2 mL 上层清液，经 0.45 μm 有机滤膜过滤后上机测定。同时做空白实验（对脂肪含量高的试样，离心后取 5 mL 上层清液，加入 5 mL 正己烷除脂，振摇 1 min 后，8000 r/min 离心 15 min，弃去正己烷层，此过程可重复一次。然后用长颈滴管小心吸取下层清液，经 0.45 μm 有机滤膜过滤后上机测定）。

2. 仪器参考条件

1）液相色谱条件

色谱柱：ZORBAX SB-Aq C$_{18}$ 色谱柱 4.6 mm×250 mm，5μm 或等效柱；流动相：20 mmol/L 柠檬酸与 5 mmol/L 己烷磺酸钠的混合溶液（pH=4.3）；流速：1.0 mL/min；进样体积：20 μL。

2）ICP-MS 仪器条件

射频功率 1550 W；采样深度 10 mm；载气流速 0.77 L/min；补偿气流速 0.43 L/min；采集时间 5 min；蠕动泵速率 0.5 r/s；检测质量数 75。

3. 标准曲线制作

分别准确移取 1.0 μg/mL 砷形态混合标准使用液 0 mL、0.02 mL、0.05 mL、0.10 mL、

0.20 mL、0.50 mL 和 1.0 mL 于 10 mL 容量瓶，纯水稀释至刻度，此砷形态混合标准系列溶液的浓度分别为 0 μg/L、2.0 μg/L、5.0 μg/L、10 μg/L、20 μg/L、50 μg/L 和 100 μg/L。用调谐液调整仪器各项指标，使仪器灵敏度、氧化物、双电荷、分辨率等各项指标达到测定要求。

吸取标准系列溶液 20 μL 注入液相色谱-电感耦合等离子体质谱联用仪，得到色谱图，以保留时间定性。分别以 As(Ⅲ) 与 As(Ⅴ) 浓度为横坐标，色谱峰面积为纵坐标，绘制 As(Ⅲ) 与 As(Ⅴ) 的标准曲线。

4. 试样溶液的测定

吸取试样溶液 20 μL 注入液相色谱-电感耦合等离子体质谱联用仪，得到色谱图，以保留时间定性。根据 As(Ⅲ) 与 As(Ⅴ) 的标准曲线分别得到试样溶液中 As(Ⅲ) 与 As(Ⅴ) 的浓度，按照计算公式分别计算样品中 As(Ⅲ) 与 As(Ⅴ) 含量，总无机砷含量为 As(Ⅲ) 与 As(Ⅴ) 含量的和。

22.3.6 结果计算

试样中无机砷的含量按式（22-1）计算。

$$X = \frac{(C - C_0) \times V}{m \times 1000} \tag{22-1}$$

式中，X 表示样品中无机砷的含量，单位为毫克每千克（mg/kg）；C_0 表示空白溶液中无机砷化合物浓度，单位为微克每升（μg/L）；C 表示测定溶液中无机砷化合物的浓度，单位为微克每升（μg/L）；V 表示加入的提取试剂体积，单位为毫升（mL）；m 表示试样质量，单位为克（g）；1000 为换算系数；总无机砷含量等于 As(Ⅲ) 与 As(Ⅴ) 含量之和。

当无机砷含量≥1.00 mg/kg 时，计算结果保留三位有效数字；当无机砷含量＜1.00 mg/kg 时，计算结果保留两位有效数字。

22.3.7 检出限

当样品称样量为 1 g 时，按照上述操作程序测定，检出限为 0.001 mg/kg，定量限为 0.003 mg/kg。

22.4 方法验证与评价

22.4.1 样品前处理方法

本方法对膳食样品中无机砷的提取采用《食品安全国家标准　食品中总砷及无机砷的测定》（GB 5009.11—2014）中食品中无机砷的提取方法。该方法在修订过程中,对盐酸、硝酸、乙酸和三氟乙酸等试剂的提取效果进行了比较。三氟乙酸提取无机砷的效果较好。但是其挥发性和腐蚀性很强，长期使用对仪器设备会造成腐蚀，并且危害人体健康。实验发现，0.3 ～ 2.0 mol/L 盐酸热浸提 2 h 不能完全提取无机砷。0.3 ～ 1.0 mol/L 乙酸溶液的热浸提效果也较差，而且谷物样品在加入乙酸溶液后黏度非常大，提取之后几乎无法进行离心操作。采用 0.15 mol/L HNO₃ 90℃热浸提 2 h，定值参考物质的无机砷测定值在标示值范围内，说明可以充分提取出样品中的无机砷。在欧盟组织的无机砷含量国际比对（IMEP-107 和 IMEP-118）中，多家实验室均采用 0.15 mol/L HNO₃ 作为无机砷的提取试剂。因此本研究最终选择 0.15 mol/L HNO₃ 90℃热浸提 2 h 作为膳食样品中无机砷的提取方法。

22.4.2　流动相优化

砷形态化合物的色谱分离流动相，需要考虑化合物的带电荷状态及疏水性。在酸性环境中，As(Ⅲ) 会以中性或阳离子形态存在，As(Ⅴ)、DMA、MMA 主要以中性分子形态存在，AsB 会以两性离子或者阳离子形态存在。选择柠檬酸和己烷磺酸钠的混合溶液为流动相，己烷磺酸钠作为离子对试剂与阳离子砷化合物可形成离子对化合物，增加在反相色谱柱上的保留，改善砷化合物的分离。本研究对柠檬酸和己烷磺酸钠浓度，以及流动相 pH 进行了优化，最终优化的色谱分离条件为以 20 mmol/L 柠檬酸与 5 mmol/L 己烷磺酸钠混合溶液（pH=4.3）为流动相体系。5 种砷形态化合物在 5 min 内可完全分离，相对于其他分离体系所需要时间较短。图 22-1 为标准溶液色谱图。

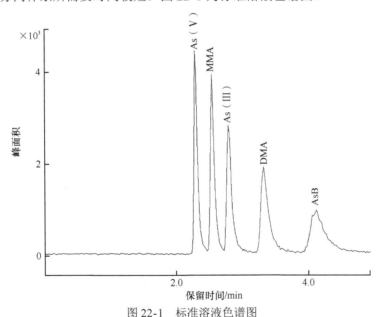

图 22-1　标准溶液色谱图

22.4.3　方法线性范围

分别配制浓度为 0 μg/L、2.0 μg/L、5.0 μg/L、10 μg/L、20 μg/L、50 μg/L 和 100 μg/L 的 As(Ⅲ) 与 As(Ⅴ)、MMA、DMA、AsB 混合标准系列溶液。吸取标准系列溶液 20 μL 进样，以标准系列溶液浓度为横坐标，以色谱峰面积为纵坐标，分别绘制 As(Ⅲ)、As(Ⅴ) 的标准曲线，在 0 ~ 100 μg/L 均呈良好线性相关，相关系数均大于 0.999。

22.4.4　方法精密度

选取谷类等 12 类膳食样品，进行总无机砷含量的测定，各类样品 7 次平行测定结果的相对标准偏差在 2.6% ～ 5.8%，说明方法的精密度良好。

22.4.5　方法准确度

1. 采用定值参考物质验证方法的准确性

以定值参考物质作为测试样品，测试 3 个平行，由表 22-1 列出的测定结果可见，定值参考物质的实际测定值与标示值相符，验证了方法的准确性。

表 22-1　定值参考物质测定结果

定值参考物质名称	总无机砷标示值/(mg/kg)	总无机砷测定值/(mg/kg)（n=3）	平均值/(mg/kg)	RSD/%
SRM 1568b 大米粉	0.092±0.010	0.094、0.095、0.089	0.093	3.4

2. 样品加标回收实验

选取谷类等 12 类膳食样品，分别加入 3 个浓度水平的 As（Ⅲ）、As（Ⅴ）标准溶液，每个样品测定 6 个平行样，计算总无机砷加标回收率，结果列于表 22-2。各类膳食样品的总无机砷加标回收率在 80.0% ～ 117.5%，说明方法准确可靠，能够满足准确定量的要求。

表 22-2　膳食样品无机砷加标回收率测定结果

膳食样品种类	本底值/(mg/kg)	加标量/(mg/kg)	加标测定值/(mg/kg)	加标回收率/%
谷类	0.015	0.004	0.0185 ～ 0.0192	87.5 ～ 105.0
		0.020	0.0332 ～ 0.0360	91.0 ～ 105.0
		0.100	0.1103 ～ 0.1170	95.3 ～ 102.0
豆类	0.004	0.004	0.0078 ～ 0.0084	95.0 ～ 110.0
		0.020	0.0218 ～ 0.0253	89.0 ～ 106.5
		0.100	0.0885 ～ 0.1150	84.5 ～ 111.0
薯类	ND	0.004	0.0037 ～ 0.0041	92.5 ～ 102.5
		0.020	0.0192 ～ 0.0208	96.0 ～ 104.0
		0.100	0.1020 ～ 0.1121	102.0 ～ 112.0
肉类	ND	0.004	0.0034 ～ 0.0042	85.0 ～ 105.0
		0.020	0.0180 ～ 0.0223	90.1 ～ 111.5
		0.100	0.0890 ～ 0.1132	89.0 ～ 113.0
蛋类	0.003	0.004	0.0066 ～ 0.0073	90.0 ～ 107.5
		0.020	0.0203 ～ 0.0241	86.5 ～ 105.5
		0.100	0.0904 ～ 0.1089	87.4 ～ 105.9

续表

膳食样品种类	本底值/(mg/kg)	加标量/(mg/kg)	加标测定值/(mg/kg)	加标回收率/%
水产类	0.007	0.004	0.0105 ~ 0.0117	86.8 ~ 117.5
		0.020	0.0245 ~ 0.0282	87.5 ~ 106.0
		0.100	0.0943 ~ 0.1131	87.3 ~ 106.1
乳类	ND	0.004	0.0032 ~ 0.0047	80.0 ~ 117.5
		0.020	0.0175 ~ 0.0211	87.5 ~ 105.05
		0.100	0.0861 ~ 0.1152	86.0 ~ 115.0
蔬菜类	0.003	0.004	0.0067 ~ 0.0075	92.5 ~ 112.5
		0.020	0.0212 ~ 0.0238	91.0 ~ 104.0
		0.100	0.0905 ~ 0.1086	87.5 ~ 105.6
水果	ND	0.004	0.0032 ~ 0.0046	80.0 ~ 115.0
		0.020	0.0185 ~ 0.0213	92.5 ~ 106.5
		0.100	0.0862 ~ 0.1105	86.0 ~ 110.0
糖类	0.005	0.004	0.0084 ~ 0.0093	85.0 ~ 107.5
		0.020	0.0223 ~ 0.0261	86.5 ~ 105.5
		0.100	0.0923 ~ 0.1113	87.3 ~ 106.3
水及饮料	ND	0.004	0.0034 ~ 0.0045	85.0 ~ 112.5
		0.020	0.0187 ~ 0.0216	93.5 ~ 108.0
		0.100	0.0876 ~ 0.1070	87.6 ~ 107.0
酒类	ND	0.004	0.0036 ~ 0.0045	90.0 ~ 112.5
		0.020	0.0188 ~ 0.0219	94.0 ~ 109.5
		0.100	0.0910 ~ 0.1082	91.0 ~ 108.0

注：ND 表示未检出

22.4.6　方法检出限和定量限

方法的检出限和定量限是衡量方法灵敏度的指标。在空白样品提取液中由低浓度到高浓度加入无机砷标准溶液，以能够准确定量的最低加标量计算方法的定量限，推算检出限。当样品称样量为 1 g，加入 20 mL 提取剂，各类膳食样品中无机砷的方法定量限为 0.003 mg/kg，检出限为 0.001 mg/kg。

22.5　操作关键点和注意事项

A. 流动相 pH 对色谱峰的保留时间影响比较大，需要严格配制。

B. As(Ⅲ)、As(Ⅴ)混合标准使用液（1.0 μg/mL），须当日配制，避免形态转化。

C. 膳食样品提取过程中，As(Ⅲ)与 As(Ⅴ)之间可能会发生一定程度的形态转化。因检测结果以总无机砷含量计，故 As(Ⅲ)与 As(Ⅴ)之间的转化不会对总无机砷结果有影响。

D. 在实验室进行无机砷分析时，建议配制 AsB、MMA、DMA、As(Ⅲ) 和 As(Ⅴ) 的混合标准溶液，确保无机砷形态和其他砷形态得到基线分离，避免误判。

E. 样品中总无机砷含量等于 As(Ⅲ) 含量与 As(Ⅴ) 含量的和。因此，需要绘制 As(Ⅲ)、As(Ⅴ) 各自的标准曲线，分别定量样品中 As(Ⅲ) 含量与 As(Ⅴ) 含量，然后计算出总无机砷含量。

22.6　质量保证措施

为保证样品检测结果准确可靠，采取如下质量保证措施。

A. 使用具有标准物质证书的标准溶液，按照标准物质证书要求的条件进行保存，并按要求进行标准物质管理。保证其量值溯源。

B. 样品进行双平行样测定，每批次样品测定时做两个平行操作空白，排除本底对测定的影响。

C. 每批次样品检测时采用定值参考物质作为质控样品同时进行检测，定值参考物质的测定值应在标示值范围内，否则需分析查找原因。

D. 标准曲线线性相关系数 $(R) \geqslant 0.999$。

E. 样品溶液的上机测定浓度应在标准曲线线性范围内。

F. 绘制质控图进行质控结果评价。图 22-2 为定值参考物质 SRM 1568b 大米粉在总膳食样品测定中的质控图，实际测定值在标示值范围内。

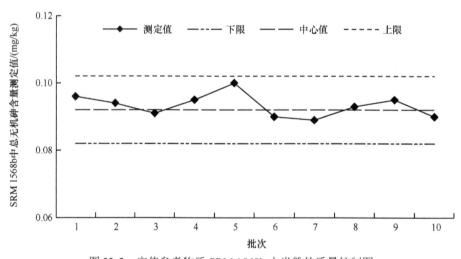

图 22-2　定值参考物质 SRM 1568b 大米粉的质量控制图

22.7　比对考核结果

本实验室曾多次参加食品中无机砷分析国际比对考核，考核结果列于表 22-3。考核结果均为满意，表明本实验室在进行无机砷检测时具有良好的实验室质量保证和质量控制手段，获得的结果准确可靠，具有可比性。

表 22-3 食品基质中无机砷分析国际比对考核结果

考核名称	无机砷测定值/(mg/kg)	参考值/(mg/kg)	Z 评分
2012 年 FAPAS 07169 米粉中镉、无机砷及总砷分析国际比对	0.481	0.487	−0.1
2015 年欧洲标准局 IMEP-118 盐水豌豆多元素及无机砷分析国际比对	0.076	0.098	−1.02

参 考 文 献

[1] 尚德荣, 赵艳芳, 郭莹莹, 等. 食品中砷及砷化合物的食用安全性评价. 中国渔业质量与标准, 2012, 2(4): 21-32.

[2] JECFA. Evaluation of certain contaminants in food: Seventy-second Report of the Joint FAO/WHO Expert Committee on food additives. Geneva: WHO, 2011.

[3] GB 2762—2022《食品安全国家标准　食品中污染物限量》.

[4] GB 5009.11—2014《食品安全国家标准　食品中总砷及无机砷的测定》.

[5] 冯灏, 岳兵, 尚晓虹, 等. 高效液相色谱-电感耦合等离子体质谱法测定不同膳食基质中 5 种砷形态的方法研究. 食品安全质量检测学报, 2015, 6(9): 3654-3664.

[6] 侯艳霞, 刘丽萍, 潘浩, 等. 高效液相色谱-电感耦合等离子体质谱分析大米中砷形态化合物. 分析试验室, 2013, 32(10): 103-107.

[7] Llorente-Mirandes T, Calderón J, Centrich F, et al. A need for determination of arsenic species at low levels in cereal-based food and infant cereals. Validation of a method by IC-ICP-MS. Food Chemistry, 2014, 147(6): 377-385.

[8] 赵彤, 周慧敏, 于利军, 等. 微波萃取 HPLC-ICP-MS 法测定稻米中砷的形态. 食品研究与开发, 2016, 37(17): 124-126.

[9] 解楠, 徐红斌, 曹程明, 等. 大米中总砷和不同形态无机砷含量的测定. 食品与发酵工业, 2010, 36(1): 146-148.

[10] 胥佳佳, 冯鑫, 汤静, 等. 超声辅助提取-高相液相色谱-电感耦合等离子体质谱法测定香菇中 6 种形态砷化合物. 食品科学, 2016, 37(24): 216-221.

[11] 谭婷婷, 王瑛, 滕久委, 等. 微波辅助提取-高效液相色谱-电感耦合等离子体质谱法测定生米与熟米中各形态砷的含量. 食品与机械, 2016, 32(6): 73-76.

[12] 罗亚翠, 冯舒凡, 潘碧枢, 等. 加速溶剂萃取高效液相色谱-电感耦合等离子体质谱测定海产品中砷形态方法研究. 中国卫生检验杂志, 2017, 27(14): 2015-2019.

[13] Carrero P, Malavé A, Burguera J L, et al. Determination of various arsenic species by flow injection hydride generation atomic absorption spectrometry: investigation of the effects of the acid concentration of different reaction media on the generation of arsines. Analytica Chimica Acta, 2015, 438(1): 195-204.

[14] 董喆, 高明义, 李梦怡, 等. 高效液相色谱-氢化物发生原子荧光联用法检测不同基质食品中的砷含量及其形态. 食品安全质量检测学报, 2016, 7(3): 927-932.

[15] Cubadda F, D'Amato M, Aureli F, et al. Dietary exposure of the Italian population to inorganic arsenic: the 2012-2014 Total Diet Study. Food and Chemical Toxicology, 2016, 98: 148-158.

[16] 吴永宁, 赵云峰, 李敬光. 中国第五次总膳食研究. 北京: 科学出版社, 2018.

（尚晓虹　赵　馨　张　磊　赵云峰）

第 23 章　有机锡的测定

23.1　概　　述

有机锡是一类含锡的有机金属化合物,分子式 $R_mSnX_{4\sim m}$,R 为甲基、丁基、苯基、辛基等,$m=1\sim4$,X 为氯、氟、氧、氢氧根、碳酸根等。根据结构中有机基团数目的不同,有机锡可以分为一、二、三和四取代化合物。有机锡化合物用途广泛,可用于塑料制品的稳定剂、船舶油漆的防污剂、工业催化剂、农业与林业杀虫杀菌剂及木材的防腐剂等。其中一烷基锡、二烷基锡主要用于热稳定剂和催化剂,三烷基锡与三苯基锡(TPhT)主要用于杀虫剂和防污剂等。有资料显示,有机锡化合物的年产量位居世界有机金属前列[1]。

有机锡具有特异的毒性作用,可以引起神经系统、免疫系统、内分泌系统的毒性效应,且由于有机锡具有雄激素样作用,被国际化学品安全规划署(International Programme on Chemical Safety,IPCS)和经济合作与发展组织(OECD)的环境激素专家委员会确认为内分泌干扰物。微量有机锡即会对非目标生物产生不良作用,如导致生物性畸变与各种异常。

随着人们对有机锡化合物认识的增加,许多国家对有机锡的使用采取了严格的控制措施,限制有机锡的生产,禁止在所有或小型船舶上使用防污油漆[1]。1972 年,《防止倾倒废弃物及其他物质污染海洋的公约》就将有机锡列入控制的黑名单。法国、美国、英国、澳大利亚、加拿大、荷兰、瑞士、日本等国也先后禁止在长度小于 25 m 的船只上使用有机锡防污油漆。随后,世界上许多国家纷纷制定相应的法规对其使用加以禁止或限制。根据《国际管制船舶有害防污系统公约》,2003 年 1 月 1 日起,在全球范围内禁止在新造和翻修船舶中使用含三丁基锡等有机锡的涂料;2008 年所有运营船舶不得含有此类涂料。

在船运繁忙、船舶富集的港口、码头等区域有机锡污染严重,有机锡可以沉积于底泥中,并长期存在[2],有研究显示,在限制有机锡使用 10 年后的海水和底泥中三丁基锡的含量仍无明显下降[3]。其他不同用途的有机锡的应用也进一步加剧了有机锡的污染。有机锡可以通过生物富集污染海产品,由食物链对人体健康产生危害[4]。为了解人体有机锡暴露情况,欧盟及日本根据单类或几类食品污染水平,开展了有机锡膳食暴露评估,获得了消费者膳食有机锡初步暴露评估资料[5,6]。

23.2　食品中有机锡分析方法进展

近年来,基于色谱的联用技术测定有机锡多组分的分析方法日趋成熟。联用技术主要包括色谱分离和特征性检测器检测,色谱分离方法主要分为气相色谱方法和液相色谱方法,常用特征性检测器有原子吸收检测器、火焰光度检测器[7]、脉冲火焰光度检测器[8,9]、

质谱检测器 [3, 10]、电感耦合等离子体质谱检测器 [11] 等。气相色谱由于分离能力强及便于与各种灵敏的检测器联用，使其在有机锡分析方法中使用转多。

23.2.1　气相色谱及其联用技术

1. 样品前处理

由于样品基质复杂，且有机锡沸点高、难气化，需要进行必要的萃取、衍生和净化等步骤，将其分离并转变为适合的形式。

1）萃取

萃取要考虑化合物性质以及样品基质。有机锡常用的萃取技术有：溶剂萃取、固相萃取（SPE）、固相微萃取（SPME）、超临界流体萃取（SFE）、加速溶剂萃取（ASE）等。

溶剂萃取为传统的萃取技术。底泥、生物样品及海产品采用 HCl、HBr、HAc 消化或振荡、超声后加入溶剂萃取。HCl 浓度不宜过高，通常为 1 ~ 2 mol/L，以避免 TPhT 的分解。HBr 和 HAc 还可以起离子对的作用，提高有机锡的萃取效率。常用使用的萃取溶剂有二氯甲烷、己烷、甲苯、乙酸乙酯-己烷，己烷-乙醚等。

固相萃取（SPE）：常用键合硅胶柱，C_{18} 柱最为常用，以甲醇、乙酸乙酯为洗脱溶剂。为提高洗脱效率，可在洗脱溶剂中加入环庚三烯酚酮，也可加入衍生试剂（如四乙基硼化钠）进行在线洗脱。

超临界流体萃取（SFE）：气体在超临界状态下的高扩散性和低黏度，提高了萃取介质的渗透性和溶解性。

加速溶剂萃取（ASE）：相对于其他萃取方法来说，ASE 的萃取速度快、效率高、溶剂用量小，可用于固态样品的萃取。

固相微萃取（SPME）：集萃取、富集于一体，同时在此步骤可先加入衍生试剂，实现先衍生后萃取，简化了样品前处理，减少干扰。

2）衍生化

有机锡衍生化常用的方法有：格林试剂烷基化衍生、四烷基硼化钠烷基化衍生、氢化物衍生等。

格林试剂烷基化：此衍生方法应用最早，发展最成熟。常见的衍生方法有乙基化、丙基化、戊基化和己基化。由于乙基衍生产物易于挥发，在前处理过程中丢失严重，多数学者采用了丙基化、戊基化衍生。戊基化方法相对于丙基化来说，产物挥发性降低、稳定性提高，可以获得更高的灵敏度与重现性 [12]。但格林试剂衍生反应需要在严格的无水与不带活泼氢离子的非极性溶剂中进行，且前一步的萃取过程较为复杂耗时。

四烷基硼化钠烷基化：该反应可以在水溶液中进行，避免了复杂的萃取过程。常使用的是四乙基硼化钠（$NaBEt_4$），为了获得较好的衍生与萃取效果，可以用乙酸-乙酸钠缓冲液控制反应体系的 pH，通常选择 pH5 ~ 6。也有应用四丙基硼化钠（$NaBPr_4$）的报道，其衍生产物相对于乙基衍生来说由于分子量较大、沸点高，减少了萃取过程中的损失。尽管此类衍生反应操作简单，但对于复杂基质，存在衍生效率不高以及干扰较大的问题。

四氟苯硼化钠［NaB(4-F-Ph)₄］衍生：此类芳香化衍生方法最近才有研究者采用，反应原理类似于四烷基硼化钠，由于其衍生基团大，质谱分析中可以提高甲基锡、丁基锡的碎片峰强度。

氢化物衍生：在酸性条件下，利用氢化反应，将有机锡转变为相应的氢化物。常用的衍生化试剂有 $NaBH_4$ 与 KBH_4。由于有机锡氢化衍生产物不稳定、易挥发，可以结合 SPME 技术进行衍生与萃取。

3）净化

为减少衍生试剂以及样品基底的干扰，常需要对衍生后的样品进行净化处理。常用的净化柱有弗罗里硅土（Florisil）短柱、弗罗里硅土-无水硫酸钠、氧化铝和弗罗里硅土-氧化铝等。淋洗液有正己烷、戊烷、己烷-乙醚-乙酸、己烷-乙酸乙酯等。

2. GC 分离

常用 0.25 mm 内径色谱柱，也有使用 0.53 mm 内径色谱柱以提高色谱柱上样量，缩短分析时间。固定相通常为非极性的二甲基聚硅氧烷（DB1、SPB1）和弱极性的 5% 苯基二甲基聚硅氧烷（PTE5、DB5）。中等极性固定相（DB-17、MDN-17）主要适用于苯基锡和环戊基锡分析。

3. 气相色谱-质谱联用技术

近年来随着质谱技术的发展，有机锡广泛采用质谱定性、定量分析，检测限达 pg 级。

1）质谱离子化方式的选择

电子轰击电离（EI）的电离效率高，可获得化合物的指纹图谱，普遍应用于有机锡分析。化学电离（CI）可提高检测的特异性，降低检测限，在有机锡的分析中也有较多的应用。

2）质量分析器

四极杆与离子阱这两种类型的质量分析器最为常用。四极杆传输效率高（灵敏度高），入射离子动能或角度发散小（分辨率高），较多应用于有机锡测定。离子阱的优点在于可实现串联质谱分析，在有机锡分析中也较常应用。高分辨质谱在有机锡分析中也有应用[13]。

3）串联质谱（MS-MS）技术

由于采用特征性的子离子监测，MS-MS 的谱图背景显著降低，从而提高了仪器和方法的检测限。

4）GC-ICP-MS 联用技术

电感耦合等离子体质谱（ICP-MS）作为气相色谱的检测器用于有机锡分析，其电离效率高、灵敏度高、稳定性好，易实现高通量多通道分析，近年来国外已经有不少研究报道[14]。

5）其他常用检测技术

GC 串联火焰光度检测器（FPD）、石英引发表面发射火焰光度检测器（QSIL-FPD）[15,16]、脉冲火焰光度检测器（PFPD）和原子吸收光谱仪（AAS）及微波等离子体-原子发射光谱仪（MIP-AES）可用于有机锡分析。FPD 分析有机锡多选择 610 nm，以减少硫化物带来的干扰，但是此波长不是有机锡的灵敏波长。PFPD 的不连续火焰及检测器参数调整可以减少干扰以及火焰的发射背景，从而降低检测限。QSIL-FPD 是利用石英玻璃表面产生的分子发射现象，使锡化合物在 390 nm 发射波长处特异检测，提高灵敏度。AAS 与GC 联用的灵敏度达不到痕量分析的要求。MIP-AES 具有较高的灵敏度，但其维护费用以及运行成本高，不适用于大量样品分析。

23.2.2　高效液相色谱（HPLC）及其联用技术

液相色谱法的前处理简单，只需将有机锡从样品基质中释放出来，而不需要衍生等复杂的处理，节省了分析时间和费用。但单取代有机锡极性强，在色谱柱中保留时间短，易存在干扰，灵敏度不高。

1. 分离条件

有机锡的 HPLC 方法有离子交换色谱、离子对色谱、正相色谱、反相色谱等。反相色谱需要使用的有机溶剂少，容易实现与质谱的连接，C_{18} 柱应用最多，常使用的流动相为水-甲醇。流动相中加入乙酸以调节 pH，也有使用三氟乙酸的，它能在减少乙酸使用的同时降低检测限。

2. HPLC-MS/MS 联用技术

随着 MS/MS 质谱技术的发展以及普及，质谱检测灵敏度极大提高，可以满足痕量分析的要求，同时由于常用多反应监测的数据采集模式，提高了检测通量和选择性，降低了对色谱分离能力的要求，其在有机锡分析中应用越来越多。

3. HPLC-ICP-MS 联用技术

ICP-MS 与 HPLC 的连接相对于 GC 更容易实现，不需要衍生，有较高的灵敏度。由于反相色谱的发展，流动相中有机溶剂应用较少，降低了等离子体炬的本底，提高了检测限，并且通过在雾化器载气中加入氧气，减少了碳的沉积，使得 ICP-MS 能够实际应用于有机锡分析。

4. HPLC 的其他联用技术

其他一些元素特征性检测器也可以与 HPLC 联用，如电感耦合等离子体原子发射光谱仪（ICP-AES）、火焰原子吸收光谱仪（FAAS）、石墨炉原子吸收光谱仪（GFAAS）、FPD 等，接口要保证色谱柱流出物能够雾化，同时控制由此带来的稀释效应以达到最高的灵敏度。HPLC 还可以通过柱后衍生扩展检测器类型，如加入荧光引发剂桑色素（2′,3,4′,5,7-五羟基黄酮）使有机锡带上荧光基团，从而可以使用常规的荧光检测器进行分析。采用柱后氢化衍生还可以提高雾化效率，使 FAAS 灵敏度提高。

23.2.3　总膳食研究中有机锡的测定

总膳食研究样品中有机锡的分析开展较早，但是相关的报道不多。研究方法差异较大，如韩国采用一两种典型食品评估人群摄入量，芬兰、葡萄牙等采用总膳食研究方法。我国已经开展了两次膳食样品中有机锡的检测，总膳食样品中有机锡的含量较低，对检测要求比较高。现将文献报道的国内外膳食样品中有机锡的检测技术进行比较，见表23-1。

表 23-1　部分研究中膳食样品中有机锡的检测技术

国家/年份	化合物	前处理	净化	仪器分析方法	灵敏度（检出限）
芬兰，2006 年 [17]	丁基锡、苯基锡和辛基锡等7 种有机锡	0.25 g 冻干样品及 0.1～2 g 新鲜样品，四甲基氢氧化铵预处理样品，乙酸-乙酸钠酸化，乙醚-正己烷-环庚三烯酚酮提取，四乙基硼酸钠衍生	碱性氧化铝柱净化	GC／HRMS、同位素稀释内标法定量	0.82～7.8 ng/g
葡萄牙，2017 年 [18]	丁基锡、苯基锡和辛基锡等7 种有机锡	1 g 冻干样品，甲醇-乙酸乙酯-氢溴酸提取，乙酸乙酯-正己烷分配，四乙基硼酸钠衍生	弗罗里硅土短柱净化	GC-MS、同位素稀释内标法定量	0.11～2.2 µg/kg（干重）
韩国，2012 年 [6]	3 种丁基锡	4～5 g 冻干样品，环庚三烯酚酮-二氯甲烷-盐酸提取，己基溴化镁衍生	弗罗里硅土短柱净化	GC-FPD	3～4 µg/kg（湿重样品）
中国，2007 年 [5]	8 种有机锡	2～5 g 湿重样品，四氢呋喃-氢溴酸提取，正己烷-环庚三烯酚酮液液分配，戊基溴化镁衍生	弗罗里硅土短柱净化	GC-PFPD	0.3～1.7 µg/kg

我国针对 2000 年总膳食样品开展了有机锡的检测，基于膳食样品经过食品加工烹饪含有大量油脂，因此采用有机溶剂提取、GPC 净化，戊基溴化镁格林试剂衍生，弗罗里硅土短柱净化后进行 GC-PFPD 分析，内标法定量。对空白样品、标准参考物质分析等质量控制进行了规定。参考《食品安全国家标准　食品中有机锡的测定》（GB 5009.215—2016）[19]，本章以下主要介绍中国总膳食研究中采用的有机锡的测定方法。

23.3　总膳食样品中 8 种有机锡的测定标准操作程序

23.3.1　适用范围

本程序适用于总膳食调查样品中 8 种有机锡的 GC-PFPD 测定，8 种有机锡包括二甲基锡、三甲基锡、一丁基锡、二丁基锡、三丁基锡、一苯基锡、二苯基锡、三苯基锡。

本程序酒类、饮料样品定量限为 1 µg/kg，其他样品定量限为 2 µg/kg。

23.3.2　原理

总膳食调查样品用四氢呋喃超声萃取，样品溶液经凝胶渗透色谱净化、戊基溴化镁格林试剂衍生、衍生化产物再经弗罗里硅土净化，采用 GC-PFPD 测定，内标法定量。

23.3.3　仪器设备与试剂

1. 仪器设备

气相色谱仪（配脉冲火焰光度检测器，硫滤光片）；色谱柱：DB-1 毛细管柱或等效柱
（柱长 30 m、膜厚 0.25 μm、内径 0.25 mm）；组织匀浆器；振荡器；超声波清洗器；旋转
蒸发仪；氮气浓缩器；三口瓶、分液漏斗和加热回流装置；加热磁力搅拌装置；玻璃层析
柱；分析天平：感量为 1 mg；电加热套。

2. 试剂及材料

正己烷（重蒸）；四氢呋喃（重蒸）；乙酸乙酯（重蒸）；环己烷（重蒸）；甲醇；无水乙
醚；溴代正戊烷；无水硫酸钠（将无水硫酸钠置干燥箱中，于 120℃ 干燥 4 h，冷却后，密
闭保存）；氯化钠；硫酸（优级纯）；盐酸（优级纯）；氢溴酸；乙二胺四乙酸二钠；金属钠；
镁条；环庚三烯酚酮（tropolone，98%）；弗罗里硅土（60 ～ 100 目，120℃烘烤 12 h）；聚
苯乙烯凝胶（100 ～ 200 目，或同类产品）。

3. 试剂配制

A. 环庚三烯酚酮-正己烷溶液（0.03%）：量取正己烷 100 mL，加入 0.03 g 环庚三烯
酚酮混匀。

B. 氯化钠溶液（20 g/L）：称取氯化钠 100 g，溶于水并稀释至 500 mL。

C. 饱和氯化钠溶液：在 100 mL 水中加入过量氯化钠，水浴使溶解，恢复室温后要
求结晶析出。

D. 甲醇-水（4+1）溶液：取甲醇适量，制备甲醇-水（4+1）溶液，并根据每 1 mL 甲
醇加 1 μL 盐酸的要求，加入盐酸，制得含盐酸的甲醇-水（4+1）溶液。

E. 氢溴酸-四氢呋喃（1+20）溶液：取氢溴酸和四氢呋喃各适量，按照 1+20 的比例制
备成溶液。

4. 标准品

A. 有机锡标准品：有机锡氯化物，除二甲基锡、三丁基锡纯度为 95% 外，其他标准
品纯度均大于 97%。

B. 内标：一甲基锡（MMT）和三丙基锡（TPrT）。

C. 氯化物标准品：纯度＞ 98%。

5. 标准溶液配制

A. 有机锡标准贮备液：准确称取有机锡的标准品适量，加入甲醇-水（4+1）溶液溶解，
转移到 10 mL 容量瓶中，并稀释至刻度，于−20℃冰箱保存。

B. 内标标准贮备溶液：准确称取内标适量，加入甲醇-水（4+1）溶液溶解，转移到
10 mL 容量瓶中，并稀释至刻度，于−20℃冰箱保存。

C. 有机锡标准及内标中间溶液：量取有机锡标准贮备液或内标贮备液适量，用甲

醇-水（4+1）溶液稀释 100 倍，于−20℃冰箱保存。

D. 有机锡标准及内标工作溶液：量取有机锡标准或内标中间液适量，置于 10 mL 容量瓶中，加入甲醇-水（4+1）溶液并稀释至刻度，浓度为 1 μg/mL，于−20℃冰箱保存。

6. 戊基溴化镁格林试剂的合成

A. 乙醚重蒸与除水：在 35℃下，采用全玻璃蒸馏装置重蒸两次。在蒸馏的乙醚中，加入光洁金属钠片，至不再产生明显气泡后，放置 1～2 h，继续加入金属钠片，保存备用。

B. 溴代正戊烷的重蒸：量取溴代正戊烷 100 mL，置于蒸馏瓶中，在 140℃下，采用全玻璃蒸馏装置重蒸两次，馏分避光收集。

C. 镁屑的制备：取镁条，刮去表面氧化膜层，用剪刀剪成约 0.3 mm 的碎屑，用正己烷洗涤 2～3 次，晾干，保存备用。

D. 戊基溴化镁的合成：称取镁屑 10 g，置 500 mL 三口瓶中，加入重蒸乙醚 100 mL，加入搅拌子。在搅拌下，滴加重蒸溴代正戊烷 60 mL 和重蒸乙醚 50 mL 的混合溶液。反应发生后，停止搅拌。当反应速度减缓后，继续滴加上述溴代正戊烷和乙醚的混合溶液，并搅拌。调节滴加速度，使反应瓶中的乙醚保持微沸状态。当反应缓慢时，开始加热，保持反应发生，继续加热回流至反应完全，得到戊基溴化镁溶液约 200 mL，溶液呈灰黑色混浊状态。将合成的戊基溴化镁分装至棕色小瓶中，封口，干燥器内保存。

23.3.4　样品处理及分析

总膳食调查样品由国家食品安全风险评估中心提供，测定有机锡需要 30 g 左右（装 50 mL 塑料离心管内），−20℃冷冻保存。样品 4℃解冻，混合均匀后取样分析。

1. 提取

肉类、蛋类、水产品、蔬菜、谷物、豆类、薯类等油脂含量高的总膳食样品称取 5.00 g（精确至 0.01 g）试样于 50 mL 具塞离心管中，加入乙二胺四乙酸二钠 0.15 g 和 20 g/L 氯化钠溶液 5 mL，摇匀，加入内标工作溶液 50 μL，加入氢溴酸-四氢呋喃（1+20）溶液 15 mL，超声 5 min。在试样溶液中加入含 0.03% 环庚三烯酚酮的正己烷 25 mL，振荡萃取 40 min，离心 10 min（3000 r/min），静置分层，吸取有机相转移至茄形瓶中，在残渣中加入正己烷 10 mL，再振荡萃取 10 min，离心 10 min（3000 r/min），静置分层，吸取有机相。合并至茄形瓶中，旋转蒸发浓缩至近干。待凝胶渗透色谱净化。

水果、糖、饮料、酒类等低脂肪的总膳食样品称取 10.00 g（精确至 0.01 g）试样于 50 mL 具塞离心管中，加入氯化钠 2 g，摇匀，加入内标工作溶液 50 μL，加入氢溴酸-四氢呋喃（1+20）溶液 15 mL，超声 5 min。待衍生。

2. 凝胶渗透色谱净化

1）凝胶柱的装填

取聚苯乙烯凝胶，用四氢呋喃-乙酸乙酯（1+1）溶液浸泡过夜。用玻璃棉封堵内径为 1.7～1.8 cm 的玻璃层析柱底端，湿法加入浸泡好的凝胶，凝胶自然沉降，稳定后柱长约为 15 cm。

2）净化

在试样提取液的浓缩残渣中加入四氢呋喃-乙酸乙酯（1+1）溶液 1 mL，将此溶液全部转移至层析柱上，用 1 mL 四氢呋喃-乙酸乙酯（1+1）溶液洗涤茄形瓶。待层析柱中试样溶液的液面降至接近凝胶时，将洗液转移至柱上。用四氢呋喃-乙酸乙酯（1+1）溶液洗脱，弃去 0～18 mL 流分，收集 18～33 mL 流分，收集流出体积 15 mL。

3. 戊基溴化镁格林试剂衍生

将上述收集的净化溶液旋转蒸发浓缩近干，加入环己烷 10 mL，继续旋转蒸发浓缩至约 1 mL，转移至 10 mL 离心管中，用环己烷洗涤茄形瓶，合并在离心管中，并定容至 2 mL。用 1 mL 注射器吸取上述合成的戊基溴化镁格林试剂 0.8 mL，涡旋振荡混匀，超声反应 15 min 后，逐滴加入 0.5 mol/L 硫酸约 3 mL，振摇，终止衍生反应，涡旋振摇，静置使上层溶液澄清。

4. 弗罗里硅土柱净化

1）层析柱装填

用玻璃棉封堵玻璃柱底端后，从底部到顶部依次装入活化弗罗里硅土 1.5 g、无水硫酸钠 2 g，用 10 mL 正己烷预淋洗。

2）净化

将上述衍生溶液的上层有机相全部转移至弗罗里硅土柱上，当柱中溶液的液面降至无水硫酸钠层时，用正己烷洗脱，收集洗脱液 10 mL。氮气流下浓缩至 2 mL。样品转移至 1.5 g 弗罗里硅土+2 g 无水硫酸钠的短柱［10 mL 正己烷-甲苯（5+1）预淋洗］，10 mL 正己烷-甲苯（5+1）洗脱，收集洗脱液氮气流下浓缩至 0.5 mL，加入 5 mL 环己烷，混匀后吹至 0.5 mL，环己烷定容为 1 mL，进样分析。

3）浓缩

在氮气流下，将试样溶液浓缩定容至 1.0 mL，转移进进样小瓶中，待 GC 测定。

5. 仪器参考条件

1）气相色谱参考条件

色谱柱（DB-1 柱，或等效柱，柱长 30 m、膜厚 0.25 μm、内径 0.25 mm）；采用不分流方式进样，进样口温度 280℃；色谱柱升温程序（开始温度为 50℃，保持 1 min，以 10℃/min 升温至 120℃，5℃/min 升温至 200℃，10℃/min 升温至 280℃，保持 5 min）；载气为高纯氮气（纯度 > 99.999%）。

2）脉冲火焰光度检测器参考条件

硫滤光片；检测器温度 350℃；燃气和助燃气流速（空气流速 121 mL/min、氢气流速 22 mL/min、空气流速 211 mL/min）；光电倍增管电压 550 V；门槛时间 4 ms；门延迟时间 5 ms；激发电压 100 mV。

3）标准工作曲线制作

根据样品处理方法（23.3.4），称取适量不含有机锡的对应食物样品作为空白基质，加入 5 mL 20% 氯化钠溶液，分别加入有机锡混合标准溶液 0 μL、10 μL、30 μL、50 μL、100 μL、200 μL、400 μL 及内标工作溶液 50 μL，按试样提取与净化过程要求同步操作。吸取标准系列溶液 1 μL 注入气相色谱仪进行分析，得到色谱图，以保留时间定性，牡蛎及鲤鱼空白基质混合标准溶液（10 μg/kg）色谱图见图 23-1。

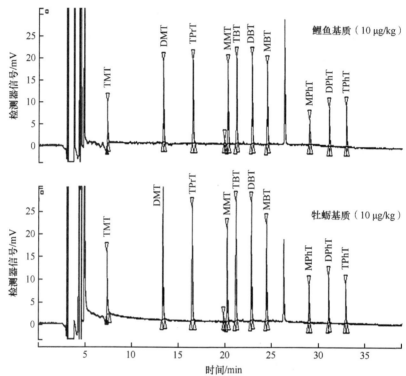

图 23-1　牡蛎及鲤鱼空白基质混合标准溶液（10 μg/kg）色谱图

TMT 为三甲基锡，DMT 为二甲基锡，TPrT 为内标三丙基锡，MMT 为一甲基锡，TBT 为三丁基锡，DBT 为二丁基锡，
MBT 为一丁基锡，MPhT 为一苯基锡，DPhT 为二苯基锡，TPhT 为三苯基锡，下同

4）试样溶液的测定

吸取试样溶液 1 μL 注入气相色谱仪中，得到色谱图，以保留时间定性。计算目标化合物与内标的峰面积或峰高比，以标准系列溶液中目标有机锡的进样量（ng）与对应的目标有机锡与内标的峰面积或峰高比绘制线性曲线，根据线性曲线计算试样中有机锡含量。附图 23-1～图 23-13 为总膳食各类典型样品的色谱图。

6. 空白实验

称取适量空白样品于 50 mL 具塞离心管中，加入乙二胺四乙酸二钠 0.15 g 和 20 g/L 氯化钠溶液 5 mL，按照样品前处理步骤进行提取、GPC 净化、衍生、净化和测定，获得空白实验结果。

7. 计算

试样中目标有机锡含量（以 Sn 计）以质量分数计，数值以微克每千克或微克每升（μg/kg 或 μg/L）表示，按式（23-1）计算。

$$X_i = \frac{C_i \times V}{m} \times \frac{1000}{1000} \times f \tag{23-1}$$

式中，X_i 表示试样中目标有机锡含量（以 Sn 计），单位为微克每千克（μg/kg）或微克每升（μg/L）；C_i 表示标准曲线计算得出的样品溶液中有机锡的浓度（μg/L）；V 表示样品定容体积，单位为毫升（mL）；f 表示试样稀释因子；m 表示试样称样量，单位为克（g）或毫升（mL）；计算结果以重复性条件下获得的两次独立测定结果的算术平均值表示，结果保留三位有效数字。

23.3.5　精密度

在重复性条件下获得的两次独立测定结果的绝对差值不得超过算术平均值的 20%。

23.4　方法性能的验证与评价

23.4.1　样品提取方法优化

本次总膳食调查样品主要包括谷类及其制品、豆类及其制品、薯类及其制品、肉类及其制品、蛋及蛋制品、水产品及其制品、乳及其制品、蔬菜及其制品、水果类及其制品、糖及糖制品（白砂糖、红糖）、饮料及水、酒类十二大类食品，样品水分、脂肪含量差异非常大，根据实际情况，参考《食品安全国家标准　食品中有机锡的测定》（GB 5009.215—2016）对不同样品根据脂肪含量的高低及基质复杂程度进行分类，分别采用不同的提取方法。谷类、豆类、薯类、水果、糖、饮料、酒类样品萃取后不经过凝胶渗透色谱法（GPC）净化；肉类及其制品、蛋及蛋制品取样量减为 2 g，肉类及其制品、蛋及蛋制品，以及水产品及其制品制备时需要加入 0.15 g EDTA-Na。

23.4.2　样品净化方法优化

总膳食调查样品经过食物烹饪，基质复杂、干扰大，如豆类、肉类、蛋、水产品、蔬菜、油脂、色素含量高，本方法采用 GPC 净化，结合两部弗罗里硅土短柱净化，可以除去大部分色素、脂肪，净化效果可采用内标回收率进行评价，如果净化效果不佳，影响有机锡的衍生效率，会造成内标回收率偏低，本标准操作程序采用的净化方法内标回收率可达到 50% 以上，满足方法灵敏度、准确度要求。

23.4.3　线性及回收率

本方法测定的 8 种有机锡含量线性范围在 1.0 ～ 50.0 ng，内标选择遵循性质相似原则，一甲基锡作为一丁基锡和一苯基锡内标, 三丙基锡作为其他有机锡的内标 [7], 各有机锡线性相关系数均大于 0.99。本方法加标回收率 80% ~ 120%, RSD < 20%。

23.4.4 定量限

当总膳食调查样品取样 2 ~ 5 g, 采用低本底样品加标 2 μg/kg 计算信噪比, 各有机锡衍生物色谱峰信噪比 (S/N) 均大于 10, 因此确定方法定量限为 2 μg/kg, 水果、饮料及酒类样品取样量为 10 g, 其定量限可达 1 μg/kg。

23.5 操作关键点和注意事项

23.5.1 仪器维护要点

本方法对仪器的要求比较高, 应保证仪器状态良好, 一旦出现灵敏度下降要注意更换进样衬管及色谱柱。

23.5.2 分离度要求

在本色谱分析条件下, 各有机锡能有效分离, 要求分离度 (R) 大于 1.0。

23.5.3 持续关注净化效果

注意样品净化后干扰物质去除程度, 如果发现苯基锡等高沸点有机锡响应显著降低, 说明净化不好, 应减少取样量, 采用两次弗罗里硅土短柱净化。

23.5.4 空白实验

每批样品做一个空白实验, 在不加样品的情况下和样品同时提取、净化、测定, 主要考察试剂、容器、浓缩装置、仪器残留以及交叉污染等, 通过对试剂、容器、浓缩装置的有效控制, 确保有机锡空白实验结果均未检出。

23.5.5 定量分析

样品标准曲线线性范围 1 ~ 50 ng/g, 每批样品分析测试开始及结束时均应测试标准序列, 确认仪器灵敏度正常。

23.5.6 定性分析

在相同实验条件下, 样品中待测物质的保留时间与标准溶液中对应的保留时间偏差在 ±0.1 min 之间。

23.5.7 质量控制图

按照本方法对欧盟贻贝组织中丁基锡化合物标准物质 (ERM-CE 477) 中的有机锡进

行质控跟踪，三种丁基锡测定值均应该在规定范围内，ERM-CE 477 允许范围及检测结果见表 23-2。

表 23-2　ERM-CE 477 中有机锡定值及测定结果

化合物	定值		测定值/(μg/kg)
	含量/(μg/g)	以 Sn 计含量/(μg/kg)	
TMT	未定值	未定值	ND
DMT	未定值	未定值	ND
TBT	2.20±0.19	902±78	897.2±26.2
DBT	1.54±0.12	785±61	814.0±25.4
MBT	1.50±0.28	1014±189	1211.4±17.4
MPhT	未定值	未定值	482.2±29.4
DPhT	未定值	未定值	ND
TPhT	未定值	未定值	484.3±28.1

（赵孔祥）

参 考 文 献

[1] 江桂斌. 国内外有机锡污染研究现状. 卫生研究, 2001, 1: 1-3.

[2] Gómez-Ariza J, Giráldez I, Morales E, et al. Stability and storage problems in organotin speciation in environmental samples. Journal of Environmental Monitoring, 1999, 1(2): 197-202.

[3] Muñoz J, Baena J R, Gallego M, et al. Speciation of butyltin compounds in marine sediments by preconcentration on C60 and gas chromatography-mass spectrometry. Journal of Chromatography A, 2004, 1023(2): 175-181.

[4] Miniero R. Opinion of the Scientific panel on contaminants in the food chain on a request from the Commission to assess the health risks to consumers associated with exposure to organotins in foodstuffs. EFSA Journal, 2004, 102: 1-119.

[5] 赵孔祥, 赵云峰, 吴永宁. 中国居民膳食有机锡污染水平和摄入量. 中华预防医学杂志, 2007, 41(6): 453-457.

[6] Choi M, Moon H B, Choi H G. Intake and potential health risk of butyltin compounds from seafood consumption in Korea. Archives of Environmental Contamination & Toxicology, 2012, 62(2): 333-340.

[7] 周群芳, 江桂斌, 吴迪靖. 猪油样品中有机锡化合物的气相色谱-火焰光度法及气相色谱-质谱联用分析. 分析化学, 2001, 29(4): 453-456.

[8] Jacobsen J A, Stuer-Lauridsen F, Pritzl G. Organotin speciation in environmental samples by capillary gas chromatography and pulsed flame photometric detection (PFPD). Applied Organometallic Chemistry, 2010, 11(9): 737-741.

[9] Bancon-Montigny C, Lespes G, Potin-Gautier M. Improved routine speciation of organotin compounds in environmental samples by pulsed flame photometric detection. Journal of Chromatography A, 2000, 896(1-2): 149-158.

[10] Vida L J, Vega A B, Arrebola F J, et al. Trace determination of organotin compounds in water, sediment and mussel samples by low-pressure gas chromatography coupled to tandem mass spectrometry. Rapid Communications in Mass Spectrometry, 2010, 17(18): 2099-2106.

[11] Calle-Guntias M, Scerbo R, Chiavarini S, et al. Comparison of derivatization methods for the determination of butyl- and phenyl-tin compounds in mussels by gas chromatography. Applied Organometallic Chemistry, 2010, 11(8): 693-702.

[12] Ikonomou M G, Fernandez M P, He T, et al. Gas chromatography-high-resolution mass spectrometry based method for the simultaneous determination of nine organotin compounds in water, sediment and tissue. Journal of Chromatography A, 2002, 975(2): 319-333.

[13] Rajendran R B T H，Miyazaki A，Ramesh R, et al. Determination of butyl-, phenyl-, octyl- and tributylmonomethyltin compounds in a marine environment (Bay of Bengal, India) using gas chromatography-inductively coupled plasma mass spectrometry. Journal of Environmental Monitoring, 2001, 3(6): 627-634.

[14] 李中阳, 周群芳, 江桂斌, 等. 我国部分城市海产品中丁基锡污染现状. 中国环境科学, 2003, 1(2): 144-147.

[15] 刘稷燕, 江桂斌. 顶空固相微萃取-气相色谱表面发射火焰光度检测法测定底泥中的丁基锡化合物. 分析化学, 2001, 29(2): 158-160.

[16] Rantakokko P, Kuningas T, Saastamoinen K, et al. Dietary intake of organotin compounds in Finland: a market-basket study. Food Additives & Contaminants, 2006, 23(8): 749-756.

[17] Sousa A C A, Coelho S D, Pastorinho R M, et al. Levels of TBT and other selected organotin compounds in duplicate diet samples. Science of The Total Environment, 2017, 574: 19-23.

[18] Lee C C, Hsu Y C, Kao Y T, et al. Health risk assessment of the intake of butyltin and phenyltin compounds from fish and seafood in Taiwanese population. Chemosphere, 2016, 164: 568-575.

[19] GB 5009.215—2016《食品安全国家标准　食品中有机锡的测定》.

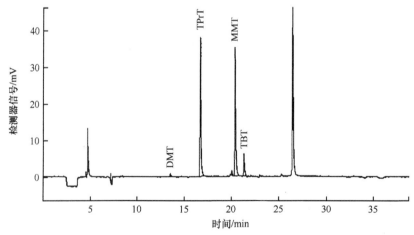

附图 23-1　谷类样品色谱图

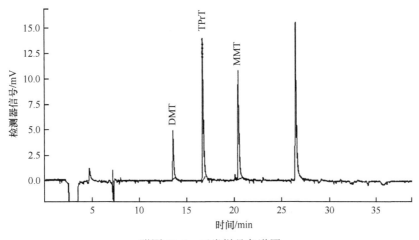

附图 23-2　豆类样品色谱图

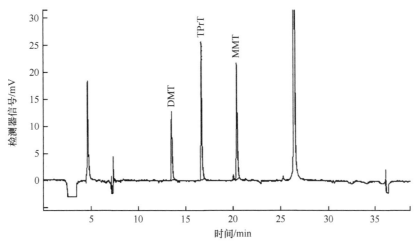

附图 23-3　薯类样品色谱图

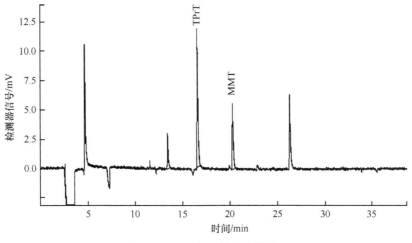

附图 23-4　肉类样品色谱图

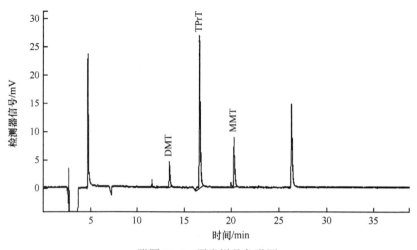

附图 23-5　蛋类样品色谱图

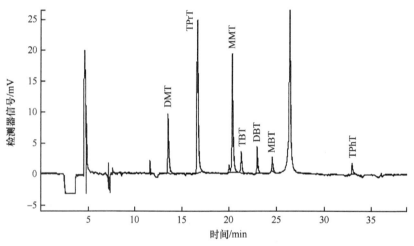

附图 23-6　水产类样品色谱图

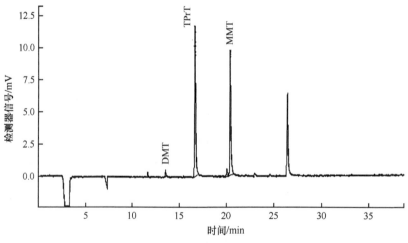

附图 23-7　乳类样品色谱图

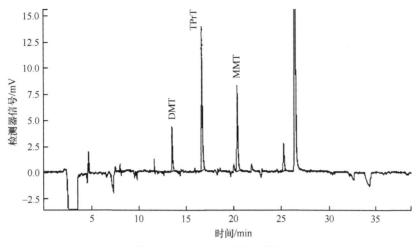

附图 23-8　蔬菜类样品色谱图

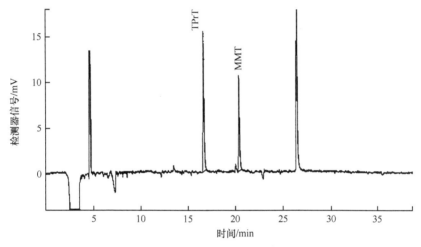

附图 23-9　水果类样品色谱图

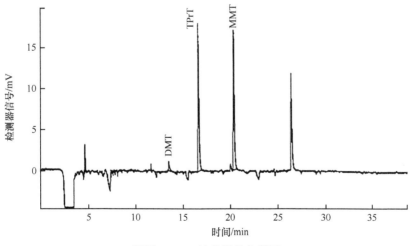

附图 23-10　糖类样品色谱图

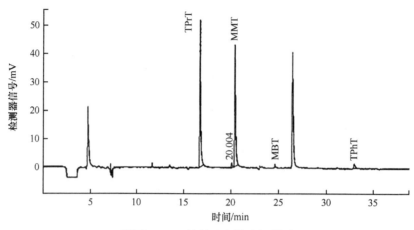

附图 23-11　饮料及水样品色谱图

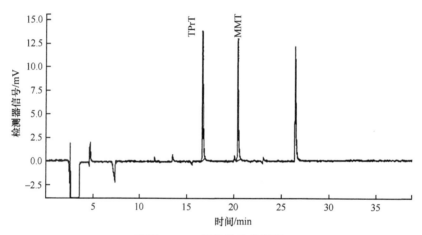

附图 23-12　酒类样品色谱图

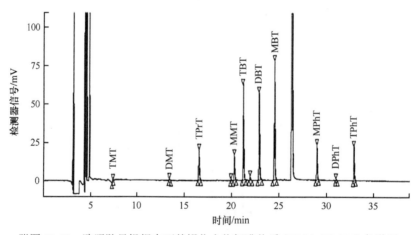

附图 23-13　欧盟贻贝组织中丁基锡化合物标准物质（ERM-CE 477）色谱图

第24章 碘的测定

24.1 概　述

碘是维持甲状腺功能和人体健康的重要微量营养素，人体需要的碘 80% ～ 90% 来源于食物，在碘供应充足的情况下，甲状腺摄取的碘不超过人体所吸收碘的 10%，而在慢性碘缺乏时，该比例会升高至 80% 左右[1]。在健康成人体内所含有的 15 ～ 20 mg 碘中，约 70% ～ 90% 集中在甲状腺[2]。碘摄入量与甲状腺疾病的关系呈现 U 型曲线，U 型底端是最适宜的最佳碘剂量[3~5]。长期碘缺乏和碘过量均会对人体健康造成危害，引发甲状腺功能异常和甲状腺肿大等良性甲状腺疾病。碘缺乏在人类不同生长发育阶段引发的健康危害表现形式不一，常见危害有胎儿和儿童的神经、智力发育障碍以及成人的结节性甲状腺肿。如果轻、中度碘缺乏长期得不到治疗，可进一步引起甲状腺结节和甲状腺功能亢进症（甲亢）；重度碘缺乏可以引起甲状腺肿大和甲状腺功能减退症（甲减）。孕产妇碘缺乏会影响胎儿的脑发育，严重者还会引起流产、胎儿畸形和死亡。

自然界中的碘以有机碘和无机碘两种形式存在，其中无机碘以碘化物（如碘化钾）与碘酸盐（如碘酸钾）为主。人体缺碘引起甲亢主要是长期缺碘所致的毒性结节性甲状腺肿引起的[6]。当孕妇每日摄入碘低于 25 μg，就可能导致胎儿出生后发生地方性克汀病[7]。碘超足量或碘过量可以引起临床甲减和亚临床甲减患病率升高。Meta 分析显示，碘缺乏和碘过量均可以使甲状腺肿大的患病率升高[8]。人体对碘的每日需要量可以根据甲状腺功能完全丧失的成年人外源性补充甲状腺激素的量来推算。为恢复甲状腺功能，患者每日需要补充 100 μg 的甲状腺素（T4），而合成这些 T4 所用的碘，即每日最低需碘量为 65 μg。

中国营养学会推荐的成人碘推荐摄入量（recommended nutrient intake，RNI）为 120 μg/d[9]。世界卫生组织（WHO）、联合国儿童基金会（UNICEF）和国际控制碘缺乏病理事会（International Council for the Control of Iodine Deficiency Disorder，ICCIDD）给出的成年男子营养素碘的 RNI 值为 150 μg/d[10~13]。目前，测定食品中碘的方法主要有气相色谱法、分光光度法[14]、电感耦合等离子体质谱法[15~17]。采用电感耦合等离子体质谱法测定食品中碘，具有较高的灵敏度，检出限低，线性范围宽，而且干扰非常小。具有较高的准确性和可靠性。

24.2 碘测定方法的进展

食品中碘的检测分析方法主要有电感耦合等离子体质谱法（ICP-MS）、氧化还原滴定法、砷铈催化分光光度法、气相色谱法、离子选择电极法、离子色谱法等。

氧化还原滴定法是以溶液中氧化剂和还原剂之间的电子转移为基础的一种滴定分析

方法。其原理为样品经炭化、灰化处理后，将有机碘转化为无机碘离子，在酸性介质中，用液溴将碘离子氧化成碘酸根离子，碘酸根在酸性溶液中氧化碘化钾而析出碘，以淀粉溶液作为指示剂，用硫代硫酸钠溶液滴定，计算样品中碘的含量。适用于海带、紫菜、裙带菜等藻类食品中碘的测定。

砷铈催化分光光度法采用碱灰化处理试样，使用碘催化砷铈反应，反应速度与碘含量成定量关系。其原理是利用碘酸根离子在酸性条件下与显色剂络合，在特定波长下，光强度与络合物浓度成正比，从而测得碘的浓度。分光光度法分析仪器操作简单方便、灵敏度高、检出限低，但是测定条件不易控制，容易受到高价离子的干扰，显色反应稳定性低。硫酸铈铵属于剧毒危险品，其使用受到严格控制，并且对前处理要求比较严格，使其使用范围受到很大限制。适用于粮食、蔬菜、水果、豆类及其制品、乳及其制品、肉类、鱼类及蛋类食品中碘的测定。

气相色谱法利用带电子捕获器的气相色谱仪检测婴幼儿食品和乳制品中的碘，其原理是：试样中的碘在硫酸条件下与丁酮反应生成丁酮与碘的衍生物，经气相色谱分离，电子捕获检测器检测，外标法定量。此方法前处理比较烦琐，影响因素多，试剂（丁酮、硫酸）的用量、衍生时间和正己烷的纯度均对结果有一定影响。适用于婴幼儿配方食品和乳品中营养强化剂碘的测定。

离子选择性电极是一类利用膜电势测定溶液中离子的活度或浓度的电化学传感器，当它和含待测离子的溶液接触时，在它的敏感膜和溶液的相界面上产生与该离子活度直接有关的膜电势。离子选择性电极也称膜电极，这类电极有一层特殊的电极膜，电极膜对特定的离子具有选择性响应，电极膜的电位与待测离子含量之间的关系符合能斯特方程。该方法简单、廉价、选择性好、灵敏度高，且可利用碘离子的电化学活性实现其检测。但是实际应用中会受到其他离子，包括带有相同和相反电荷的离子的干扰。

离子色谱法是近年来新兴的检测碘的方法，其原理是将改进后的电导检测器安装在离子交换树脂柱的后面，以连续检测色谱分离的离子的方法。目前主要应用于水中碘化物及地质样品中的总碘的检测，利用离子色谱法检测食盐中的微量碘酸盐时，采用紫外光度检测器，以氯化钠溶液为淋洗液，选择适宜的色谱分离条件，将加碘盐溶解后直接在离子色谱仪上分离检测，氯离子和碘酸根离子可以完全分离，操作简单、快捷，缺点是管路系统中氯化钠浓度高，实验结束后需要对管路系统进行彻底清洗。

电感耦合等离子体质谱法（ICP-MS）测定具有检出限低、线性范围宽、干扰少、精度高、分析速度快等特点，适用于多个元素的同时测定，近些年在元素检测领域广泛应用。电感耦合等离子体质谱法为《食品安全国家标准　食品中碘的测定》（GB 5009.267—2020）中第一法，其原理是试样中的碘经四甲基氢氧化铵溶液提取，采用电感耦合等离子体质谱仪测定，以碘元素特定质量数 127（质荷比，m/z）定性，以碘元素和内标元素质谱信号的强度比值与碘元素的浓度成正比进行定量，测定试样中碘的含量。

以上论述了国内外食品中总碘检验技术的研究进展，其中，气相色谱法适用于婴幼儿食品和乳制品中总碘的测定，具有较高的灵敏度，但乳制品中天然含有的有机碘按照气相色谱法的原理，丁酮无法与其形成衍生物，从而不能准确定量，限制了气相色谱法的应用范围；砷铈催化分光光度法比较经典，但是比色反应需使用亚砷酸等高毒试剂，因而存在安全问题；离子色谱法适用于水体中碘化物的检测；离子选择性电极法检测碘存在干扰较大等问题，实际应用受到限制；氧化还原滴定法是经典的化学分析法，适用于样品中高含量样品的测定，但基质干扰较为严重，不适用于复杂基质的检测，灵敏度低。而 ICP-MS 可涵盖上述所有样品中总碘的测定，具有广泛性。前处理可采用碱提取法和酸消解法，其中碱提取法优点：可同时处理多个样品，碱性条件下样品稳定性好，耗材成本较低；缺点：取样量大，操作复杂且前处理时间长，只能用于碘含量的测定分析，样品需过滤上机。酸消解法优点：取样量少，消解速度快，前处理操作简单，不易交叉污染；适用范围广，可以和其他营养素一起前处理；消解后溶液较澄清。缺点：硝酸消解，冷却至室温后需马上中和；微波消解仪成本较高，效率低。综上所述，食品中碘的前处理方法还需进行研究与改进，以建立快速、准确、有效地测定食品中碘的测定方法。

24.3　总膳食样品中碘测定 ICP-MS 标准操作程序

24.3.1　范围

本程序适用于膳食样品中碘的测定。

24.3.2　原理

试样中的碘经四甲基氢氧化铵溶液提取，采用电感耦合等离子体质谱仪测定，以碘元素特定质量数 127（质荷比，m/z）定性，以碘元素和内标元素质谱信号的强度比值与碘元素的浓度成正比进行定量，测定试样中碘的含量。

24.3.3　试剂及材料

除另有说明，本方法所用试剂均为优级纯，水为 GB/T 6682 规定的一级水。

1. 试剂

25% 四甲基氢氧化铵 $[(CH_3)_4NOH]$（TMAH）水溶液；异丙醇：色谱纯；氩气（Ar）：纯度（≥ 99.995%）或液氩；氦气（He）：纯度 ≥ 99.995%。

2. 试剂配制

A. 提取液（5% TMAH）：量取 100 mL 25% TMAH 水溶液，用水稀释至 500 mL，混匀后用于样品前处理。

B. 稀释液（0.5% TMAH）：量取 10 mL 25% TMAH 水溶液，用水稀释至 500 mL，混匀后用于标准溶液的配制和样品溶液的稀释。

3. 标准品

碘化钾（KI）或碘酸钾（KIO$_3$）：基准试剂。

4. 标准溶液的配制

1）碘标准贮备液（1000 mg/L）

称取已于 180℃ ±2℃干燥至恒重的碘酸钾 0.1685 g，用水溶解并定容至 100 mL；或称取经硅胶干燥器干燥 24 h 的碘化钾 0.1307 g，用水溶解并稀释至 100 mL，贮存于棕色瓶中；也可采用经国家认证并授予标准物质证书的碘标准溶液。

2）碘标准中间液（10.0 mg/L）

吸取 1.00 mL 碘标准贮备液，用稀释液定容至 100 mL。

3）碘标准使用液（100 µg/L）

吸取 1.00 mL 碘标准中间液，用稀释液定容至 100 mL。

4）碘系列标准溶液

分别吸取适量体积的碘标准使用液，用稀释液配制成浓度分别为 0 µg/L、0.10 µg/L、1.00 µg/L、5.00 µg/L、10.0 µg/L、15.0 µg/L、20.0 µg/L 的系列标准溶液，亦可依据样品溶液中碘元素浓度适当调整系列标准溶液浓度范围。

5）内标元素标准溶液（1000 mg/L）

碲（Te）、铟（In）、铑（Rh）、铼（Re）等任意一种单元素或多元素内标标准贮备液。

6）内标使用液

先用水将内标元素标准溶液稀释 10 倍或 100 倍，再从中取适量溶液用稀释液配成适当浓度的内标使用液。内标溶液可采用手动定量加入标准系列及样品溶液中，也可由仪器在线加入，内标与样品溶液混合后，内标的参考浓度为 10 ～ 100 µg/L。

对于复杂基质的样品，内标中可添加 1% ～ 2%（与样品混合后的体积百分比浓度）的异丙醇。

24.3.4　仪器和设备

电感耦合等离子体质谱仪；分析天平：感量为 0.1 mg 和 1 mg；恒温干燥箱（烘箱）或恒温水浴摇床；离心机：转速大于 3000 r/min；涡旋混匀器。

24.3.5　分析步骤

1. 试样制备

总膳食调查试样由国家食品安全风险评估中心制备，试样于−20℃冷冻保存，备用，检测前在 4℃冷藏室解冻混匀后取样。

2. 试样处理

称取试样 0.2 ～ 1 g（精确到 0.001 g，含水分较多的样品可适当增加取样量）于 50 mL

耐 110℃的塑料离心管中，加入 5 mL 提取液，涡旋 1 min，使样品充分分散均匀，旋紧盖子，置于 85℃±5℃烘箱（每隔半小时取出振摇）或水浴摇床提取 3 h，冷却，用水定容至 50 mL，并以大于 3000 r/min 的转速，离心 10 min，取上层清液用 0.45 μm 过滤膜过滤后，备用，同时做试剂空白。

为了防止样品遇水结块，可采用称量纸称取样品，然后慢慢加入盛有提取液的离心管中，涡旋 1 min，若样品太稠可补加 5 mL 提取液，如谷类、豆类、薯类等吸水性强的样品。

3. 仪器参考条件

1）仪器操作参考条件

射频功率 1550 W；等离子气流速 15 L/min；载气流速 0.80～0.90 L/min；辅助气流速 0.30～0.40 L/min；分析时泵速 0.10 r/s；采样深度 8～10 mm；雾化器为高盐/同心雾化器；雾化室温度 2.0℃；石英炬管；碰撞池气体（He 气）流速 4～5 mL/min，每测一个样品，进样系统的冲洗时间大于 60 s。

2）测定参考条件

在调谐仪器达到测定要求后，编辑测定方法，选择碘元素同位素（^{127}I）及内标碲同位素（^{125}Te、^{130}Te）或 ^{103}Rh 或 ^{115}In 或 ^{185}Re。

若 ICP-MS 仪由酸性进样体系转变为碱性体系，则建议更换所有进样泵管，并用 0.5% TMAH 溶液清洗进样系统 1～2 h，直至 ^{127}I 的信号稳定。

4. 标准曲线的制作

将碘标准溶液注入 ICP-MS 仪中，测定碘元素和内标元素的信号响应值，以碘元素的浓度为横坐标，碘元素与所选内标元素响应信号值的比值为纵坐标，绘制标准曲线。

5. 试样溶液的测定

将空白和试样溶液分别注入 ICP-MS 仪中，测定碘元素和所选内标元素的信号响应值，计算碘元素与所选内标元素的响应信号值比值，根据标准曲线得到待测液中碘元素的浓度。

24.3.6　分析结果

试样中碘元素含量按式（24-1）计算。

$$X = \frac{(\rho - \rho_0) \times V \times f}{m \times 1000} \tag{24-1}$$

式中，X 表示试样中碘元素含量，单位为毫克每千克（mg/kg）；ρ 表示试样溶液中碘元素的质量浓度，单位为微克每升（μg/L）；ρ_0 表示试样空白液中碘元素的质量浓度，单位为微克每升（μg/L）；V 表示试样液定容体积，单位为毫升（mL）；f 表示试样稀释倍数；m 表示试样称取质量，单位为克（g）；1000 为单位转换系数。

计算结果保留三位有效数字。

24.3.7　精密度

样品中碘元素含量大于 1 mg/kg 时，在重复性条件下获得的两次独立测定结果的绝对差值不得超过算术平均值的 10%；小于等于 1 mg/kg 且大于 0.1 mg/kg 时，在重复性条件下获得的两次独立测定结果的绝对差值不得超过算术平均值的 15%；小于等于 0.1 mg/kg 时，在重复性条件下获得的两次独立测定结果的绝对差值不得超过算术平均值的 20%。

24.3.8　检出限与定量限

以取样量 0.5 g，定容至 50 mL 计算，方法检出限为 0.014 mg/kg，定量限为 0.040 mg/kg。

24.4　方法学验证与评价

24.4.1　样品提取

本次总膳食研究样品主要包括谷类及其制品、豆类及其制品、薯类及其制品、肉类及其制品、蛋及蛋制品、水产品及其制品、乳及其制品、蔬菜及其制品、水果类及其制品、糖及糖制品（白砂糖、红糖、蜂蜜、巧克力）、饮料及水、酒类十二大类食品，样品吸水性差异非常大，参考《食品安全国家标准　食品中碘的测定》（GB 5009.267—2020）对不同样品进行分类提取。

总膳食研究样品中，谷类及其制品、豆类及其制品，以及薯类及其制品，由于样品本身吸水性较强，为了防止样品遇水结块，可采用称量纸称取样品，然后慢慢加入盛有提取液的离心管中，涡旋 1 min，若样品太稠可补加 5 mL 提取液。

24.4.2　方法学参数

1. 检出限和定量限

在优化仪器工作条件下，分别采用 3 种不同的前处理方法制备试剂全流程空白，连续重复检测 10 次，取检测结果的 3 倍标准偏差所相当的试剂空白浓度作为元素的方法检出限，10 倍标准偏差所相当的浓度作为方法的定量限，当称样量约为 0.5 g 时，定容至 50 mL，计算 3 种方法的检出限和定量限，具体结果见表 24-1。结果表明，样品前处理采用碱提取法灵敏度略高于 AOAC 法和酸消解法。

表 24-1　方法检出限和定量限（μg/kg）

方法	检出限	定量限
酸消解	51.5	58.4
AOAC	52.1	95.7
碱提取	14.3	38.5

2. 线性范围

ICP-MS 有着很宽的线性范围，但由于碘离子极易吸附在接触界面，并且有很强的记忆效应，附着在管路中的部分碘很容易影响下一个样品的检测结果，为了减少进样系统的清洗时间，建议配制的标准系列溶液最高浓度不超过 100 μg/L。考虑到标准参考物质及样品中碘的含量情况，确定在标准曲线的适宜范围 0 ~ 100 ng/mL 作校准曲线，方法线性相关系数大于 0.999。

3. 方法的精密度、回收率、准确度

为了进一步验证检验方法的准确度，实验选择了购自欧盟的标准物质与测量研究所的乳粉基质的定值标准参考物质（ERM-BD150、ERM-BD151），用于评价样品测定结果的准确度。按照上述 3 种前处理方法，分别进行样品处理前加标和上机前加标，并注入电感耦合等离子体质谱仪中，平行测量 6 份（同时须采用相同的试剂，在相同的实验步骤和条件下进行空白实验）。

1）试剂空白

试剂空白前处理前、上机前后加标的测定值，加标回收率及方法的相对标准偏差（RSD）见表 24-2、表 24-3。

表 24-2　试剂空白前处理前加标测定结果（μg/L）

方法	本底值均值	测定结果（n=6）	RSD/%	回收率/%	RSD/%
酸消解	1.16	30.0 ~ 34.5	5.62	144.1 ~ 166.8	5.82
AOAC	0.51	20.6 ~ 21.8	2.22	100.5 ~ 106.9	2.28
碱提取	0.003	19.7 ~ 20.6	1.89	98.6 ~ 103.1	1.89

表 24-3　试剂空白上机前加标测定结果（μg/L）

方法	本底值	测定结果（n=6）	RSD/%	回收率/%	RSD/%
酸消解	1.01 ~ 1.32	31.2 ~ 36.8	6.26	150.3 ~ 178.2	6.49
AOAC	0.44 ~ 0.59	20.9 ~ 23.9	4.67	101.8 ~ 116.8	4.90
碱提取	0.00 ~ 0.02	19.2 ~ 20.9	3.16	95.8 ~ 104.8	3.18

由表 24-2、表 24-3 可知，AOAC 法和碱提取法在试剂空白前处理前和上机前加标回收率在 95.8% ~ 116.8%，两种前处理方法测定值的精密度（RSD）均在 5% 以内，两种前处理方法测定值都在分析范围要求之内，表明 AOAC 法和碱提取法均具有较好的精密度。

酸消解法在试剂空白前处理前和上机前加标回收率在 144.1% ~ 178.2%，表明酸消解法前处理过程会导致较大的系统误差。

2）乳粉标准参考物质

乳粉标准参考物质测定值的准确度、前处理前和上机前的加标回收率及方法的相对标准偏差（RSD），见表 24-4 ~ 表 24-6。

表 24-4 乳粉标准参考物质测定结果（mg/kg）

方法	参考物质	测定值（$n=6$）	RSD/%	标示值
酸消解	ERM-BD150	1.42	15.1	1.73±0.14
AOAC	ERM-BD150	1.64	1.59	1.73±0.14
碱提取	ERM-BD151	1.90	1.88	1.78±0.17

表 24-5 样品前处理前加标回收测定结果（mg/kg）

方法	测定结果（$n=6$）	RSD/%	回收率/%	RSD/%
酸消解	3.88	6.36	148	10.0
AOAC	3.17	1.79	104	3.52
碱提取	3.89	0.93	117	1.85

表 24-6 样品上机前加标回收测定结果（mg/kg）

方法	测定结果（$n=6$）	RSD/%	回收率/%	RSD/%
酸消解	3.77	2.77	140	9.48
AOAC	3.45	2.85	105	4.62
碱提取	3.78	1.80	109	2.16

结果显示（表 24-4～表 24-6），AOAC 法和碱提取法两种前处理方法标准物质测定值都在标示值范围内，精密度（RSD）均＜5%。前处理前和上机前的加标回收率均在 94.8%～119.7%，表明 AOAC 法和碱提取法均具有较好的准确性。

采用酸消解法标准物质 6 次平行测定值均超出标示值范围并小于标示值（1.18～1.72 mg/kg），其精密度为 15.1%，前处理前和上机前的加标测定值及加标回收率其精密度为 2.77%～10.0%，表明此方法测定值的准确度和重现性均较差。

3）全脂奶粉样品

上述乳粉标准参考物质（ERM-BD150、ERM-BD151）为脱脂乳粉基质，为全面评价方法对于乳粉的适用性，选择市售的全脂奶粉样品，分别加入低、中、高 3 个浓度水平的碘标准溶液，测定其碘的含量，计算加标回收率。3 种前处理方法，酸消解法测得的回收率在 41.0%～95.6%，精密度均＞10%。AOAC 法测得的回收率在 85.1%～139.7%，精密度在 4.04%～5.91%，碱提取法测得的回收率在 93.8%～108.7%，精密度在 0.75%～4.02%。结果表明，酸消解法检测实际样品时测得的回收率及精密度均较差，不能满足样品的测定要求。AOAC 法和碱提取法精密度较好，回收率高，能满足实际样品的检测需要，结果见表 24-7。

表 24-7 样品加标回收测定结果（ *n*=6 ）

方法	本底值/(mg/kg)	加标量/(mg/kg)	测定值/(mg/kg)	RSD/%	回收率/%	RSD/%
酸消解	0.26	0.30	0.55	10.1	89.3～95.6	14.8
		1.00	1.10	11.0	70.1～88.2	14.4
		10.0	4.54	12.3	41.0～52.9	13.0
AOAC	0.59	0.30	0.92	4.04	92.3～106.1	5.18
		1.00	1.48	4.75	85.1～101.1	5.91
		10.0	13.8	5.28	126.9～139.7	5.51
碱提取	0.63	0.30	0.97	1.40	93.8～105.1	4.02
		1.00	1.66	0.75	102.4～105.6	1.21
		10.0	11.0	3.05	99.3～108.7	3.24

24.4.3 质量控制

为了保证实验分析的准确可靠，样品进行双平行样测定，同时每批样品测定时做两个平行操作空白，排除本底污染对测定的影响。每批样品测定时选取具有碘定值的食品基质参考物质作为质控样品，采用和样品相同的方法进行分析检测。从质控样品测定结果（表 24-8）可以看出，测定值和标示值符合，说明测定过程不存在大的系统误差。样品检测结果准确可靠。

表 24-8 标准参考物质测定结果（ mg/kg ）

参考物质	测定值（ *n*=6 ）	RSD/%	标示值
ERM-BD150	1.64	1.59	1.73±0.14
ERM-BD151	1.90	1.88	1.78±0.17
SRM-1869	1.16	1.22	1.28±0.15
SRM1548a 典型膳食混样	0.701	1.67	0.759±0.103

对总膳食样品中谷类及其制品、豆类及其制品、薯类及其制品、肉类及其制品、蛋及蛋制品、水产品及其制品、蔬菜及其制品、水果类及其制品、糖及糖制品（白砂糖、红糖）、饮料及水、酒类 11 类样品进行加标回收实验，结果见表 24-9。

表 24-9 总膳食样品加标回收实验测定结果

类别	本底值/(mg/kg)	加标量/(mg/kg)	测定值/(mg/kg)	回收率/%	RSD/%
谷类	0.022	0.04	0.067	91.3～106.2	2.91
豆类	0.22	0.30	0.50	91.6～106.4	2.21
薯类	0.31	0.30	0.59	92.2～105.9	2.48

类别	本底值/(mg/kg)	加标量/(mg/kg)	测定值/(mg/kg)	回收率/%	RSD/%
肉类	0.46	0.50	0.99	97.3 ~ 102.9	1.85
蛋类	0.68	1.00	1.72	101.7 ~ 106.7	1.17
水产类	0.44	0.50	0.90	98.8 ~ 107.1	1.95
蔬菜类	0.96	1.00	2.01	102.9 ~ 105.6	1.02
水果类	＜ LOD	0.04	0.036	91.1 ~ 108.1	4.89
糖类	＜ LOD	0.04	0.038	90.0 ~ 108.0	4.56
饮料及水	＜ LOD	0.04	0.040	92.4 ~ 106.9	4.19
酒类	＜ LOD	0.04	0.042	90.8 ~ 109.1	4.07

本方法测得的总膳食样品碘含量范围为＜ LOD ~ 3.52 mg/kg，其中低于方法检出限的样品加标 0.04 μg/kg，回收率在 90.0% ~ 109.1%，精密度在 4.07% ~ 4.89%。高于方法检出限的其他食物类别回收率在 91.3% ~ 107.1%，精密度均小于 3.0%。

24.4.4 内标溶液

以碘元素特定质量数 127（质荷比，m/z）定性，以碘元素和内标元素质谱信号的强度比值与碘元素的浓度成正比进行定量分析。由于样品基体的存在，极易造成待测元素的信号抑制或增敏等基体效应，采用内标校正是有效克服样品基体效应的方法之一，根据内标元素质量数与待测元素接近、在溶液中化学性质与待测元素相似，且在样品溶液中不存在内标元素的原则，本方法分别选用 Bi、Ge、In、Li、Sc、Tb、Y、Te、Rh、Re 作为内标元素，通过实验和大量数据表明，选用 Te、In、Rh、Re 中任意一种单元素或多元素作为内标进行在线校正，测得的数据准确率高，重现性好。

24.4.5 质量控制图

为了保证不同批次间数据的可比性，选取同一样品在不同时间采用 SOP 方法进行分析检测，日间质控结果见图 24-1 和图 24-2。

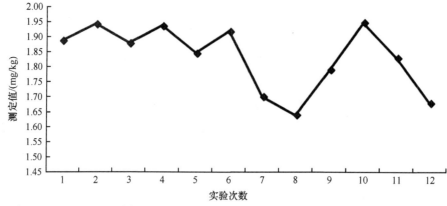

图 24-1　ERM-BD151 乳粉日间质控结果

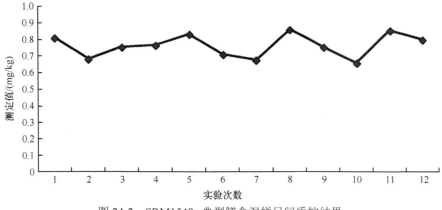

图 24-2　SRM1548a 典型膳食混样日间质控结果

24.5　操作关键点和注意事项

A. 本方法对 ICP-MS 仪器的要求比较高，如空白、灵敏度等，要求调谐参数等处于最佳状态。

B. 做小于检出限及低浓度样品的加标回收时，要注意控制好试剂空白，同时要注意防止样品间的交叉污染。

C. 样品提取时，对于难过滤样品，如乳粉等，可以定容至 100 mL 或减小称样量。

D. 食品中的碘以不同的形态存在，且存在基质复杂、易挥发、易污染、不稳定等多种因素，使碘的分析与测定变得复杂，如样品消解和提取不完全、消解容器的密闭性不好，都会直接影响到检测结果的准确性。

E. 碘在酸性和中性介质中稳定性差，在弱碱性条件下稳定性好。由于样品在前处理中存在碘易挥发和基质复杂消解不完全的问题，需采用合适的前处理方法使待测样品彻底消解并提取完全。

F. 在测定碘元素时，对仪器进行体系清洗有着严格的要求，若 ICP-MS 仪器进样体系由酸性转变为碱性体系时，首先建议更换所有进样泵管，样品上机前，要用 0.5% TMAH 溶液清洗系统 1 ～ 3 h，直至 ^{127}I 的仪器信号持续在一个较低且稳定的水平。由于碘有很强的记忆效应，遇到碘含量较高的样品，建议用稀释液稀释后上机测试，从而降低样品之间测定时带来的背景信号干扰。并且在样品及标准品测定时，也要各自用 2% 氨水和 0.5% TMAH 溶液进行进样针冲洗，因为在弱碱性条件下可降低 ICP-MS 测定碘时产生的记忆效应，使其测定结果稳定，得到较好的精密度。

G. 对于复杂基质的样品，可在内标中添加 1% ～ 2%（与样品混合后的体积百分比浓度）的异丙醇，消除基质干扰，内标与样品溶液混合后，内标的参考浓度为 50 ～ 100 μg/L。

参 考 文 献

[1] Anderson A B. Clinical aspects of iodine metabolism. Proc R Soc Med, 1964, 57(2): 169.

[2] Fisher D A, Oddie T H. Thyroid iodine content and turnover in euthyroid subjects:validity of estimation of thyroid iodine accumulation from short-term clearance studies. J Clin Endocrinol Metab, 1969, 29(5): 721-727.

[3] 滕卫平. 碘营养与甲状腺疾病. 内科理论与实践, 2010 (2): 112-117.

[4] US Food and Nutrition Board. Dietary Reference Intakes. A report of the Institute of Medicine. Washington DC: National Academy Press, 2001: 8-1+8-27.

[5] Laurberg P, Bülow P I, Knudsen N, et al. Environmental iodine intake affects the type of nonmalignant thyroid disease. Thyroid, 2001, 11(5): 457-469.

[6] Zimmermann M B, Boelaert K. Iodine deficiency and thyroid disorders. Lancet Diabetes Endocrinol, 2015, 3(4): 286-295.

[7] SCF/C/NUT/UPPLEV. Opinion of the Scientific Committee on Food on the Tolerable Upper Intake Level of Iodine, 2002.

[8] Harach H R, Galindez M, Campero M, et al. Undifferentiated (anaplastic) thyroid carcinoma and iodine intake in Salta, Argentina. Endocr Pathol, 2013, 24: 125-131.

[9] 中国营养学会. 中国居民膳食营养素参考摄入量（2013 版）. 北京: 科学出版社, 2014.

[10] WHO, UNICEF, ICCIDD. Assessment of the iodine deficiency disorders and monitoring their elimination,a guide for programme managers [WHO/NHD/01.1]. 2001.

[11] WHO, UNICEF, ICCIDD. Indication for assessing iodine deficiency disorders and their control through salt iodization [WHO/NUT/94.6]. 1994.

[12] WHO. Effect and safety of salt iodization to prevent iodine deficiency disorders:a systematic review with meta-analyses. 2014.

[13] WHO, UNICEF, ICCIDD. Assessment of iodine deficiency disorders and monitoring their elimination: a guide for programme managers. Geneva, 2007.

[14] 国家卫生和计划生育委员会.《食品安全国家标准　食品中碘的测定》(GB 5009.267—2016). 北京: 中国标准出版社, 2016.

[15] 陈磊, 刘桂华, 张慧敏, 等. 配方乳粉中碘含量测定方法的适用性. 卫生研究, 2018, 47(6): 998-1007.

[16] 樊祥, 王敏, 陈迪, 等. 电感耦合等离子体质谱法分析婴幼儿配方奶粉中碘. 分析科学学报, 2014, 30(6): 919-922.

[17] 丁玉龙, 葛宇, 徐红斌, 等. 微波消解-电感耦合等离子体质谱法测定乳制品中总碘. 分析测试技术与仪器, 2016, 22(3): 184-188.

（马　兰　尚晓虹　赵云峰）

第 25 章　硝酸盐与亚硝酸盐的测定

25.1　概　述

硝酸盐与亚硝酸盐在环境和食物中普遍存在，人体主要通过膳食摄入硝酸盐，并通过硝酸盐的内源性转换暴露于亚硝酸盐。在所有膳食种类中，蔬菜中的硝酸盐含量最高，对人体摄入量的贡献率也远高于其他食物[1]。虽然亚硝酸盐的外源性贡献率并不高，但在食品贮藏或制作过程中（尤其是家庭制作食物），不当操作可能引起硝酸盐到亚硝酸盐的转化，从而导致较高的膳食暴露。

硝酸盐的毒性较低，但其在体内易转化为亚硝酸盐，过量的亚硝酸盐可引发高铁血红蛋白症，该症尤易发于婴幼儿，重者可因缺氧致命；硝酸盐的代谢产物 N-亚硝基化合物的致癌作用也早已引起关注[2]。鉴于硝酸盐和亚硝酸盐的膳食暴露可能造成的健康危害，FAO/WHO 食品添加剂联合专家委员会（JECFA）评估了这两种化合物的暴露风险，并将硝酸盐和亚硝酸盐的 ADI 分别设定为 3.7 mg/kg bw·d 与 0.07mg/kg bw·d[3]。我国也对蔬菜、腌制蔬菜、乳制品、水及饮料等食品中的硝酸盐和亚硝酸盐制定了限量标准[4]。

鉴于食品中过量硝酸盐、亚硝酸盐可能带来的健康危害，需要建立食品基质中准确、灵敏、高效的检测方法。硝酸盐与亚硝酸盐的检测方法众多，常用实验室检测方法有分光光度法（spectrophotometry）、电化学法（electrochemical method）、色谱法（chromatography）等，以上方法都有报道用于测定食品中的硝酸盐与亚硝酸盐[5,6]。

25.2　食品中硝酸盐与亚硝酸盐分析方法进展

分光光度法是测定硝酸盐与亚硝酸盐的经典方法，最早由 Griess 于 1879 年发明（Griess assay），该法应用重氮偶联法（diazo-coupling procedure），在测定亚硝酸盐时将其与对氨基苯磺酸进行重氮化反应，再与盐酸萘乙二胺偶合形成紫红色偶氮染料（azodye），最后用分光光度计定量；测定硝酸盐时，则需要先用镉柱或铜柱将硝酸盐还原为亚硝酸盐，测得亚硝酸盐总量后减去亚硝酸盐含量，即得出硝酸盐含量[7]。因检测成本低廉、适用性强等优点，分光光度法被实验室广泛采用，也是我国《食品安全国家标准　食品中亚硝酸盐与硝酸盐的测定》（GB 5009.33—2016）规定的食品中硝酸盐与亚硝酸盐含量的测定方法之一。但该方法存在费时、灵敏性差和易被其他离子干扰等缺点。随着检测技术的发展，经典的 Griess assay 也被改进为更适用于食品、生物样品等复杂基质测定的方法，如与高效液相色谱（HPLC）结合，进行柱后衍生反应以更高效地分离亚硝酸盐与硝酸盐[7]。与可见光分光光度法相比，国标中规定的紫外分光光度法操作简便，该法利用硝酸根离子和亚硝酸根离子在紫外区 219 nm 处具有等吸收波长的特性，测定样品提取液的吸光度，但测得的结果为硝酸盐和亚硝酸盐吸光度的总和，因此只适用于亚硝酸含量低的样品，如新鲜蔬菜、水果等食品[8]。除了经典的分光光度法，近年也发展出了更快捷安全的光度分析法，如化学发光法（chemiluminescence），该法尤其适合测定食品中的化合物，但因发光强度受环境影响大，该法的稳定性和重现性较差[9]。荧光分析法（fluorescence analysis）是最近发展起来的检测方法，其具有灵敏度高、选择性高和检出限低等优点，有报道可用于食品中亚硝酸盐的测定，但因现有荧光探针的不稳定性，该检测方法还有待成熟完善[10]。

电化学检测法（electrochemical testing）也可以用来测定亚硝酸盐，但因电极表面易钝化而不适用于常规的痕量分析。近年，通过对电极附着分子、聚合物，可以使电极原有性质得到改善从而实现对某些食品中亚硝酸盐的测定，但该法的检出限与检测范围与其他方法相比无明显优势[11,12]。

多数色谱法都可用于测定亚硝酸盐与硝酸盐，包括气相色谱法、液相色谱法和离子色谱法。与其他方法比较，色谱法对检测设备和试剂的要求较高，测定成本高，但方法的灵敏度、准确性、稳定性、适用性都很高，因此被广泛用于生物、环境、食物样品的测定。气相色谱法需要将硝酸根、亚硝酸根离子和甲苯或五氟苄基溴进行反应再测定；液相色谱则需要衍生化反应将这两种离子转换为具有特定吸光度或荧光的物质。虽然液相色谱法可以同时定量食品中的亚硝酸盐与硝酸盐[13]，但它们的吸光度易被样品中的氯干扰，因此对样品的净化程度要求高，且从硝酸盐到亚硝酸盐的柱后衍生过程易不完全。与此相比，离子色谱法具有色谱测定的优点，前处理方法也比气相色谱、液相色谱简单，该法的准确性、稳定性、灵敏度、定量范围都不低于经典的分光光度法。通过调节氢氧化钾淋洗液浓度，结合阴离子交换柱和电导检测器，离子色谱法可以满足几乎所有食物样品中硝酸盐和亚硝酸盐的分离与定量，因此被定为我国国标的第一法[8]。

食品中亚硝酸盐与硝酸盐的报道主要集中于蔬菜水果[14~17]、肉制品、乳制品[18]等几类亚硝酸盐与硝酸盐含量较高的食品上，近年来常用分析方法即为上文介绍的分光光度法、液相色谱法、离子色谱法等[19]。澳大利亚新西兰食品标准局（FSANZ）于 2010 年开展了针对各类膳食中硝酸盐与亚硝酸盐含量与暴露评估的总膳食研究。该研究采用的方法即为分光光度法和离子色谱法，经验证这些方法可成功运用于新鲜和烹制过的蔬菜、水果、乳制品、饮料及酒类、肉及肉制品、婴儿膳食、休闲食品中硝酸盐和亚硝酸盐含量的测定[20]。本研究参照国标，采用离子色谱法测定各类食品中的硝酸盐与亚硝酸盐含量。

25.3　总膳食样品中硝酸盐与亚硝酸盐的测定标准操作程序

25.3.1　适用范围

本标准操作程序适用于食品中硝酸盐与亚硝酸盐的测定。

25.3.2　原理

试样经沉淀蛋白质、除去脂肪后，采用相应的方法提取和净化，以氢氧化钾溶液为淋洗液，阴离子交换柱分离，电导检测器检测。以保留时间定性，外标法定量。

25.3.3 试剂与材料

超纯水（电阻率 > 18.2 MΩ·cm，除另有说明，在分析中仅使用确定为分析纯的试剂和蒸馏水或相当纯度的水）；乙酸（分析纯）；氢氧化钾。

25.3.4 标准品及溶液配制

硝酸根离子标准溶液（1000 mg/L，水基体）；亚硝酸根离子标准溶液（1000 mg/L，水基体）；硝酸盐、亚硝酸盐的标准使用溶液：准确移取硝酸根、亚硝酸根离子的标准溶液各 0.1 mL 于 100 mL 容量瓶中，用水稀释至刻度，此溶液每 1 L 分别含硝酸根、亚硝酸根离子 1.0 mg。

25.3.5 仪器与设备

离子色谱仪（包括电导检测器，配有抑制器，高容量阴离子交换柱，25 μL 定量环）；食物粉碎机；天平（感量为 0.1 mg 和 1 mg）；超声波振荡器；水浴加热器；离心机（转速 ≥ 10 000 r/min，配 50 mL 离心管）；50 mL 容量瓶；0.22 μm 水性滤膜针头滤器；净化柱：C_{18} 柱、Ag 柱和 Na 柱或等效柱；注射器：5.0 mL。

25.3.6 分析步骤

1. 提取与净化

水果、蔬菜：称取试样匀浆 2.00 g（精确至 0.01 g，下同），以 40 mL 水洗入 50 mL 容量瓶中，加入 0.5 mL 1 mol/L 氢氧化钾溶液，超声提取 30 min，每隔 5 min 振摇一次，保持固相完全分散。于 75℃ 水浴中放置 5 min，取出放置至室温，加水稀释至刻度。溶液于 10 000 r/min 离心 15 min，取上清液 5 mL，12 000 ～ 15 000 r/min 离心 10 min，取上清液备用。

谷类、豆类、薯类、肉类、水产品：称取试样匀浆 2.00 g，以 40 mL 水洗入 50 mL 容量瓶中，超声提取 30 min，每隔 5 min 振摇一次，保持固相完全分散。于 75℃ 水浴中放置 5 min，取出放置至室温，加水稀释至刻度。溶液于 10 000 r/min 离心 15 min，取上清液 5 mL，12 000 ～ 15 000 r/min 离心 10 min，取上清液备用。

蛋类：称取试样匀浆 2.00 g，以 40 mL 水洗入 50 mL 容量瓶中，超声提取 30 min，每隔 5 min 振摇一次，保持固相完全分散。于 75℃ 水浴中放置 5 min，取出放置至室温，加水稀释至刻度。溶液于 10 000 r/min 离心 15 min，取上清液 3 mL 加入 7 mL 乙腈，10 000 r/min 离心 15 min，取上清液备用。

水及饮料、酒类：取 10 mL 样品，12 000 ～ 15 000 r/min 离心 10 min，取上清液备用。

乳及乳制品：称取试样 5.00 g，置于 50 mL 容量瓶中，加水 40 mL，摇匀，超声 30 min，加入 3% 乙酸溶液 1 mL，混匀后于 4℃ 放置 20 min，取出放置至室温，加水稀释至刻度。溶液于 10 000 r/min 离心 15 min，取上清液 5 mL，12 000 ～ 15 000 r/min 离心 10 min，取上清液备用。

糖类：称取试样 1.00 g，以 40 mL 水溶解后洗入 50 mL 容量瓶中，加水稀释至刻度。10 000 r/min 离心 15 min，取上清液备用。

2. 测定

1）测定条件

色谱柱：Dionex IonPac AS19 离子色谱柱（2 mm×250 mm，4 μm）、AG19 保护柱（2 mm×50 mm，4 μm），或性能相当的离子色谱柱及保护柱。

淋洗液：氢氧化钾溶液，浓度为 6～70 mmol/L；洗脱梯度为 10 mmol/L 20 min、70 mmol/L 5 min、10 mmol/L 5 min（可根据出峰状况对淋洗液浓度和时长进行调整）；流速 0.3 mL/min。

抑制器：连续自动再生膜阴离子抑制器或等效抑制装置。

检测器：电导检测器，检测池温度为 25℃。

进样体积：25 μL（可根据试样中被测离子含量进行调整）。

2）测定

标准曲线：移取亚硝酸盐和硝酸盐标准使用液，加水稀释，制成系列标准溶液。含亚硝酸根离子浓度分别为 0.01 mg/L、0.02 mg/L、0.05 mg/L、0.10 mg/L、0.20 mg/L；含硝酸根离子浓度分别为 0.1 mg/L、0.5 mg/L、1.0 mg/L、2.0 mg/L、5.0 mg/L，从低浓度到高浓度依次进样。蔬菜样品的硝酸盐含量远高于其他样品，硝酸根离子浓度梯度应根据实际样品调整。以目标离子的浓度（mg/L）为横坐标，以峰高（μS）或峰面积为纵坐标，绘制标准曲线或计算线性回归方程。

样品测定：将试剂空白液和试样溶液注入离子色谱仪中，得到空白和试样溶液的峰高或峰面积，根据保留时间定性，根据标准曲线得到待测液中亚硝酸根离子或硝酸根离子的含量。

3）计算

试样中硝酸根离子或亚硝酸根离子含量按式（25-1）计算。

$$X = \frac{(c - c_0) \times f \times V \times 1000}{m \times 1000} \tag{25-1}$$

式中，X 表示试样中硝酸根离子或亚硝酸根离子的含量，单位为毫克每千克（mg/kg）；c 表示测定用试样溶液中的硝酸根离子或亚硝酸根离子的含量，单位为毫克每升（mg/L）；c_0 表示试剂空白液中硝酸根离子或亚硝酸根离子的浓度，单位为毫克每升（mg/L）；V 表示试样溶液定容体积，单位为毫升（mL）；f 表示试样溶液稀释倍数；m 表示试样取样量，单位为克（g）；1000 表示单位换算系数。

结果保留两位有效数字。

4）色谱图

亚硝酸盐与硝酸盐的色谱图见图 25-1。

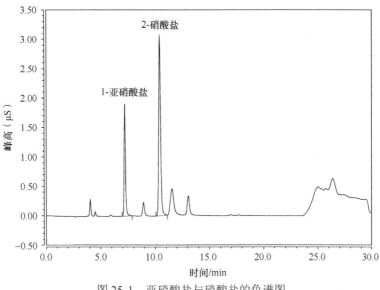

图 25-1 亚硝酸盐与硝酸盐的色谱图

25.4 方法性能的验证与评价

25.4.1 前处理方法优化

前处理参考《食品安全国家标准 食品中亚硝酸盐与硝酸盐的测定》(GB 5009.33—2016)中的提取方法。因硝酸盐和亚硝酸盐在环境中普遍存在,使用滤纸、滤膜、固相萃取柱等前处理过程都可能带来污染,因此应做好预实验和空白实验。本研究预实验表明滤膜和滤纸易带来较高的本底值,影响测定结果的精密度和准确性,因此去除过滤过程,并调整提取液用量,通过多次高速离心去除杂质。实验还发现,固相萃取柱也会引入误差,所以在氯离子等干扰峰不影响测定的前提下去除该过程。

硝酸盐易还原为亚硝酸盐,但碱性条件可抑制该过程,因此对蔬菜等硝酸盐含量高的样品,可在提取时加入 KOH,防止亚硝酸盐测定结果偏高,并在前处理完成后尽快进行测定。

蛋白质含量高的样品,如蛋类等食品,用乙酸沉淀蛋白质效果不理想,会严重影响测定的准确性。因此改用乙腈沉淀蛋白质,取液体样品或固体样品提取后的上清液,按样品:乙腈为 3:7(体积比)沉淀蛋白质后离心取上清液测定。

25.4.2 线性范围

针对不同食品配制系列混合标准工作溶液。对于亚硝酸盐,水及饮料和酒类的线性范围为 0.003 ~ 0.1 mg/L,其他食品为 0.005 ~ 0.2 mg/L;对于硝酸盐,蔬菜的线性范围为 10 ~ 200 mg/L、水及饮料为 1 ~ 50 mg/L、乳类为 1 ~ 20 mg/L、酒类为 0.1 ~ 50 mg/L、其他食品为 0.1 ~ 5 mg/L。标准工作溶液在 25.3.5 的仪器条件下进行测定,以亚硝酸盐或硝酸盐的浓度为横坐标,以色谱峰面积为纵坐标,绘制标准工作曲线,计算线性回归方程和相关系数。结果表明,所有线性回归方程的相关系数均大于 0.999。

25.4.3 精密度

方法精密度和稳定性以 12 类食品样品日内 3 次、日间 6 次，3 个水平加标回收率的相对标准偏差（RSD）表示。12 类食品的亚硝酸盐日内、日间平均 RSD 分别为 1.5% 与 2.4%，硝酸盐的日内、日间平均 RSD 分别为 1.1% 与 1.3%，方法的精密度良好。

25.4.4 准确度

1. 定值参考物质验证

硝酸盐采用芝麻菜 T15132QC、菠菜 T15133QC 和肉 T15134QC 作为参考物质（FAPAS®）；亚硝酸盐采用肉 T15134QC 作为参考物质（FAPAS®）。每个样品平行测定 10 次，结果见图 25-2。定值参考物质的实际测定值在 Z 评分小于 2 的范围内，表明方法准确可靠。

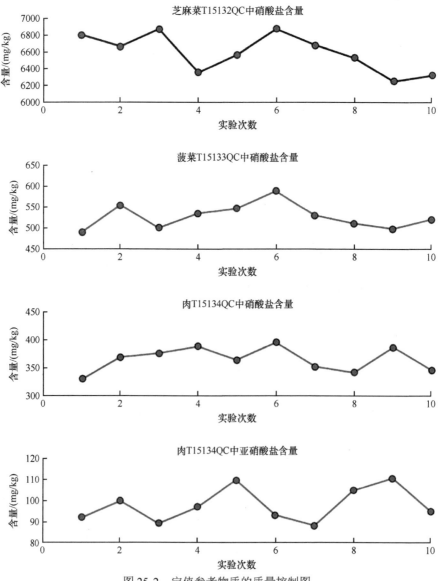

图 25-2　定值参考物质的质量控制图

2. 样品加标回收实验

通过加标回收实验评价方法准确度:选择本底含量最低的样品,在样品提取液中分别添加低、中、高 3 个浓度水平的硝酸盐和亚硝酸盐混合标准溶液,每个样品测定 6 个平行样,计算加标回收率,结果见表 25-1。加标回收率范围 80.0% ~ 112.5%,表明此方法能够准确定量食品中硝酸盐和亚硝酸盐含量。

表 25-1 膳食样品中硝酸根与亚硝酸根加标回收实验结果

样品	NO$_2^-$				NO$_3^-$			
	本底浓度/ (mg/L)	加标浓度/ (mg/L)	实际浓度/ (mg/L)	回收率/% (n=6)	本底浓度/ (mg/L)	加标浓度/ (mg/L)	实际浓度/ (mg/L)	回收率/% (n=6)
谷类	0.011	0.1	0.10	84.4	0.012	1.0	0.95	94.2
		0.5	0.47	90.8		2.0	1.93	95.7
		2.0	1.97	98.1		5.0	5.05	100.7
豆类	ND	0.1	0.04	80.3	ND	0.5	0.05	104.2
		0.2	0.16	82.0		2.0	0.18	90.3
		1.0	0.80	80.0		5.0	0.99	99.3
薯类	0.022	0.1	0.06	82.4	0.054	0.5	0.05	105.4
		0.2	0.19	82.3		2.0	0.19	94.4
		1.0	0.87	84.7		5.0	0.98	98.3
肉类	0.0012	0.1	0.08	81.5	0.011	1.0	1.0	95.8
		0.5	0.46	91.0		2.0	1.9	93.0
		1.0	0.94	93.8		5.0	4.7	94.3
水产类	0.0317	0.1	0.14	112.5	0.029	1.0	1.0	93.6
		0.5	0.47	87.1		2.0	1.9	95.0
		1.0	1.00	96.4		5.0	4.7	93.3
乳类	0.0076	0.1	0.09	81.0	0.245	2.0	1.97	86.1
		0.5	0.51	100.9		5.0	4.25	80.2
		1.0	1.02	101.1		10.0	8.24	80.0
蔬菜	0.021	0.1	0.10	81.5	17.9	30	47.8	99.6
		0.5	0.42	80.5		60	78.2	100.5
		1.0	0.83	80.5		150	169	101.0
水果类	0.0079	0.1	0.09	80.8	0.035	1.0	0.98	94.7
		0.5	0.41	80.8		2.0	2.00	98.1
		2.0	1.68	83.8		5.0	5.03	99.8
糖类	ND	0.1	0.09	91.7	ND	2.0	1.7	82.6
		0.5	0.50	101.0		5.0	4.2	83.7
		1.0	1.08	107.5		10.0	8.3	83.3

样品	NO₂⁻				NO₃⁻			
	本底浓度/ (mg/L)	加标浓度/ (mg/L)	实际浓度/ (mg/L)	回收率/% (*n*=6)	本底浓度/ (mg/L)	加标浓度/ (mg/L)	实际浓度/ (mg/L)	回收率/% (*n*=6)
水及 饮料	ND	0.1	0.10	99.3	ND	5.0	1.60	80.1
		0.5	0.44	87.7		10.0	4.26	85.2
		1.0	0.92	92.0		20.0	9.43	94.3

3. 检出限和定量限

分别以 3 倍（$S/N=3$）、10 倍（$S/N=10$）基线噪声作为亚硝酸根和硝酸根的仪器检出限与定量限。从报告线性范围的最低点开始逐级稀释，确定符合线性要求且可准确定量的标准曲线，以其最低点作为方法定量限，以方法定量限的三分之一作为方法检出限。当称样量为 2 g，加入 50 mL 提取剂，硝酸根与亚硝酸根的定量限和检出限见表 25-2。

表 25-2　硝酸根与亚硝酸根的检出限和定量限

	仪器检出限/(mg/L)	仪器定量限/(mg/L)	方法检出限	方法定量限
NO₂⁻	0.001	0.003	0.01 mg/kg	0.02 mg/kg
NO₃⁻	0.001	0.003	0.03 mg/kg	0.10 mg/kg
NO₂⁻*	0.001	0.003	0.001 mg/L	0.003 mg/L
NO₃⁻*	0.001	0.003	0.003 mg/L	0.010 mg/L

＊表示水及饮料和酒类样品

25.5　操作关键点和注意事项

25.5.1　操作关键点

1. 洗脱液浓度

洗脱液 KOH 浓度对目标化合物的测定效果影响很大，不适宜的洗脱液浓度可能导致目标化合物与杂质难于分离，因此测定每种膳食样品前都应采用加标实验确定最优的洗脱液浓度和出峰时间，以保证测定的准确性。此外，洗脱时间应大于 20 min，并在最后设置不低于 5 min 的高浓度 KOH 梯度，以洗脱硫离子、蛋白质等出峰时间晚或难于洗脱的物质，保护色谱柱。

2. 前处理污染

硝酸盐和亚硝酸盐都是环境介质中普遍存在的化合物，应注意实验的本底值并防止前处理过程带来的污染；在不影响测定结果的前提下，尽量减少因滤膜、萃取柱等前处理步骤引入的污染。

3. 蛋白质沉淀

对液体乳、蛋类制品等蛋白质含量高的样品，应沉淀蛋白质后测定。沉淀剂首先选择乙酸,效果不佳时,可用乙腈。样品中含有有机溶剂时,离子色谱的流路应采用外循环,以避免对电导检测器的损伤。

25.5.2 质量保证措施

A. 使用具有标准物质证书的硝酸盐和亚硝酸盐标准溶液,按照证书要求进行保存管理,保证量值溯源。

B. 每类样品测定时做两个平行操作空白,排除本底污染对测定的干扰。

C. 样品进行双平行样测定。

D. 采用蔬菜和肉类的定值参考物分别作为植物与动物来源膳食的质控样,与每批次样品同时进行检测。定值参考物质的测定值应在标示值范围内,否则分析查找原因。

E. 方法线性方程的相关系数大于 0.999。

F. 样品的上机测定浓度在标准曲线线性范围内。

参 考 文 献

[1] Hord N G, Tang Y, Bryan N S, Food sources of nitrates and nitrites: the physiologic context for potential health benefits. American Journal of Clinical Nutrition, 2009, (1): 1.

[2] Walker R. Nitrates, nitrites and *N*-nitrosocompounds: a review of the occurrence in food and diet and the toxicological implications. Food Additives & Contaminants, 1990, 7(6): 717-768.

[3] JECFA. Nitrate, toxicological evaluation of certain food additives and contaminants in food. WHO Food Additives Series, 1996, 35: 325-360.

[4] GB 2762—2017《食品安全国家标准 食品中污染物限量》.

[5] Wang Q H, Yu L J, Liu Y, et al. Methods for the detection and determination of nitrite and nitrate: a review. Talanta, 2017, 165: 709-720.

[6] Moorcroft M J, Davis J, Compton R G. Detection and determination of nitrate and nitrite: a review. Talanta, 2001, 54(5): 785-803.

[7] Tsikas D. Analysis of nitrite and nitrate in biological fluids by assays based on the Griess reaction: appraisal of the Griess reaction in the l-arginine/nitric oxide area of research - ScienceDirect. Journal of Chromatography B, 2007, 851(1-2): 51-70.

[8] GB 5009.33—2016《食品安全国家标准 食品中亚硝酸盐与硝酸盐的测定》.

[9] He D, Zhang Z, Huang Y, et al. Chemiluminescence microflow injection analysis system on a chip for the determination of nitrite in food. Food Chemistry, 2007, 101(2): 667-672.

[10] Huang K J, Wang H, Guo Y H, et al. Spectrofluorimetric determination of trace nitrite in food products with a new fluorescent probe 1,3,5,7-tetramethyl-2,6-dicarbethoxy-8-(3′,4′-diaminophenyl)-difluoroboradiaza-s-indacene. Talanta, 2006, 69(1): 73.

[11] Santos W J R, Lima P R, Tanaka A A, et al. Determination of nitrite in food samples by anodic voltammetry using a modified electrode. Food Chemistry, 2009, 113(4): 1206-1211.

[12] Zhao K, Song H, Zhuang S, et al. Determination of nitrite with the electrocatalytic property to the oxidation of nitrite on thionine modified aligned carbon nanotubes. Electrochemistry Communications, 2007, 9(1): 65-70.

[13] Ferreira I M P L V O, Silva S. Quantification of residual nitrite and nitrate in ham by reverse-phase high performance liquid chromatography/diode array detector. Talanta, 2008, 74(5): 1598-1602.

[14] Fytianos K, Zarogiannis P. Nitrate and nitrite accumulation in fresh vegetables from Greece. Bulletin of Environmental Contamination & Toxicology, 1999, 62(2): 187-192.

[15] Susin J, Kmecl V, Gregorcic A, et al. A survey of nitrate and nitrite content of fruit and vegetables grown in Slovenia during 1996—2002. Food Additives & Contaminants, 2006, 23(4): 385-390.

[16] Zhong W, Hu C, Wang M. Nitrate and nitrite in vegetables from north China: content and intake. Food Additives & Contaminants, 2002, 19(12): 1125-1129.

[17] Correia M, Barroso N, Barroso M F, et al. Contribution of different vegetable types to exogenous nitrate and nitrite exposure. Food Chemistry, 2010, 120(4): 960-966.

[18] Bahadoran Z, Mirmiran P, Jeddi S, et al. Nitrate and nitrite content of vegetables, fruits, grains, legumes, dairy products, meats and processed meats. Journal of Food Composition & Analysis, 2016, 51: 93-105.

[19] Reinik M, Tamme T, Roasto M. Bioactive Compounds in Foods. Blackwell Publishing Ltd, 2009: 225-253.

[20] FSANZ. Survey of nitrates and nitrites in food and beverages in Australia, Food Standards Australia New Zealand Canberra (Australia). 2011.

（鲍 彦 吕 冰）

第 26 章　高氯酸盐的测定

26.1　概　　述

高氯酸盐（perchlorate）是高氯酸铵（NH_4ClO_4）、高氯酸钠（$NaClO_4$）、高氯酸钾（$KClO_4$）等含有高氯酸根（ClO_4^-）化合物的总称，是一类易溶于水，非挥发，易迁移，化学性质稳定，持久型无机污染物。ClO_4^- 以氯原子为中心与 4 个氧原子组成四面体阴离子结构，氯原子为+7 价态，粒径约为 0.236 nm[1]。ClO_4^- 与 I^- 结构大小相似，能特异性竞争钠/碘转运蛋白（Na/I symsporter，NIS），而抑制 I 的吸收，导致甲状腺激素 T3 和 T4 合成与分泌不足，人体内分泌功能紊乱，进而影响机体生长发育[2]。同时，高氯酸盐对神经和免疫系统也有一定毒性。研究表明，ClO_4^- 广泛存在于各类环境介质及食物和动植物体内，其来源主要为人工合成和天然形成。环境介质中 ClO_4^- 通过水、空气中尘埃颗粒降落或者接触等方式造成食品污染。植物性食品原料可以通过叶片与根系吸收空气、水和土壤肥料中的 ClO_4^-；动物性食品原料可以通过吸收环境介质与食物中的 ClO_4^-。

高氯酸盐最早于 1886 年由 Beckurts 发现于智利阿塔卡马沙漠的硝酸盐矿中[3]，直到 1997 年，随着高灵敏度离子色谱检测技术的发展，痕量水平的高氯酸盐被证实也存在于水体等环境介质中，高氯酸盐污染的严重性得以揭示。美国是最早开展高氯酸盐污染情况研究的国家，2008 年美国环境保护署（Environmental Protection Agency，EPA）公布的数据显示，美国自来水中高氯酸盐平均含量为 9.85 μg/L，2009 年 EPA 公布饮用水中高氯酸盐的推荐参考限值为 15 μg/L[4]，并提议饮用水中高氯酸盐最大污染值为 56 μg/L，但于 2020 年取消。2015 年欧盟委员会发布了食品中高氯酸盐的监测方法建议案（EU）2015/682，确定高氯酸盐每日耐受摄入量为 0.3 μg/kg bw[5]，2020 年欧盟委员会发布（EU）2020/685 号条例，正式将高氯酸盐纳入食品中特定污染物最高限量目录（EC）No 1881/2006，规定水果和蔬菜（除葫芦科蔬菜、甘蓝、叶菜类蔬菜和香草外）中最大残留限量为 0.05 mg/kg、茶叶中最大残留限量为 0.75 mg/kg、婴儿配方食品、后续配方食品、婴幼儿专用医疗食品和幼儿配方食品中最大残留限量为 0.01 mg/kg。我国目前还没有制定高氯酸盐的限量标准，仅有《出口食品中高氯酸盐的测定》（SN/T 4089—2015）、《食品中氯酸盐和高氯酸盐的测定》（BJS 201706）、《烟花爆竹烟火药中高氯酸盐含量的测定》（GB/T 20614—2006）3 项检测标准。

26.2　食品中高氯酸盐分析方法进展

由于食品基质来源复杂，对痕量水平的高氯酸盐检测技术要求较高，选择合适的分析方法，对保证样品测定的准确度及精密度具有重要的意义。目前，国内外食品中高氯酸盐测定标准方法主要有：①离子色谱法（ion chromatography，IC）；②离子色谱串联质谱法（ion chromatography-tandem mass spectrometry，IC-MS）；③液相色谱串联质谱法（liquid chromatography-tandem mass spectrometry，LC-MS）。由于食物样品中高氯酸盐含量较低，为降低基质效应对检测结果准确度的影响，除饮用水外大部分食物样品均需进一步净化浓缩以满足检测需求。各标准主要技术指标比较见表 26-1。

表 26-1 国内外食品中高氯酸盐的测定标准比较

序号	标准名称	前处理方法	检测仪器	定量限/检出限	备注
1	《水质-溶解高氯酸盐的测定-离子色谱法》（ISO 19340—2017）	SPE 预处理柱、内联浓缩柱消除法和重注入法	IC	定量限 1 µg/kg	
2	《饮用水中高氯酸盐的离子色谱测定方法 EPA 314.0》	过 0.45 µm 滤膜直接进样	IC	检出限 0.53 µg/L；定量限 4.00 µg/L	
3	《饮用水中高氯酸盐在线柱浓缩/基体消除抑制电导检测器离子色谱测定方法 EPA 314.1》	在线 Cryptand C1 浓缩柱浓缩	IC	检出限 0.03 µg/L；定量限 0.13 ～ 0.14 µg/L	
4	EPA 314.2 饮用水中高氯酸盐抑制电导检测器离子色谱测定方法	在线 AS20 色谱柱进行基体离子分离，后切换至内联浓缩柱	IC	检出限 0.012 ～ 0.018 µg/L；定量限 0.038 ～ 0.060 µg/L	
5	EPA 332.0 饮用水中高氯酸盐抑制电导检测器离子色谱电喷雾电离质谱测定方法	过 0.45 µm 滤膜直接进样	IC-MS	检出限 0.02 µg/L；定量限 0.1 µg/L	同位素内标定量
6	EPA SW-846 method 6860 《高氯酸盐在水、土壤和固体废物中使用高效液相色谱/电喷雾电离/质谱分析》（HPLC/ESI/MS 或 HPLC/ESI/MS/MS）	根据基质采用不同处理方法	HPLC/ESI/MS 或 HPLC/ESI/MS/MS		同位素内标定量
7	《饮用水中高氯酸盐液相色谱电喷雾电离质谱测定方法 EPA 331.0》	过 0.45 µm 滤膜直接进样	HPLC-MS	检出限 0.02 µg/L；定量限 0.1 µg/L	同位素内标定量
8	《进出口食品中高氯酸盐的测定》（SN/T 4089—2015）	SPE 预处理柱	HPLC-MS	检出限：水 0.50 µg/L；牛奶 1.0 µg/L；其他食品 3.0 µg/L	同位素内标定量
9	《食品中氯酸盐和高氯酸盐的测定》（BJS 201706）	SPE 预处理柱	HPLC-MS	包装饮用水检出限为 0.4 µg/L、定量限为 1.0 µg/L；胡萝卜、哈密瓜、茶叶检出限为 8.0 µg/kg、定量限为 20.0 µg/kg；猪肉、鱼肉、大米检出限为 4.0 µg/kg、定量限为 10.0 µg/kg；液体乳检出限为 1.2 µg/kg、定量限为 3.0 µg/kg；婴儿配方乳粉检出限为 3.0 µg/kg、定量限为 7.5 µg/kg	同位素内标定量

26.2.1　离子色谱法（IC）

离子色谱法是分析阴离子和阳离子最常用的色谱分析方法，也是最早应用于食品中高氯酸盐检测的分析方法，EPA、国际标准化组织（ISO）等均推荐离子色谱法作为高氯酸盐的检测方法。EPA 314.0 是 EPA 最早公布的高氯酸盐检测标准方法，该方法将水样过滤后直接上机，大体积进样（1 mL），采用 IonPac AS16 阴离子交换柱为分离柱，以 KOH 溶液为淋洗液，配以阴离子抑制器，以电导检测器对样品进行检测，方法检出限为 0.53 μg/L[6]。该方法操作简单，但对基质的洁净度要求高，且存在对氯苯磺酸共淋洗导致假阳性的风险。为此张萍等[7]改用 IonPac AS20 阴离子交换柱，使得对氯苯磺酸与高氯酸根基线分离，提高了检测准确度，方法检出限与 EPA 314.0 相当，为 0.5 μg/L，但该方法也只适合基质较为简单的水样本，且存在高浓度背景阴离子、噪声干扰较大、色谱峰拖尾影响定量等风险。因此 EPA 随后发布了 314.1 方法，该方法加入了在线预浓缩/基质消除技术，在 IonPac AS16 阴离子交换柱前连接 Cryptand C1 浓缩柱浓缩与消除基质阴离子，先以 10 mmol/L NaOH 为淋洗液在 IonPac AS16 阴离子交换柱上进行初步分离，再到 IonPac AS20 阴离子交换柱上以 65 mmol/L NaOH 为淋洗液，进行分离检测，该方法检出限可达 0.03 μg/L[8]，该方法提高了检测灵敏度，但增加了仪器配置，分析时间较长。随着高氯酸盐检测样本的多元化，单一分离检测分析方法局限性日趋显现，为进一步拓展离子色谱在高氯酸盐检测中的应用及提高检测灵敏度，Rong 等[9]提出二维离子色谱，利用高压切换阀，将高氯酸根与其他阴离子在 4 mm IonPac AS16 或 IonPac AS20 一维色谱柱初步分离的基础上，导入 Dionex UTAC-ULP1 在线浓缩柱进行富集，再切换到 2 mm IonPac AS16 或 IonPac AS20 二维色谱柱上再次分离，以实现干扰离子的去除与高氯酸根离子的富集，提高检测灵敏度，该方法检出限达 0.018 μg/L，灵敏度和选择性与质谱法相当，且更经济，因此 EPA 以此为基础发布了 314.2 方法[10]，但该方法需要两套不同色谱柱。

26.2.2　离子色谱-质谱法（IC-MS）

相较于电导检测器，质谱检测器具有更高的灵敏度与选择特异性，但质谱检测器需先将目标成分离子化，离子色谱中高盐流动相或非挥发性盐会抑制目标成分的离子化，降低质谱的检测灵敏度，在离子色谱阴离子交换柱后连接离子抑制器，将淋洗液中的盐转化为水，去除了流动相的背景离子影响，EPA 随后发布了 332.0 方法[11]，该方法采用 2 mm IonPac AS16 阴离子交换柱分离，以 KOH 或 NaOH/甲醇作为淋洗液，ASRS MS（2 mm）为离子抑制器，以 $m/z=99/83$、$101/85$ 作为定性离子，$Cl^{18}O_4^-$ 为同位素内标（$m/z=107$），$m/z=101$ 作为定量离子，检出限为 0.02 μg/L。此后，EPA 还发布了 EPA SW-846 method 6860《高氯酸盐在水、土壤和固体废物中使用高效液相色谱/电喷雾电离/质谱分析》（HPLC/ESI/MS 或 HPLC/ESI/MS/MS）。IC-MS 法除水外还可以应用于其他复杂基质的高氯酸盐检测，如张萍等[12]应用该技术测定了牛奶中的高氯酸盐，高峰等[13]测定了碳酸饮料中的高氯酸盐，刘小芳等[14]测定了茶叶中的高氯酸盐。但离子色谱-质谱仪专用性强，国内配备较少，普及率较差。

26.2.3 液相色谱-质谱法（LC-MS，LC-MS/MS）

液相色谱-质谱法由于其通用性强、灵敏度高、选择特异性强，是各类非挥发性痕量污染物检测首选方法。因此美国环境保护署颁布的《饮用水中高氯酸盐液相色谱电喷雾电离质谱测定方法 EPA 331.0》、EPA SW-846 method 6860《高氯酸盐在水、土壤和固体废物中使用高效液相色谱/电喷雾电离/质谱分析》（HPLC/ESI/MS 或 HPLC/ESI/MS/MS），以及中国颁布的《出口食品中高氯酸盐的测定》（SN/T 4089—2015）、《食品中氯酸盐和高氯酸盐的测定》（BJS 201706）中均选用该方法为标准方法。高氯酸根为高亲水性阴离子，液相色谱-质谱法检测样品通常以甲醇、乙腈、水或酸性甲醇等为提取溶剂，加入稳定性同位素内标 $Cl^{18}O_4^-$，常选择离子交换型、亲水型或 C_{18} 型色谱柱进行分离，流动相多含有氨水、甲酸、醋酸铵、离子对试剂等盐性成分，负离子采集模式（MRM 或 SIM）。

质谱的高灵敏度，要求待测样品溶液具有更高的纯净度，但食品本身基质复杂，高氯酸盐含量少，采用有机溶剂提取时往往带有大量的油脂、色素等，基质效应显著，严重干扰目标污染物的准确测定，因此消除样本基质干扰，富集痕量高氯酸盐成为食品中高氯酸盐准确定量检测及提高灵敏度的关键。目前常见的净化方式为固相萃取（solid phase extraction，SPE）柱净化，包括 C_{18} 柱 [15]、Oasis PRiME HLB 柱 [16]、WAX 柱 [17]；基于分散固相萃取（dispersive solid phase extraction，DSPE）的 QuEChERS 方法 [18, 19]；冷冻诱导乙腈-水两相萃取（cold-induced acetonitrile aqueous two-phase system，CI-ATPS）[20]。

26.2.4 膳食研究中高氯酸盐的测定

膳食样品中高氯酸盐的分析在国外开展较早，如加拿大、澳大利亚、美国等，中国开展膳食样品中高氯酸盐的检测稍晚。膳食样品中高氯酸盐的含量较低，因此对检测要求比较高，现将文献报道的国内外膳食样品中高氯酸盐的检测技术进行比较，见表 26-2。

表 26-2　各国膳食样品中高氯酸盐的检测技术

国家/组织及年份	前处理	净化	仪器分析方法	灵敏度
加拿大 [21]，2009	1% 乙酸甲醇提取	石墨化碳固相萃取柱、ENVI-Carb 净化柱	IC-MS、内标法	检出限为 0.2 μg/kg
波兰 [22]，2020	超声脱气	稀释	IC-CD	检出限为 0.43 μg/L，定量限为 1.42 μg/L
美国 [23]，2007～2008	离心沉淀	C_{18} 净化柱	IC-MS、内标法	检出限为 0.05 μg/L
智利 [24]，2017	水样过滤膜；蔬菜和水果 1% 乙酸乙腈提取	ENVI-Carb 净化柱	HPLC-MS	检出限为 0.05 μg/kg
土耳其 [25]	水样过滤膜；牛奶用乙醇沉淀蛋白质	ENVI-Carb 净化柱	IC-MS、内标法	检出限为 0.05 μg/L

续表

国家/组织及年份	前处理	净化	仪器分析方法	灵敏度
中国 [26]	水样直接用 0.22 μm 滤膜过滤	OnGuard H、OnGuard RP 净化	IC-MS	
澳大利亚 [27]	酸性甲醇提取	Quick Polar Pesticides（QuPPe）方法	HPLC-MS，内标法	检出限为 0.01 mg/kg
欧盟 [28]，2013～2016				检出限为 0.3～20 μg/kg
中国 [29]，2017～2018	乙腈提取	ENVI-Carb 净化柱	IC-MS，内标法	检出限为 0.002～0.010 μg/kg
美国 [30]，2008～2012			IC-MS，内标法	检出限为 1.0 μg/kg

26.3　总膳食中高氯酸盐的测定标准操作程序

26.3.1　适用范围

本程序适用于谷类、豆类、薯类、肉类、蛋类、水产类、乳类、蔬菜类、水果类、糖类、饮料与水、酒类食品中高氯酸盐含量的测定。

26.3.2　原理

样品中高氯酸盐用乙腈-水提取，提取液进行冷冻分层后，取上层溶液高速离心，经高效液相色谱分离，高分辨质谱检测，同位素内标法定量。

26.3.3　仪器设备与试剂

1. 试剂和材料

乙腈（色谱纯）、乙酸（色谱纯）、甲醇（色谱纯）、水（超纯水）。

2. 仪器和设备

液相色谱-轨道阱高分辨质谱仪（Dionex U3000-Q-Exactive HRMS）、电子天平（感量 0.1 mg）、超声波发生器、涡旋混匀器、离心机、−20℃或−80℃冰箱。

3. 标准品及溶液配制

1）标准品

高氯酸根（$Cl^{16}O_4^-$），纯度为 99%；高氯酸根内标（$Cl^{18}O_4^-$），纯度为 99%。

2）高氯酸根标准工作液

用 50% 乙腈-水溶液将标准溶液逐级稀释成浓度为 0.1 μg/L、0.2 μg/L、0.5 μg/L、1.0 μg/L、2.5 μg/L、5.0 μg/L、10.0 μg/L 的标准工作液，同位素内标浓度为 1.0 μg/L，放入 −20℃冰箱冷冻处理 1 h，取上层有机相为标准工作液。

26.3.4　供试样品制备

1. 谷类、豆类、薯类、肉类、蛋类、水产类、乳类、蔬菜类、水果类、糖类、饮料与水样品制备

准确称取膳食样品 5.0 g 于 50 mL 离心管中，加 20 μL 同位素内标液（1.0 μg/L），涡旋混匀，静置 30 min；依据样品含水量，适量加入 5 ~ 10 mL 水，涡旋混匀后，加入 10 mL 乙腈，超声提取 15 min。室温下 8000 r/min 离心 5 min，取上清液 2 mL 于 5 mL 离心管中，置-20℃冰箱冷冻处理 1 h；取上清液 13 000 r/m 高速离心 5 min，收集上清液于进样瓶中待分析。

2. 酒类样品制备

准确称取膳食样品 5.0 g 于 50 mL 离心管中，置水浴锅 80℃加热 2 h，挥发酒精，放冷后用水定容至 10.0 mL，加 20 μL 同位素内标液（1.0 mg/L），涡旋混匀，静置 30 min，加入 10 mL 乙腈，超声提取 15 min。室温下 8000 r/min 离心 5 min，取上清液 2 mL 于 5 mL 离心管中，置-20℃冰箱冷冻处理 1 h；取上清液 13 000 r/m 高速离心，收集上清液于进样瓶中待分析。

3. 空白样品制备

准确称取基质空白总膳食样品 5.0 g 于 50 mL 离心管中，加 20 μL 同位素内标液（1.0 mg/L），涡旋混匀，按照步骤 26.3.4 进行样品制备，获得空白试样。

4. 质控样品制备

为了保证分析结果的准确，要求每批样品至少做一个加标回收实验，采用空白膳食样品加标 1.0 μg/kg。

26.3.5　仪器参考条件

1. 色谱条件

色谱柱：Infinitylab poroshell 120 PFP 色谱柱（1.9 μm，2.1 mm×50 mm）；流动相：A 为 1% 乙酸-水溶液，B 为甲醇，梯度洗脱程序见表 26-3；流速：600 μL/min；柱温：40℃；进样量：2 μL。

表 26-3　梯度洗脱程序

梯度时间/min	流动相 A/%	流动相 B/%
0	90	10
0.8	90	10
2.2	0	100
2.5	0	100
3	90	10
4	90	10

2. 质谱条件

离子源：电喷雾离子源（ESI）；扫描方式：负离子扫描（ESI-）；检测方式：靶向单一离子监测（TSIM）；喷雾电压为 3.0 kV；毛细管温度为 320℃；加热温度为 400℃；鞘气为 40 arb；辅助气为 10 arb；分辨率：70 000 FWHM；母离子（m/z）：$Cl^{16}O_4^-$ 98.947 90，$Cl^{18}O_4^-$ 106.964 80。

3. 标准曲线的制作

取 7 个 1 mL 进样瓶，分别加 50 μL 的 20 μg/L 高氯酸根内标工作液，再加入 20 μL、40 μL、100 μL 的 5.0 μg/L 高氯酸根标准工作液，以及 20 μL、50 μL、100 μL、200 μL 的 50 μg/L 高氯酸根标准工作液，制备成含 0.1 ng、0.2 ng、0.5 ng、1.0 ng、2.5 ng、5.0 ng、10 ng 的标准溶液（含 1.0 ng 的内标溶液）。临用时配制。

26.3.6　测定及计算

分别精确吸取标准样品和供试样品溶液各 2 μL，注入 LC-HRMS 测定，根据测定液中高氯酸盐的含量（N_i）计算试样中相应高氯酸盐的含量（X_i）。

1. 计算方法

试样中高氯酸盐含量（X_i）按式（26-1）计算。

$$X_i = \frac{(N_i - N_{i0}) \times 1000}{m \times 1000} \tag{26-1}$$

式中，X_i 表示试样中高氯酸盐 i 的含量，单位为微克每千克（μg/kg）；N_i 表示试样溶液中高氯酸盐 i 的峰面积与对应内标色谱峰的峰面积比值对应的质量，单位为纳克（ng）；N_{i0} 表示空白试样溶液中高氯酸盐 i 的峰面积与对应内标色谱峰的峰面积比值对应的质量，单位为纳克（ng）；m 表示试样的取样量，单位为克（g）；1000 为换算系数。

计算结果以重复性条件下获得的两次独立测定结果的算术平均值表示，保留 3 位有效数字（或小数点后两位）。

2. 精密度

在重复性条件下获得的两次独立测定结果的绝对差值不得超过算术平均值的 20%。

26.4　方法性能的验证与评价

本次总膳食研究样品主要包括谷类及其制品、豆类及其制品、薯类及其制品、肉类及其制品、蛋及蛋制品、水产品及其制品、乳及其制品、蔬菜及其制品、水果类及其制品、糖及糖制品（白砂糖、红糖）、饮料及水、酒类十二大类食品，样品水分、理化性质差异非常大，根据实际情况，对不同样品进行分类提取。谷类、豆类、薯类、肉类、蛋类、水产类、乳类、蔬菜类、水果类、糖类等固体或半固体膳食样本，先加水浸泡溶解，再用乙腈提取；饮料与水等液体膳食样本直接加乙腈提取；酒类等含酒精液体膳食样本，先置水浴锅加热挥去酒精，再加乙腈提取。

26.4.1 方法选择性

提取标准溶液与空白样品溶液中高氯酸根离子峰，比较相应保留时间离子峰情况，空白样品溶液在相同位置未见高氯酸根离子峰。

26.4.2 线性检测和检出限

将制备的标准工作曲线溶液，按给定方法处理并建立标准曲线；以基质空白加标溶液测定线性，按信噪比等于 3 确定方法的检出限，信噪比等于 10 确定方法的定量限，供 LC-HRMS 分析后绘制标准曲线 [质量（X）-面积比（Y）]，线性范围为 0.1 ～ 10.0 ng。结果见表 26-4。

表 26-4　工作曲线的线性方程、相关系数和定量限、检出限

分析物名称	线性方程	相关系数	定量限/(μg/kg)	检出限/(μg/kg)
高氯酸根	$Y=1.082\,368X-0.019\,012$	0.9997	0.5	0.2

26.4.3 基质效应

膳食样品中的复杂基质可能增强或抑制高氯酸盐的离子强度，进而影响准确地定量分析溶液。分别用 50% 乙腈-水溶液和空白膳食基质溶液配制浓度为 0.1 ～ 10 μg/L 的系列标准工作曲线溶液，作为纯溶剂标准溶液和基质匹配标准溶液。依据基质匹配标准曲线斜率与纯溶剂标准曲线斜率的比值评价基质效应，即斜率比值接近 1.0 时，表明基质效应较弱，斜率比值在 0.8 ～ 1.2 为可接受的基质效应。本研究中，12 类膳食样品中标准曲线斜率比值范围为 0.87 ～ 1.07，说明该方法的基质效应可忽略不计。因此，本研究采用纯溶剂配制的标准曲线完成对膳食样品中高氯酸盐含量的分析。

26.4.4 准确度和精密度

分别对谷类、豆类、薯类、肉类、蛋类、水产类、乳类、蔬菜类、水果类、糖类、饮料与水、酒类样品进行加标回收实验。选定加标水平分别为 1.0 μg/kg、10 μg/kg 和 50 μg/kg，考察方法的准确度和精密度。按照方法处理后上机测定，每个加标水平平行测定 5 次，结果见表 26-5。

表 26-5　准确度和精密度测定结果

样品名称	谷类	豆类	薯类	蛋类	肉类	水产类
回收率/%	91.3 ～ 105	79.3 ～ 114	90.0 ～ 111	91.1 ～ 107	91.7 ～ 108	93.1 ～ 104
RSD/%	3.1 ～ 5.7	3.1 ～ 9.2	2.4 ～ 8.3	3.6 ～ 7.2	0.8 ～ 9.1	2.0 ～ 11

样品名称	乳类	蔬菜	水果类	糖类	水及饮料	酒类
回收率/%	86.4 ～ 118	92.2 ～ 107	85.2 ～ 102	91.6 ～ 106	90.1 ～ 98.8	84.0 ～ 109
RSD/%	1.4 ～ 11	2.3 ～ 8.4	1.7 ～ 9.5	3.7 ～ 6.1	2.2 ～ 6.9	3.4 ～ 13

由表 26-5 可知，在谷类、豆类、薯类、肉类、蛋类、水产类、乳类、蔬菜类、水果类、糖类、饮料与水、酒类中高氯酸盐的加标回收率在 79.3 ～ 118%，RSD ≤ 13%。

26.5　质量保证措施

26.5.1　试剂、材料质控

高氯酸盐由于在环境中普遍存在，实验所使用的试剂、材料在实验前均需进行本底调查，选择低本底批次试剂、材料，以免影响结果准确性。

26.5.2　滤膜选择

实验室常用滤膜过滤去除进样溶液中的细小颗粒，防止色谱柱堵塞，尼龙膜、聚酯膜等有机滤膜常有本底污染，应选用低本底的聚四氟乙烯膜滤头，或可选用高速离心方式除去进样溶液中的细小颗粒。本实验室比较了 5 种不同品牌或类型的微孔滤膜（混合纤维素膜、尼龙膜、聚四氟乙烯膜、聚醚砜膜和聚酯膜），分别用 1 mL 的乙腈洗脱，结果发现有 3 份分析液（混合纤维素膜、尼龙膜和聚酯膜）中检出浓度分别为 2.7 μg/L、8.3 μg/L 和 14.1 μg/L 的高氯酸盐。因此，本实验样品分析液不采用微孔滤膜过滤，而是采用 13 000 r/min 高速离心 5 min，以避免高氯酸盐或其他离子的背景干扰，避免假阳性结果的发生。

26.5.3　操作注意事项

本方法采用低温诱导乙腈-水相分离的方式富集和净化目标分析物。初始乙腈-水体积比（V/V，下同）会影响相分离过程，且随着乙腈-水比例的不同，上相富乙腈层的体积及该相中高氯酸盐浓度也将随之变化，当乙腈-水比例降低到 3：7 时，相分离消失；冷冻温度也会影响相分离过程，不同的乙腈-水体积比通常适宜的相分离温度为 -45.7℃ 至 -16℃，高于 -16℃ 仍为均匀溶液，低于 -45.7℃，溶液容易全部变成固体。

26.5.4　离子源清洁

膳食样本中油脂、盐含量较高，容易抑制质谱响应，若仪器灵敏度降低需对离子源进行清洁。

26.5.5　基质空白注意事项

低浓度加标回收时，要注意样品本底含量，最好是低浓度样本进行加标，同时要注意防止与样品的交叉污染。

26.5.6　空白实验

第一批样品测定后,以未检出的膳食样品为基质空白,每批样品分别做 1 个试剂空白、1 个空白基质样品和 1 个低浓度空白基质加标回收,以保证分析结果的可靠性。

26.5.7　定量分析

样品标准曲线制作好后,采用同位素内标校正法计算样品目标分析物含量。

26.5.8　定性分析

以母离子(m/z):$^{16}O_4$ 高氯酸根 98.947 90,$^{18}O_4$ 高氯酸根 106.964 80 为定性离子,在相同实验条件下,样品中待测物质的保留时间与同位素内标的保留时间相同。

26.5.9　质量控制图

相关图谱见图 26-1。

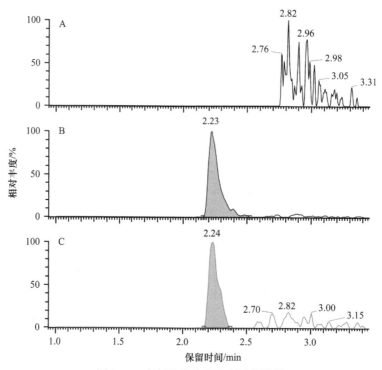

图 26-1　高氯酸盐的提取离子色谱图

A. 空白膳食样品提取液;B. 0.1 μg/L 的标准溶液;C. LOQ 加标水平下的回收提取液

参 考 文 献

[1] Garcia B, Bélanger D. Electrochemical preparation and characterization of polypyrrole doped with bis(trifluoromethanesulfone）imide anions. Synthetic Metals, 1998, 98(2): 135-141.

[2] 陈桂葵, 孟凡静, 骆世明, 等. 高氯酸盐环境行为与生态毒理研究进展. 生态环境, 2008, 17(6): 2503-2510.

[3] Beckurts H. Ueber den gehalt des salpeters an chlorsaurem salz. Archiv Der Pharmazie, 2010, 224(8): 333-337.

[4] Rebecca R. EPA perchlorate decision flawed, say advisers. Environmental Science & Technology, 2009, 43(3): 553.

[5] EFSA. Scientific opinion on the risks to public health related to the presence of perchlorate in food, in particular fruits and vegetables. http://data.europa.eu/eli/reco/2015/682/oj[2014-12-30].

[6] Hautman D P, Munch D J, Eaton A D, et al. Method 314.0: determination of perchlorate in drinking water using ion chromatrography. revision 1.0. 1999.

[7] 张萍, 史亚利, 蔡亚岐, 等. 大体积进样离子色谱法测定环境水样中高氯酸根. 分析化学, 2006, (11): 1575-1578.

[8] Wagner H P, Pepich B V, Pohl C, et al. US Environmental Protection Agency Method 314.1, an automated sample preconcentration/matrix elimination suppressed conductivity method for the analysis of trace levels (0.50 microg/L) of perchlorate in drinking water. Journal of Chromatography A, 2006, 1118(1): 85-93.

[9] Rong L, Borba B D, Srinivasan K, et al. Matrix diversion methods for improved analysis of perchlorate by suppressed ion chromatography and conductivity detection. Analytica Chimica Acta, 2006, 567(1): 135-142.

[10] Pepich B V, Pohl C, Later D, et al. Method 314.2: determination of perchlorate in drinking water using two-dimensional ion chromatography with suppressed conductivity detection. Version 1.0. 2008.

[11] Hedrick E. Method 332.0: determination of perchlorate in drinking water using by ion chromatography with suppressed conductivity and electrospray ionization mass spectrometry. Revision 1.0. 2005.

[12] 张萍, 史亚利, 蔡亚岐, 等. 离子色谱-质谱联用测定牛奶中的高氯酸盐、溴酸盐和碘离子. 分析测试学报, 2007, 26(5): 690-693.

[13] 高峰, 刘岩, 孔维恒, 等. 离子色谱-质谱测定碳酸饮料中的亚氯酸盐、氯酸盐和高氯酸盐. 食品科学, 2013, 34(22): 261-264.

[14] 刘小芳, 方从容, 刘慧, 等. 离子色谱-串联质谱法检测茶叶中的高氯酸盐. 色谱, 2016, 34(10): 986-988.

[15] 贺巍巍, 杨杰, 王雨昕, 等. 超高效液相色谱-串联质谱法测定食品中高氯酸盐. 中国食品卫生杂志, 2017, 29(4): 438-444.

[16] 许小茜, 李清清, 顾颖娟. 高效液相色谱联用质谱法测定羊奶粉中的氯酸盐和高氯酸盐. 分析仪器, 2020, (5): 46-51.

[17] 王圣仪, 温昊松, 王飞, 等. SPE-UPLC-MS/MS 测定葡萄酒中的高氯酸盐. 核农学报, 2020, 34(11): 2526-2532.

[18] 盛华栋, 潘项捷, 张水锋, 等. 改良 QuEChERS 技术结合超高效液相色谱-串联质谱法同时测定果蔬

中高氯酸盐、氯酸盐和溴酸盐. 食品科学, 2020, 41(10): 324-329.

[19] 张惠贤, 郑丹, 夏虹, 等. 分散固相萃取净化-超高效液相色谱串联质谱检测荸荠中的高氯酸盐. 分析试验室, 2020, 39(8): 899-903.

[20] Li S H, Ren J, Zhang Y P, et al. A highly-efficient and cost-effective pretreatment method for selective extraction and detection of perchlorate in tea and dairy products. Food Chemistry, 2020, 328: 127113.

[21] Wang Z W, Sparling S, Tague B. Analysis of perchlorate in baby food on Canadian (Ottawa) markets in 2009 and estimated dietary exposure. Food additives & contaminants, 2018, 35(10): 2022-2031.

[22] Niziński P, Winiewska P, Kończyk J, et al. Perchlorate levels in Polish water samples of various origin. https://doi.org/10.3390/separations8040037[2031-08-31].

[23] Borjan M, Marcella S, Blount B, et al. Perchlorate exposure in lactating women in an urban community in New Jersey. Science of the Total Environment, 2011, 409(3): 460-464.

[24] Calderón R, Palma P, Arancibia-Miranda N, et al. Occurrence, distribution and dynamics of perchlorate in soil, water, fertilizers, vegetables and fruits and associated human exposure in Chile. Environmental Geochemistry and Health, 2020. doi.org/10.1007/s10653-020-00680-6.

[25] Can O, Blount B, Valentin-Blasini L, et al. Perchlorate exposure through water and milk in istanbul. Bull Environ Contam Toxicol, 2016, 97(3): 439-445.

[26] Li Q, Yu Y J, Wang F F, et al. Urinary perchlorate exposure and risk in women of reproductive age in a fireworks production area of China. Archives of Environmental Contamination & Toxicology, 2014, 67(1): 42-49.

[27] Vejdovszky K, Grossgut R, Unterluggauer H, et al. Risk assessment of dietary exposure to perchlorate for the Austrian population. Food Addit Contam Part A Chem Anal Control Expo Risk Assess, 2018, 35(4): 624-632.

[28] Arcella D, Binaglia M, Vernazza F. Dietary exposure assessment to perchlorate in the European population. EFSA Journal, 2017, 15(10): 5043.

[29] Liao Z Y, Cao D L, Gao Z B, et al. Occurrence of perchlorate in processed foods manufactured in China. Food Control, 2020, 107: 106813.

[30] Abt E, Spungen J, Pouillot R, et al. Update on dietary intake of perchlorate and iodine from U.S. food and drug administration's total diet study: 2008-2012. Journal of Exposure Science & Environmental Epidemiology, 2016, 28: 21-30.

（李少华　方从容　张　晶　陈达炜）